系統理学療法学

神経障害系理学療法学

丸山仁司　編

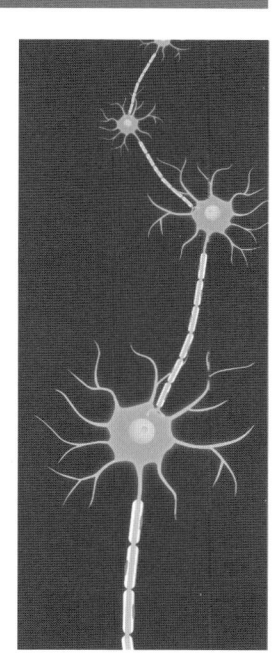

医歯薬出版株式会社

●執筆者一覧

編　集
丸山　仁司　　国際医療福祉大学大学院

執　筆（執筆順）
丸山　仁司　　国際医療福祉大学大学院
下井　俊典　　国際医療福祉大学福岡保健医療学部理学療法学科
潮見　泰藏　　帝京科学大学医療科学部東京理学療法学科
高橋　輝雄　　元・東都リハビリテーション学院理学療法学科
牧田　光代　　日本保健医療大学保健医療学部理学療法学科
笠原　良雄　　東京都立神経病院リハビリテーション科
長谷川　武　　東京都立松沢病院リハビリテーション科
星　　文彦　　埼玉県立大学保健医療福祉学部理学療法学科
望月　　久　　文京学院大学保健医療技術学部理学療法学科
甲斐　健児　　長尾病院リハビリテーション部
熊井　初穂　　元・独立行政法人国立病院機構東埼玉病院リハビリテーション科
道山　典功　　医療法人社団 鴨居病院
浅野　陽一　　ふれ愛訪問看護ステーション
尾花　正義　　(財)東京都保健医療公社荏原病院リハビリテーション科
濱田　哲郎　　九州労災病院中央リハビリテーション部
新田　　收　　首都大学東京 健康福祉学部理学療法学科
仙波　浩幸　　日本保健医療大学保健医療学部理学療法学科
古澤　正道　　元・ボバース記念病院リハビリテーション部
渡邉　　隆　　元・聖ヨゼフ整肢園リハビリテーション部
吉元　洋一　　都城リハビリテーション学院
冨田　昌夫　　藤田医科大学保健衛生学部リハビリテーション学科
宮本　省三　　高知医療学院理学療法学科

This book was originally published in Japanese
under the title of :

SHINKEISYŌGAIKEI RIGAKURYŌHŌGAKU
(Physical Therapy in Neurological Patients)

Editor :
MARUYAMA, Hitoshi
　Professor, Department of Physical Therapy,
　The School of Health Science,
　International University of Health and Welfare

© 2005　1st ed.

ISHIYAKU PUBLISHERS, INC.
　7-10, Honkomagome 1 chome, Bunkyo-ku,
　Tokyo 113-8612, Japan

序　文

　理学療法の疾患分野には，筋骨格障害系理学療法学分野，内部障害系理学療法学分野，神経障害系理学療法学分野の3大分野がある．このうち神経障害系理学療法学の分野は，多くの理学療法士が治療対象とする代表的な疾患が多く，重要な分野である．その代表的な疾患としては，脳血管障害，パーキンソン病，運動失調症，脳性麻痺，変性疾患などがあげられる．

　神経障害系理学療法学の対象となっている疾患は，他の疾患も同様，病態，診断法，治療法などが最近，非常に進歩してきている．同時に，理学療法の考え方および治療技術も進歩してきている．疾患の特徴も変化を示し，脳血管障害では以前では脳出血が多く見られたが，最近は脳梗塞および脳血栓が多くなり，脳性麻痺では典型例は少なく，知的障害を合併した重症な症例が多くなっている．また，高齢者の増加に伴い，複雑化，重複化，重症化してきている疾患も多くなっている状況である．

　本書のねらいは，疾患ごとに，最新の知識および技術を紹介し，理学療法を実施するうえで必要な，病態メカニズム，理学療法評価，治療，リスクなどについて解説するとともに，新しい手技も含めて手技別の理学療法を整理することにより，神経障害系理学療法学に対してより深く理解していただくことにある．内容は，疾患別編として，脳血管障害の急性期・回復期・維持期，脳性麻痺，パーキンソン病などの変性疾患，脱髄疾患，小脳疾患，末梢神経疾患，筋疾患，神経筋接合部疾患，脊髄疾患などを取り上げ，手技別編として，ボバースアプローチ（神経発達学的治療），ボイタ法（発達運動学的アプローチ），ブルンストロームアプローチ，生態心理学に基づくアプローチ，認知運動療法などを取り上げた．いずれも，経験のある理学療法士を対象として執筆されている．今後の理学療法学の発展に寄与できれば幸いである．

　最後に，本書の企画・出版するにあたりご協力いただいた方々に深謝する．

2005年3月

丸山　仁司

目次

執筆者一覧 ……………………………………… ii
序　文 …………………………………………… iii

総論 ……1

神経系の障害と理学療法アプローチ　　　　　　　　　　　　　下井俊典・丸山仁司　1

I. 神経細胞と神経系 ……………………………… 1
　1. 神経細胞の構造 ……………………………… 1
　2. 神経細胞の特徴 ……………………………… 1
II. 神経細胞，神経系の機能回復過程 …………… 2
　1. 神経細胞の機能回復 ………………………… 2
　2. 神経系の可塑性 ……………………………… 3
　　1) ミクロ的な神経系の可塑性 ………………… 3
　　2) マクロ的な神経系の可塑性 ………………… 3
III. 近代科学の限界と理学療法における2つの思考過程 ………………………………………………… 3
　1. 近代科学と要素還元論 ……………………… 3
　2. 要素還元論の限界と複雑系としての医療 …… 4
　3. 理学療法の2つの思考過程 ………………… 5
IV. 2つのモデルによる神経系疾患に対する理学療法アプローチの概略 ……………………………… 6
　1. 評価過程 ……………………………………… 6
　2. 問題点の抽出 ………………………………… 6
　3. 短期的・長期的目標の設定 ………………… 7
おわりに—今後の神経研究と理学療法 …………… 8

I. 疾患別理学療法 ……9

1. 脳血管障害—急性期理学療法—　　　　　　　　　　　　　　　　　　潮見泰藏　11

I. 脳血管障害とは ………………………………… 11
II. 脳血管障害の症状 ……………………………… 11
　1. 頭蓋内出血 …………………………………… 11
　　1) 脳出血 ……………………………………… 11
　　2) くも膜下出血 ……………………………… 12
　　3) 慢性硬膜下血腫 …………………………… 13
　　4) 脳動静脈奇形 ……………………………… 13
　　5) モヤモヤ病 ………………………………… 13
　2. 脳梗塞 ………………………………………… 13
　　1) 脳血栓 ……………………………………… 13
　　2) 脳塞栓 ……………………………………… 13
III. 脳血管障害の病理学的異常の検討 …………… 14
IV. 脳血管障害の治療 ……………………………… 14
　1. 急性期の治療の重要性 ……………………… 14
　　1) 急性期治療の主な目的 …………………… 14
　　2) 全身状態の管理 …………………………… 14
　2. 廃用症候群 …………………………………… 15
　　1) 呼吸循環器系 ……………………………… 15
　　2) 筋骨格系 …………………………………… 15
　　3) 皮　膚 ……………………………………… 16
　　4) 精神機能 …………………………………… 16
V. 機能回復のメカニズム ………………………… 16
VI. リスク管理・二次的合併症の予防 …………… 16
VII. 急性期における理学療法評価 ………………… 17
VIII. 急性期における理学療法介入 ………………… 18
　1. 急性期における理学療法の方針 …………… 18
　2. 急性期における理学療法の目的と具体的介入のポイント ……………………………………… 18
　3. 関節可動域運動の実施方法（実施の原則） … 18
　4. ベッドサイドにおける関節可動域運動の目的（意義）と実施上の注意点 …………………… 19
　5. 急性期における実施上の留意点 …………… 19
　6. 良肢位保持の具体的方法 …………………… 20
　7. 早期座位の実施 ……………………………… 21
　　1) 座位の開始基準 …………………………… 21
　　2) 座位練習の進め方 ………………………… 22
　　3) 座位練習時の注意点 ……………………… 22
　8. ベッド上動作練習および早期座位・立位およびADLの獲得 …………………………………… 22
　9. 健側上下肢，体幹の筋力の維持・強化 …… 22
　10. 麻痺肢の運動（随意運動の促通と異常要素の抑制） ………………………………………… 22

1. 脳血管障害―回復期理学療法― ……………………………………………………… 高橋輝雄　23

- Ⅰ．回復期とは ………………………………………… 23
- Ⅱ．評　価 ……………………………………………… 23
- Ⅲ．治療の取り組み方 ………………………………… 25
- Ⅳ．治療の実際 ………………………………………… 25
  - 1．寝返り ………………………………………… 25
  - 2．患者さんはもう一生うつ伏せ(腹臥位)には
    なれないのだろうか ………………………… 26
  - 3．四つ這い位も困難な肢位である …………… 27
  - 4．起き上がり …………………………………… 30
  - 5．横座り位 ……………………………………… 30
  - 6．膝立ち位 ……………………………………… 31
  - 7．膝立ち位から片膝立ち位へ ………………… 32
  - 8．片膝立ち位 …………………………………… 32
  - 9．座　位 ………………………………………… 32
  - 10．座位からの立ち上がり ……………………… 34
  - 11．立　位 ………………………………………… 36
  - 12．歩　行 ………………………………………… 38
  - 13．異常歩行の修正 ……………………………… 40
    - 1）反張膝 ……………………………………… 40
    - 2）分回し ……………………………………… 40
  - 14．歩行前練習 …………………………………… 40
- Ⅴ．合併症とリスク管理 ……………………………… 42
- Ⅵ．回復期病棟の役割 ………………………………… 42
  - 1．病棟練習と訓練室練習 ……………………… 42
  - 2．初台リハビリテーション病院のPT・OT・ST
    業務体制 ……………………………………… 43
- まとめ …………………………………………………… 43

1. 脳血管障害―維持期理学療法― ……………………………………………………… 牧田光代　45

- Ⅰ．維持期の理学療法(評価・治療) ………………… 45
  - 1．維持期の評価 ………………………………… 45
    - 1）全身状態の評価 …………………………… 45
    - 2）認知症(痴呆)状態 ……………………… 46
    - 3）機能障害 …………………………………… 46
    - 4）関節可動域 ………………………………… 46
    - 5）筋　力 ……………………………………… 47
    - 6）高次脳機能障害 …………………………… 47
    - 7）嚥下障害 …………………………………… 47
    - 8）疼　痛 ……………………………………… 48
    - 9）体力(活動能力) …………………………… 48
    - 10）能力障害・能力低下(しているADL，できる
      ADL) ………………………………………… 48
    - 11）生活の質 …………………………………… 49
    - 12）ケアアセスメント ………………………… 49
  - 2．維持期の治療 ………………………………… 49
    - 1）生活支援方針 ……………………………… 49
    - 2）運動療法 …………………………………… 50
  - 3．機能維持・改善のための運動療法 ………… 50
    - 1）体　力 ……………………………………… 50
    - 2）筋力トレーニング ………………………… 50
    - 3）全身持久力トレーニング ………………… 50
    - 4）バランストレーニング …………………… 50
    - 5）柔軟性のトレーニング …………………… 50
    - 6）包括的運動プログラム(パワーリハビリテー
      ション) ……………………………………… 51
    - 7）廃用症候群からの回復―機能低下が顕著で
      モチベーションが低い場合の運動療法― …… 51
    - 8）認知症を伴った場合の運動療法 ………… 51
  - 4．運動療法以外のアプローチ ………………… 52
    - 1）住環境整備・住宅改修 …………………… 52
    - 2）社会参加と家庭での過ごし方 …………… 52
  - 5．病態生理 ……………………………………… 52
    - 1）廃用症候群(続発性合併症) ……………… 52
    - 2）関節拘縮 …………………………………… 52
    - 3）筋萎縮 ……………………………………… 53
    - 4）褥　瘡 ……………………………………… 53
    - 5）起立性低血圧 ……………………………… 53
    - 6）静脈血栓症 ………………………………… 53
- Ⅱ．合併症とリスク管理 ……………………………… 53
  - 1．合併症 ………………………………………… 53
    - 1）認知症(痴呆) ……………………………… 53
    - 2）睡眠障害 …………………………………… 54
    - 3）意識障害(せん妄) ………………………… 54
    - 4）心不全 ……………………………………… 54
    - 5）嚥下困難 …………………………………… 54
    - 6）心理的荒廃・閉じこもり ………………… 54
    - 7）脳血管性うつ病 …………………………… 54
    - 8）肩手症候群 ………………………………… 54
  - 2．リスク管理 …………………………………… 55
    - 1）転　倒 ……………………………………… 55
    - 2）誤　嚥 ……………………………………… 55
    - 3）誤飲，異食 ………………………………… 55
- Ⅲ．介護保険制度のなかでの理学療法 ……………… 55
  - 1．介護保険制度の概要 ………………………… 55
    - 1）保険者 ……………………………………… 56

目 次　vii

　　2) 被保険者 …………………………………… 56
　　3) 申請から認定まで ………………………… 56
　　4) 介護サービス計画（ケアプラン） ……… 56
　　5) 保険給付の種類 …………………………… 57
　2. 介護老人保健施設でのリハビリテーション … 57
　　1) 施設の利用 ………………………………… 57
　　2) 理学療法（リハビリテーション）の内容
　　　　―要介護高齢者の特質とケア方針― ……… 59
　　3) 利用者および障害への取り組み方 ……… 59
　　4) 他職種との協調および共同的役割 ……… 59
　3. 通所リハビリテーション（デイケア）での
　　　理学療法 …………………………………… 60
　　1) 通所リハビリテーションとは ………… 60
　　2) 通所リハビリテーションでの利用者の
　　　　過ごし方と特性 ………………………… 60
　　3) 通所リハビリテーションでの理学療法 … 60
　　4) 要支援・要介護Ⅰの利用者への予防的取り
　　　　組みの重視 ……………………………… 61
　4. 在宅での理学療法（訪問リハビリテーション）
　　　…………………………………………… 61
　　1) 訪問リハビリテーションとは ………… 61
　　2) 訪問リハビリテーションの留意点 …… 61
　　3) 在宅での評価と理学療法 ……………… 62
　　4) 生活評価 ………………………………… 62
　　5) 在宅でのリスク管理 …………………… 62

2. 変性疾患―筋萎縮性側索硬化症― ……………………………………………………………… 笠原良雄　63

Ⅰ. 病態生理 …………………………………… 63
Ⅱ. 症　状 ……………………………………… 63
Ⅲ. 検査・診断・治療 ………………………… 64
　　1) 検　査 ……………………………………… 64
　　2) 診　断 ……………………………………… 64
　　3) 治　療 ……………………………………… 64
Ⅳ. 理学療法 …………………………………… 64
　1. 評　価 ……………………………………… 65
　　1) 患者・家族からの情報 …………………… 65
　　2) 他部門からの情報 ………………………… 65
　　3) 評価表（スケール） ………………………… 65
　　4) 身体の評価 ………………………………… 65
　　5) 生活の評価 ………………………………… 67
　2. 治　療 ……………………………………… 68
　　1) 筋力低下に対して ………………………… 68
　　2) 不動に対して ……………………………… 69
　　3) 呼吸障害に対して ………………………… 69
　　4) 日常生活困難に対して …………………… 72
　　5) 指　導 ……………………………………… 76
　3. 理学療法での留意点 ……………………… 76
おわりに ……………………………………… 77

2. 変性疾患―パーキンソン病― ………………………………………………………………… 長谷川武　78

はじめに ……………………………………… 78
Ⅰ. 疾患の概要 ………………………………… 78
　1. 疫　学 ……………………………………… 78
　2. 病態生理 …………………………………… 78
　3. 症　状 ……………………………………… 78
　　1) 運動症状 …………………………………… 78
　　2) 精神症状 …………………………………… 79
　　3) 自律神経症状 ……………………………… 79
　4. 経過と予後 ………………………………… 79
　5. 治　療 ……………………………………… 80
　　1) 薬物療法 …………………………………… 80
　　2) リハビリテーション ……………………… 80
　　3) その他の治療法 …………………………… 80
　6. 類似疾患とその分類 ……………………… 80
Ⅱ. 理学療法 …………………………………… 81
　1. 軽度障害レベル（初期） ……………………… 81
　　1) 障害の程度 ………………………………… 81
　　2) 障害像と基本方針 ………………………… 81
　　3) 評　価 ……………………………………… 82
　　4) 運動療法 …………………………………… 82
　　5) 生活指導 …………………………………… 82
　　6) 家族指導 …………………………………… 82
　2. 中等度障害レベル（中期） ………………… 82
　　1) 障害の程度 ………………………………… 82
　　2) 障害像および基本方針 …………………… 82
　　3) 評　価 ……………………………………… 82
　　4) リスク管理 ………………………………… 82
　　5) 運動療法 …………………………………… 82
　　6) 生活指導および環境調整 ………………… 82
　　7) 家族指導 …………………………………… 83
　3. 重度障害レベル（後期） …………………… 83
　　1) 障害の程度 ………………………………… 83
　　2) 障害像および基本方針 …………………… 83
　　3) 評　価 ……………………………………… 83

4）リスク管理 83
　　5）運動療法 83
　　6）生活指導および環境調整 83
　　7）家族指導 84
おわりに 84

3. 脱髄疾患 ……………………………………………………………………… 星　文彦　85

はじめに 85
Ⅰ．疫　学 85
Ⅱ．病　理 85
Ⅲ．症状と経過 86
Ⅳ．熱非耐性と易疲労性 87
　1．熱非耐性 87
　2．易疲労性 87
Ⅴ．経過と介入のポイント 88
　1．評　価 88
　2．理学療法と指導 88
　　1）臨床状態が特に明確な障害を示さない良好な状態 91
　　2）急性再発の状態 91
　　3）病状が安定し障害が残存している状態 91
　　4）臨床症状や障害が進行性にある状態 92
　　5）臨床症状や障害が変動している状態 92
Ⅵ．包括的ケアシステムの必要性 92

4. 小脳疾患 ………………………………………………………………………… 望月　久　93

はじめに 93
Ⅰ．小脳の構造と機能 93
　1）小脳の構造と主な機能 93
　2）小脳と運動学習 94
Ⅱ．小脳症状 94
　1）小脳性運動失調 94
　2）筋緊張の低下 95
　3）筋力低下 95
　4）小脳性企図振戦 95
　5）眼振 95
　6）構音障害 95
　7）姿勢保持・歩行の障害 95
　8）運動学習の障害 96
Ⅲ．小脳障害の原因となる疾患とその見方 96
Ⅳ．巧緻性とバランス 96
　1）巧緻性と運動の自由度 96
　2）バランス 96
Ⅴ．評　価 98
　1）疾患の予後 98
　2）一般的身体機能検査 98
　3）協調性 100
　4）バランス 100
　5）重症度および運動失調のステージ 101
　6）基本動作の観察および分析 102
　7）日常生活活動 102
　8）生活環境 103
Ⅵ．運動失調に対する理学療法アプローチ 103
　1）運動失調に対する運動療法 103
　2）バランス改善の理学療法を考える際の視点 104
Ⅶ．運動失調に対する理学療法の実際 105
　1）フレンケル体操 105
　2）固有受容性神経筋促通法 105
　3）重り負荷法 105
　4）弾性緊迫帯法 106
　5）装具・自助具の使用 106
　6）運動療法 106
　7）補装具の使用 109
　8）家族指導・環境整備 109

5. 末梢神経疾患 ………………………………………………………………… 甲斐健児　110

はじめに 110
Ⅰ．末梢神経の構造と病態 110
　1．末梢神経障害の分類 110
　　1）原因による分類 110
　　2）分布による分類 110
　　3）一次的障害部位による分類 110
　2．末梢神経の基本的構造と局所病変 110
　　1）末梢神経の基本的構造 111
　　2）末梢神経障害の局所病変：軸索変性と節性脱髄 111
　3．末梢神経障害における電気生理学的検査の意義 112

1）神経伝導検査における正常波形と
　　　各パラメーター ………………………… 113
　　2）神経伝導検査おける節性脱髄と軸索変性の
　　　所見 ……………………………………… 114
　　3）実際の神経伝導検査所見 ……………… 115
　　4）その他の電気生理学的検査法 ………… 115
　Ⅱ．疾患各論 …………………………………… 115
　　1．ギラン・バレー症候群 ………………… 115
　　1）疾患概念 ………………………………… 115
　　2）症状と経過 ……………………………… 116
　　3）疫　学 …………………………………… 116
　　4）予　後 …………………………………… 116
　　5）内科的治療 ……………………………… 116
　　6）理学療法および家族指導 ……………… 117
　　2．慢性炎症性脱髄性多発ニューロパチー … 117
　　1）疾患概念 ………………………………… 117
　　2）診断基準 ………………………………… 117
　　3）症状と経過 ……………………………… 118
　　4）疫　学 …………………………………… 118
　　5）原　因 …………………………………… 118
　　6）予　後 …………………………………… 118
　　7）治　療 …………………………………… 118
　　8）リスク管理・理学療法・患者家族指導 … 118
　3．糖尿病性神経障害（DN） ……………… 119
　　1）糖尿病性神経障害の臨床症状 ………… 119
　　2）検　査 …………………………………… 119
　　3）DN の診断基準 ………………………… 120
　　4）DN のリスク対策 ……………………… 120
　　5）理学療法と患者・家族指導 …………… 122

6．筋疾患 ……………………………………………………………………………… 熊井初穂　123

　Ⅰ．筋疾患の理学療法概論 …………………… 123
　　1．筋原性疾患と神経原性筋疾患 ………… 123
　　2．炎症性筋疾患の理学療法の留意点 …… 123
　　3．非炎症性筋疾患の理学療法の留意点 … 124
　Ⅱ．筋疾患の疾患別理学療法の実際 ………… 124
　　1．多発性筋炎（PM）・皮膚筋炎（DM） … 124
　　1）PM・DM の理学療法 ………………… 124
　　2）病態生理 ………………………………… 124
　　3）リスク管理 ……………………………… 125
　　4）家族指導・環境調整 …………………… 125
　2．デュシェンヌ型筋ジストロフィー（DMD） … 126
　　1）DMD の理学療法 ……………………… 126
　　2）病態生理 ………………………………… 132
　　3）リスク管理 ……………………………… 133
　　4）家族指導・環境調整 …………………… 133
　3．筋強直性筋ジストロフィー（MyD） …… 133
　　1）MyD の理学療法 ……………………… 133
　　2）病態生理 ………………………………… 136
　　3）リスク管理 ……………………………… 136
　　4）家族指導・環境調整 …………………… 136

7．神経筋接合部疾患 ……………………………………………… 道山典功・浅野陽一・尾花正義　138

　はじめに ………………………………………… 138
　Ⅰ．病態生理 …………………………………… 138
　Ⅱ．理学療法の評価 …………………………… 138
　Ⅲ．理学療法の具体的な方法 ………………… 140
　Ⅳ．リスクとその管理 ………………………… 141
　Ⅴ．家族指導 …………………………………… 142
　Ⅵ．環境調整 …………………………………… 143
　Ⅶ．症例報告 …………………………………… 143
　Ⅷ．MG 以外の筋無力症候群としての LEMS の特徴
　　　………………………………………………… 144
　おわりに ………………………………………… 144

8．脊髄疾患 …………………………………………………………………………… 濱田哲郎　145

　はじめに ………………………………………… 145
　Ⅰ．脊髄の機能解剖 …………………………… 145
　　1．髄節性支配 ……………………………… 145
　　2．神経伝導路 ……………………………… 146
　　1）灰白質 …………………………………… 146
　　2）白　質 …………………………………… 146
　　3．血液供給路 ……………………………… 146
　Ⅱ．脊髄障害の症状 …………………………… 146
　　1．髄節症状（神経根症状） ……………… 146
　　1）下位運動ニューロン徴候 ……………… 146
　　2）根性疼痛 ………………………………… 147
　　3）髄節性感覚障害 ………………………… 147
　　2．脊髄症状 ………………………………… 147
　　1）上位運動ニューロン徴候 ……………… 147

2）感覚障害 …………………………… 147	3．リスク管理 ……………………………… 153
3）膀胱直腸障害 ……………………… 148	1）肺合併症 …………………………… 153
3．障害部位と症状 ……………………… 148	2）褥　瘡 ……………………………… 153
1）脊髄横断障害 ……………………… 148	3）皮膚損傷 …………………………… 153
2）脊髄半側障害（Brown-Séquard症候群）…… 148	4）起立性低血圧 ……………………… 153
3）脊髄中心性障害 …………………… 148	4．家族指導 ………………………………… 153
4）脊髄前部障害 ……………………… 148	5．環境調整 ………………………………… 154
5）その他 ……………………………… 148	Ⅳ．各　論 ……………………………………… 154
Ⅲ．理学療法 …………………………………… 148	1．横断性脊髄炎 …………………………… 154
1．評　価 …………………………………… 149	1）病　因 ……………………………… 154
1）疼痛および感覚検査 ……………… 149	2）症　状 ……………………………… 154
2）筋　力 ……………………………… 149	3）治　療 ……………………………… 154
3）ADL ………………………………… 149	4）理学療法のポイント ……………… 154
4）神経学的検査 ……………………… 149	2．脊髄空洞症 ……………………………… 155
5）関節可動域 ………………………… 149	1）病　態 ……………………………… 155
6）呼吸機能 …………………………… 149	2）症　状 ……………………………… 155
2．治　療 …………………………………… 150	3）治　療 ……………………………… 155
1）筋力維持・増強 …………………… 151	4）理学療法のポイント ……………… 155
2）床上動作，移動能力の獲得 ……… 151	3．脊髄血管障害 …………………………… 155
3）呼吸理学療法 ……………………… 151	1）脊髄血管奇形 ……………………… 155
4）関節可動域の維持・改善 ………… 153	2）脊髄梗塞（主に前脊髄動脈症候群）……… 156
5）排尿・排便の管理・指導 ………… 153	

9．脳性麻痺　　　　　　　　　　　　　　　　　　　　　　　　　　　　　　　　　新田　收　157

Ⅰ．脳性麻痺概説 ……………………………… 157	1）知的状態の評価 …………………… 164
1．脳性麻痺の定義 ………………………… 157	2）評価方法 …………………………… 164
2．脳性麻痺の発症原因 …………………… 157	5．分　類 …………………………………… 165
3．脳性麻痺の障害構造 …………………… 157	1）生理的分類（脳性麻痺のタイプ）…… 165
4．脳性麻痺の経年的変化 ………………… 158	2）部位的分類 ………………………… 165
Ⅱ．評　価 ……………………………………… 158	6．その他の評価項目 ……………………… 165
1．日常生活活動評価 ……………………… 158	7．評価の解釈 ……………………………… 165
1）日常生活活動評価 ………………… 158	Ⅲ．理学療法プログラム ……………………… 166
2）評価方法 …………………………… 159	1．プログラム立案の考え方 ……………… 166
2．運動発達 ………………………………… 159	2．機能障害へのアプローチ ……………… 167
1）運動発達評価 ……………………… 159	3．活動制限・参加制約へのアプローチ … 168
2）評価方法 …………………………… 159	1）アプローチの考え方 ……………… 168
3．姿勢反射 ………………………………… 159	2）動作様式の類型 …………………… 169
1）姿勢反射評価 ……………………… 159	4．環境整備 ………………………………… 170
2）評価方法 …………………………… 162	5．理学療法プログラムのまとめ ………… 171
4．知的状態 ………………………………… 164	

10．精神疾患　　　　　　　　　　　　　　　　　　　　　　　　　　　　　　　　仙波浩幸　173

はじめに ………………………………………… 173	2．精神障害の理解を難しくしている要因 ……… 174
Ⅰ．精神障害とは何か ………………………… 173	3．精神障害の特徴と臨床上の配慮 ……… 174
1．精神障害の定義 ………………………… 173	Ⅱ．精神障害の分類 …………………………… 174

	1. 成因別分類	175
	2. 機能性・器質性分類	175
	3. 精神運動障害の分類	175
	4. 国際診断分類	176
III.	精神症状	176
	1. 意識障害	176
	2. 注意障害	176
	3. 記憶障害	176
	4. 知能障害	176
	5. 思考障害	176
	6. 自我意識障害(させられ現象(体験))	177
	7. 知覚障害	177
	8. 気分(感情)障害	177
	9. 欲動,意志と行動障害	177
	10. 巣症状(局在徴候)	177
	11. 病識	177
IV.	精神症状の評価	178
	1. 精神症状評価の基本的視点	178
	2. 精神科医による診察と面接	178
	3. 実施上の留意点	179
	4. 理学療法士の役割	179

	5. 評価の実際	179
	1) 外観	179
	2) 会話	180
	3) 情動表出	180
	4) 思考と知覚	180
	5) 認知	180
	6) 問題行動	180
	7) 精神症状評価尺度	181
V.	理学療法の実際	181
	1. 総論	181
	2. 理学療法の目標設定	181
	3. 不安とストレス	182
	4. 患者との距離について	182
	5. チーム内コミュニケーションの大切さ	182
	6. リスク管理	183
	7. 家族への援助	184
	8. 各論	184
	1) 統合失調症	184
	2) 認知症(痴呆)	187
	3) 脳血管障害患者の精神症状	188
	4) うつ状態	188

II. 手技別理学療法 …… 191

1. ボバースアプローチ—神経発達学的治療— ………………………… 古澤正道　192

	I. ボバースアプローチの概念	192
	II. ボバース夫妻の略歴	192
	III. 中枢神経の姿勢コントロールメカニズム	193
	1. 姿勢運動コントロールのシステムとしての経路	194
	2. 姿勢緊張	194
	3. 姿勢緊張の要素	195
	4. 相反神経支配	196
	5. 多様な姿勢運動パターン	197
	IV. 正常運動発達とヒューマンムーブメントから何を学ぶか	197
	1. 協調した運動パターンの獲得過程	197
	2. 運動の構成要素の組み合わせ方	198
	V. 異常な姿勢緊張による分類	199
	1. 過緊張	199
	2. 弛緩	200
	3. アテトーゼ型脳性麻痺	201
	1) 攣縮(スパズム)の程度とパターンでの分類	201
	2) アテトーゼ児の治療原則	202

	4. 運動失調症	204
	1) 姿勢緊張の特徴	204
	2) 運動発達の遅れ	205
	3) 治療の原則	205
	VI. 姿勢緊張調整パターンとキー・ポイント・オブ・コントロール	207
	1. 姿勢緊張調整パターン	207
	2. キー・ポイント・オブ・コントロール	207
	1) 体幹中央部のキー・ポイント・オブ・コントロール	207
	2) 近位部のキー・ポイント・オブ・コントロール	208
	3) 遠位部のキー・ポイント・オブ・コントロール	208
	4) 参照点	208
	VII. 促通	209
	1. 機能的な運動パターンの促通	209
	2. 背景としてのバランス反応の促通	209
	3. 感覚運動(再)経験	209
	VIII. 治療効果の継続のために	210

IX．脳性麻痺児の治療の実際 ………… 210
X．成人中枢神経疾患患者の治療の実際 ……… 213

2．ボイタ法—発達運動学的アプローチ— ……………………………………渡邉　隆　217

はじめに ………………………………………… 217
I．ボイタ法による発達運動学的治療の概念 …… 217
 1．反射性移動運動の概念 ………………… 217
  1) 反射性移動運動の概念に至る経緯 …… 217
  2) 反射性移動運動の要素 ……………… 218
  3) 反射性移動運動の移動形態 ………… 218
II．ボイタ法の発達運動学的観察 ………… 221
 1．観察の規範 ……………………………… 221
  1) 正常運動発達と自発運動 …………… 222
  2) 姿勢反応 ……………………………… 222
  3) 障害の質と量 ………………………… 222
  4) 周囲への接触と社会性 ……………… 222
  5) 生命活力 ……………………………… 222
  6) 形態徴候 ……………………………… 222
  7) 疼　痛 ………………………………… 222
  8) 自発運動 ……………………………… 223
 2．病態生理の分析 ………………………… 223
  1) 比較運動学的観察 …………………… 223
  2) 主問題の鑑別 ………………………… 223
  3) 臨床推論と試し治療 ………………… 223
III．ボイタによる発達運動学的治療 ……… 224
 1．反射性移動運動 ………………………… 224
  1) 反射性腹這い ………………………… 224
  2) 反射性寝返り ………………………… 230
  3) 反射性移動運動と協調性複合運動 … 234
IV．ボイタによる発達運動学的治療の適応と効果
  ……………………………………………… 236
 1．適　応 …………………………………… 236
  1) 中枢神経疾患 ………………………… 236
  2) 整形外科疾患 ………………………… 236
  3) 呼吸・嚥下障害 ……………………… 237
 2．治療効果 ………………………………… 237
  1) 幼少児運動発達障害の運動発達促進 … 237
  2) 成人中枢神経疾患のADL拡大 ……… 237
  3) 整形外科疾患 ………………………… 237
  4) 老人性円背の改善 …………………… 237
おわりに ………………………………………… 237

3．ブルンストロームアプローチ ………………………………………………吉元洋一　239

I．治療概念 ……………………………… 239
II．評　価 ………………………………… 239
 1．運動機能検査 …………………………… 240
  1) 上肢のステージ(座位) ……………… 240
  2) 手指のステージ ……………………… 240
  3) 下肢のステージ ……………………… 241
 2．感覚機能検査 …………………………… 241
  1) 他動運動感覚 ………………………… 241
  2) 指先認知 ……………………………… 241
  3) 足底感覚 ……………………………… 241
III．治療技術 ……………………………… 241
 1．ポジショニング ………………………… 241
 2．ステージ別運動療法 …………………… 242
  1) ステージI …………………………… 242
  2) ステージII ………………………… 246
  3) ステージIII ………………………… 248
  4) ステージIV ………………………… 251
  5) ステージV ………………………… 254
  6) ステージVI ………………………… 255
 3．その他 …………………………………… 256
おわりに ………………………………………… 256

4．生態心理学的な概念を応用した運動療法 …………………………………冨田昌夫　257

I．概　略 ………………………………… 257
II．基礎的な定位のシステムとダイナミックタッチ
  ……………………………………………… 258
 1．基礎的な定位のシステム ……………… 258
 2．ダイナミックタッチ …………………… 259
III．空間的な定位のシステムと光学的流動 … 261
 1．空間的な定位のシステム ……………… 261
 2．光学的流動 ……………………………… 262
IV．身体の正中軸の成立 ………………… 264
 1．前庭器官と固有感覚 …………………… 264
 2．筋緊張調整 ……………………………… 265
V．問題だらけの呼吸筋 ………………… 267
VI．実際の治療への応用 ………………… 268
 1．パーキングファンクション …………… 268

2．端座位や車いす座位で骨盤や胸郭を揺する… 269
　3．さまざまな姿勢で全身を見て，触って，揺らす
　　 ………………………………………………… 270
　　1）胡　座 ……………………………………… 272
　　2）体育座り，横座り ………………………… 273
　　3）正　座 ……………………………………… 274
　　4）つま先を立ててしゃがむ ………………… 275
Ⅶ．急性期ベッドサイドでの理学療法 …………… 276
おわりに ……………………………………………… 277

5．認知運動療法 　　　　　　　　　　　　　　　　　　　　　　　　　　　　　宮本省三　279

はじめに ……………………………………………… 279
Ⅰ．認知理論 ………………………………………… 279
　1．認知理論とは何か？ ………………………… 279
　2．認知理論の基本概念と仮説 ………………… 279
　3．従来の運動療法理論との違い ……………… 279
Ⅱ．認知運動療法の基本的な考え方 ……………… 280
　1．身体と環境との相互作用 …………………… 280
　2．脳の可塑性 …………………………………… 281
　3．情報の受容表面としての身体 ……………… 282
　4．外部観察から内部観察へ …………………… 283
　5．運動学習 ……………………………………… 284
　6．認知問題－知覚仮説－解答 ………………… 285
　7．認知過程の活性化 …………………………… 286
Ⅲ．認知運動療法の治療方略と組織化 …………… 287
　1．認知運動療法の規範 ………………………… 287
　　1）注意の集中 ………………………………… 287
　　2）閉眼での訓練 ……………………………… 287
　　3）物体とのかかわり ………………………… 287
　　4）動作や行為を強要しない ………………… 287
　　5）意識経験への問いかけ …………………… 288
　2．認知運動療法の組織化 ……………………… 288
　　1）身体部位 …………………………………… 288
　　2）運動の異常要素 …………………………… 288
　　3）感覚モダリティ …………………………… 289
　　4）認知問題 …………………………………… 289
Ⅳ．認知運動療法の実際 …………………………… 290
　　1）手関節の運動方向の識別 ………………… 290
　　2）手関節の複合運動の識別 ………………… 290
　　3）上肢での運動軌道の識別 ………………… 291
　　4）下肢での運動軌道の識別 ………………… 291
　　5）手の位置の識別 …………………………… 291
　　6）足の位置の識別 …………………………… 291
　　7）下肢の位置の識別 ………………………… 292
　　8）手指での高さの識別 ……………………… 292
　　9）下肢での高さの識別 ……………………… 293
　　10）上肢での図形の識別 ……………………… 293
　　11）手指での物体表面の識別 ………………… 293
　　12）足底での物体表面の識別 ………………… 294
　　13）体幹でのスポンジの硬さの識別 ………… 294
　　14）足底でのスポンジの硬さの識別 ………… 294
　　15）前腕での重錘の識別 ……………………… 294
　　16）手指での重錘の識別 ……………………… 295
　　17）下肢での重錘の識別 ……………………… 295
　　18）座位での床反力と水平性の識別 ………… 296
　　19）立位での床反力と水平性の識別(1) ……… 296
　　20）立位での床反力と水平性の識別(2) ……… 296
　　21）上肢での運動軌道の追跡 ………………… 297
　　22）下肢での運動軌道の追跡 ………………… 297
　　23）視覚と体性感覚の情報変換(1) …………… 298
　　24）視覚と体性感覚の情報変換(2) …………… 298
おわりに ……………………………………………… 298

索　引 ……………………………………………………………………………………………………… 299

総論

神経系の障害と理学療法アプローチ

　この総論では，まず基本的な神経，神経系に関する生理学的知識を概説する．次に神経細胞，神経系の機能回復，可塑性について述べる．そのうえで，一度機能を失った神経系の機能回復に対する理学療法アプローチについて述べる．

I．神経細胞と神経系

1. 神経細胞の構造

　神経系（nervous system）は中枢神経と末梢神経からなる．中枢神経には脳と脊髄が含まれ，末梢神経には脳神経や脊髄神経が含まれる（図1）．中枢神経，末梢神経いずれについても，神経系の構成要素は神経細胞（ニューロン；neuron）と神経膠細胞（グリア細胞；neuroglia）という2群の細胞である．

　神経細胞は神経系の機能の主役を担う細胞で，神経系の構成単位である．神経細胞のうちの細胞体から，樹状突起（dendrite）と神経線維（軸索；axon）と呼ばれる，細胞質の延長である2種類の突起を出す．神経細胞はこの軸索を通じて，ほかの神経細胞に情報を送信する．また，情報を受ける側の神経細胞の樹状突起と細胞体の表面が，情報の受容表面となっている．神経細胞が情報を送受する部分，すなわち軸索と樹状突起，細胞体の細胞表面をシナプス（synapse）と呼んでいる．

　神経細胞もほかの細胞と同様に，電気的分極による電気的興奮性という性質をもつ．神経細胞の細胞膜上のナトリウム・ポンプの作用により，通常は負の電位である細胞内が短期間，正の電位に逆転する．これが活動電位，脱分極である．細胞膜上の脱分極を起こす部位が，次の部位の脱分極を賦活する．活動電位の脱分極が，軸索に沿ってその末端まで連続的に生じる現象を，電気的興奮の伝導（conduction）という．

　軸索を伝導してきた神経興奮は，軸索末端にあるシナプス小胞でつくられる化学伝達物質（アセチルコリン，γ-アミノ酪酸，ドパミン，ノルエピネフリン）により伝達される．それらの化学伝達物質はシナプス前膜と後膜を隔てるシナプス間隙へ放出される．このシナプスで行われる情報変換の過程，すなわち神経興奮の伝達がシナプス伝達である．

　神経膠細胞は，従来まで単に細胞を支持するだけと考えられていたが，神経細胞と血管の間に一定量挿入されていることから，現在では神経細胞に対する栄養の補給など，重要な代謝機能をもつと考えられる（図2）．

2. 神経細胞の特徴

　神経細胞は真核細胞＊で，ほとんどの点においてほかの細胞と類似する．しかし神経細胞とほかの細胞との違いは，①ほかの神経細胞と情報をやりとりし処理できる，②生命体の出生後は新しい神経細胞を分裂，増殖しない，という2点である．これら神経細胞の特徴は，神経系障害の回復過程を考えるうえで非常に重要である．

　神経細胞の基本的な役割は，情報を処理し，その情報をほかの神経細胞に伝え，最終的には行動

＊ 真核細胞，真核生物 eukaryote, eucaryote：膜で囲まれた核，DNA，RNA，タンパクからなる染色体をもち，紡錘体を形成する有糸分裂によって分裂する細胞．

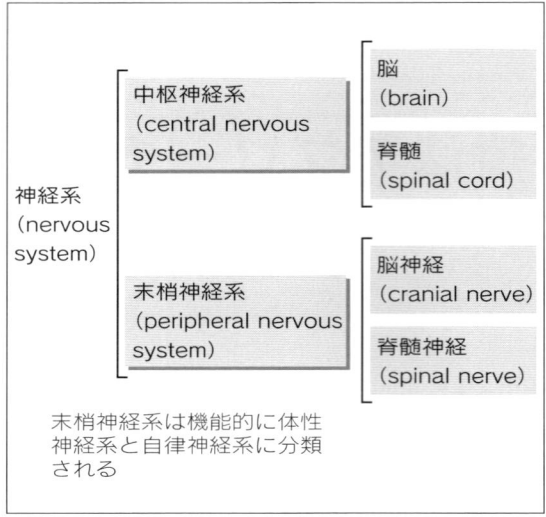

図1　神経系の構成

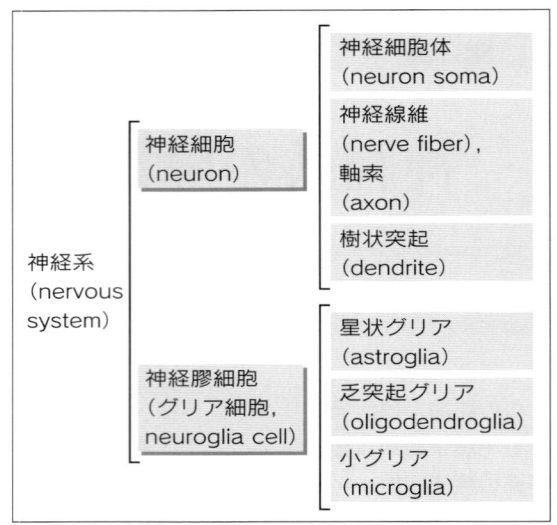

図2　神経系の構成要素

を起こさせ，経験を形作ることにある．神経系は大別して伝導，情報処理・運動発現，創造という3つの役割をもち，Sherringtonはこれらを「神経系の統合作用"The integrative action of the nervous system"」とした．一般的に，神経細胞は単一あるいは数個の神経細胞とシナプス結合し，情報を伝える．しかし，神経細胞は大きさと形態のばらつきが大きく，神経細胞によっては拡散的構造をもち，1,000以上の神経細胞とシナプス結合するものもある．

　地球上のすべての動物の神経細胞は情報処理のため，基本的には同じ電気化学的なメカニズムをもつ．しかし，われわれヒトが，ほかの動物に比べてより複雑で，より適応した行動をとることができるのは，より多くの神経細胞をより複雑な方法で制御しているためである．

　生命体が受精卵から発育するにつれ，神経細胞も発育，増殖して脳と神経系をつくる．たとえば，ヒトの胎児の9カ月間の発育期間中では，神経細胞は毎分25万個ずつというスピードで増殖する．神経細胞は，出生までに増殖を終了し，出生後早期から分裂増殖を止める．出生後，新しい神経細胞が分裂，増殖しないメカニズムに関しては，まだ解明されていない．ここで混乱してならないのは，神経細胞は上記のように「分裂，増殖」しないが，「再生」はするということである．

II. 神経細胞，神経系の機能回復過程

1. 神経細胞の機能回復

　ダメージを受けた神経細胞の機能回復は，受傷後の神経細胞の生残と神経膠細胞の状態に依存する[1]．前述したように神経細胞は再生しないが，神経膠細胞は受傷後も分裂を行い，受傷した神経細胞を支持，栄養する．受傷部位の血流など局所状態が良好で，神経膠細胞の増殖，活動状況が保たれていれば，神経細胞の不可逆的変化を抑制する可能性が高い．

　一般的に，神経細胞の機能回復過程において，軸索が髄鞘内に正しく復帰できない場合，軸索先端部分の伸張は停止する．また神経細胞の不可逆的変化を抑制することができた場合，食細胞による変性処理を経て，再髄鞘形成（Schwann細胞による髄鞘の再形成）も生じ，神経細胞の再生が行われる．再生速度は合併症のない場合，1〜2mm/日程度というわずかなものである．再生直後は軸索径が細くなり，絞輪間距離が短くなる．このため，再生した神経細胞の伝導速度は，受傷前に比べて遅くなる．

2. 神経系の可塑性

1）ミクロ的な神経系の可塑性[2]

神経系が受傷した場合，前述したように，神経系の構成単位である神経細胞を分裂，増殖させることは不可能である．しかし，損傷神経細胞の機能をミクロ的にもマクロ的にも代償（compensation）することで，神経系全体の機能が回復する．このミクロ的な代償による変化とは，シナプスの伝達効率またはシナプスの結合方法が持続的に変化する性質，再編成能力と定義される．後述するマクロ的な神経系，すなわち神経細胞の総合体としての神経系による代償ではなく，損傷した神経細胞の近隣の神経細胞による局所的な機能の代償を本稿では「ミクロ的な神経系」による代償とした．

（1）シナプスの閾値の変化（denervation hypersensitivity）

神経細胞が障害された場合，他の近接する神経細胞により側副路が形成される．形成された側副路は通常のシナプスより低閾値となる．これにより受傷前より低刺激でも神経細胞が活動することができるようになり，損傷神経細胞の機能を最大限に代償する．

しかしこの場合，ほかの神経細胞が間違った経路で側副路を形成する可能性がある．シナプス自体に学習能力があるため，形成された間違った経路の側副路を使用して，間違った運動パターンが学習されてしまう可能性がある．望ましい経路を形成させるためには，側副路形成初期から正しい運動パターンに基づいた介入をする必要性がある．このことは，特に急性期の理学療法を展開するうえでの，重要な注意点，目的の一つとなる．

（2）既存シナプスの活性化（derepression）

損傷以前の正常の複数の神経細胞は，それぞれ厳密に神経支配領域を分割しているのではなく，領域を重複して支配している．この際，重複している支配領域については，支配神経細胞にプライオリティーが生じている．プライオリティーの高い神経細胞が受傷した場合，受傷後数時間から数日間の間に，プライオリティーの低かった神経細胞が活性化し，重複している領域の支配を強化する．

（3）発芽による新しいシナプス形成

前項，既存シナプスの活性化に伴い，プライオリティーの低い神経細胞が延長（発芽；sprouting）し，損傷神経細胞の神経支配領域をさらに再支配する．

2）マクロ的な神経系の可塑性

脳卒中など，神経組織の損傷が広範囲な場合，単位神経細胞レベルのミクロな回復，代償よりも，総合体である組織としての代償が，その回復過程に及ぼす影響は大きくなる．

神経組織の代償には，周囲の健常大脳皮質による代償，対応する反対側の大脳皮質による代償，「機能解離（diaschisis）」の回復などがあげられる[3]．機能解離とは，片側の大脳皮質が障害されると，反対側の大脳皮質対応部位も障害される遠隔効果のことで，Monakowが発見した（唱えた）複雑な神経系の制御形態の仮説の一つである．また，周囲の健常大脳皮質による機能代償は，組織の損傷範囲が比較的小さい場合に生じると考えられる．

III. 近代科学の限界と理学療法における2つの思考過程

ここでは，理学療法学や近代医学が立脚する近代科学について概観する．近代科学の限界を知ることで，理学療法を展開するうえでの基本的な2つの思考過程を説明する．

1. 近代科学と要素還元論

科学（science）は，人間がもつ，知を求め，飽きることのない探求の過程において，全体として創造されたものである．近代科学は，中世のギリシャ科学の復活，そしてコペルニクスの地動説から始まる17世紀の科学革命（the scientific revolution）に端を発する．この中世と近代を画する科学革命はその後，ガリレオ，デカルト，ニュートンらにより形作られ，近代科学として発展し，現

在に至る．

その近代科学の発展の根底には，複雑で多様な現象のなかに，単純で普遍的な法則を見出すという考え方がある．そのためには，あらかじめ研究対象を制限，単純化し，複雑な全体を単純な部分の和として理解しようとしてきた．全体を細かい構成要素に分解し，その要素を研究し，再度組み合わせることで複雑な全体の普遍的法則を構築することができるとする考え方が「要素還元論（要素還元主義；reductionism）」の立場である．この立場に立てば，その直接的帰結として「全体の機能的変化は部分的要素の物質的変異と一対一で対応している」という考え方ができる．機能と要素とが一対一で対応しているという考え方は，科学的思考にとってまことに強力な武器であった．

医学に目を転じてみれば，19世紀まで医療は経験主義に基づいた，医師一人ひとりの臨床的専門技量の集合体であった．科学的な発明，発見が相次いだ16，17世紀が「科学の時代」と呼ばれ，17世紀に科学革命が生じたことを考えれば，医学の近代化は遅れていたといっていい．19世紀末，コッホらが病原菌を発見し，パストゥールらがワクチンを発見する．19世紀の数々の発見により，かつての難病・結核などの感染症は，対応する抗生物質により克服することが可能となった．感染症の治療の成功により，症状の一セットに一つの病因を特定し，さらにはその病因に処方の一セットを対応させるという，要素還元論に立脚した「特定病因論(specific etiology)」が近代西洋医学の基本的な考え方となっていった．この特定病因論に基づいて，表在化した病気(disease)，病態から病理(pathology)に基づき病因(etiology)を明確にして病気を治療する課程は「生物医学モデル(biomedical model)」とも呼ばれ，近代西洋医学の基本的な思考過程となっている．

2. 要素還元論の限界と複雑系としての医療

神経系の機能回復において，構成単位である神経細胞は増殖，再生が不可能であったり困難であったりする一方で，それらの集合体である神経系は可塑性をもっていることは前述した．

生物医学モデルが立脚する要素還元論で神経系の機能回復を説明しようとすると，構成単位である神経細胞の増殖，再生が不可能，困難であれば，それらの集合体である神経系が損傷した場合，機能回復は望めない，という答えになるだろう．しかし実際には，損傷した神経細胞以外の組織（神経細胞）が，総合体として神経系全体の機能を回復させる．すなわち，構成単位「神経細胞」と，構成単位の総合体「神経系」のそれぞれの回復過程が異なるのである．

損傷した神経系の機能回復過程が，生物医学モデルで説明がつかない原因は，従来の生物医学モデルの仮定である「全体の機能的変化は部分的要素の物質的変異と一対一で対応している」という要素還元論にある．

要素還元論の対に「複雑系」というカテゴリーがあり，要素還元論で説明が困難な部分をこの複雑系という概念で説明しようとする考え方がある．複雑系とは，多数の要素からなるひとまとまりの集団（系）を示す．各要素が他の要素と絶えず相互作用するため，総合体としては，要素の総和以上の結果をもたらすことになる．すなわち「複雑化すると新しい性質を獲得する」という特性をもつ．

神経細胞の構造や性質は，現在ほとんど明らかになっている．それら神経細胞が複数，しかも500億個以上集まって総合体となると脳という神経系となる．しかし，脳が記憶や思考，さらには喜怒哀楽などの感情までもなぜもつことができるのか，という仕組みはまだ解明されていない．現在の科学では，神経細胞間の複雑な連結，相互作用がそれら機能をつくっているとしか説明ができない．すなわち，神経細胞の総合体である神経系は，要素の総和以上の結果（機能）をもつ複雑系であるといえる．このため，要素還元論では神経系の機能はもちろん，損傷した神経系の機能回復過程を十分に説明することはできない．ここに，要素還元論である特定病因論に立脚する近代西洋医学と近代科学が直面する限界の一つが垣間見られる．

医学における生物医学モデルに立脚した思考過

表1　医療サービスにおける要素還元論と複雑系の構成概念

	思考過程	思考対象	領域	対象	問題点の克服方法	社会保障制度
要素還元論	生物医学モデル	疾病特性	自然科学	・内的 ・ヒト	治療	医療保険
複雑系	障害モデル	障害特性	人間科学	・外的（外部環境） ・人間	支援	介護保険

程の成功は，現在の医療サービスの前提をつくり，発展させてきた．また，分子生物学の発展や，現在の遺伝子研究は，この生物医学モデルの成功と確信の結果にほかならない．前述したように，結核などの感染症は生物医学モデルで説明し，克服することができた．しかし，神経系疾患や生活習慣病などのいわゆる慢性疾患は生物医学モデルでは説明，克服が困難である．

　この生物医学モデルの対にある，医学・医療における複雑系の考え方が「障害モデル」である．生物医学モデルでは対象（患者）の内面にある疾病特性を理解し，克服しようとする．この場合の克服方法は「治療」である．対して障害モデルでは，対象の外面にある環境や生活歴に影響される障害像を理解し，克服しようとする．この場合の克服方法は，リハビリテーションによる機能回復や，外的な環境や生活，家庭への適応，復帰の「支援」を示す．このことから，障害をつくりだしている要因がその生活環境にあるとし，病気を「環境に対する個体の不適応の問題」として，障害モデルを「エコロジカル・モデル（ecological model）」とする考え方もある[4]．

　生物医学モデルと障害モデルの概念を表1に示した．この2つのモデル化は，便宜的なもので，それぞれの概念が正確に対応しているわけではない．たとえば，介護保険下で生物医学モデルに基づいて，疾病特性に対する介入が行われることも珍しいことではない．また，治療と支援という問題点のアプローチ方法と，自然科学か人間科学かという領域の2つの軸から，4つの思考過程とする考え方もある[5]が，本稿では最も単純化したモデルとして2つのモデルを用いて理解することとした．

3. 理学療法の2つの思考過程

　要素還元論に基づいて，生物医学モデルのもとに疾病特性を理解するという思考過程．対象を複雑系として取り扱い，障害モデルのもとに障害特性を理解するという思考過程．これら2種類の思考過程が臨床には存在する．

　ではわれわれ理学療法士は，生物医学モデルと障害モデルのどちらの考え方をもてばいいのだろうか？　答えは，両方の考え方をバランスよくもつべきであるということになる．いままでの理学療法士は，ともすれば障害特性の理解と問題点解決に焦点を当てすぎる傾向があった．理学療法士は対象の疾病特性を理解しながら，その障害特性の問題点を解決しなければならない．すなわち，生物医学モデルと障害モデルの2つの考え方をもって患者・対象者（以下クライアント）に対応するというバランス感覚をもつことが，理学療法士には求められる．

　生物医学モデルにある，対象の疾病特性を理解し，治療するという思考過程は，自然科学領域の近代医学教育の基本でもある．このため医師は，生物医学モデルに立脚して患者を考えることが得意である．対してケア・ワーカーなどの福祉職は，対象の障害特性を理解し，特に社会環境資源との関係と，その活用を中心に問題点を解決するという人間科学的な教育を主に受けている．このため，福祉職は障害モデルに立脚してクライアントを考えることが得意である．医師，福祉職が生物医学モデル，障害モデルのそれぞれのスペシャリストであれば，理学療法士は両方のモデルに立脚するスペシャリストとならなければならない．

　最後に断っておかなくてはならないのは，生物

医学モデル，障害モデルのどちらが優れているということが問題ではない．また，両方の考え方をもつほうが優れているということでもない．重要なことは対象に対するチームアプローチである．そのチームのなかで，各スペシャリストはそれぞれの役割がある．各職種がその役割を全うして，対象者に適切なサービス提供が行われ，問題点を解決することが求められる．

IV. 2つのモデルによる神経系疾患に対する理学療法アプローチの概略

ここでは，すでに概説した生物医学モデルと障害モデルを念頭に，神経系疾患に対する理学療法アプローチのうち，評価，問題点の抽出，目標の設定について述べる．

1. 評価過程

意義と目的が明確な検査（test），測定（measurement）の結果を参考に，問題点を明らかにし，現存能力を含め社会的存在である人間としてクライアントの全体像を把握することが重要である．ここでは3種類の評価過程を説明する．

1つ目は，データ推進型評価過程（bottom-up processing）といわれる帰納的問題解決法である．理学療法士養成施設の2～3年生の教育課程で行われる，評価実習といわれる2～4週間の臨床実習でよくみられる一般的な評価過程である．必要・不必要にかかわらず包括的情報を収集し，各種情報のなかから仮説を設定する手順をとる．

2つ目は，データ限定型評価過程といわれる演繹的問題解決法である．効率的で臨床的な評価過程で，必要で限定的な情報を収集する．処方箋やカルテから基本的な情報を収集する時点で，機能障害を特定する．クライアントに対面し，問診，観察，限定的な検査・測定により，機能障害・能力低下の定量的・定性的評価を実施して，仮説を検証し，問題点を抽出するという手順をとる．各段階，特に機能障害を特定する手順において専門的な判断力を必要とする方法である．

3つ目は，期待推進型評価過程（top-down processing）である．クライアントの問診，観察，動作分析から能力低下を特定し，能力低下の原因となっている機能障害を推定，仮説を設定する．機能障害の検証を目的として検査，測定を実施し，統合と解釈により機能障害と能力低下の関連づけ，および問題点の抽出，順位付けを行う手順をとる．ただしこの評価過程は，経験値の影響が大きく，情報収集に漏れが生じる可能性があるというデメリットを持ち合わせている．

重要なことは，これらの評価過程のどれが正しく，どれが誤りであるということではなく，複数の評価過程を適切に用いて総合的評価をするということである．経験のある理学療法士による総合的な臨床評価過程では，それぞれの評価過程のみではなく，1回の思考による推進力が大きい複数の評価過程を適宜組み合わせ，「思考転回」しながら評価が進行する[6]．特に初期評価時の問診，観察，動作分析から，機能障害の推定に至るトップダウン型の仮説設定の過程が大きな推進力で的確であることが求められる．また，ボトムアップ型の評価過程を組み合わせる思考転回により，仮説の検証と事実の整理が適切に行われる必要がある．

2. 問題点の抽出

問題点の抽出とは，理想の状態への阻害要因を生物医学モデル，障害モデル両方のモデルから検討し，優先順位を考慮した論理的分析である．

一般論として，理想と現実の差が問題点である．評価により対象の「現実」が明確になっていれば，「理想」を設定することでおのずと問題点は明らかになる．ここで，理想は決して単純に「健常者」「正常機能」ということではない．評価過程により明確化した全体像から，予測できる機能的，能力的な到達度にクライアントや家族のニードを最大限取り入れ，実現可能な理想像を具体的な行動内容の形で明確化しなければならない．すなわち問題点の抽出とは，健常者との逸脱点を列記することが目的ではなく，目的達成の阻害因子を検討することである．

問題点を抽出する過程において，生物医学モデ

表2　生物医学モデルと障害モデルの短・長期目標の例

	短期ゴール	長期ゴール
生物医学モデル （疾病特性）	・（亜）急性期における回復過程に沿った目標設定 ・神経系の可塑性をふまえた障害受容	・疾病の進行・回復程度に合わせた適切な目標設定
障害モデル （障害特性）	・福祉用具，自助具，副子の導入 ・環境整備	・廃用症候群による二次的機能障害の予防

ルとして対象の疾病特性を考えることはもちろん，対象の環境との相互作用を念頭においた障害モデルとしての考察も必要である．極端な話をすれば，脳卒中片麻痺のクライアントの生物医学モデルとしての問題点は，損傷部位でほぼ自動的に決定される．しかし同じ損傷部位であるクライアントでも，人間としてのクライアントを取り巻く環境は多様である．あるクライアントは家庭復帰に意欲的で，リハビリテーションもみずから積極的に取り組むかもしれない．しかし，あるクライアントは，受傷前の機能（いわゆる正常機能）に固執して，リハビリテーションを拒否するかもしれない．ある家族は，クライアントの受け入れに協力的で，手すりの設置などの環境改善も考えてくれるかもしれないが，ある家族はクライアントの受け入れに消極的で，家庭に帰ることよりも施設入所を希望するかもしれない．このように複数，複雑なクライアントの内的・外的環境を充分に考慮しながら問題点を抽出する必要性がある．

クライアントの内的・外的環境はICF（国際生活機能分類）の「生活機能モデル」に基づくと考えやすい．このICFの生活機能の3つのレベルと，2つの背景因子（「環境因子」「個人因子」），健康状態を合わせ，それぞれの相互の因果関係について検討することが必要である．また，積極的な理学療法アプローチの対象となる主要な（active）問題か，たとえば虚血性心疾患による運動負荷の制限のように，理学療法をアプローチするうえで考慮すべき副次的（inactive）な問題かについても検討すべきである．

また，これらの問題点が改善，代償，援助可能か否かを判定し，考慮する必要性がある．問題点の改善が可能な場合，クライアントの負担の少ない，効率の良い改善策，理学療法プログラムを決定しなければならない．問題点の改善が不可能，不完全な場合，代償が可能かどうかを検討する．代償が不可能，不完全な場合，人的，物理的，制度的な援助が可能かどうかを検討する．たとえば，脳卒中片麻痺で上肢機能が低下した場合を考えてみる．麻痺の程度が不全で，機能回復（機能の改善）が望まれる場合は，生物医学モデルとして機能回復に対する理学療法アプローチが選択されるであろう．しかし，機能回復が望めなかったり，不完全な場合は，副子の作製や対側上肢による機能の代償を考える．特に神経系疾患の場合は，神経系の可塑性による機能回復の限界が生じるため，機能の代償を検討するタイミングが非常に重要である．さらにホームヘルパーによる家事援助や環境整備などの社会的資源の活用による援助を考慮する場合も考えられる．

さらに問題点の優先順位についても考慮すべきである．たとえば，トイレ動作上の介助量が多いことからおむつを使用し，ベッド上で臥床することが多くなってしまうような場合は，廃用症候群や認知症のリスクが高くなる．この場合，トイレ動作能力の改善を高い優先順位で考えなければならない．

3. 短期的・長期的目標の設定（goal setting）

神経系疾患のクライアントのリハビリテーションの目標を設定する際，神経系の可塑性に限界がある以上，機能回復に固執した，目標設定の希薄なプログラムを設定すべきではない．疾病特性を考慮した生物医学モデルと，障害特性を考慮した

障害モデルのそれぞれに対して，短期的目標（short term goal），長期的目標（long term goal）を設定し，プログラムを立案することが重要である．表2に，生物医学モデルと障害モデルに対する短期・長期目標の例を示した．

表2は一つの例であり，もちろん障害受容は長期目標として，ゆっくりと時間をかけて導入する場合や，早期の家庭復帰を念頭に，短期目標としてクライアントの自己練習（self exercise, home program）をクライアント本人や家族に説明，導入する場合もある．

ここでリハビリテーション・スタッフが直接提供できるリハビリテーション内容，時間にはおのずと制限があるということを失念してはならない．生物医学モデル，障害モデルにかかわらず，長期目標としては，いわゆる「リハビリ」といわれる，理学療法士などリハビリテーション・スタッフによる直接的・受動的な介入にクライアントが依存せず，リハビリテーション・スタッフが提供した能動的な自己練習を実施できるかが重要である．リハビリテーション・スタッフによる，いわゆる「リハビリ」にクライアントが依存することは，リハビリテーションの最終目標ではない．このことをクライアントや家族に説明し，自己練習の確立をスタッフ，クライアントの共通目標として，目的意識の希薄な物理療法やROM練習を継続することのないようにしなければならない．また，長期にわたる機能維持を目標に，自己練習をクライアントにどう継続させるかという点も，リハビリテーション・スタッフが腐心しなければならない．

また神経筋疾患など，進行性疾患に対しては，個々のクライアントの多様な症状，進行，機能障害に合致した適切なプログラム作成が必要となる．

おわりに―今後の神経研究と理学療法

神経研究，特に脳科学は21世紀の生命科学の主流となっており，神経研究の変化は日進月歩である．研究するにも生物学や科学といった古典的な分野だけでは無理で，電気工学，心理学，遺伝学の研究者がチームを組んで取り組んでいる．

本稿はじめにも記したが，損傷した神経細胞，神経系の機能回復過程はまだ解明されていない．しかしこの10年間で新しい発見が相次いでいる．

たとえば，ラットの脳血流を遮断して実験的に脳梗塞をつくり，海馬の神経細胞を死滅させた実験がある．数日後，脳内に神経細胞の成長を促す生理活性物質を組み合わせて注入したところ，1カ月後には海馬の神経細胞が40％程度まで回復したという．これは海馬以外の神経前駆細胞が，死滅した海馬まで移動し，神経回路を再構築したことを示す[7]．

こうした研究はまだ基礎科学の段階にあり，治療方法の確立など臨床医学，実学としては不十分である．しかし近い将来，新しい神経生理学の定説，理論が発見され，新しい治療方法が確立されれば，われわれ理学療法士も新しい理論，治療方法に合致した理学療法を構築，展開させていかなければならない．常日ごろより新しい情報，理論を吸収し，新しい治療方法の研鑽を積まなければならない．

（下井俊典・丸山仁司）

文　献

1) 年森清隆：脳の機能解剖―脳卒中片麻痺者の運動機能回復の観点から―．PTジャーナル，**32**(2)：130-131，1998．
2) 篠原幸人：脳卒中の病態生理からみた脳の可塑性について．理学療法学，**14**(3)：185-193，1987．
3) 上田　敏：リハビリテーション基礎医学．第2版，医学書院，東京，1994．
4) 広井良典：ケア学―越境するケアへ．医学書院，東京，2000．
5) 広井良典：ケアを問いなおす―＜深層の時間＞と高齢化社会．筑摩書房，東京，1997．
6) 内山　靖：理学療法評価とは．標準理学療法学専門分野　理学療法評価学（奈良　勲監修，内山　靖編），医学書院，東京，2001，2-12．
7) Nakatomi H et al：Regeneration of hippocampal phramidal neurons after ischemic brain injury by recruitment of endogenous neural progenitors．*Cell*，**110**：429-441，2002．

I. 疾患別理学療法

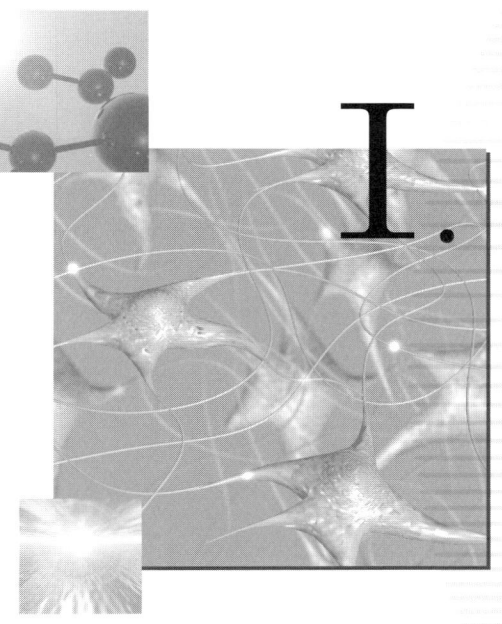

1. 脳血管障害
   急性期理学療法
   回復期理学療法
   維持期理学療法
2. 変性疾患
   筋萎縮性側索硬化症
   パーキンソン病
3. 脱髄疾患
4. 小脳疾患
5. 末梢神経疾患
6. 筋疾患
7. 神経筋接合部疾患
8. 脊髄疾患
9. 脳性麻痺
10. 精神疾患

I. 疾患別理学療法

1. 脳血管障害
—急性期理学療法—

I. 脳血管障害とは

　脳血管障害とは，脳の血管の器質的あるいは機能的異常によって神経症状をもたらす病態の総称である．わが国では現在，脳血管障害は癌や心疾患とともに三大死因の一つとなっており，医学的リハビリテーションの対象となる代表的疾患である．脳血管障害は，急性発症することが多く，英語では cerebrovascular accident（CVA）と呼ばれる．脳卒中（stroke）と同じ意味で用いられることが多いが，正確にはより広い概念をもつ言葉である．

　脳卒中は，通常，脳出血と脳梗塞に分類されるが，脳出血のうち，くも膜下出血や脳塞栓は急激に発症し，症状の進行も速いのに対して，脳血栓の発症は階段状で，症状の進行も比較的遅いことが多い．また，脳の傷害部位により多様な症候や症状を呈し，少なからず後遺症を残すことが多い．

II. 脳血管障害の症状

　脳血管障害は，症状と病理変化とその部位によって分けられる（表1，2）．
　脳血管障害の症状は，病巣の広がりやその部位の機能によって，おおよそ次のように決まる．
　① 意識障害：脳幹，視床，小脳を含む病変で強い．
　② 高次脳機能障害：左大脳半球の障害では失語（aphasia），観念失行（ideational apraxia），観念運動失行（ideomotor apraxia），右大脳半球の障害では左半側無視（hemineglect）が問題となる．
　③ 感覚障害：感覚野，包線冠，内包後脚，視床，脳幹における感覚路の傷害の程度による．
　④ 運動麻痺：運動野，包線冠，内包後脚，脳幹の運動路（錐体路）と視床，脳幹における感覚路の傷害の程度による．
　神経徴候は内頸動脈領域の血管病変によるか，脳底動脈領域の病変によるかによって異なる．表3に，脳の栄養血管の支配領域と主な局所神経症状を示す．

1. 頭蓋内出血（intracranial hemorrhage）

1）脳出血（cerebral hemorrhage）
（1）病　態
　脳出血は頭蓋内出血のなかの脳実質内で起こる出血である．その好発部位は，中大脳動脈から穿通枝（perforator）が分岐する部位である被殻，視床に多い．
　発症は昼間の時間が多く，急激に発症し進行も速い．症状として，意識障害，片麻痺，頭痛，嘔吐が多く，意識障害は脳幹部や視床，小脳の出血で強く，大脳皮質だけの損傷では少ない．神経症状は，出血部位（被殻，視床）の血腫の拡大範囲による．血腫やその周辺の浮腫が大きいと，脳ヘルニアによる脳幹部圧迫のため死にいたる．

（2）治　療
　保存的治療と外科的治療があり，原則として外側型（内包より外側）の大きな血腫（30ml 以上は手術適応が高くなる）や小脳出血は血腫除去術（開頭血腫除去術，穿頭血腫除去術）や脳室ドレナージの適応，脳浮腫と脳圧亢進による脳ヘルニアのおそれがある場合には減圧術の適応となる．

表1 脳血管障害の新しい分類（厚生省循環器病委託研究班による）

A. 明らかな血管性の器質的脳病変を有するもの
 1. 虚血群＝脳梗塞（症）*
  ① 脳血栓症
  ② 脳塞栓症
  ③ 分類不能の脳梗塞
 2. 出血群＝頭蓋内出血
  ① 脳出血
  ② くも膜下出血
  ③ その他の頭蓋内出血
 3. その他
  臨床的に脳出血，脳梗塞（症）などの鑑別が困難なもの
B. その他
 ① 一過性脳虚血発作
 ② 慢性脳循環不全症
 ③ 高血圧性脳症
 ④ その他

*脳血管性発作を欠き，精神症候も認められないが，偶然CTなどで見出された脳梗塞は，無症候性脳梗塞と呼ぶ．その他の症候を有する脳梗塞は脳梗塞症と呼ぶことが望ましい

表2 NINDSの脳血管障害の分類Ⅲ（1990年）

A. 無症候性
B. 局所性脳障害
 1. 一過性脳虚血発作（TIA）
 2. 脳卒中
  病型分類
  a. 脳出血
  b. くも膜下出血
  c. 動静脈奇形からの頭蓋内出血
  d. 脳梗塞
   ●機序による分類
    ① 血栓性（thrombotic）
    ② 塞栓性（embolic）
    ③ 血行力学性（hemodynamic）
   ●臨床病型による分類
    ① アテローム血栓症（atherothrombotic）
    ② 心原性脳塞栓症（cardioembolic）
    ③ ラクナ梗塞（lacunar）
    ④ その他
C. 血管性痴呆
D. 高血圧性脳症

表3 脳の栄養血管の支配領域と主な局所神経症状

支配領域	主な神経症状
内頸動脈	
前大脳動脈　前頭葉内側面	下肢に強い麻痺，離断症候群，自発性低下，自律神経障害，前頭葉症候群
中大脳動脈	
穿通枝　基底核，内包，放線冠	上肢に強い麻痺，感覚障害
皮質枝　前頭葉，側頭葉の大部分，頭頂葉	顔面，上肢に強い麻痺，同名半盲，失語（左），半側無視（右）
椎骨・脳底動脈	
後大脳動脈	
穿通枝　視床，中脳の一部	深部感覚を含む半身の感覚障害，しびれ，垂直性眼球障害
皮質枝　後頭葉，側頭葉内側面	同名半盲，純粋失読・失算（左），相貌・地誌的障害
脳底動脈　脳幹，小脳	主幹部：意識障害，瞳孔不同，四肢麻痺 上小脳動脈：小脳失調，不随意運動

（潮見泰藏編，2002[3])）

血腫の小さい例，あるいはすでに脳ヘルニアを起こしている場合には保存的療法によって血腫の吸収や浮腫の消退を待つ．

2）くも膜下出血（subarachnoid hemorrhage）

くも膜下出血はくも膜下腔への出血で，外傷による以外は動脈瘤の破裂で起こり，動脈瘤形成は高血圧による中内膜壊死あるいは先天的な血管の脆弱性により起こるとされている．

本症は原則として神経症状は残さないが，出血後に血管攣縮（vasospasm, angiospasm）が生じると脳梗塞による神経症状が残る．好発部位は前交通動脈が多く，発症時間では活動時間が多く，突然に発症し，急速に症状が進行する．主な症状として，激しい頭痛，嘔吐，頸部硬直やケルニッヒ兆候を認め，意識障害は一過性である．ただし，広範な脳梗塞を起こした場合には重度の意識障害が遷延する場合もある．

慢性期には正常圧水頭症（normal pressure hydrocephalus；NPH）を起こし，認知症（痴呆）症状や尿失禁，歩行障害が現れた場合にはシャント術が必要となる．

治療は，発作後72時間以内の早期手術が原則であり，動脈瘤の再破裂を防止するためのクリッピング，くも膜下腔の血腫除去，脳室ドレナージ，血管攣縮の予防が行われる．なお，手術の困難な動脈瘤や，すでに脳ヘルニアを起こしている場合には，保存的療法で経過をみる．

3）慢性硬膜下血腫（subdural hematoma）

硬膜とくも膜の間の静脈が外傷によって破れて，血腫を形成したものである．

外傷から発症までの期間は，急性型で数日から数週，慢性型で数週から数カ月である．症状は頭痛，めまい，軽い意識障害で始まり，歩行障害，見当識障害，尿失禁などがみられる．脳圧亢進が進むと脳ヘルニアを起こし，脳幹部を圧迫する結果，生命予後を悪化させる．高齢者で上記の症状が急に出現した場合には，転倒時に頭部を打撲したエピソードがないか確認し，本症を一応疑ってみる必要がある．

脳血管障害との鑑別は，CTなどの画像診断で容易に行える．早期に血腫除去術を行えば予後は良好である．

4）脳動静脈奇形（A–V malformation）

動脈と静脈をつなぐ短絡路（血管奇形）があり，これが徐々に怒張し拡大する結果，痙攣発作の原因となる．同部の薄くなった血管が破裂すると，脳出血あるいはくも膜下出血となる．

5）モヤモヤ病（moyamoya disease）

内頸動脈，前・中大脳動脈の発達が悪く，Willis動脈輪を中心に多数の小血管（奇形）がみられる．小児期は脳梗塞，成人期は脳出血，くも膜下出血の原因となる．

2. 脳梗塞（cerebral infarction）

脳梗塞の症状や経過は，閉塞した動脈（灌流域の大きさとその領域の機能），側副血行路の有無によって決まる．

1）脳血栓（cerebral thrombosis）

脳血栓は，閉塞部位の動脈において血栓（thrombus）が形成され，閉塞部より末梢の脳が壊死に陥る．原因として，動脈硬化による動脈内壁の狭窄化（粥状硬化）が多く，その好発部位は中大脳動脈ではアテローム血栓性梗塞，穿通枝動脈ではラクナ梗塞が多い．半数近くに前駆症状〔一過性脳虚血（TIA）症状〕が認められる．特徴として，症状は段階的に進行する．安静時，特に睡眠中に発症することが多い．意識障害は軽度であり，片麻痺，高次脳機能障害を呈することが多い．なお，基幹部の閉塞では強い意識障害が認められ，脳ヘルニアにより死亡にいたることも多い．

多発性脳梗塞（multiple cerebral infarction）：複数の梗塞巣が認められるもので，必ずしも過去に脳血管障害の症状を自覚しているとは限らない．

【備考】可逆性虚血性神経脱落症候群（reversible ischemic neurological deficit；RIND）：脳梗塞で症状が1カ月以内で完全回復する場合をいう．これに対し，一過性脳虚血発作（transient ischemic attack；TIA）は，発症後24時間以内で神経症状が完全に回復するものをいう．

2）脳塞栓（cerebral embolism）

脳塞栓は，心臓や頸動脈などで形成された血栓が栓子となって動脈を閉塞する．

代表的なものは，心房細動によって心臓内でできた血栓が栓子の原因となったり，動脈硬化によって変化した血管壁（特に頸動脈）にできた血栓が剥がれて栓子となることもある．前駆症状はほとんどなく，日中活動期に突然発症することが多い．特徴として，症状は急速に進行し，数分以内に現れる．

脳塞栓症では，いったん閉塞した血管内の血液の塊が融けて血管が再開通することがあり，その時に弱くなった梗塞領域の血管から出血する場合がある．この状態は脳出血ではなく，脳梗塞が原因となった出血性変化とみなして，出血性梗塞と呼ばれる．

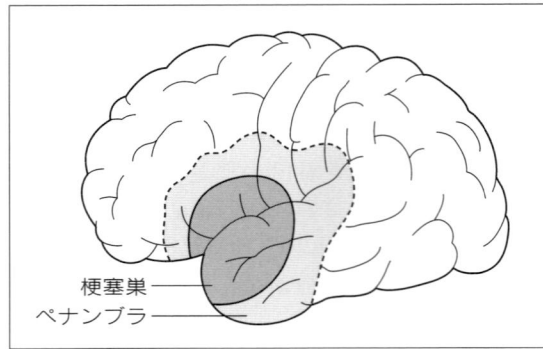

図 1 脳梗塞巣周辺の血行動態（ペナンブラ）
虚血梗塞部では，著明な血流低下のために神経細胞が不可逆的な障害を受ける．虚血周辺部（ischemic penumbra）では血流は低下し神経細胞は機能的に障害されているが，可逆的な状態にある．側副血行路を介して循環動態が改善されれば，機能を取り戻す可能性がある

III. 脳血管障害の病理学的異常の検討

前述のように脳血管障害は出血性病変と虚血性病変に大別されるが，その発生部位や分布が重要となる．いずれの場合も，脳細胞の損傷によって傷害部位の周囲に浮腫が形成される．脳浮腫は，病変部位の周辺で血管壁の損傷により血清成分が漏出したり，脳細胞が損傷を受けて細胞内・外液が増加することによって生じる．

このように液体が貯留して脳組織の容積が増大した状態であり，脳内温度が上昇する．そのため，病変部位そのものの神経損傷に加えて，周囲の神経は物理的圧迫や化学的環境の変化によって機能が低下する．さらに，脳内血流の自動調節機能の破綻によって，十分な酸素や栄養が供給されないために神経系の機能が著しく低下する．この病巣周囲の神経はいわば仮死状態にあるが，一定の時間内に圧迫や化学的環境が改善されれば再び機能を取り戻すことが可能な状況にある．

脳梗塞後の虚血部はペナンブラ（penumbra）（図1）と呼ばれ，急性期治療の重要な対象となる．外科的な血腫除去術や頭蓋内減圧術および内科的な薬物療法（高調減圧剤）は，可逆的な領域の神経活動の機能を取り戻すことが目的となる．

脳浮腫は発症直後より出現し，2〜5日目には最高となる．通常，2〜4週間で消退するが，7日以内の脳浮腫が臨床的に問題であるとされる．

IV. 脳血管障害の治療

1. 急性期の治療の重要性

脳血管障害のように障害が残る可能性のある疾患では，発症と同時にリハビリテーションが開始されなくてはならない．急性期の治療そのものが，その予後に重大な影響を及ぼすと考えられる．

1）急性期治療の主な目的

脳卒中の急性期治療の主な目的は次のとおりである．

（1）病理学的異常の修復，軽減
壊死巣の拡大を可及的に防止することが重要となる．

（2）機能障害，能力低下の軽減
脳傷害に直接起因する後遺障害とともに，二次的合併症の発生を防止することが機能的予後に大きくかかわる．

（3）再発の予防
再発作を起こすことによって，生命予後や機能状態がさらに悪化することが多いため，再発に対する安全性を第一優先する．

2）全身状態の管理

脳の傷害領域の拡大や再発作を防止するため，発症直後より全身状態の管理が厳重に行われる．

脳卒中患者の全身状態に影響を及ぼす要因には次のようなものがある．

① 脳血管障害に直接関連する障害：水分，栄養，電解質，糖，血圧，心肺機能等の変化．

② 種々の既往疾患に基づく障害：心疾患，高血圧，糖尿病，骨関節疾患等．

③ 安静臥床による続発性合併症（廃用症候群）：廃用症候群は，意識障害の遷延や必要以上

---

* 誤用症候群とは「誤った身体活動や道具の使用によって生じた障害」（上田　敏ほか編『リハビリテーション医学大辞典』より）であり，医療者の無知，不注意から起こる場合もある．例：肩や肘関節に対する過度の他動運動による関節内出血（異所性化骨の形成）や暴力的矯正による骨折等．

の安静によって生ずる．

このほか，医療者が間違った扱いをした結果起こる誤用症候群*（例：関節を乱暴に動かしたことによって生じた異所性仮骨）がある．

2. 廃用症候群

廃用症候群とは，「心身の不使用・不活発によって機能低下をきたした病態」である．長期にわたる安静臥床の弊害といってもよく，ほとんどすべての機能で認められる．廃用症候群は，誤用症候群とともに医学的管理が適切でなかったために生じた二次的障害である．

① 全身的廃用症候群：起立性低血圧，廃用性心肺機能の低下，など．
② 局所的廃用症候群：関節拘縮，筋萎縮，骨萎縮，褥瘡など．
③ 精神的廃用症候群：意欲，感情の鈍麻，知的低下．

以下に主な廃用症候群について解説する．

1）呼吸循環器系
（1）起立性低血圧

臥床期間が長くなると，姿勢変化時に脳への血流を維持する反射の働きが低下する．起立性低血圧の発生機序は次のとおりである．

背臥位から立位になった直後には，上半身の血圧が低下し，頸動脈洞の圧受容器から自律神経を介して心血管系への反射が起こるが，交感神経の緊張が亢進するため末梢動脈収縮が不十分となり，静脈の収縮も不十分となる．また，副交感神経活動の低下により心拍数の増加が起こる．静脈還流の著しい減少のため，下半身の静脈に著明な血液の貯留が起こる．さらに，心拍出量の著明な減少と末梢動脈の収縮が不十分となる結果，起立性低血圧，脳貧血が起こる．

なお，脳卒中患者では，長期臥床例を除いて立位時に起立性低血圧を起こすことは少ない．しかし，急性期ではギャッチアップによる座位や，ベッド上端座位（いわゆるダングリング）でも本症状は起こりうるため，頭部挙上操作は慎重に行う必要がある．

［予防］早期に座位をとるようにすることが肝要である．端座位では足底をきちんと接地させ，下腿の筋の収縮を促すようにする．

（2）沈下性肺炎

長期間，背臥位を続けていると，気道分泌物が背部（下肺葉）に貯留し，同部の肺胞での換気が悪くなり，細菌感染を起こしやすくなる．

［予防］体位交換を行うこと（原則として，2時間に1回）．気道分泌物の吸引を行う．なお，必要があれば，排痰手技や呼吸練習を行い，換気の改善を促す．

（3）血栓性静脈炎および深部静脈血栓症

下肢で起こることが多く，著明な腫脹と疼痛，熱感，下腿筋の圧痛，発熱が主な症状であるが，深部静脈血栓症では上記の症状がないことも多い．血栓性静脈炎が原因となって起こる肺塞栓は突発する呼吸困難が特徴で，大きな塞栓では死にいたることもある．

［予防］下肢の関節可動域運動により静脈血のうっ滞を改善する．弾性ストッキングを使用する．

2）筋骨格系
（1）筋萎縮（muscle atrophy）

筋活動（収縮）が低下すると筋線維の太さと張力が減少する．安静による筋力低下は条件によって異なるが，1日2～3％であり，1カ月で半減するといわれる．

［予防と治療］筋力低下を防止するには，最大筋力の20～30％の筋収縮を行う必要がある．片麻痺患者では，重錘バンドを使用したSLRex（下肢伸展挙上運動）やブリッジング（ブリッジ運動）などが行われることが多い．変形性膝関節症などを併存している場合には等尺性収縮を用いるが，いきみに伴って血圧上昇を起こしやすいので，持続時間は5～6秒以下にする．

（2）関節拘縮（joint contracture）

関節の運動が行われないと，関節軟骨の栄養障害，関節包や靭帯を含む関節周囲組織，筋の伸展性が低下し，関節の運動が制限されて拘縮が生じる．

［予防］早期から関節可動域運動を行う．浮腫や筋緊張の亢進している部位では拘縮を形成しや

すいので，早期から十分なエクササイズを行う必要がある．

（3）骨粗鬆症（osteoporosis）

下肢などの長管骨や脊椎骨では，通常，立位では長軸方向に体重がかかっている．しかし，臥床期間が長くなると，骨への圧力が著しく減少し，脱灰（尿中からCaが排出される現象）が進み，骨梁，骨皮質ともに薄くしかも脆くなる．この結果，進行するとわずかな外力でも骨折しやすくなる．

［予防］早期に離床させ，座位，立ち上がり，立位により骨に圧力を加える．起立や立位保持が困難な場合には，起立台を用いて他動的に立位を保持する．

3）皮　膚

（1）褥瘡（decubitus ulcer, pressure sore）

褥瘡とは，主に骨突出部が圧迫され，血液灌流が一定時間途絶えることで発生した皮膚と皮下組織の阻血性壊死のことである．

組織の傷害は，局所の発赤→腫脹→硬結→水疱形成→皮膚の壊死→脂肪層・筋・骨への壊死（潰瘍）の拡大へと進む．

好発部位は仙骨，座骨，大転子，踵，肩甲部が多い．まれに腓骨小頭の圧迫により褥瘡ができ，さらには腓骨神経麻痺を起こすこともある．

［予防］2時間ごとの体位交換，皮膚の湿潤や外傷を避ける．エアマットの使用やタオル，ドーナツ枕等による除圧，血流の促進，栄養の確保，全身状態の保持を行う．

（2）皮膚の萎縮・脆弱化

全身の皮膚が菲薄化し，特に四肢では軽度の力や伸張でも裂けやすくなる．また，皮膚の短縮により可動域の大きな手指で運動制限が大きくなる．

［予防］関節可動域運動を早期から行い，乾布摩擦等により皮膚へ刺激を加える．

4）精神機能

同一肢位で外界からの刺激が少ない状態におかれると，初期にはイライラや焦燥感，考えがまとまらない等の症状が出現し，さらに無為，無力感，さらには認知症症状が出現するようになる．

［予防］できるだけ早期離床に努める．ベッド上の臥床時間を最小限にして，他の患者・職員家族との交流をもつようにする．

V. 機能回復のメカニズム

脳傷害後の機能回復のメカニズムは次のように大別される．

① 脳の可逆性：脳虚血部「ペナンブラ（penumbra）」領域における神経活動の機能回復であり，初期にみられる回復の大半はこの可逆性によるものである．「可逆性」とは，死滅した神経細胞の再生を意味するものではない．

② 脳の可塑性：脱抑制（unmasking），発芽（sprouting），再生（regeneration），シナプス伝達効率の変化（synaptic plasticity）による再構成（reorganization）である．シナプス自体が学習能力をもつとされ，脳傷害後の脳の可塑的変化は一つの学習の過程と考えられる．

③ 代償機能：代償運動・機能（動作）の獲得（再教育），外部環境の設定．主として回復期以降はこの機能代償（functional compensation）による．環境を考慮した具体的課題に対する機能的トレーニングを反復することが重要である．

なお，最近の知見によると，回復期や維持期にも大脳皮質に可塑的変化が認められ，上肢や下肢の機能が改善されると考えられている．

VI. リスク管理・二次的合併症の予防

急性期・回復期にかかわらず，理学療法を実施するうえでリスク管理は重要である．理学療法の中止基準を知っておくことは必要不可欠である．脳血管障害患者のリスク管理では，アンダーソン・土肥の中止基準（表4）が広く用いられている．

脳血管障害にみられる合併症としては，次のようなものがある．

① 一次的合併症：視野の障害（同名半盲），症候性てんかん，その他．

② 二次的合併症：反応性精神症状．

③ 全身的合併症：起立性低血圧，感染症（肺

表4　アンダーソン・土肥の改訂基準

(1) 運動を行わないほうがよい場合
① 安静時にすでに脈拍120/分以上
② 拡張期血圧120 mmHg以上
③ 収縮期血圧200 mmHg以上
④ 動作時しばしば狭心痛を起こす
⑤ 心筋梗塞発作後1カ月以内
⑥ うっ血性心不全の所見の明らかなもの
⑦ 心房細動以外の著しい不整脈
⑧ 安静時すでに動悸，息切れがある

(2) 途中で運動を中止する場合
① 運動中，中等度の呼吸困難，めまい，嘔気，狭心痛が出現した場合
② 運動中，脈拍が140/分以上になった場合
③ 運動中，1分間10個以上の不整脈が出現した場合
④ 運動中，収縮期血圧40 mmHg以上または拡張期血圧20 mmHg以上上昇した場合

(3) 運動を一時中断し，回復を待って再開する場合
① 脈拍数が運動前の30％以上増加した場合
② 脈拍数が120/分を超えた場合
③ 1分間10個以下の不整脈の出現
④ 軽い息切れ，動悸が出現した場合

表5　Japan Coma Scale (JCS)

Ⅰ　刺激しないでも覚醒している状態（1桁で表現）
　　(delirium, confusion, senselessness)
　1. だいたい意識清明だが，いまひとつはっきりしない
　2. 見当識障害がある
　3. 自分の名前，生年月日が言えない

Ⅱ　刺激すると覚醒する状態，刺激をやめると眠り込む（2桁で表現）
　　(stupor, lethargy, hypersomnia, somnolence, drowsiness)
　10. 普通の呼びかけで容易に開眼する
　　　合目的な運動（たとえば右手を握る，離す）をするし，言葉も出るが間違いが多い
　20. 大きな声，または体を揺することにより開眼する
　　　簡単な命令に応ずる．たとえば手の握離
　30. 痛み刺激を加えつつ呼びかけを繰り返すと辛うじて開眼する

Ⅲ　刺激しても覚醒しない状態（3桁で表現）
　　(deep coma, coma, semicoma)
　100. 痛み刺激に対し，払いのけるような動作をする
　200. 痛み刺激で少し手足を動かしたり，顔をしかめる
　300. 痛み刺激に反応しない

炎，尿路感染，褥瘡からの敗血症），全身体力低下，精神機能低下（仮性痴呆）．

④　局所的合併症：関節拘縮，筋の廃用性萎縮，骨多孔症，褥瘡，種々の疼痛症状（肩関節周囲炎，肩手症候群など），静脈血栓症，末梢循環障害（浮腫）．

なお，併存疾患と合併症とは異なるので注意すること．併存疾患（comorbidity）とは，脳卒中に起因する合併症（complication）とは別に，脳卒中危険因子あるいはリハビリテーションの阻害因子となる疾患である．

Ⅶ．急性期における理学療法評価

(1) 発症直後〜1週間程度

ベッドサイドから理学療法が開始されるのは平均的には3〜4病日であり，この時点で行うべき評価では，発症からの経過と現在の安静度と治療内容（特に心血管系や全身状態に影響を及ぼす可能性のある使用薬剤等），全身状態および意識レベルの確認，姿勢の観察，神経学的評価（視野・眼球運動，運動麻痺（上下肢の随意性），呼吸・嚥下機能等），画像診断の結果，健側上下肢の機能等であり，バイタルサインのチェックは必ず実施する．

意識障害の評価にはJCS（Japan Coma Scale）が用いられることが多い（**表5**）．

(2) 発症後1〜2週間経過程度

理学療法室で開始する前までの期間では，上記の評価以外に，座位保持能力，座位時の血圧変動，ベッド上における身辺動作能力について評価する．重篤な意識障害が遷延する場合や注意・覚醒障害が存在する場合には，正確な検査は実施困難なことが多い．意識レベルも含め，知的精神機能の状態を把握することが重要である．

発症後約2週間以内は，容態の変化しやすい時期であり，検査中も常に患者の様子に注意を払うようにする．また，患者が疲労しやすいことを考慮して，検査の優先順位と手順を事前に決めておく．

（3）発症後2週間以降1カ月以内

上記の評価に加えて，病棟における日常生活活動能力，特に身辺動作と起居移動動作の実用性を評価する．この時期における重症度や機能障害の程度から，機能的予後の予測を検討する．

VIII. 急性期における理学療法介入

1. 急性期における理学療法の方針

この時期では，救命措置や内科的治療が優先される．脳梗塞か脳出血かを問わず，再発や症状の悪化を抑えつつ，発症後の安静臥床による種々の廃用症候群の発生を防止する．さらに，早期に機能的動作の回復をはかる．新しい課題を導入した場合には，その前後で，必ずバイタルサインをチェックする．特に発症から2週間以内では，患者の表情や行動の微妙な変化を見逃さない観察力が要求され，再発作の防止と全身状態の維持に努めることが重要である．

急性期の理学療法の中心は，以下のとおりである．

① 関節拘縮や褥瘡などの廃用症候群をできるだけ防止すること．
② ギャッチベッド上の座位や寝返り，起き上がりによる早期離床を促すこと．

特に意識障害を伴ったり，基礎疾患や併存疾患が重症であったりして，もともと基礎体力の低下がある場合には，過度の安静を避ける対応がいっそう必要となる．この時期の機能予後の予測は，目標設定・下肢装具の早期使用などのプログラム作成とも関連するので重要である．

2. 急性期における理学療法の目的と具体的介入のポイント

（1）体位交換を行い，良肢位を保持すること
良肢位を保持し，褥瘡・変形を予防するとともに，将来獲得すべき機能について，その正しい方法を看護職や家族に指導する．
（2）関節可動域運動を頻回に実施すること
他動運動から，麻痺の回復に合わせて自動（介助）運動へ変えていく．
（3）早期に座位を導入すること
後述の座位開始基準を参考に，早期から開始する．座位時間は漸増し，ギャッチアップによる座位が十分可能となれば，車いす移乗，端座位，起座練習へと進める．
（4）ベッド上の動作を練習すること
麻痺肢を保護することが重要であるが，できるだけ健側への寝返り，背臥位での上下左右の体動を，麻痺肢も利用しながら行うことがより大切である．
（5）健側肢強化を実施すること
健側肢の筋力や体力低下防止のため，臥位で可能な上下肢および体幹の運動を行う．
（6）麻痺肢の運動を促すこと
随意性の回復に合わせて，関節可動域運動や種々の動作を獲得するための練習のなかで随意運動の促通を行う．また，回復過程で出現する異常な姿勢反射や筋緊張を抑制する．
（7）体力低下を防止すること
座位が可能になれば臥床時間を減らす．初期には1回の座位は短時間とし，徐々に頻度を増やす．

注意点1：急性期はベッドサイドで実施し，患者は疲れやすいので短時間（20〜30分程度）とする．体位交換，座位，体操などは看護職と役割分担しながら行い，ベッド上基本動作練習や麻痺肢の回復促進，ADL（特に起居動作・身辺動作）を獲得する．全身状態の変動しやすい時期であり，中止基準などを担当医師と確認しながら行うことが必要である．

注意点2：麻痺が重度な場合や両側片麻痺などで座位バランスが不良な場合，斜面台を用いた起立練習や，介助下での立位や歩行を早期から行う．

3. 関節可動域運動の実施方法（実施の原則）

① 意識障害の有無にかかわらず実施すること．
② 点滴などの部位は避けて行うこと（翼状針

の使用）．

③　麻痺肢に対しては，ゆっくりと愛護的に行うこと（過度の伸張に注意する）．手指にみられる浮腫は拘縮を起こす可能性が高いので，浮腫の除去とともに可動域運動を十分に行うこと．

④　麻痺肢への注意（認識）を高め，運動の方向，関節の状態を認識させること．他動運動から，随意運動の程度に合わせ自動介助運動，自動運動へと変えていく．体幹・骨盤の運動も含め，四肢の関節可動域の状況を把握すること．

4. ベッドサイドにおける関節可動域運動の目的（意義）と実施上の注意点

意識状態が低下している場合には，患側だけでなく健側の上下肢についても配慮が必要である．昏睡状態（もしくは深い睡眠状態）では，下肢の他動運動により，換気量の増大が観察されたとの報告もある．なお，通常の他動による可動域運動では，血圧，心拍数，呼吸数，酸素消費量にほとんど影響しないと考えられており，発症後早期から開始すべきである（第二病日から開始可）．

関節可動域運動の目的には，次のようなものがある．

①　正常な筋緊張の維持
②　軟部組織の癒着防止
③　関節拘縮の防止
④　局所の循環の改善
⑤　覚醒水準の改善（脳幹網様体賦活系への刺激）
⑥　機能的動作実施のための準備
⑦　関節痛の軽減（不動性関節炎 immobilized arthritis の防止）
⑧　固有受容器の刺激による筋再教育

5. 急性期における実施上の留意点

①　弛緩期では，過剰な伸張は控えること．特に肩関節に亜脱臼が存在する場合には，関節窩に上腕骨頭を十分適合させた状態で行うようにする．近位部の十分な固定を行い，肩屈曲や外転方向では可動域の2/3程度にとどめておく．過度の伸張運動は出血を起こし，異所性仮骨の原因となる（好発部位：肘関節）．手指の伸筋群を伸張する場合には，手関節は中間位とし，過伸張を起こさないように注意を払う．痙性筋では，できるだけ痛みを起こさないようにゆっくりと行うようにする．この際，姿勢により筋緊張は変化することが多いので，できるだけ筋の緊張を低下させた状態で行うほうが，十分な可動域にわたって運動が行えることが多い．

②　浮腫のみられる場合には，できるだけ中枢部に向かって除去しておくことが重要である．特に手指にみられる浮腫は要注意である．関節の掌側と背側から強く圧迫し，浮腫を逃してから可動域運動を行うようにする．手指では屈曲だけでなく，伸展や外転も十分に行っておくこと．このほか，観察しにくい部位の浮腫の存在に注意を払うようにする（上腕背側，大腿や下腿の後面）．また，手関節の背屈も十分に行っておく必要がある．手関節の背屈は，上肢による支持性を獲得する際に特に必要となる（肘伸展位での手掌面による支持）．

③　足部では，足趾の屈曲や伸展だけでなく，ショパール関節，リスフラン関節などの運動も行っておく．また足根骨のモビライゼーションを行うようにする．このことは将来の歩行機能にも影響を及ぼすので重要ある．

④　四肢に点滴を行っている場合や胸部にIVH（中心静脈栄養カテーテル）を行っている場合には，その点滴部を除いて行うようにする．看護師に依頼して，点滴はできるだけ健側上下肢に行ってもらう．できれば留置針を使用してもらうとよい．不用意にラインに触れたりすると，点滴部位によっては輸液の流れが途絶したり，逆流してしまうこともあるので，常に確認が必要である．

⑤　意識障害のある場合には，患側だけでなく，健側に対しても行うことは当然である．できるだけ早期に（できれば発症当日から），意識の有無にかかわらず，可動域運動を開始すべきである．ただし，心源性塞栓による急性期再発や出血性梗塞の可能性のある場合や，クモ膜下出血術後で血管攣縮・梗塞の危険が大きい場合は慎重に行うべきで，担当医と十分に協議する必要がある．

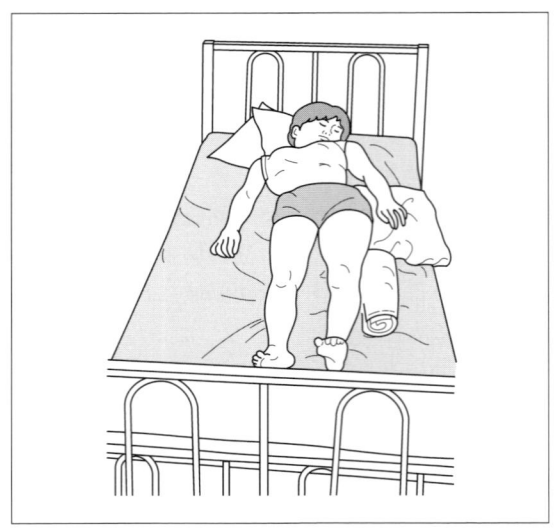

図2 背臥位における良肢位
（中村隆一編，1986[6]，p.215）

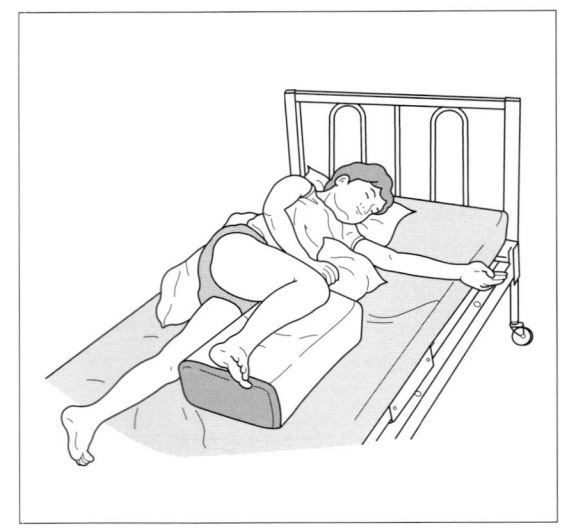

図3 側臥位における良肢位
（中村隆一編，1986[6]，p.215）

⑥ 脊柱－骨盤の間の回旋運動をできるだけ十分に行う．また，臥床期間が長くなるほど，胸郭のモビライゼーションも必要となることが多い．

⑦ 肩関節のように複雑な関節では，その構造を考慮した運動を行う（例：肩甲上腕リズム，肩外転運動時の上腕骨外旋位）．膝関節では，膝屈曲（内外側副靱帯の弛緩した状態）での股内外旋では膝関節をしっかり保持して行う．

⑧ 随意運動がみられたら，徐々に自動介助運動を導入するが，過度な努力により筋緊張が亢進したり，怒責により血圧を上昇させないように注意する．

6. 良肢位保持の具体的方法

脳血管障害患者では，緊張性頸反射や静的迷路反射等の影響を受けて，筋緊張の異常不均衡を生じることが多い．また，麻痺肢は不動状態により，短期間のうちに拘縮を生じやすい．不良肢位による拘縮を防止し，かつ異常な姿勢反射を抑制するための良肢位保持（ポジショニング）が必要である．

（1）背臥位（図2）

背臥位は異常筋緊張を生じやすい．頭部を屈曲すると，上肢では屈筋群，下肢では伸筋群の緊張が高まることが多い．頸部が屈曲し過ぎないように，枕はやや低めのものを使用する．

患側上肢の下にクッションを入れ，上腕骨（頭）が下方に落ちないように保持する．手は機能的肢位（手関節軽度背屈，手指軽度屈曲，母指対立位）を原則とし，ロールを握らせるなどして手指が軽度屈曲位となるように保持する．患者は両手を胸の上に置くことが多いが，肘の伸展および前腕の回外制限を起こしやすいので，できるだけ肘伸展および前腕回外位に保持する．

下肢は股関節が外旋位をとりやすいので，大転子と外果に楔状にタオルを差し込むことで，下肢を中間位に保持する．足部は布団の重みで常時底屈位となるため，クッションやボードで背屈位に保持する場合もある．足趾も含めて足の尖足変形を予防するため，十分な関節可動域運動や伸張を行う．

（2）側臥位（患側下）（図3）

患側上肢を伸展位に保持し，ロールを握らせる．患側の肩が体の真下にならないようにやや前方にずらせておき，後方（背部）にクッションを置き，安定させる．健側（上側）の下肢はクッションの上に乗せ，内転位にならないように保持する．

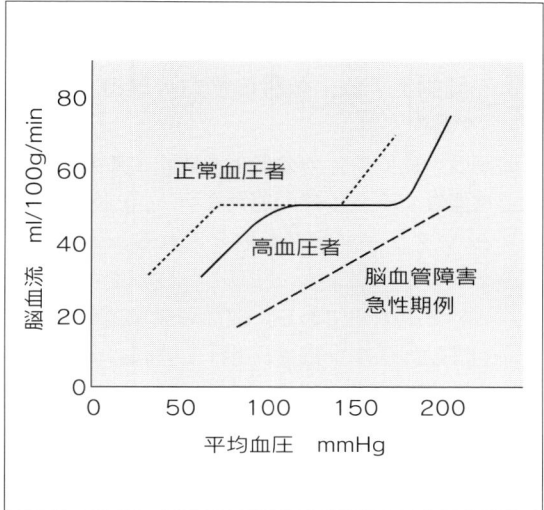

図4 脳血流の自動調節能
脳血管障害急性期の患者では，脳血流の自動調節能の破綻により脳血流は体血圧に比例して増減するため，わずかな血圧の低下でも脳血流は低下する可能性がある

表6 座位耐性練習の開始基準（林田ら，1990[4]）を一部改変）

1. **座位耐性練習の開始基準**
   ① 障害（意識障害，運動麻痺その他の神経症状）の進行が止まっていること
   ② 意識レベルが1桁であること
   ③ 全身状態が安定していること
2. **座位耐性練習の実施基準**
   ① 開始前，直後，5分後，15分後，30分後（初回は5分ごと）に血圧と脈拍を測定する
   ② ベッド上30°，5分より開始し，さらに45°，60°，80°と段階的に起こすようにし，いずれの角度でも15〜20分程度可能になったら，次の段階に進む
   ③ まず1日2回，朝食・昼食時に施行し，安定したら食事ごととする
   ④ 90°で20分以上可能となったら，端座位の練習を開始し，車いす座位練習も行う
3. **座位耐性練習の中止基準**
   ① 血圧の低下が10 mmHg以上のときは5分後の回復や自覚症状で判断，30 mmHg以上であれば中止する
   ② 脈拍の増加が開始前の30％以上，あるいは120拍/分以上であった場合
   ③ 起立性低血圧症状（気分不快，欠伸，発汗，嘔気）がみられた場合

上記の例は一つの目安であるので，自覚的・他覚的に問題が認められなければ先へ進めてよい

（3）側臥位（健側下）

上側になった患側上肢の下にクッションを入れ，伸展位に保持する．その他は，患側を下にした場合と同様である

（4）腹臥位

腹臥位をとることは少ない．この理由として，体位交換が他の肢位に比べて煩雑であること，患者の観察が行いにくいこと，また患者の呼吸を制限するため，長時間の保持が困難なことがあげられる．

7. 早期座位の実施

この時期では，頭部挙上操作は慎重に行わなくてはならない．これは起立性低血圧によって脳血流の低下を起こす可能性があるためである．

脳の血管には体血圧の変化に対して脳血流を一定に保つ働き，自動調節能（autoregulation）がある．この脳血管の自動調節能は脳卒中の急性期に障害されることが多く，脳血流は体血圧に依存するようになる．つまり，血圧が下がると脳血流が減少することになる．自動調節能が破綻していなくとも，高血圧者の自動調節能の下限（平均血圧が110 mmHg）は正常者の下限（60〜70 mmHg）より高いほうに偏位しているので，わずかな血圧低下でも自動調節能の下限を切りやすい（図4）．特に，脳梗塞の発症後2週間程度までは，前述した梗塞部位周囲の虚血巣（ischemic penumbra）領域を救済するために，血圧の管理を十分行うことが大切である．

なお，自動調節能の障害は，発症後6カ月以上にもわたって認められることも多い．

1）座位の開始基準

表6の開始基準を参考に，できるだけ早期から開始し，座位時間を延長していく．座位耐性のための練習の開始時期を遅らせるのは，次の場合である．

① 穿通枝梗塞であるか否かが不明で，アテローム血栓性梗塞や心源性塞栓を否定できないとき
② 症状が進行しているとき
③ 再発作がみられるとき

④　出血性梗塞の場合

2）座位練習の進め方

　ギャッチベッド上から開始し，開始要件を満たせば積極的に端座位保持を行う．セラピストは麻痺側もしくは後方から介助し，常に注意を払うことで転倒を防止する．また，頭部・体幹のアライメントを正中位に修正したうえで，座位バランス練習も行う．一側の殿筋群が低緊張であったり，同筋に廃用性萎縮があったりする場合には，頭部体幹が同側へ傾き，正中位を保持できないことが多い．この場合には，薄いクッションやタオルを差し込むことで左右の高さを均等にする．

　病室で座位を開始する場合，点滴等のラインが入っていることが多いが，針の刺入部位を確認し，さらに輸液が途絶していないか確認する．

　車いすへの移行時期は，通常，端座位が10〜15分間程度以上可能となることを目安とするが，車いす上座位が可能になってから，端座位バランスの練習を行うこともある．立位練習と並行して，端座位の練習を行うこともある．背もたれによる座位（約80°で約15分程度）が可能になれば，座位バランスが不十分であっても車いすに乗せて座位耐性を獲得すべきであるとする考え方もある．

3）座位練習時の注意点

　ベッドの端に下腿を垂らした座位の状態は"ダングリング（dangling）"と呼ばれ，初期にはこの姿勢は血圧低下を起こしやすいので注意が必要である．必ず，足底を床や台に接地させ，足部および下腿の筋収縮による静脈還流を促すようにして，血圧低下に対処する．

8. ベッド上動作練習および早期座位・立位およびADLの獲得

　麻痺側の抗重力的な筋活動を促す一方，麻痺肢を保護しながら健側への寝返り・背臥位での上下左右への体移動を行う．この時期では，ベッド柵や紐を積極的に利用して行わせる．全身状態が安定していれば，できるだけ早期に座位や立位練習を開始するが，これらと並行してベッド上動作練習を実施する．

9. 健側上下肢，体幹の筋力の維持・強化

　健側肢の筋力や体力の低下を防止するため，臥位で可能な上下肢体幹の運動を行う．上肢の挙上，SLR exやブリッジングを取り入れる．過度のいきみを起こさないように注意し，休息を多く取り入れることが大切である．関節可動域運動とともに，1回あたりは少数で，1日に数回に分けて行うようにする．

10. 麻痺肢の運動（随意運動の促通と異常要素の抑制）

　随意性の回復に合わせて関節可動域運動を実施し，種々の動作を練習するなかで麻痺肢の使用を促す．その一方で，異常な姿勢反射や筋緊張を抑制することが重要である．早期に誤った代償動作を獲得したり，身体部位に使用が偏ることのないよう注意する必要がある．

　注意点：急性期ではベッドサイドが中心となる．疲労しやすいので短時間（20分程度）とし，体位交換，座位，ベッド上動作などは看護職と役割分担しながら行い，ベッド上基本動作運動や麻痺肢の回復促進，ADLへの導入などに時間をかけるようにする．この時期は全身状態が変動しやすい時期であり，中止基準などを医師と確認しておく．

〈潮見泰藏〉

文　献

1) Astrup J et al：Thresholds in cerebral ischemia：The ischemic penumbra. *Stroke*, **12**(6)：723-725, 1981.
2) 内山　靖，臼田　滋，潮見泰藏編：神経系理学療法実践マニュアル．文光堂，東京，2003.
3) 潮見泰藏編：脳卒中理学療法学テキスト．アイペック，東京，2002.
4) 林田来介ほか：急性期脳卒中患者に対する座位耐性訓練の開始時期．総合リハ，**18**：929-934, 1990.
5) 黒川幸夫ほか編：脳損傷の理学療法1　超早期から急性期のリハビリテーション（理学療法MOOK1）．三輪書店，東京，1998.
6) 中村隆一編：脳卒中のリハビリテーション．永井書店，大阪，1986.

I．疾患別理学療法

1．脳血管障害
―回復期理学療法―

I．回復期とは

　回復期とは，急性期を脱してからリハ・ゴールに達するまでの時期をいう．

　急性期は，脳卒中の重篤度により異なるが，通常2週間ないし1カ月である．ラクナ梗塞や小出血では，数日間で急性期を脱して回復期に入る場合もある．回復期になると，脳循環代謝は比較的安定し，脳浮腫も改善されるが，脳循環の自動調節能は依然障害されている例もある．

　さて，一口にリハ・ゴールまでが回復期と言っても，その期間は脳卒中の重篤度によってさまざまである．ラクナ梗塞や，小出血で錐体路が直接に冒されていない場合などは，2～3週間のリハビリテーションで十分である．一方，高次脳機能障害や遷延性意識障害を呈するものは，年単位の期間が必要となることも少なくない．また，この時期は回復に伴って筋緊張が亢進しやすい時期でもあり，急性期の対応いかんでは，二次的な筋・骨格・関節障害が出現する．なかでも，廃用性の筋萎縮は早期リハビリテーションを行った症例でもみられ，その回復には歩行開始までの期間の3倍以上の時間がかかるという指摘がある．

　脳卒中の急性期治療は飛躍的に進歩してきている．しかし発症後1カ月の時点で自立に回復するのは，全体の30～40％にすぎない．

II．評　価

　脳卒中の評価スケールは，神経症状を評価するもの，症状の重症度を総合的に評価するもの，意識障害の程度を評価するもの，高次脳機能を評価するもの，日常活動度（ADL）を評価するもの，機能を評価するもの，また脳卒中後の状態・予後（outcome）を評価するものなどさまざまである．スケールの具備条件としては，同一あるいは異なった評価者が繰り返し行った際の再現性，感度・有用性が保証され，さらに真に数値として扱える重みづけがなされていることがあげられる．

　評価にあたっては，機能面では生活の原点ともいえる関節運動は関節可動域の測定にゆだねることとなるが，関節を自由に動かせるための条件に目を向けることも重要である．阻害因子となる軟部組織の伸展性欠如をみるのは当然のことであるが，連合反応や共同運動による筋緊張の変化をとらえることも重要である．特に手指の可動性，股関節過伸展，膝関節のあらゆる方向での動き，そして足関節背屈の可動域は慎重に評価したい．

　筋力も同様で，かなり多くの症例で廃用症候群としての筋力低下がみられる．また共同運動の支配下による筋出力の低下もみられる．したがって評価にあたっては，連合運動，共同運動，異常姿勢反射と関連づけてみることが必要である．

　回復期での評価は，身体の機能面にだけとらわれず，生活面からも行うことが重要となる．日常生活活動を把握する評価スケールにはKatz，PULSES，Barthel Index，FIMなどさまざまなものがある．なかでもよく知られているのは，Barthel IndexとFIMである．Barthel Index（表1）は活動能力を示すことはできるが，能力の欠如を表示することはできない．一方FIM（表2）は機能的自立度を評価するもので，介助の有無，所要時間，補装具の有無，安全性などを点数化する仕

表1 Barthel Index；BI

	independent	with help	dependent
1. 食事	10	5	0
2. 移乗	15	10-5	0
3. 整容	5	0	0
4. トイレ	10	5	0
5. 入浴	5	0	0
6. 歩行	15	10	0
（車いす）	5	0	0
7. 階段昇降	10	5	0
8. 着替え	10	5	0
9. 排便	10	5	0
10. 排尿	10	5	0
合計点	（　　）点		

食事
　10：自立．自助具などの装着可．標準的時間内に食べ終える
　5：部分介助（たとえば，おかずを切って細かくしてもらう）
　0：全介助
車いすからベッドへの移乗
　15：自立．ブレーキ・フットレストの操作も含む（歩行自立も含む）
　10：軽度の部分介助または監視を要す
　5：座ることは可能であるが，ほぼ全介助
　0：全介助または不可能
整容
　5：自立（洗面，整髪，歯磨き，髭剃り）
　0：部分介助または全介助
トイレ動作
　10：自立．衣服の操作，後始末を含む，ポータブル便器などを使用している場合はその洗浄も含む
　5：部分介助．体を支える，衣服・後始末に介助を要する
　0：全介助または不可能
入浴
　5：自立
　0：部分介助または全介助
歩行
　15：45m以上の歩行．補装具（車いす，歩行器は除く）の使用の有無は問わない
　10：45m以上の介助歩行．歩行器使用を含む
　5：歩行不能の場合，車いすにて45m以上の操作可能
　0：上記以外
階段昇降
　10：自立．てすりなどの使用の有無は問わない
　5：介助または監視を要する
　0：不能
着替え
　10：自立．靴，ファスナー，装具の着脱を含む
　5：部分介助．標準的な時間内，半分以上は自分で行える
　0：上記以外
排便コントロール
　10：失禁なし．浣腸，座薬の取扱いも可能
　5：時に失禁あり．浣腸，座薬の取扱いに介助を要する者も含む
　0：上記以外
排尿コントロール
　10：失禁なし．収尿器の取扱いも可能
　5：時に失禁あり．収尿器の取扱いに介助を要する者も含む
　0：上記以外

表2 Functional Independence Measure；FIM

レベル	自立	介助者なし	部分介助	介助者あり
	7 完全自立（時間，安全性を含めて）		5 監視または準備	
			4 最小介助（患者自身で75％以上）	
			3 中等度介助（50％以上）	
	6 修正自立（補装具などを使用）		完全介助	
			2 最大介助（25％以上）	
			1 全介助（25％未満）	

評価項目	内容（要点のみ抜粋）
セルフケア	
食事	咀嚼，嚥下を含めた食事動作
整容	口腔ケア，整髪，手洗い，洗顔など
入浴	風呂，シャワーなどで首から下（背中以外）を洗う
更衣（上半身）	腰より上の更衣および義肢装具の装着
更衣（下半身）	腰より下の更衣および義肢装具の装着
トイレ動作	衣服の着脱，排泄後の清潔，生理用具の使用
排泄管理	
排尿	排尿コントロール，器具や薬剤の使用を含む
排便	排便コントロール，器具や薬剤の使用を含む
移乗	
ベッド，いす，車いす	それぞれの間の移乗，起立動作を含む
トイレ	便器へ（から）の移乗
風呂，シャワー	風呂おけ，シャワー室へ（から）の移乗
移動	
歩行，車いす	屋内での歩行，または車いす移動
階段	12から14段の階段昇降
コミュニケーション	
理解	聴覚または視覚によるコミュニケーションの理解
表出	言語的または非言語的表現
社会的認知	
社会的交流	他患，スタッフなどとの交流，社会的状況への順応
問題解決	日常生活上での問題解決．適切な決断能力
記憶	日常生活に必要な情報の記憶

組みになっており，評価項目には表出や理解，記憶などコミュニケーションに関するものも含まれていて，より詳しく細かく評価できるようになっている．

III. 治療の取り組み方

受傷部位，受傷範囲，受傷スピード，合併症の有無などにより差異はあるものの，一般的には脳血管障害後1～2カ月で身体機能の回復はピークに達する．回復の見込みも予測できるようになってくるが，本人はもとより，家族も障害を受け入れることは容易ではなく，環境整備には困難をきたすことが多い．

発症後3カ月以降では，機能障害が相当量残存しており，直接の治療と社会的側面でのリハ介入の必要な症例が多い．このため，それらを予測し，のちの生活を考えて組織的チームによって多角的に対応することが必要となる．高齢者においても同様で，その後約半数に現実的な改善がみられることから，個々の症例に応じた対応が重要である．

回復期リハビリテーション病棟の制度が導入され，最大6カ月という入院期間に比較的余裕もってリハビリテーションが実施できるようになった意義は大きい．回復期リハビリテーションの使命を全うするには，個々の症例の病態のみならず社会背景にまで目を向け，生活障害者に対するリハビリテーションの導入期と位置づける必要がある．障害の程度や家庭環境の問題などを勘案し，単なる自宅復帰にとどまらず介護量の軽減をも目指すという視点も重要である．回復期リハビリテーションの期間を通して，こうした問題への十分な対応が可能となると考えている．

回復期リハビリテーションの基本的考え方として，その人の生活の質の向上と，その人を取り巻く環境への融和を根本において，神経生理学的・神経発達学的観点から，障害からの回復を図り，基本動作を獲得していくことがあげられよう．しかし，必ずしも障害されたものが全面的に回復されるものではなく，あらゆる代償を総動員して生活の質を高める必要がある．それには，まず障害そのものの回復，それができなければその肉体に残された機能による回復，その人を補助する道具による回復，それでも無理なら環境調整や，一部監視，一部介助によってその人らしさの実現に向けて手当てをしていくことである．

この時期は機能回復に最良の時期であり，機能面において基礎から確実に学習させていきたい．しかしその後に控えた在宅化に向けての大きな転換期でもあり，在宅に向けた情報収集とその対応を積極的に行っていかなければならない．

IV. 治療の実際

まず機能面での正しい方向を知り，そこからの適応，応用を行いたい．

正しい方向とは，正常な関節運動，重心面，重心線等のアライメントを整え，それらの異常を引き起こさないこと，極力抑制することであり，その基礎となっているものに，十分な関節可動域，正常な姿勢反応，正常な筋トーヌス，抗重力伸展機構，相反神経，相反抑制などがある．

1. 寝返り

麻痺側方向への寝返りは，非麻痺側下肢で床を蹴ることによって，非麻痺側方向より易しいが，実際には麻痺側肩の痛み等で麻痺側上の側臥位となっている症例が大多数である．しかし，麻痺側方向への寝返りには，麻痺側荷重によって身体を認知すること，非麻痺側を日常に利用できるなどの利点がある．麻痺側肩の痛みは，あらかじめ麻痺側肩を前方に引き出しておくことによって過大な荷重を回避するとともに，肩甲帯のアライメントを整えておくことで解決できる．

寝返り動作は，大きく2つの運動パターン，すなわち背臥位から側臥位，そして側臥位から腹臥位に区分され，当初は屈曲の回旋，後半は伸展の回旋が主となる．しかし多くの症例は当初においても屈曲が伴わず，むしろ伸展気味に，一つの固まりとなって動作を行う(図1)．

そこで，まず頸の屈曲を十分学習させたあと，上肢を前方挙上位から伸展・内転・内旋方向に誘

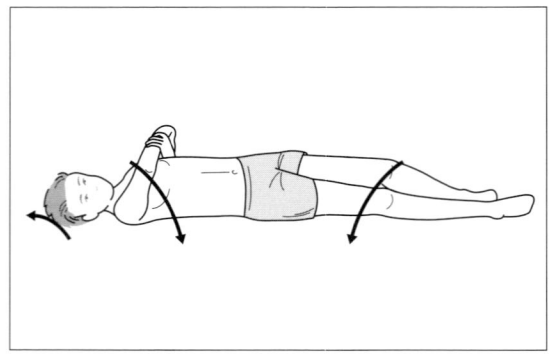

図1 下肢で床を蹴り，頸・体幹を反らして，一塊となって側臥位になる

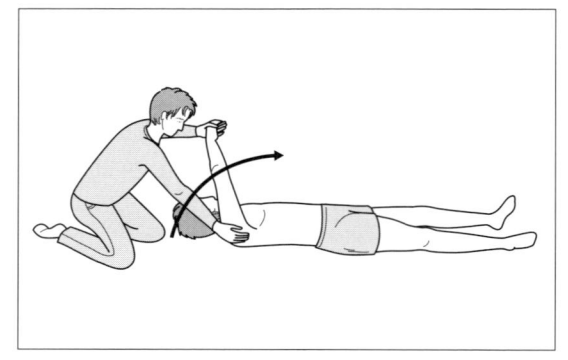

図2 頸の屈曲を十分学習させた後，上肢を前方挙上位から伸展・内転・内旋方向に誘導する．その結果，症例は側臥位になる

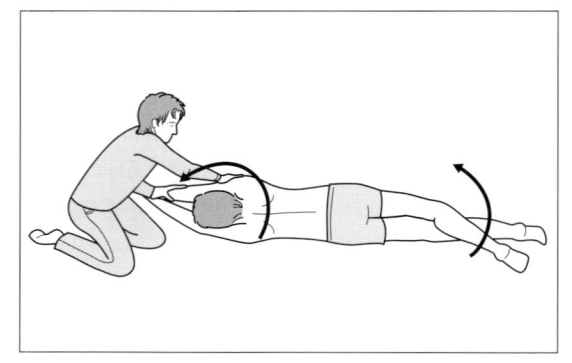

図3 側臥位から腹臥位になるには，伸展パターンから屈曲パターンに切り替わるよう誘導する．その結果，捻れが捻れを起こして腹臥位になる

導する．結果として，体幹は屈曲・回旋し，頭→尾方向の回旋を伴って側臥位となる．このとき，麻痺側肩の保護には十分な配慮が必要である（**図2**）．側臥位から腹臥位になるには，頸は伸展・回旋，上肢は屈曲・外転・外旋方向に誘導する．体幹は伸展・回旋方向に動いて腹臥位となる（**図3**）．

また，麻痺側を上にした側臥位で体幹の捻り，各角度における保持，骨盤から下肢までの動きに伴った下部体幹の捻りや，体幹下部の伸展を伴った回旋運動を行う．これらの運動は座位保持や歩行に役立つので，この時期にも積極的に取り入れていきたい（**図4～7**）．

2. 患者さんはもう一生うつ伏せ（腹臥位）にはなれないのだろうか

図8のような腹臥位さえとれない人が多い．肩のアライメント，痛みの問題を解決しながら，大胸筋部に枕を入れるなどして腹臥位をとらせたい．

理想の肢位は，腹臥位でも左右対称的で，顔面は床面に対し垂直となり，肩関節直下に肘が位置し，前腕は回内し平行になる（**図9, 10**）．この肢位では，迷路性緊張反射の影響で伸筋の緊張は低下するので，膝-足関節のリズムを学習する．す

1．脳血管障害─回復期理学療法─

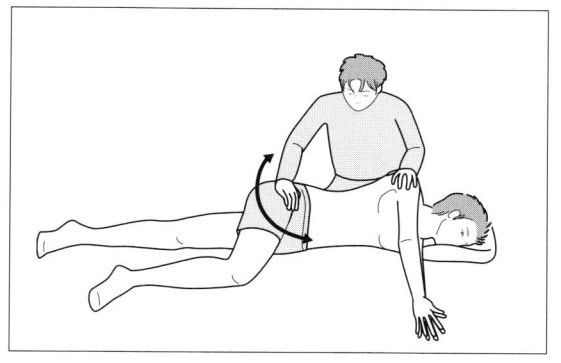

図4 セラピストは症例の一方の膝を立て、肘部を膝において安定させ、上体が動かないように手掌で上方から麻痺側肩を固定する．次いで、一方の手を上前腸骨稜において、下肢を前内方に円を描くように回旋し、体幹の捻りを伴った下肢の振り出しを行う

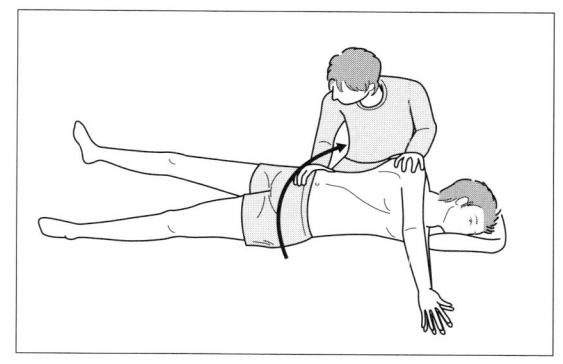

図5 その位置から骨盤を後方回旋し、元に戻っていく．動作のタイミングはいずれも、前方にはその動作の直前に少し後方に動かしたあと振り出し、後方へは少し前方に動かしたあと戻すとよい

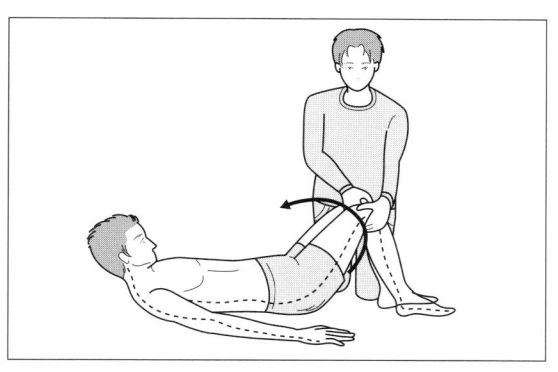

図6 立て膝位で両下肢を内・外側に動かし、体幹の緊張を緩和する

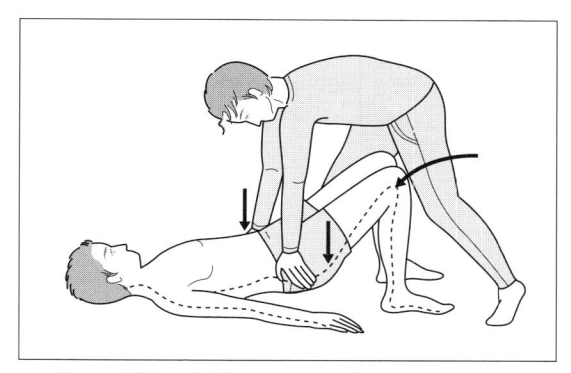

図7 両手で症例の上前腸骨稜から骨盤にいたる部位を挟み込み、大腿部で麻痺側の下肢伸展をあらかじめブロックして、骨盤挙上に対し抵抗をする．ブリッジ形成によって、股関節伸筋群と膝関節伸筋群の分離を図る

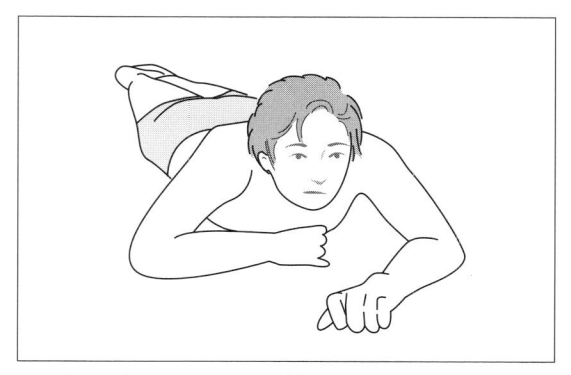

図8 辛うじて肩関節外転・外旋しての腹臥位

なわち膝伸展方向時は足背屈に、膝屈曲方向時には足底屈になる運動を他動的にでも行って、運動感覚を養いたい．このとき、あらかじめ大腿直筋の伸張を行っておくとよい．また、膝100°位で床に向かって足部からタッピングや圧縮を加えておくと効果的である（**図11，12**）．

3. 四つ這い位も困難な肢位である

症例の多くは、上肢が屈筋優位、下肢は伸筋優位となっている．四つ這い位は上肢伸筋促通、下肢伸筋抑制となり、工夫してでもとらせたい肢位である（**図13**）．

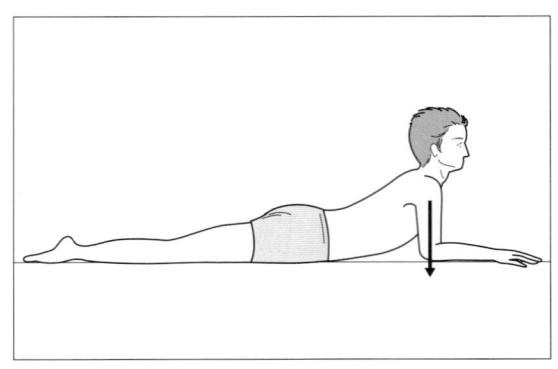

図9 両肘立ち腹臥位

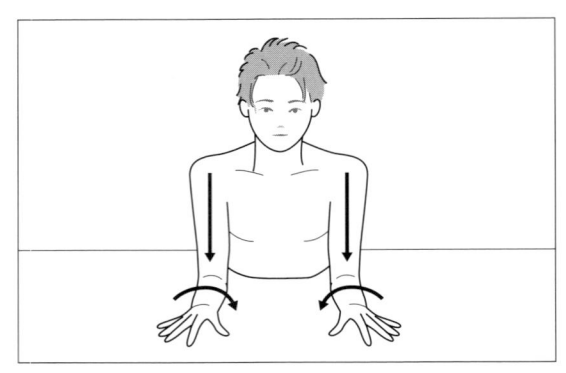

図10 両肘立ち腹臥位．口裂線は床面に対し平行となる

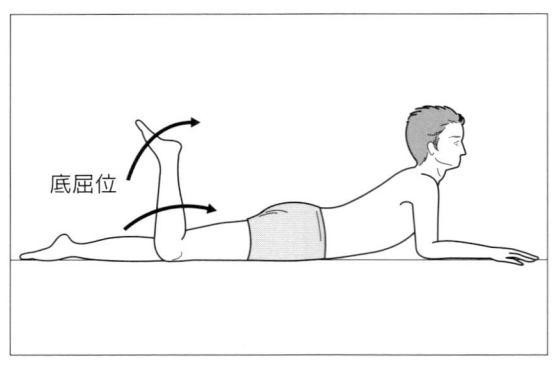

図11 この位置でプレーシングを試みて，伸筋の緊張を抑制する．膝関節屈曲方向に対し足関節は底屈位

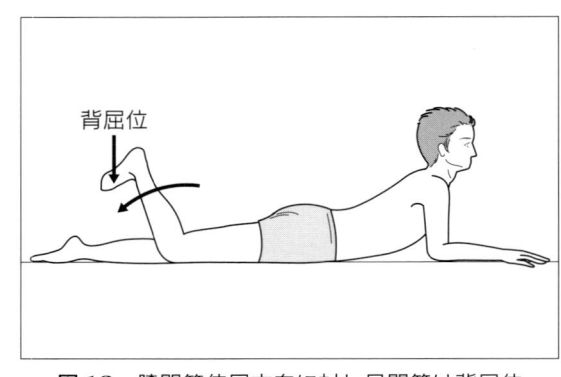

図12 膝関節伸展方向に対し足関節は背屈位

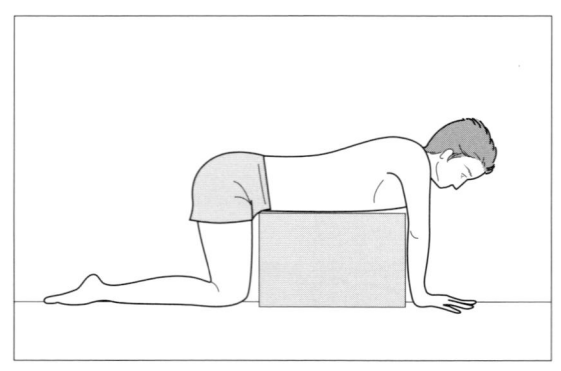

図13 適当な高さの台に乗せてでも，上肢伸筋群の促通，下肢伸筋群の抑制を図る

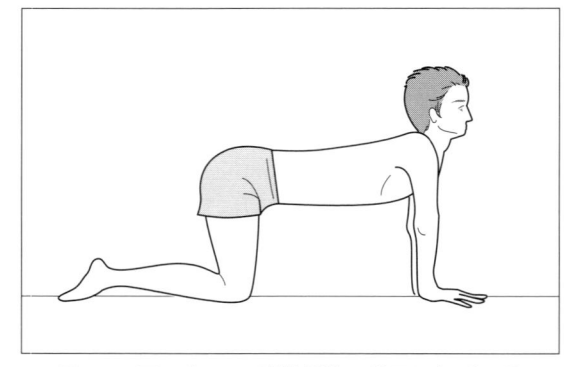

図14 肩の直下に手指開排・背屈した手，股関節の直下に膝を位置し，左右対称的かつ四肢に均等に体重負荷する

　四つ這い位では，連合運動により下肢伸筋がいっそう優位となって下肢伸展が発生し，バランスを崩してしまう症例が少なからずみられる．症例は肩の痛みに対する恐怖感をもっており，またアライメントの崩壊等で脆弱になっている肩の保護が失われてしまう．事前にこの点に対処して操作

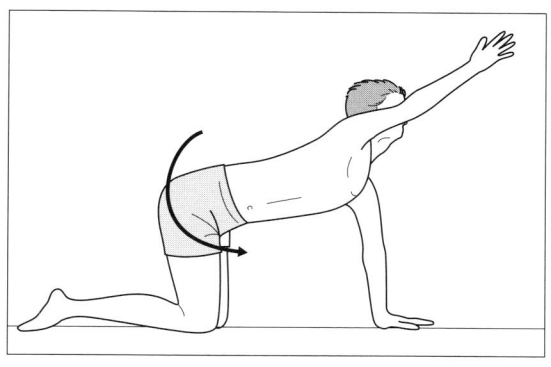

図15　対角線上に体重移動する

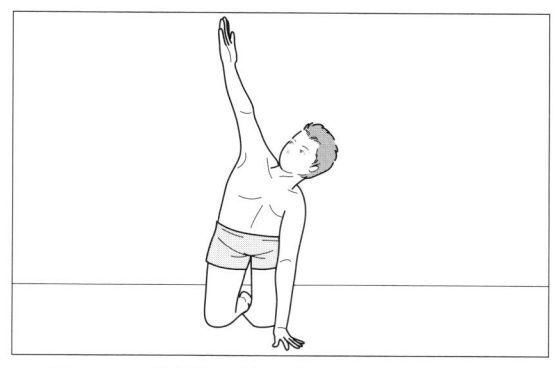

図16　支持側肩関節は外転し，反対側下肢に体重移動する

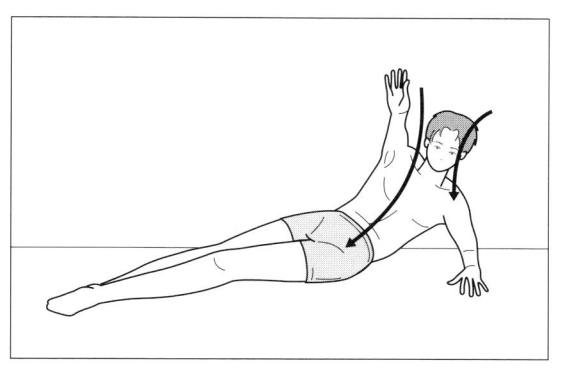

図17　背臥位から片肘立ち位へ

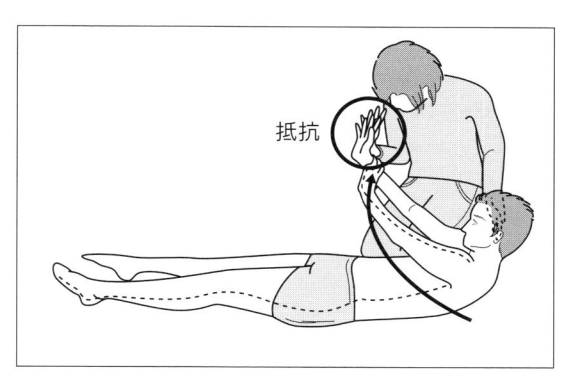

図18　PNFパターンを利用した起き上がり

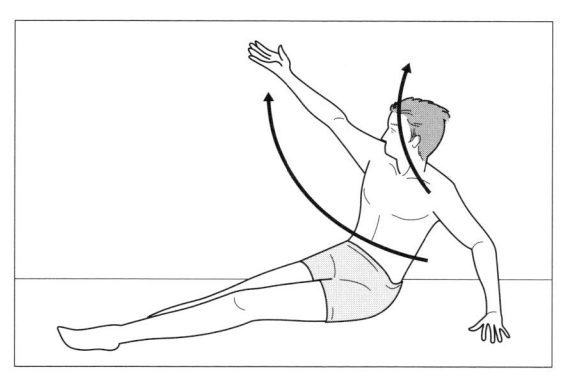

図19　片肘立ち位から長座位へ．片肘立ち位から逆パターンの動作となる

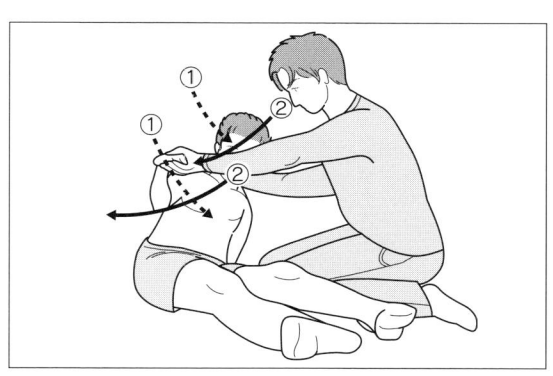

図20　頭部，上肢を介助し体幹屈曲・回旋を伴って片肘立ち位へ，そこからさらに逆のパターンで長座位となる．体幹を少し麻痺側に押して荷重させ，体幹を伸張させる

しないと，症例がこの肢位を拒否し治療に大きな支障が出ることになりかねない（**図14〜16**）．

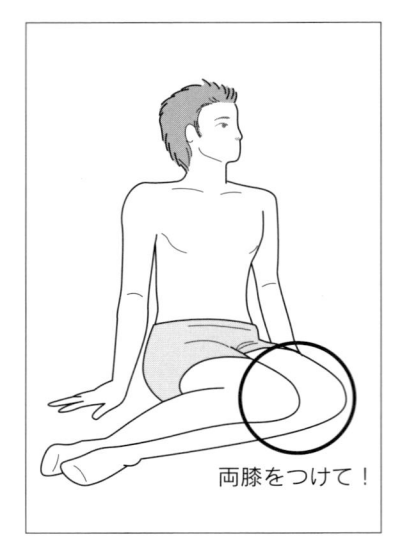

図21 非麻痺側荷重の横座り位．両膝をつけておくことが重要

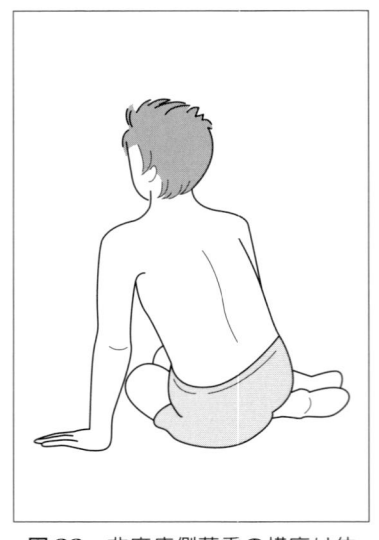

図22 非麻痺側荷重の横座り位

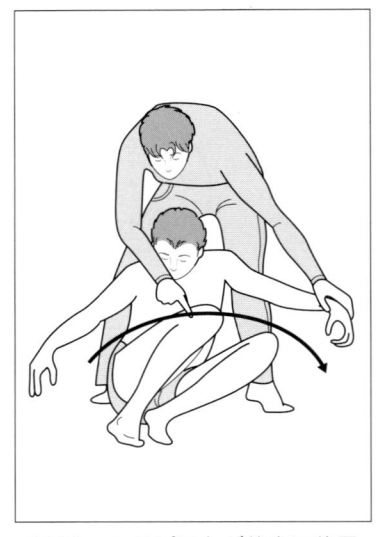

図23 セラピストが後方に位置し，体幹の前・後屈を加えながら両膝を左右に誘導する

4. 起き上がり

　回復のためにはできるかぎりベッドから脱出することが肝要であり，そのためにも起き上がりを学習させることは重要である．

　起き上がろうとすると，上肢は肘屈曲し，肩甲帯は後方回旋して，頸，体幹は屈曲回旋しないまま動いてくる．そこで，片肘立ち位までの動作において，背臥位で非麻痺側の上肢は伸ばして約45°外転位におく．臍部に視線をおき，頸部の屈曲を行う．次に，麻痺側肩甲帯の後方突出を両側肩甲帯からの操作によって抑制しながら，上部体幹の回旋を図る．このときの介助量は，麻痺側下肢の連合運動の出現の有無を目安とする（図17）．

　これに先立ち，麻痺側上肢を肘伸展位にし，他動運動により肩関節伸展・内転・内旋位から屈曲・外転・外旋運動を行う．このとき初期には，頭部・体幹の屈曲運動を伴うようにする（図18）．

　片肘立ち位は，そこから長座位になるための，ベッド上ならベッドサイドに座るための，床上なら両側の膝を屈曲することによって横座り位となるための中間点である（図19，20）．

5. 横座り位

　この肢位は，股関節の共同運動（外転と外旋，内転と内旋）とは逆の正常な関節コンビネーションとなる．そのためにも，両側膝はつけて正しい位置にセットする（図21，22）．抗重力活動での筋力強化や，床での移動手段のみならず，そこからの膝立ち，片膝立ちなどの立ち上がりのためにも，また，床での生活がない症例にとっても転倒時などへの対応として，この肢位を自立させておく必要がある．

　麻痺側への横座りは，麻痺側体幹の短縮に加え，麻痺側全体の抗重力活動が不十分であることから，非常に難しい動作の一つである．症例の能力に応じ，麻痺側殿部下に座布団を挿入するなどして，可能になるよう練習したい．この肢位の練習は，セラピストが後方に位置し，体幹を後屈しながら両膝を立てていき，次に前屈しながらを両膝を一側に倒して横座り位に誘導する．この動作を繰り返し行う（図23）．

　ただし，高齢者の多くは変形性膝関節症を呈していることが多く，横座り位から膝立ち位，そしてその逆方向の運動に際し，筋力的にも防衛力が

1．脳血管障害―回復期理学療法―

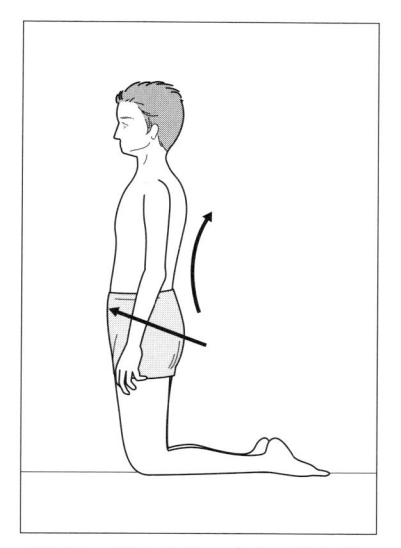

図24 膝立ち位．左右対称に体重荷重，下腿は平行に位置し足関節底屈位

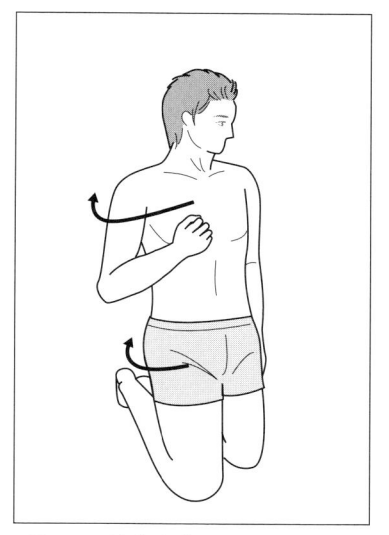

図25 膝立ち位．肩甲帯・骨盤帯は後方回旋し，体幹短縮し，股関節屈曲，外転・外旋の屈筋共同運動パターン

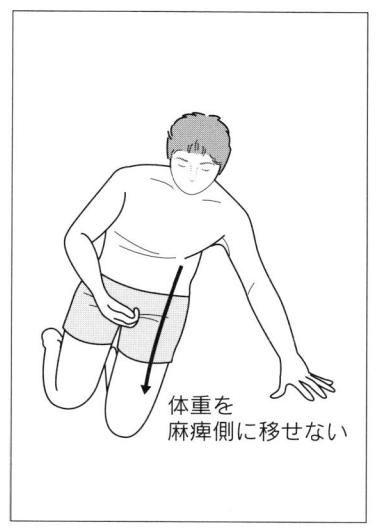

図26 非麻痺側中心の動作になり，体幹部の伸展・回旋も乏しく，麻痺側下肢は股関節屈曲・外転・外旋，膝関節屈曲，足関節背屈・内反となって荷重してこない

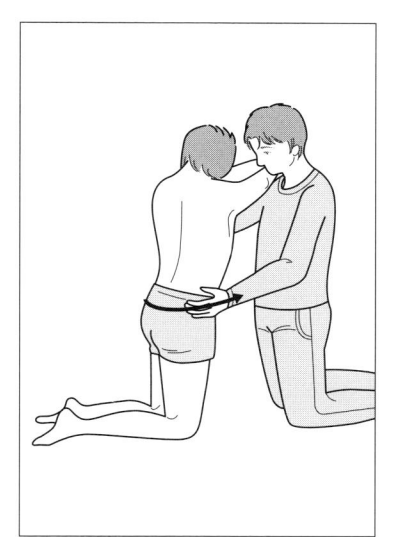

体重を麻痺側に移せない

図27 前方からの誘導

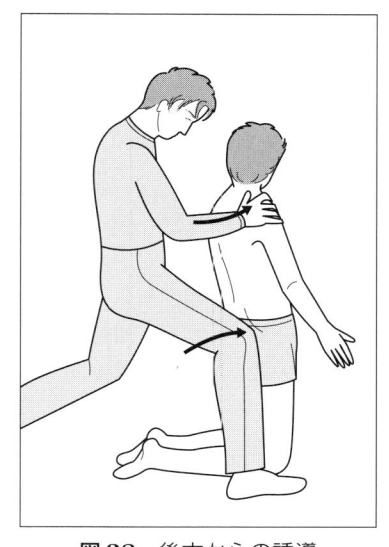

図28 後方からの誘導

低下しているので，操作上強制することには注意を要する．

6. 膝立ち位

共同運動は，大まかに伸筋，屈筋ではその逆方向の運動パターンになるが，なぜか足関節については外反の運動がなく，外反の促通は困難であり，内反尖足は回復の遅いところでもある．立位，歩行は足底からの反力によって成り立っている．当然床反力よっての促通が基本だが，この膝立ち位は足部を除いて，頭・頸部，体幹，股関節周囲の伸展が学習できる利点がある．

股関節伸展と骨盤前傾は，立位・歩行の基本と

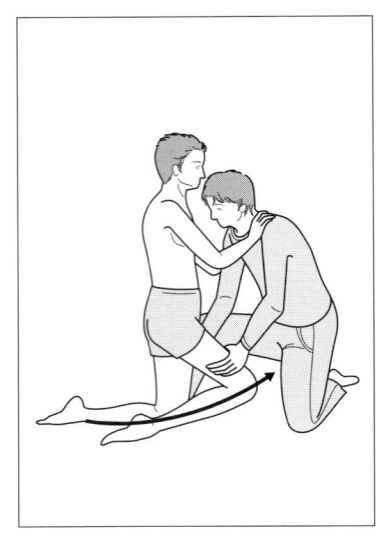

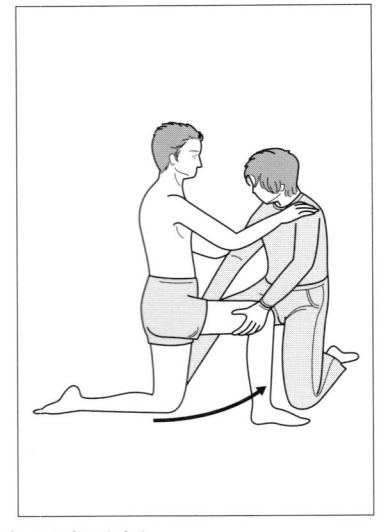

図29 麻痺側前方への振り出し

いえる．骨盤を中心とした前後・左右，そして回旋運動は重要である(**図24**)．

このときセラピストは，症例の前方に位置すると操作しやすい．なぜなら，前方への防衛力のない症例にとっては，膝立ち位は外を向いて窓際に立たされた状況に等しいからである．恐怖感から，必然的に腰が引けた状態，すなわち股関節屈曲・外転・外旋，膝関節屈曲，足関節背屈・内反の屈筋共同運動パターンに陥ってしまう(**図25, 26**)．

前方からの誘導(**図27**)では，症例の両手の手指をあらかじめ組んでおき，反対側の肩において肩甲帯の後方回旋を防止する．次いで，麻痺側骨盤を回旋させながら介助して，股関節の伸展を図り，麻痺側に荷重する．

後方からの誘導(**図28**)では，セラピストの膝によって股関節の伸展を図る．

7. 膝立ち位から片膝立ち位へ

麻痺筋は総じて安定の上に立った運動が困難であり，膝立ち位からの立ち上がりの場合，非麻痺側を前方に踏み出して行う．そのためには，麻痺側への十分な荷重が必要になる．

非麻痺側を振り出すとき，支持側である麻痺側股関節はわずかに屈曲し，この屈曲から外転・外旋方向に崩れてしまう．したがって，膝立ち位やこの肢位での殿筋の教育を，前述のブリッジ等であらかじめ行っておかなければならない．

この肢位で，麻痺側振り出しの学習もできる．このときは股関節屈曲に際し外転・外旋にならぬよう操作し，また膝－足関節リズムも考慮して，振り出し時は最終域で足関節背屈になるよう，戻りでは最初に足底屈となるように操作する．支持脚は，動作当初に股関節屈曲を行う(**図29**)．

非麻痺側の振り出しでは，麻痺側支持能力が低いため，初期の股関節屈曲時に外転・外旋方向に崩れ落ちてしまうことが多い(**図30**)．したがって，骨盤部を前方に引き出す介助が必要となる．

8. 片膝立ち位

重心面が斜め方向にあることから，前後の運動で相反的運動が学習できる．床からの立ち上がりのためにも，また特に高齢者では股関節伸展可動域の制限も多いことから，股関節伸展運動も必要である(**図31**)．

9. 座　位

人は垂直位で生命維持が効率よくできるようになっており，座位は人として最低限必要な肢位である．座位はまた，食事，会話などにも重要であ

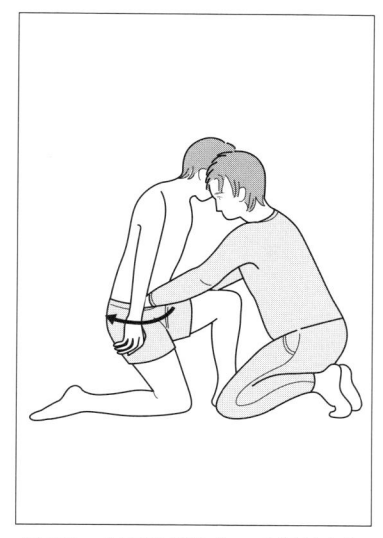

図30　非麻痺側前方への振り出し

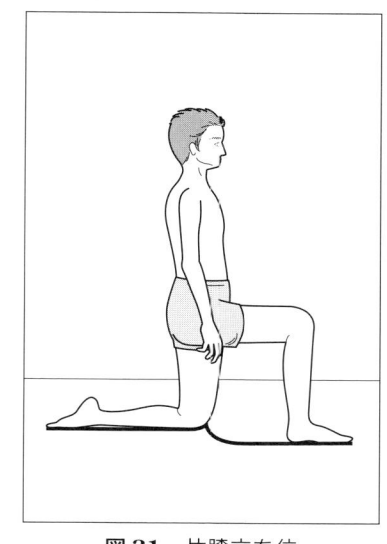

図31　片膝立ち位

る．多くのことができない症例にも，せめて頭頂は天を仰ぎ，顔面は床面に垂直で，口裂線は床面に対して平行となれる座位確保だけは達成したい．

座位保持と体幹機能とは密接に関連している．体幹は，四肢の随意運動時の身体近位部の固定，全身の抗重力位での支持にとってはもちろんのこと，安定した座位の獲得のための重要な条件でもある．特に，起居動作ならびに日常生活活動の獲得のためにも，片麻痺症例のリハビリテーションにおいて体幹筋の再教育の重要性は強調してしすぎることはない．

体幹機能の障害は，上下肢の機能障害と比較すると比較的軽度の例が多いが，重度の場合はADLへの影響力が大きい．また，その回復度は上下肢の回復と一致せず，体幹筋は両側性の支配はあるものの麻痺側の弱化が著しい．したがって，体幹機能の障害を客観的に評価することは困難であり，そのため，片麻痺症例の体幹機能障害の評価は，座位やバランス，起居動作を中心とした能力低下や筋力の評価で代用していく．

座位バランスを保つ機能として

①　感覚系入力（視覚系，体性感覚系，前庭－迷路系）

②　反射系として，立ち直り反射などの組み合わせによる姿勢制御

③　出力系として，体幹筋の筋活動，筋力などの体幹機能

がある．

座位バランスの学習は，主に体幹・骨盤周囲の回旋運動により行うことができる．急性期では，足底非接地で頸と体幹に活動の刺激を与えるが，急性期を脱したあとは日常床反力で行動しているため，足底接地をした状況で動的座位を学習する．

セラピストの膝に症例の両足を乗せ，麻痺側上肢を保持しながら，当初はゆっくり両膝を回転する．バランス学習のためにはある程度のスピードを必要とするので，次第にスピードを増していく（図32）．

麻痺側の腋下に手を回し，症例に上肢でセラピストの大腿部を持たせるようにして，体重を負荷し，麻痺側体幹の伸張を図りながらバランス学習をする（図33）．特に感覚の低下のあるものは，あらかじめ床面で足底を強くこすったり（図34），歩行時荷重面の膝－足部の位置関係を整え，膝部から足底部方向に圧迫刺激を加えておくとよい．

体幹や骨盤の回旋は，自主練習が比較的容易である．特に女性は，体幹機能が男性に比較して弱く，早期から意識して練習を行う必要がある．

座位において，急性期では麻痺側に多くの刺激を加えていくが，急性期を脱してからは非麻痺側の強化も積極的に行っていく．たとえば急性期では麻痺側殿部の挙上を中心に，以降では非麻痺側

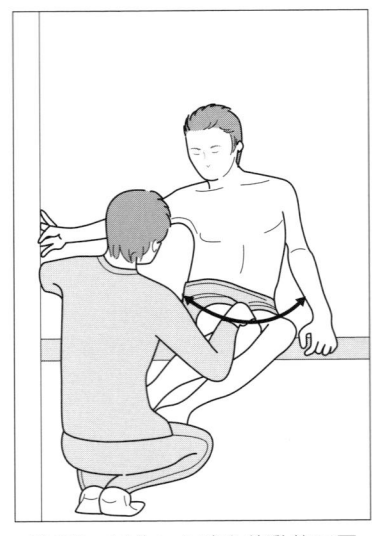

図32 屈曲した膝を他動的に回転してのバランス学習

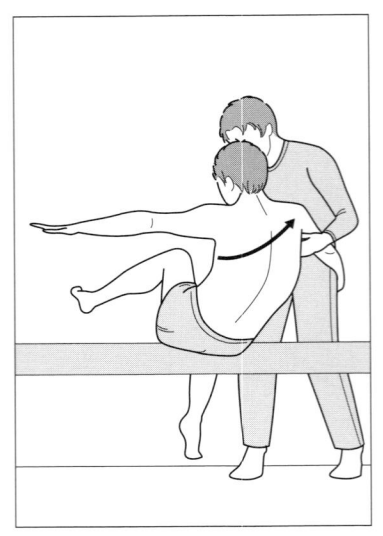

図33 麻痺側に体重移動させてのバランス学習

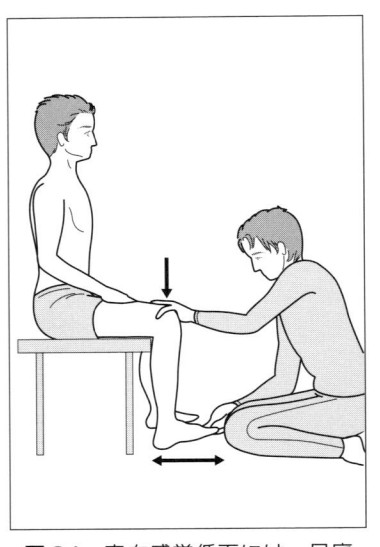

図34 表在感覚低下には，足底を強くこすり，深部感覚低下には膝から足底部方向に圧迫を加える

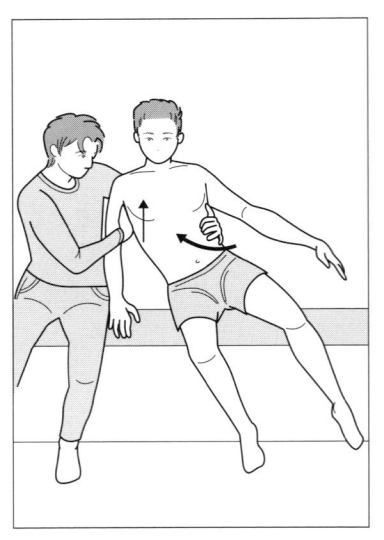

図35 麻痺側に体重移動し，体幹の伸張を誘導する

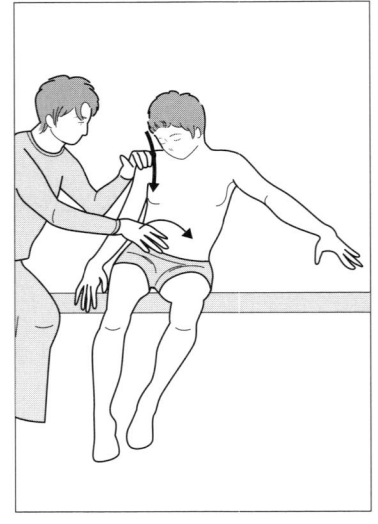

図36 非麻痺側に体重移動し，麻痺側体幹の収縮を図る

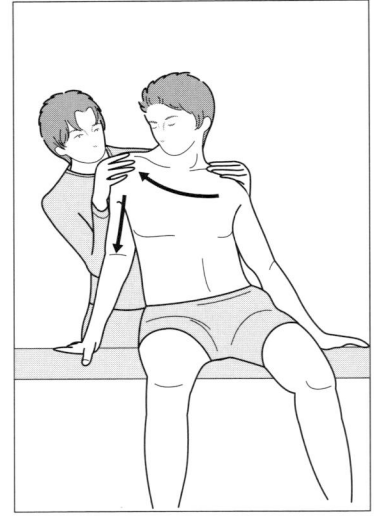

図37 上肢の屈筋痙性を抑制し，手を体部の後方につき，麻痺側上肢に荷重する

殿部の挙上を中心に練習を行う（**図35～37**）．

10. 座位からの立ち上がり

座位から立ち上がるためには，頭部が膝より前方に，足部が膝より後方になくてはならない．

立ち上がりは，当初は屈曲相にあるが，のちに伸展相に移っていく．すなわち，立ち上がり当初にはわずかに膝屈曲が起こり，その後膝伸展が起こるが，このとき膝のみが一方的に伸展し，体幹が前傾して，股関節が屈曲したままで立ち上がる症例が多い（**図38～40**）．

立ち上がりの動作が困難な症例では，正しい方向を学習するために相当量の介助を要するが，座

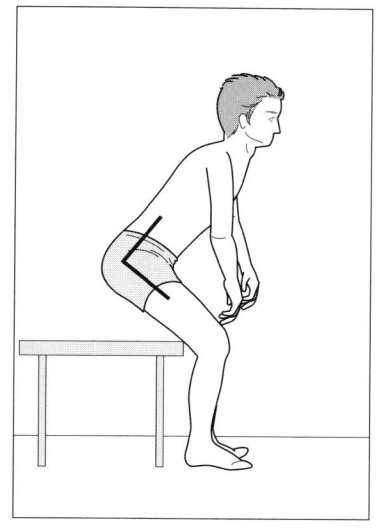

図38 後方に重心が残って前方に体重移動できない

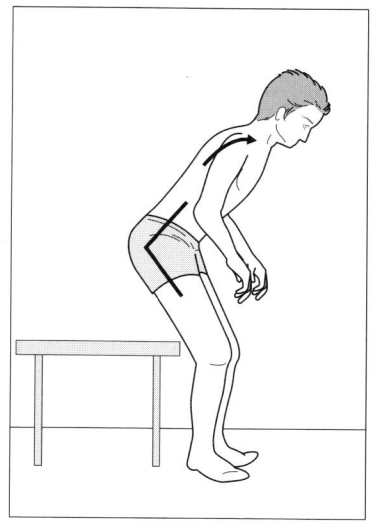

図39 屈曲相から伸展への切り替えができず、股関節屈曲のまま立位になる

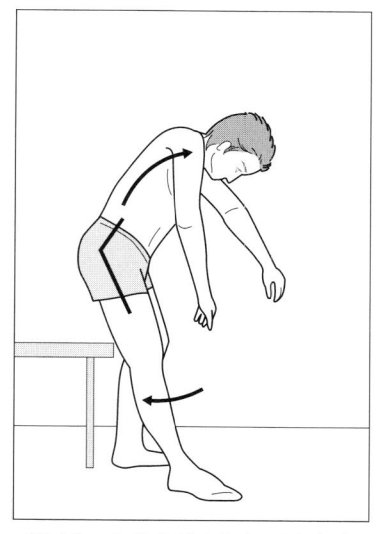

図40 上体を前方にして立ち上がり、全体的な伸展パターンを利用して立ち上がってくる

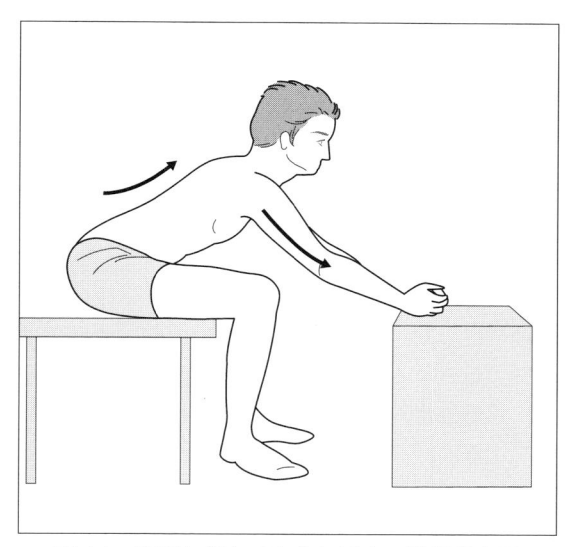

図41 両手を組んで台上に置き、股関節を屈曲し、その位置で体幹の伸展を図る

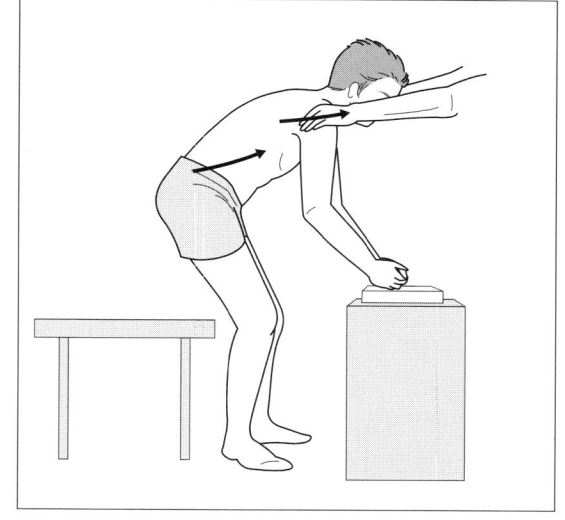

図42 台の高さを調整しながら、屈曲相から伸展相へ切り替えていく。両手を組むことによって上肢の屈筋痙性の抑制と肩甲帯の後方突出を防止する

るベッドが高いと力源は少なくてすむ反面、可動性が少ない。また低いと多くの力源を要求されるが、可動性が大きい。この違いを、症例に応じて使い分けることが大切である。

立ち上がるためには、骨盤の前後傾の運動、左右への一側荷重による前後移動をあらかじめ学習させておく必要がある。前方への体重移動の学習には、台上に両手を組んで置いたり、ボールを利用するとよい（図41, 42）。

立ち上がるにあたっては、あらかじめセラピストが麻痺側の膝を両足で挟んでおき、股関節を外転、膝関節を前内方に動かして、連合反応などによって起こる足部の内反尖足をコントロールしながら、前下方に引き出すようにして離殿させる

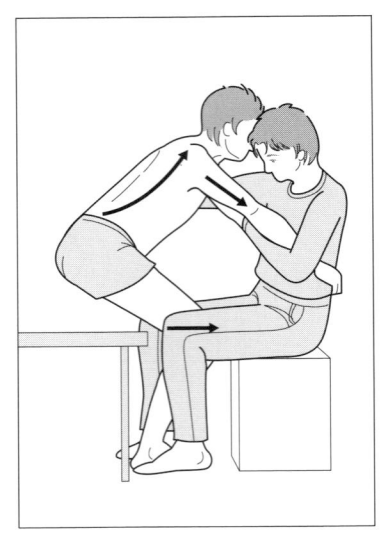

図43 セラピストは麻痺側上肢を腋下で保持し，両足で症例の麻痺側膝を挟む．挟んだ膝を前内方に動かしながら離殿し，膝屈曲，股関節伸展方向に誘導する

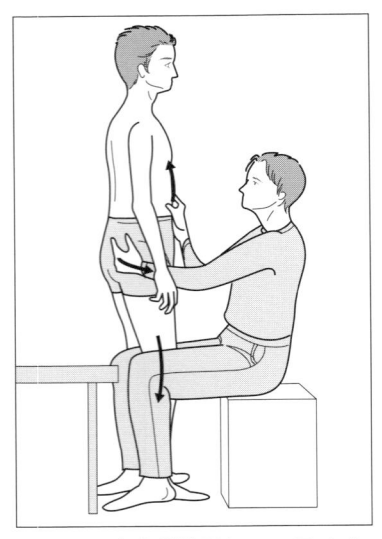

図44 麻痺側荷重し，アライメントを整える．次に，非麻痺側踵を浮かしながら麻痺側荷重を図る

（図43）．その後，セラピストの手によって骨盤を前方に回旋しながら体幹の伸展を図る．このとき麻痺側の膝は軽度屈曲，股関節は伸展位に保持する．連合運動の出現を減少させるために，荷重を非麻痺側から麻痺側に移行させていく（図44）．

11. 立 位

静止立位時でも，重心は常時移動しており，姿勢筋により微調整が行われている．姿勢を維持するために，身体のアライメント，筋緊張，抗重力活動に伴う筋緊張，伸張反射に代表される自己調整機構が働いている．

外乱刺激に対する姿勢制御では，一過性に外乱が加えられた場合，その外乱の大きさや方向，おかれた状況により応答形式が変化する．足底全体が床に接して安定した状況下で床を前後移動させると，初め遠位筋が応答し，近位筋は遅れて応答してくる．一方，床面が足底より狭い不安定な状況下では，体幹・股関節周囲の近位筋の応答が先行する．

いずれにせよ，物体の物理的安定性の限界は，支持基底面の広さと空間的重心位置によって決定される．運動制御を考えるうえで，反射の修正ではなく反射の成熟と協調として考えるほうが妥当のようである．

姿勢制御を失った症例の多くでは，下肢は伸筋が優位となり，特に陽性支持反射の影響で足部は内反尖足となる．結果として，膝関節は後方に動き，骨盤も後方回旋して，重心線は外後方に偏位してくる．バランスが不安定となって，本来なら可能な，左右均等な体重負荷，柔らかい状態での荷重，そして何より大切な左右への自在な体重移動が困難になる．上肢には連合反応が出現し，肩甲帯は後方突出して，より一層の異常姿勢を形成してくる（図45，46）

これらの要因を排除するために，立位練習のみでなく前述の床上動作，座位での練習が重要だが，ここでは立位でのいくつかの治療手技を紹介する．

体幹と下肢の選択的活動のために，骨盤の前後傾運動を行う．まず両下肢に均等に体重を負荷し，膝関節は軽度屈曲位にする．両下肢は外旋位を保つ．セラピストの一方の手は殿部に，他方の手は

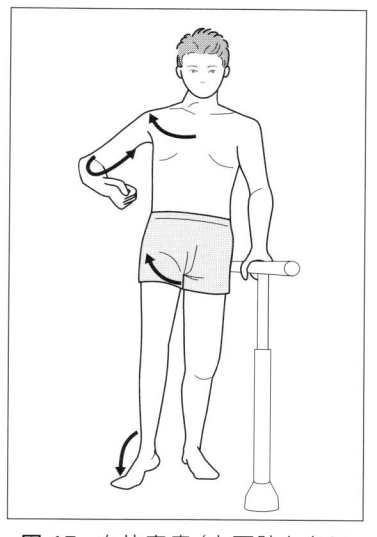

図45 右片麻痺（上下肢ともに痙縮が強く，連合反応が出現）

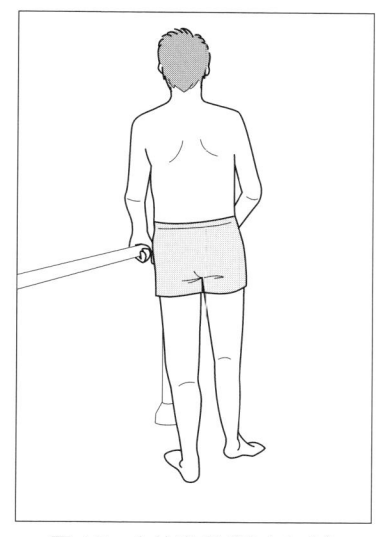

図46 右片麻痺（後方から）

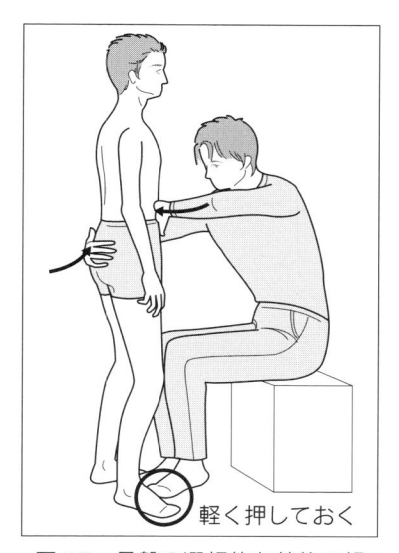

図47 骨盤の選択的な前後の傾斜を促通
軽く押しておく

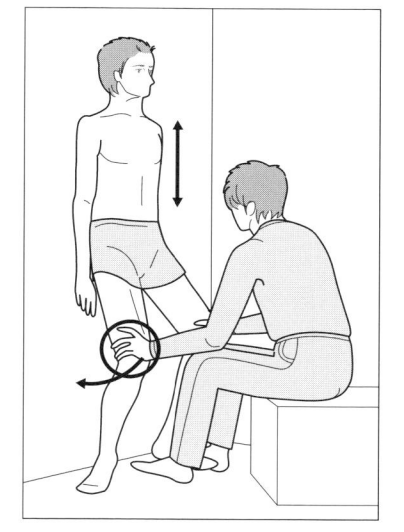

図48 股関節外転・外旋位で，壁に背中をつけたまま膝関節の屈伸を行う

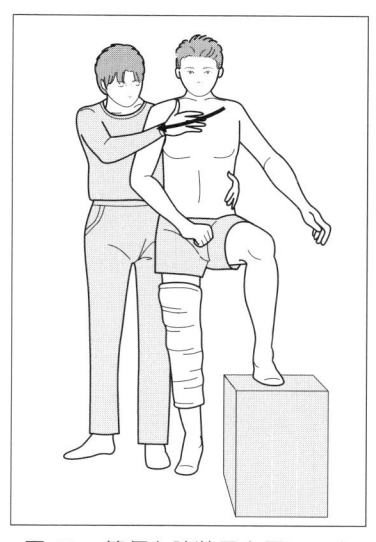

図49 簡便な膝装具を用い，さまざまな高さの台へ非麻痺側を乗せる

腹部におき，骨盤を前後にリズミカルに傾ける（**図47**）．

壁によりかかり，膝を屈曲して壁から擦り下りるようにし，そこから膝伸展し元の位置に戻る．このとき股関節屈曲が起こらないよう，壁面から背部が離れないようにする．この運動によって下肢の異常な筋緊張を抑制し，能動的な足背を学習させることができる（**図48**）．

痙性筋は高緊張か低緊張のいずれかになりやすく，中間の筋緊張の保持が困難である．深部感覚の低下，筋緊張の低下や前述の状況下では，簡便な膝装具を装着した状態で，さまざまな高さの台へ非麻痺側を乗せていく（**図49**）．あらかじめ麻痺側を台に乗せておき，非麻痺側を上方から大きく後方に下ろすことによって，膝関節伸筋群の強化を図る．セラピストの手は両側の腸骨稜から骨

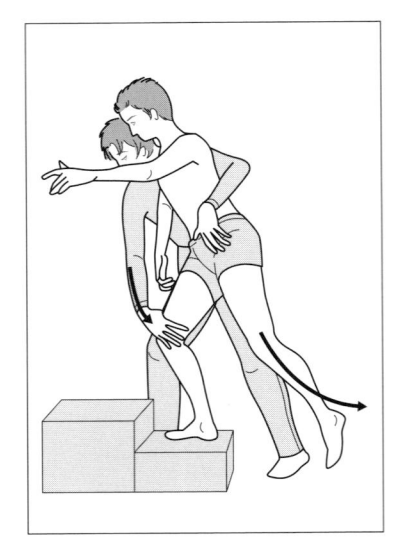

図 50 台を利用した麻痺側下肢筋群強化

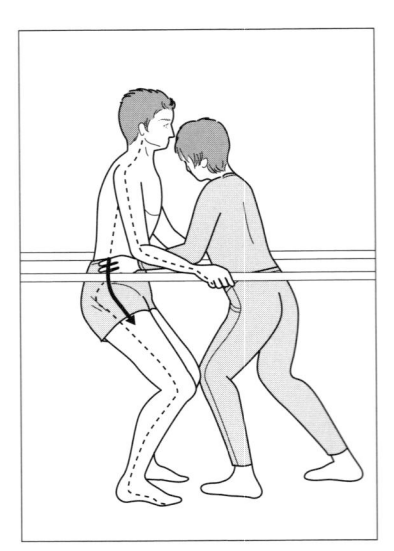

図 51 両手で症例の左右の骨盤を挟み込むようにし,足部に向かって抵抗を加えて,伸筋力を強化する

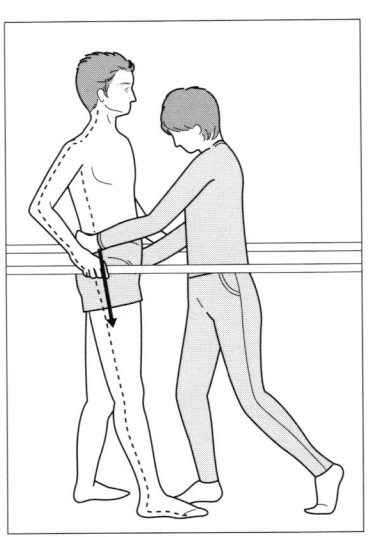

図 52 一方の手を大転子部に,もう一方の手を反対側の上前腸骨稜後方におく.足部に向かって対角線上に圧迫することで,伸筋強化と深部感覚入力を図る

盤を挟み込むようにし,足部に向かって左右,そして回旋を加えて,圧迫を加えていく(**図 50**).また,左右への体重移動を容易にするために,バランスボードを用いた外乱刺激に対するバランス練習や,骨盤の左右・前後運動等による一側体重負荷への準備も,あわせて行っておく(**図 51,52**).

12. 歩 行

われわれの動作は,目的に添って無意識下に目指す方向に立ち上がり,状況によっては横歩きし,また後ずさりするなど,画一的ではない.したがって,立位・歩行練習においては前後の練習のみならず,後方,また側方,斜め方向など,あらゆる方向へ誘導し学習させる.より正常な歩容に近づけることも大切であるが,それ以上に症例の持久力,スピード,安全性などを改善すること,さらにあらゆる状況下での応用歩行が可能になることが大切である.

二足歩行で移動することで手が移動手段から解放された人類は,工夫や思考を重ねてさまざまな道具を作るようになり,その過程で大脳が発達した.この結果,支持面は狭くなり,重心点が高くなった.また多くの関節が関与し,脊柱には過度な負担がかかることとなった.かくして多くの調整作業が必要になった.

近年ではバリアフリー化が進み,車いすでの生活場面は大幅に拡大した.ところが,いったん車いすで自立すると,安全を重要視するがためにその後の歩行はきわめて不十分になりがちである.

歩行は単に移動手段だけではなく,体力の向上の観点からも重要である.体幹や骨盤帯の参加,さらには麻痺側上肢の随意運動は少ないが,たとえ共同運動であっても,歩行時の筋収縮に伴って得られる血液循環の改善の効果は小さくない.また,二足歩行による移動は,視野や視点の面からも,精神活動への影響が大きい.

障害者となった人は誰しも,移動手段として最低限二足歩行を望むが,ただ歩ければいいというものではない.少しでも格好よく歩きたい.少しでも速く歩きたい.少しでも遠くに行きたい.少しでも一人で行動したい.それは欲張りであろうか? われわれは往々にして,障害の受容を強要していないだろうか.

そのような願いの実現をお手伝い(治療)する

表3　異常歩行の種類

立脚相

1. Pelvis backward Rot
原因
1. 肩甲帯の後方突出 (pulling)
   （胸鎖乳突筋の緊張，上肢屈筋共同運動の影響）
2. 麻痺側体幹の低緊張
3. 足関節の内反と尖足
   （伸筋共同運動の影響，PSRの影響）
4. back knee
   （後述）

2. Body lateral bending
原因
1. 体幹の短縮
2. 肩甲帯の後方突出 (pulling)
3. 股関節周囲筋および膝伸筋の筋緊張の低下
4. 骨盤の後方回旋（前述）
5. バランス反応の低下および欠如
6. 感覚，知覚障害

3. Back knee
原因
1. 下肢の伸筋共同運動
   （足関節内反，尖足，膝伸展）
2. 伸筋共同運動を誘発する反射
   （PSR，連合反応）
3. 筋力弱化
   （大殿筋，大腿四頭筋，前脛骨筋）
4. 骨盤，肩の引き込み，体幹の短縮
5. 感覚低下
6. 関節可動域制限
   （股関節伸展，足背屈制限）

4. Toe heel pattern
原因
1. knee ankle conbination
   （伸筋共同運動の影響）
2. 足関節尖足位拘縮
3. 弛緩性の麻痺による下垂足
4. 1．2．3の影響

5. Trendelenburg
原因
1. 中殿筋の不活性化
   （伸筋共同運動の影響）
2. 麻痺側下肢の筋力低下
3. 股関節伸展制限（拘縮）
4. 1．2．3．4の影響

6. Knee bending (buckling)
原因
1. 大殿筋，大腿四頭筋，ハムストリングの筋緊張の低下
2. 下腿三頭筋の過緊張
3. 筋緊張の切り替えの遅れ
   （屈伸筋）
4. 股関節屈曲拘縮のよるアライメントの不良
5. 感覚（深部）の低下または脱失

遊脚相

7. Double knee swing
原因
1. 筋緊張の切り替えの遅れ
   （大腿四頭筋，ハムストリング）

8. Circumduction
A. Knee flex.
原因
1. 屈筋共同運動の影響
   （骨盤挙上を含む）
2. 股屈筋の運動性の低下による代償としての骨盤引き上げ

B. Knee ext.
原因
1. 下肢伸筋群の過緊張
   （筋緊張の切り替えの遅れ）
2. 股屈筋不能のための代償として骨盤引き上げ
   （伸筋共同運動の影響）
3. 異常な筋緊張，異常姿勢反射，連合反応等による助長

9. Hip hyker
原因
1. 体幹の短縮
2. 肩甲帯の後方突出 (pulling)
3. 股屈筋不能のための代償として骨盤引き上げ
   （伸筋共同運動の影響）
4. 下肢伸筋群の過緊張
   （筋緊張の切り替えの遅れ）

のがわれわれセラピストであり，各種評価からその問題点を探り，最良の治療手技を選び，刺激や誘導などに対して症例がいかに反応しているかを確認しながら，刺激入力の質量を微妙に調節（フィードバック）することを心がけていきたい．

回復期の歩行に関して大川らは，「実用歩行能力の向上」の方法として，

① 歩行とADLを一連のものとした位置づけ
② 実生活のなかで「できるADL」としての歩行能力の向上
③ 「しているADL」にPT，OTが関与
④ それに基づいて看護師が実生活で実施
⑤ 目的達成のために歩行補助具，装具を早期から積極的に活用
⑥ 最も安定した歩行補助具を活用

をあげている．

13. 異常歩行の修正

異常歩行にはそれぞれ典型的な名称がつけられているが，表3にあげるのもその一つである．

異常歩行の原因は，解放現象としての筋緊張異常による混乱といえる．特に下肢は伸筋優位となって，足関節の背屈，膝関節の屈曲が起こりにくいため，立脚相での支持能力が低く，離床性も悪い．その結果，遊脚相にも悪影響が及ぶ．これらを修正するには，単に立位・歩行練習で行うのでなく，異常歩行の主原因を評価し，寝返りから座位にいたる練習のなかから改めていくことが必要である．

ここでは異常歩行として，反張膝（back knee）と分回し（circumduction）を取り上げる．

1) 反張膝（Back knee）

その原因は，頭のてっぺんからつま先にいたるまで，程度の差こそあれ全身的な異常の影響である．

麻痺側の胸鎖乳突筋の緊張は顔面を非麻痺側に向け，麻痺側上肢は屈筋共同運動を助長し，結果として肩甲帯は後方回旋する．

下肢の伸筋共同運動が優位で足関節内反，尖足になっているとき，荷重を行うと陽性支持反射が誘発される．このとき前方に重心移動を図ろうとすると，足底屈方向に運動が起こり，本来ならどの周期でも完全伸展することのない膝が過伸展位となって，あわせて股関節屈曲，骨盤後方回旋も出現する．

反張膝の原因は，足関節，股関節の関節可動域制限や膝伸展筋の弱化でも発生する．

2) 分回し（Circumduction）

その原因は膝の硬さにある．痙性筋は緊張−弛緩の切り替えが困難である．そのため，立脚荷重直後，膝伸筋である大腿四頭筋は緊張が低下せず，立脚中期から後期に起こるはずの膝関節屈曲が起こらない．その結果，体幹を麻痺側へ側屈し，骨盤を引き上げ，股関節を外転させて振り出す動作が生じる．また，股関節の運動性の低下による代償として骨盤を引き上げ，股関節屈曲と同時に外転・外旋を伴って振り出す場合もある．

14. 歩行前練習

立脚相と遊脚相では，難易度と実用性の観点から，麻痺側支持の確立を最優先にし，立脚相を十分学習させることが重要である．

麻痺側支持による非麻痺側の振り出しでは，あらかじめ麻痺側下肢を軽度外旋位にして，膝関節をわずかに屈曲し，腸骨稜を前方に出すように位置する．非麻痺側を振り出そうとして麻痺側に荷重がかかると，麻痺側は骨盤後方回旋，反張膝となり，足部も内反尖足方向に運動が起こってくる．これを防ぐために，セラピストは麻痺側に位置し一方の下肢によって麻痺側下肢を斜後方からブロックしておく．非麻痺側振り出しは，麻痺側足部内縁に沿って外旋位で行う．その結果として，足部の位置関係は麻痺側母趾のところに非麻痺側の踵が位置する．その戻りは，麻痺側を軸に円を描くように戻ってくる（図53）．

柔らかい下肢づくりは，麻痺側振り出しの条件である．

痙性筋は相反神経機構の乱れから，荷重がかかった直後に筋緊張を緩和することが難しい．そこで，セラピストは上肢の連合反応を抑制し，体幹

1. 脳血管障害—回復期理学療法—

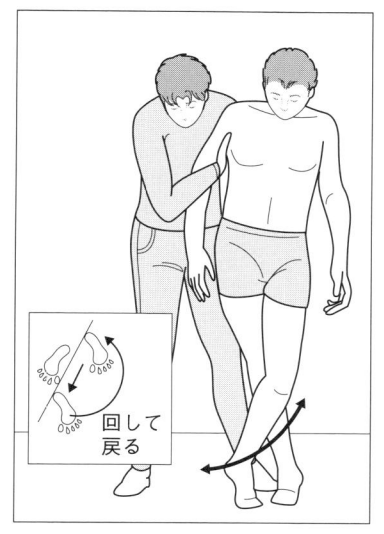

図53 非麻痺側振り出しによる麻痺側支持練習

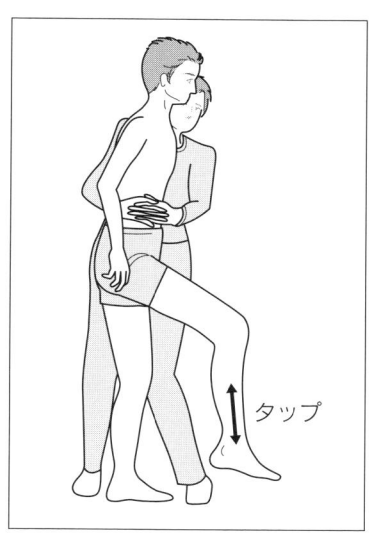

図54 麻痺側荷重によるひざの屈伸

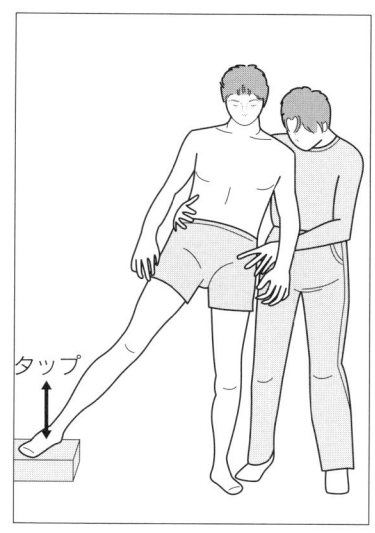

図55 非麻痺側下肢を外転,斜前方にタップするように動かす

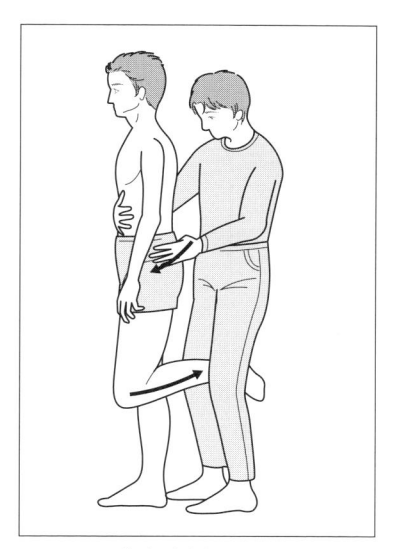

図56 非麻痺側で片足立ち位.セラピストの膝で麻痺側下肢を挟んで,体幹を前後に動かしながら,麻痺側下肢の緊張を取り除いていく

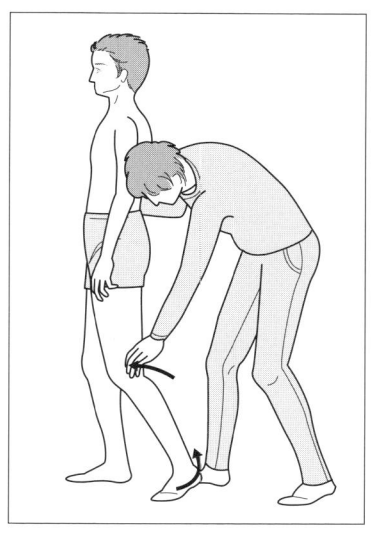

図57 股関節伸展位での膝関節の屈曲.このとき,踵が内側にくるように誘導する

の伸張を図りながら,症例に非麻痺側下肢を前後,左右,斜め方向に動かすようにさせる.このとき,あらかじめ低い台に四方に広がる形で数字などを描いておき,その数字上に非麻痺側つま先を触れるようにする.こうすることで,麻痺側の膝をわずかに屈伸し,柔らかい下肢づくりを行うことができる(図54,55).

また,不安定な状況下で連合運動を出現させないためにも,平行棒などを持たせた状態で麻痺側膝をあらかじめ屈曲位に保ち,股関節を伸展する.このとき体幹が前傾しないよう介助しておく.ここから次に,下肢をできるだけリラックスさせて,振り子状に膝伸展を図る.

さらに,その位置から股関節は伸展したまま膝

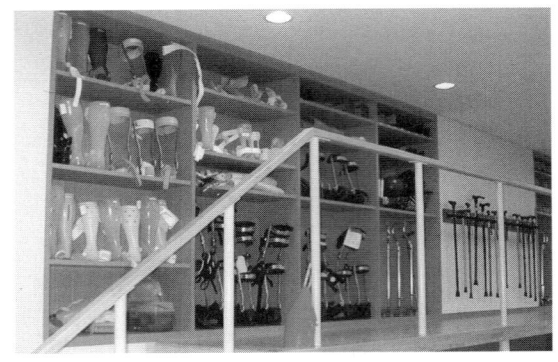

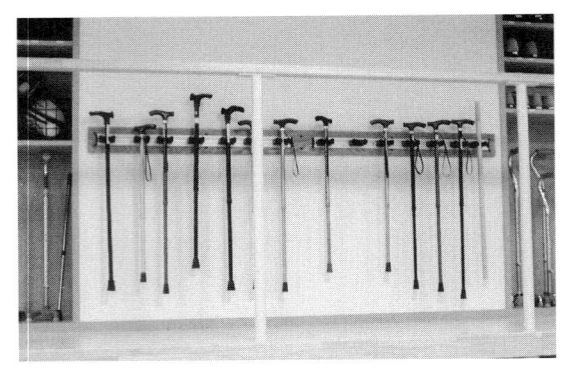

図58，59 初台リハビリテーション病院．あらゆる種類の装具が準備されている

屈曲して足部を後方におく．このときも，体幹前傾が起こらないように介助する(図56)．

次いで，麻痺側下肢を後方において下腿外旋し，非麻痺側の膝後方に麻痺側の膝を運ぶようにすると，踵は内側に向き，母趾のみが床接地となる．ここから，床を滑らすように膝を前方に振り出すようにする．このとき股関節が外転・外旋してくるので，一部介助しながらもパターン学習させる(図57)．

V. 合併症とリスク管理

この期の症例には，廃用症候群の予防が不十分であった例が多い．その一つに，筋萎縮があげられる．原因は局所的な活動低下でなく全身の活動低下にあり，したがって麻痺側ではなく非麻痺側に著明な筋力低下が認められる．なかでも瞬発力，持久力の低下が目立つ．もう一つの例として，廃用性の骨萎縮があげられる．骨萎縮は筋萎縮と比例する形でみられ，生活の活動性の低さが大きく関係している．運動機能の回復と高次脳機能の回復では後者が大きく遅れており，この期の症例に占める割合が多くなっている．これらを総合すると，この期には転倒・骨折が最大のリスクといえる．

片麻痺症例では，不適切な可動域練習による関節軟部損傷が認められることがある．いわゆる誤用症候群で，特に肩関節に対しては，メカニズムの理解が不十分なまま安易に対応することは避けたい．

また，加齢により関節の変性が進行していることがある．その結果，たとえば膝立ち位から横座り位になるとき，感覚低下も相まって防御ができず，運動中に過度の重力が負荷されることのないよう，特に，従重力方向の運動には注意を要する．

VI. 回復期病棟の役割

1. 病棟練習と訓練室練習

回復期に実施する練習は，病棟練習と訓練室練習に大別できる．

(1) 病棟練習を行う意義

① 病棟生活において早期に移動手段(できたら歩行)を獲得する．ADL能力の向上を図り，「できるADL」と「しているADL」の差をなくす．

② 看護師と情報交換が容易なため，向上させた能力がただちに看護師により活かされる．

③ 家族と出会う機会が多くなるため，家庭復帰に向けた家族指導がしやすい．

(2) 訓練室練習を行う意義

① 長時間，個別練習が可能である．

② 自宅復帰を目標にした，退院前の調理練習，入浴動作練習などが可能である．

③ 器具を使った残存筋筋力増強練習，関節可動域練習などが可能である．

④ 自立を促進するための自主練習が可能である．

表4 初台リハビリテーション病院のPT・OT・ST業務体制

		700	800	900	1000	1100	1200	1300	1400	1500	1600	1700	1800	1900	2000	2100
PT	早出 7：00～16：00		モーニングケア	ミーティング	1	2	3	4	5			6	記録				
	日勤 8：30～17：30				1	2	3	4	5	12：20～13：40内60分休憩20分病棟訓練または記録		6	7	ミーティング	記録		
	日勤 8：30～17：30				1	2	3	4	5			6	7	8			
	遅出 12：30～21：30										1	2	3	休憩	イブニングケア		記録
		700	800	900	1000	1100	1200	1300	1400	1500	1600	1700	1800	1900	2000	2100
OT	日勤 8：30～17：30			ミーティング	1	2	3	4	5	12：20～13：40内60分休憩20分病棟訓練または記録		6	7	8	ミーティング	記録	
	日勤 8：30～17：30				1	2	3	4	5			6	7	8			
	日勤 8：30～17：30				1	2	3	4	5			6	7	8			
		700	800	900	1000	1100	1200	1300	1400	1500	1600	1700	1800	1900	2000	2100
ST	日勤 8：30～17：30				1	2	3	4	5	休憩・記録・訓練	(6)	(6)	7	8	ミーティング 記録	記録	

2. 初台リハビリテーション病院のPT・OT・ST業務体制

東京都渋谷区の初台リハビリテーション病院は，2002年に開院した．石川誠病院長のもと，数々の新しい試みに挑戦していることで有名である．入院患者の約70％が脳血管障害であるこの病院では，365日均一なリハビリテーションサービスの実現と病棟でのADLを重視したかかわりを目的に業務を行っている（**図58，59**）．そのスケジュールをここに紹介する（**表4**）．

① 各病棟（1病棟48床）を2チームに分け，それぞれをA・Bチームとし，PT・OTを各6名，STを1～2名配置する．

② 基本的に365日均等な人員配置を行うため，年間を通して休日数を平均化する．

③ 1日の人員配置は，各グループはPT・OTは早出・遅出各1名と日勤者3名の合計5名もしくは日勤4名を最低限の配置とする．

④ AチームでPTが早出・遅出をした場合，BチームではOTが早出・遅出をするものとし，各病棟でPT・OT各1名がモーニングケア，イブニングケアにかかわる．

⑤ STは1病棟に2～3名配置する．原則としてチーム内で担当者を決定する．患者数によっては他のチームの対象者を担当することもある．

⑥ 早出・遅出の業務は以下のとおりである．ケアに入る前には，カーデックスによりケア内容を確認する．

　a．早出……モーニングケアの実施（起床時の身支度，トイレケア，整容，洗顔，歯磨き，食堂までの誘導，歩行の介助，食事の準備，食事のケア，食後の整容等）

　b．遅出……イブニングケアの実施（食事の準備，トイレケア，入浴ケア，食堂までの誘導，歩行介助，食事ケア，食後の整容，就寝準備，その他）

⑦ モーニングケアとイブニングケアはボランティアが行っている．

このような仕組みによって，患者の生活のなかでの機能上の問題点，精神活動の問題点を把握し，治療にうまくつなげている．この体制はまた，リハビリテーションスタッフ全体のPT・OTの業務に対する理解度を上げるのに大いに貢献しているという．

まとめ

街角で，脳卒中の人をよく見かける．歩容は健常者と異なるが，まことにスムーズに効率よく歩いている．一方で，ちょっと手直ししてあげたらもっとうまく歩けるようになるのに，と思うこともある．当初，どのように目標設定してどのくらいの期間を要してここまできたのか，当初からこのような歩行を目標にして練習していたなら期間の短縮を図ることができたのかもしれないと思うのである．

回復期の理学療法として，基本を中心に述べてきた．対象者の生活に視点をおいて考え，潜在能力を見極めつつ，代償運動を機能障害に対する適応としてとらえ，いつでもどこでも利用できる装具・杖類の利用を含めて，リハビリテーションの基本を押さえたうえでの応用が大切である．

(高橋輝雄)

文　献

1) Brunnstrom S(佐久間穰爾ほか訳)：Signe Brunnstrom片麻痺の運動療法．第1版，医歯薬出版，東京，1974．
2) 明石　謙編：PT・OTのための一般臨床医学．第2版，医歯薬出版，東京，2003．
3) 安藤一也ほか著：リハビリテーションのための神経内科学．第2版，医歯薬出版，東京，2003．
4) 齋藤　宏ほか：姿勢と動作―ADLにおける扱いと手順．メヂカルフレンド社，東京，1977．
5) Voss DE(福屋靖子監訳)：神経筋促通手技．第3版，協同医書出版社，東京，1991．
6) 千野直一編著：脳卒中患者の機能評価―SIASとFIMの実際．シュプリンガー・フェアラーク東京，東京，2003．
7) 中村隆一編：中枢神経疾患の理学療法―姿勢・運動異常とその治療―．第1版，医歯薬出版，東京，1977．
8) 福井圀彦ほか編：脳卒中最前線―急性期の診断からリハビリテーションまで―．第3版，医歯薬出版，東京，2003．
9) Davies PM(額谷一夫訳)：Right in the Middle．シュプリンガー・フェアラーク東京，東京，2001．
10) Davies PM(冨田昌夫監訳)：Steps To Follow．シュプリンガー・フェアラーク東京，東京，1997．
11) Carrière B(冨田昌夫監訳)：スイスボール．シュプリンガー・フェアラーク東京，東京，2003．
12) Affolter FD(冨田昌夫監訳)：パーセプション．シュプリンガー・フェアラーク東京，東京，2002．
13) 宇野　彰ほか：高次神経機能障害の臨床はここまで変わった．医学書院，東京，2002．
14) 高橋守正：リハ病院ではⅠ．臨床リハ，**12**(6)：509-519，2003．
15) 浅山　滉：回復期リハ病棟におけるリハの展開．臨床リハ，**12**(3)：201-204，2003．
16) 大島　峻：当院における取り組みと提言Ⅰ．臨床リハ，**12**(3)：205-210，2003．
17) 衛藤　宏ほか：当院における取り組みと提言Ⅱ．臨床リハ，**12**(3)：211-217，2003．
18) 古閑博明ほか：当院における取り組みと提言Ⅲ．臨床リハ，**12**(3)：218-222，2003．
19) 畠中めぐみほか：当院における取り組みと提言Ⅳ．臨床リハ，**12**(3)：224-228，2003．
20) 上田　敏：廃用・過用・誤用症候の基礎と臨床．PTジャーナル，**27**(2)：76-86，1993．
21) 吉尾雅春ほか：回復期以降の脳卒中患者の理学療法．PTジャーナル，**25**(1)：19-24，1991．
22) 石田卓司：回復期も，その後もいつも生活期．PTジャーナル，**25**(1)：25-26，1991．
23) 浜村明徳ほか：医療現場からの報告―回復期リハビリテーション病棟；小倉リハビリテーション病院―．総合リハ，**31**(6)：535-542，2003．
24) 天野隆弘：脳卒中評価スケール．神経進歩，**45**(3)：498-509，2001．
25) 眞野行生：脳の10年とリハビリテーション．総合リハ，**31**(1)：7-11，2003．
26) 豊倉　穣：脳卒中後の運動麻痺の回復と脳の機能画像―機能的MRIを中心として―．総合リハ，**29**(12)：1083-1094，2001．
27) 松村文雄：片麻痺患者の退院指導の実際．PTジャーナル，**34**(9)：651-655，2000．
28) 石川　誠：回復期リハビリテーション病棟成立の背景．PTジャーナル，**35**(3)：161-166，2001．
29) 大川弥生：回復期リハビリテーション病棟のあり方．PTジャーナル，**35**(3)：167-178，2001．
30) 岡野文雄：回復期リハビリテーション病棟における理学療法士の役割．PTジャーナル，**35**(3)：179-185，2001．
31) 則安俊昭ほか[対談]：回復期リハビリテーション病棟の機能と理学療法士の役割．PTジャーナル，**35**(3)：187-204，2001．
32) 平山昌男ほか：脳卒中片麻痺患者の歩行能力の改善に及ぼす下肢装具．PTジャーナル，**37**(1)：21-27，2003．
33) 濱本龍哉：脳卒中片麻痺患者の歩行分析法．PTジャーナル，**37**(1)：17-19，2003．
34) 成田寿次ほか：脳卒中片麻痺患者の歩行能力に与える諸因子．PTジャーナル，**37**(1)：11-15，2003．
35) 丹羽義明ほか：脳卒中片麻痺患者の歩行能力改善の推移．PTジャーナル，**37**(1)：5-9，2003．
36) 田中正樹：病棟配属制のリハビリテーション医療．PTジャーナル，**35**(8)：531-536，2001．
37) 湯元　均：一般病院における病棟理学療法の役割と今後の課題．PTジャーナル，**35**(8)：537-541，2001．
38) 中島由美ほか：回復期リハビリテーション病棟における理学療法．PTジャーナル，**35**(8)：543-550，2001．
39) 潮見泰藏ほか：脳卒中における評価と理学療法効果．PTジャーナル，**37**(8)：639-646，2003．
40) 村山謙治：患者の"活動"水準を高める理学療法士の専門性―回復期リハビリテーション病棟を中心に―．PTジャーナル，**37**(6)：488-492，2003．
41) 中島由美ほか：患者の"活動"水準の評価．PTジャーナル，**37**(6)：475-481，2003．
42) 山崎裕司ほか：患者の"活動"水準を高める応用行動分析学的介入．PTジャーナル，**37**(6)：467-473，2003．
43) 高橋輝雄ほか：見直そう代償運動．理学療法，**19**(5)：581-586，2002．
44) 深町秀彦：脳血管障害による機能障害と代償運動．理学療法，**19**(5)：609-616，2002．
45) 高見彰淑：脳卒中の病期別理学療法ガイドライン．理学療法，**19**(1)：7-14，2002．
46) 初台リハビリテーション病院：病院概要．1-18，2003．

I. 疾患別理学療法

1. 脳血管障害
―維持期理学療法―

本章では脳血管障害の維持期（6カ月以降）の理学療法評価と治療，廃用症候群の病態生理，リスク管理について言及する．なお近年「維持期」を「生活適応期」と表現することもあるが，本章では「維持期」とする．また，脳血管障害維持期にある利用者の多い老人保健施設での理学療法，デイケアでの理学療法，在宅（訪問）理学療法について医療施設との違いを説明し，さらに介護保険の概要についても触れる．

I．維持期の理学療法（評価・治療）

脳血管障害の維持期とは，疾患の障害度にもよるが，一般的に発症から3カ月から6カ月以降を指すことが多い．維持期は回復期のリハビリテーションの後に到達した機能を維持し，さらなる改善を目指す時期である．そしてもう一つの大きな目的は，家庭生活への再適応および社会参加の促進である．そこで維持期の理学療法としての評価・治療には，これらの側面を含める．

わが国においては，維持期の理学療法が質的にも量的にもまだ確立しているとはいいがたい．そのために急性期の治療以降，十分な理学療法を受けずに障害のうえに廃用症候群を呈している人々が，在宅や施設のサービスを受けていることが多いのも事実である．そこで，そのような人々への運動療法についても言及する．

1. 維持期の評価

評価の目的には，治療効果を見るためのものと治療計画を作成するためのものとがある．前者においては客観性，妥当性，信頼性の高いテストバッテリーを使用して定期的に検査し，効果判定を行う．後者の場合には治療計画を立てるために行うもの，治療計画の見直しのために定期的に行うもの，そしてその日の治療をいかに行うか判断するために行うものがある．それにはテストバッテリーを用いた検査だけでは不十分であり，対象者の生活の場における行動観察，行為分析が重要となる．日々の理学療法はそのときの患者および対象者の状況に応じて修正して行われるので，「治療と評価は同時進行である」と言われることもある．

維持期においては，対象者を評価する場所は在宅など医療施設以外であることが多いため，一般状態の評価が重要なポイントとなる．また，医療施設で使用される方法や機器などを十分に使用できないことがあり，評価環境も決して良いとはいえず，評価に十分時間がかけられない場合もあるため，実際の行為の観察をいかに効率的に行うかが鍵となる．麻痺の程度や意識状態，感覚，バランス等については急性期での評価を参考にする．

1）全身状態の評価

脳血管障害の病態および合併している疾患の病態を把握して，状態を観察していく．その日の状態をみるには体温，血圧，脈拍をはじめとするバイタルチェックが必要であるが，特に在宅生活を送っている場合には，当日の状態のみならず，継続した食事チェック，排便排尿状態，睡眠状態，体重の推移などにも注意をして観察評価を行う．そのために対象者およびその介護者に食事，排尿，排便，睡眠，体重などの記録をつけることを促す．また，これらに関しては対象者に携わる関連職

表1 痴呆性老人の日常生活自立度

ランク	判定基準	みられる症状・行動の例
I	何らかの痴呆症状を有するが，日常生活は家庭内および社会的にほぼ自立している	
II	日常生活に支障をきたすような症状・行動や意思疎通の困難さが多少見られても，だれかが注意していれば自立できる	
IIa	家庭外で上記IIの症状がみられる	たびたび道に迷うとか，買い物や事務，金銭管理などそれまでできたことにミスが目立つ等
IIb	家庭内でも上記IIの症状がみられる	服薬管理ができない，電話の応対や訪問者との応対など一人で留守番ができない等
III	日常生活に支障をきたすような症状・行動や意思疎通の困難さがときどきみられ，介護を必要とする	
IIIa	日中を中心として上記IIIの症状がみられる	着替え，食事，排便・排尿が上手にできない，時間がかかる，やたらに物を口に入れる，物を拾い集める，徘徊，失禁，大声・奇声をあげる，火の不始末，不潔行為，性的異常行為等
IIIb	夜間を中心として上記IIIの症状がみられる	ランクIIIaに同じ
IV	日常生活に支障をきたすような症状・行動や意思疎通の困難さが頻繁にみられ，常に介護を必要とする	ランクIIIaに同じ
M	著しい精神症状や問題行動あるいは重篤な身体疾患がみられ，専門医療を必要とする	譫妄，妄想，興奮，自傷・他害等の精神症状や，精神症状に起因する問題行動が継続する状態等

種との情報交換・連携は必要不可欠であり，そこからの情報も含め判断・評価をしていく．

2) 認知症（痴呆）状態

維持期脳血管障害者では脳血管性の認知症（痴呆）を有している人が多く，理学療法を施行するうえで認知症の状態を考慮しないと，十分な治療や生活支援はできない．記憶障害，見当識障害，指示の受け入れ状況を把握し，さらに問題行動の発生頻度や内容を把握する．

認知症の評価としては，改訂長谷川式簡易痴呆スケールや mini mental test では，認知症の主症状である記憶障害や見当識障害等をみている．それに対して，介護老人保健施設や介護老人福祉施設で用いられることが多い「痴呆性老人の日常生活自立度」（表1）では，問題行動の出現頻度からADLの状態や介護度をみている．

3) 機能障害

片麻痺の運動機能として，わが国においては，Brunnstrome Stage（ブルンストロームステージ）や12段階グレードにより共同運動の出現状態をみることが多い．欧米で使われている検査バッテリーでは，麻痺状態のみならず，その他の運動機能も含めて評価している．Fugl-Meyer評価表では，共同運動の状態，バランス能力，感覚，ROMを一つのバッテリーに組み込んでいる．また Stroke Impairment Assessment Set（SIAS）では，「手を口にもっていく」「手指の分離運動」「座位での下肢の動き」などの運動機能，深部腱反射，筋緊張，触覚，位置覚，疼痛，座位姿勢，腹筋筋力，空間失認，言語，健側下肢筋力，健側握力を評価し点数化している．

4) 関節可動域

痙性や生活動作の固定化，活動性の低下により非麻痺側にも制限が出ている可能性があり，両側

表2 高次脳機能スクリーニング検査 I

(聖マリアンナ医科大学病院リハビリテーション部作業療法科，1999[7])

表3 高次脳機能スクリーニング検査 II

(聖マリアンナ医科大学病院リハビリテーション部作業療法科，1999[7])

の評価が必要である．全関節が正常範囲の可動性を有しているか否かをみたうえで，問題のある関節の詳細な評価を行う．

5) 筋力

障害名は片麻痺であっても，生活動作の固定化，活動性の低下によりいわゆる健側が健側として機能していない場合が多いので，非麻痺側の筋力を把握しておく．

6) 高次脳機能障害

スクリーニングのための評価バッテリー(**表2，3**)が発表されている[7]ので，それを使用するなどして，失行・失認，失語の有無を大まかにとらえ，必要に応じて詳細な評価を行う．特に在宅での期間が長い利用者については，高次脳機能障害が認知症としてとらえられ，周囲から不適切な対応を受けている可能性が高いので，申し送りを鵜呑みにしない．

表4 高齢者における嚥下機能の低下原因

齲歯，義歯の問題，咀嚼力低下
唾液の性状(粘性，組成など)，量の変化
粘膜の感覚低下，味覚低下
口腔，咽頭，食道など嚥下筋の筋力低下
喉頭が解剖学的に下降し，嚥下反射時に喉頭挙上距離が大きくなる
無症候性脳梗塞の存在(潜在的仮性球麻痺)
注意力・集中力低下，全身体力低下
基礎疾患，内服薬剤の影響

(藤島一郎，2002[8])

7) 嚥下障害

嚥下障害は脳血管障害によっても起こるが，加齢によっても起こることを念頭に入れ[8] (**表4**)，脳血管障害の診断的側面として嚥下障害をとらえるのではなく，生活への障害として評価する．嚥下障害により問題となるのは誤嚥による窒息および誤嚥による肺炎や水分・栄養分の不足，さらには食べる楽しみが苦痛に変わることである．実際の飲食場面の観察から嚥下障害の有無をみてい

表5 障害老人の日常生活自立度(寝たきり度)判定基準

生活自立	ランクJ	何らかの障害などを有するが,日常生活はほぼ自立しており独力で外出する 1. 交通機関等を利用して外出する 2. 隣近所なら外出する
準寝たきり	ランクA	都区内での生活はおおむね自立しているが,介助なしには外出しない 1. 介助により外出し,日中はほとんどベッドから離れて生活する 2. 外出の頻度は少なく,日中も寝たり起きたりの生活をしている
寝たきり	ランクB	屋内での生活は何らかの介助を要し,日中もベッド上での生活が主体であるが座位を保つ 1. 車いすに移乗し,食事,排泄はベッドから離れて行う 2. 介助により車いすに移乗する
	ランクC	一日中ベッド上で過ごし,排泄,食事,着替えにおいて介助を要する 1. 自力で寝返りをうつ 2. 自力では寝返りもうたない

く.その場合,食べ物との関連を示すこと(何を食べた時にむせるか)も,食事内容の指導等の参考になる.一般に嚥下は口腔期,咽頭期,食道期に分けられるが,食物認知や咀嚼状況も含めて評価していく.

8) 疼 痛

疼痛があると活動意欲は低下し,理学療法を施行するうえで大きな障害となりやすい.特に慢性痛は神経性の痛みや心因性の痛みで,原因除去が難しいことが多い.痛みには表在痛(皮膚の病変によるもの),深部痛(筋肉痛,関節痛等),内臓痛(内臓の病変によるもの)がある.評価としては「全く痛みなし」から「耐えられない」まで10段階に分けたものや,10cmもしくは20cmの直線上に痛みの程度を患者自身が示すVAS(Visual Analogue Scale)等が簡便である.また,動作の遂行状態や表情からもとらえておく.

9) 体力(活動能力)

脳血管障害者や高齢者では,歩行能力で体力をみることが多い[9,10].これは行動体力を構成する筋力,柔軟性,持久力,平衡性,全身協調性のパフォーマンステストをすべて行うことが困難であるからである.歩行能力は歩く速さに反映するので,5m,10mなどの一定区間の歩行速度をみる.また,東京都衛生局では10m歩行速度,開眼片足立ち,反復横移動,握力,カウンター押しの各項目を点数化したものを目安にして,交通機関利用可能なレベル,近所の散歩程度の歩行レベル,家屋内歩行可能レベルと区分している.

介護老人保健施設や介護老人福祉施設および行政関連事業でよく使われているものに,活動範囲を4段階に分けた「障害老人の日常生活自立度判定基準」(表5)がある.

10) 能力障害・能力低下(しているADL,できるADL)

生活行為のなかでの動作を観察することによって,評価を効率的に行う.排泄を例にとると,ベッド(寝床)からの起き方,立ち上がりの方法,トイレまでの移動方法,ドアの開閉,更衣動作,排泄後の処理を行う一連の動きから,麻痺の程度,注意力,判断力をはじめ動作遂行能力を把握する.このような観察による評価は,「しているADL」をより効果的に行う方法を指導するうえで有用である.治療効果をみるには,生活のなかでの観察による分析評価とは別に,標準化されたテストバッテリーを用いる.機能的自立度評価法(Functional Independence Measure,FIM)やバーセルインデックス(Barthel Index)がよく用いられる.

また,生活の場でのADLであるので,IADL評価も同時に行う.IADLとしては,電話の使用,買い物,食事の支度,家屋維持(掃除,食器洗いなど),洗濯,外出,服薬,金銭管理などがあるが,その人の生活に必要な項目をみる.これらに

ついても生活のなかでの行為観察を行い，より安全にかつ効率的に，そして介護軽減につながる方法を考えていく．

11）生活の質

生活の質をみる指標としてSF-36，MOS，SS-QOLがあるが，これらは個人を評価することによって現在の治療に役立たせるというよりも，効果判定や研究のために使用することが多い．臨床においてはこれらのバッテリーによる評価も必要だが，対象者や家族の生活状況を観察し交流を図ることにより，彼らが望んでいるものは何かを一緒に考えていく姿勢が重要となる．

12）ケアアセスメント

介護保険法(後述)が施行されたが，そこでは介護計画(ケアプラン)を立てケアマネジメントをするための評価(ケアアセスメント)が義務づけられている．これは脳血管障害など疾患を中心としたアセスメントとは異なり，要介護者の状態を把握して生活自立に向かわせるためのものである．特に様式は定められていないが，関連職種の職能団体がそれぞれの特徴を出したものを発行している．維持期の理学療法では多くの対象者が要介護者であり，介護保険を利用する場合が一般的である．介護保険サービスを使用するためには評価(ケアアセスメント)を行い，介護計画を立て，本人や介護者の同意を得たうえで，それに従ってケアマネジメントが行われるが，この詳細については介護保険の項で述べる．

2. 維持期の治療

1）生活支援方針

維持期では多くの場合，治療ではなく生活支援を目的として理学療法アプローチを行う．治療というのは医療モデルとしての概念であり，維持期においては生活者としての対象者をとらえる生活モデルの考え方が求められる(表6)．すなわち生活者としてのニーズをとらえることで，問題解決を図る姿勢が重要となる．前述した評価の範囲を踏まえ，より対象者の生活の質を高めるための理

表6 医療モデルと生活モデル

	医療モデル	生活モデル
目的	疾病の治療・救命	QOL向上
ゴール	健康	生活の自立
対象者	患者	生活者
対象	身体	生活方法
方法	治療	生活支援
視点	問題点の検討	可能性の検討
方針の決定	治療者の指示	利用者の自己決定

学療法はどうあるべきかを考え，実践していくことが，地域における理学療法の姿勢である．

維持期の理学療法の基本は，まず障害の原因疾患である脳血管障害を理解し，これまでの治療により高められた機能を低下させないことである．そしてこの高められた機能によって家庭生活に適応させ，また，対象者が環境や社会関係のなかで自主的に生活の質を高めることができるように援助していくことである．

この考え方は「維持期におけるリハビリテーションのあり方に関する検討委員会」報告書[1](1997年)でも示されている．そこでは以下のように述べられている．「維持期リハビリテーションは，在宅・施設を問わず，機能や能力の低下を防ぎ，身体的，精神的かつ社会的に最も適した生活を獲得するために行われるリハビリテーション医療サービスであり，高齢者等の体力や機能の向上を図るだけでなく，生活環境の整備，社会参加の促進，介護負担の軽減などに努め，その自立生活を支援することを目的としている．」

そして，維持期リハビリテーションの原則として以下のものをあげている．

① 廃用症候群の悪循環をつくらないこと．
ADLの自立を支援し，生活全般の活性化を図る．

② 介助方法の指導はADL改善の一環と位置づけること．
本人の能力を伸ばす介助法の指導を行うこと．

③ できるADLではなく，実生活で実行する「しているADL」の向上を図る．

④ 常に改善の可能性を診断し，可能性があれば詳細なプログラムを作成する．

以上の考え方を踏まえたうえで，個々の対象に対しては身体的ニーズと生活ニーズのどちらを優先すべきかをまず考慮する．機能が保たれており，廃用症候群などの二次障害の心配が少ない場合には，生活者としてのニーズを満たすように働きかける．また，理学療法の治療的ニーズが高い場合には治療的アプローチを行わねばならない．

2）運動療法

維持期の対象者は，急性期からのリハビリテーションが十分に受けられなかったために，廃用症候群などにより著しい機能低下をきたしている人から，急性期，回復期と順調に経過して，今後は在宅生活の質を上げるためのアプローチが必要な人まで，さまざまである．

生活環境の整備，社会参加の促進，介護負担の軽減は，維持期の脳血管障害に対する理学療法アプローチとして，在宅生活継続のために重要な位置を占めるのは言うまでもない．同時に，それらを視野に入れて理学療法の主体である運動療法的アプローチを行うことも必要不可欠である．

維持期の運動療法は，機能維持・改善を図るためのものと，廃用症候群からの回復に向けたものとに大別される．運動療法の内容としては，脳血管障害による麻痺そのものへの対応よりも，体力など総合的な見地からの手法が目立ってきている．

3. 機能維持・改善のための運動療法

1）体　力

近年，維持期脳血管障害者に対する体力トレーニングの有用性が言われてきている．体力は防衛体力と行動体力があり，行動体力の構成要素としては心肺持久力，筋力，柔軟性，平衡性，敏捷性などが含まれ，これらが相互に関連して体力としている．

2）筋力トレーニング

脳卒中者への筋力トレーニングでは，歩行能力と健側下肢筋力の相関が言われている[2,3]ことから，一般的には健側筋群の強化が考えられ，抗重力筋を中心としたトレーニングが行われている．

一方，麻痺側筋力のトレーニングというと痙性の増悪などの影響が懸念されてきたが，近年，患測筋力の重要性も示唆されてきている．

麻痺側筋力強化については，軽度麻痺者では単関節運動による強化，および筋力測定が可能であるが，中等度以上の麻痺者では困難である．そこでペダル駆動による複合運動を利用した取り組みもなされてきている．これにより麻痺側筋力の定量的評価も可能であるとしている[4]．

3）全身持久力トレーニング

脳卒中患者に対する全身持久力トレーニングの方法としては，エルゴメーター駆動，トレッドミル歩行等が使用されている．しかし，脳血管障害者に対する至適運動強度はまだ確定されているとは言いがたい．さらに対象者は脳血管障害だけではなく，その他にも疾病を内在している場合が多く，全身持久力トレーニングの実施に際してはリスク管理がより重要となる．

全身持久力トレーニングを処方する場合には，メディカルチェックや服薬状況の確認，運動負荷試験を行う等，事前のチェックをしてから開始するなど，十分な注意が必要である．また，運動開始時は負荷を低く設定し（心拍数予備の40～60％），運動方法に慣れさせる．漸増量は目標の心拍数内で低く押さえる配慮が必要であり，運動方法は簡単で理解しやすいものとする．1回20～30分，週3回程度が望ましい．さらに転倒等の危険を避けるために環境整備を十分にする．

4）バランストレーニング

バランスには静的保持機能，外乱負荷応答，随意運動中のバランス機能があるが，内容としては「静的姿勢保持練習から保持姿勢に押すなどの外力を加える」，「支持面を不安定にする」，「姿勢保持中や動作中に話しかける」など精神的な外乱を加えることもある．またステップや方向転換などの動作時バランス練習も行われる．

5）柔軟性のトレーニング

高齢者や発症からの経過の長い者に対しては，筋や結合組織が脆弱であることが多いので，軽め

の静的ストレッチが行われる．静的ストレッチは軽い違和感，不快感のある程度までとし，痛みの出現までは行わない．ストレッチ保持は10～30秒程度とし，その間呼気を促す．また同一の筋で数回繰り返す．

6）包括的運動プログラム（パワーリハビリテーション）

行動体力の要素を総合したプログラムが発表されている[5]．主として介護予防を目的に行われるが，維持期の脳卒中患者にも適用可能である．

このプログラムでは，低下した筋の動作性を再教育し，筋の活動性を高め，体力増強を図ろうとするため，個別負荷設定が可能なマシントレーニングを主な手段としている．プログラム構成は準備体操，ストレッチング，マシントレーニング，整理体操である．指示によるマシン動作が可能であれば麻痺の程度は問わないとし，1セット10回，3セット，週2日以上の施行を標準としている．

主たるマシンはホリゾンタル・レッグプレス（水平に地面を足で押す動作のトレーニングをする機械），レッグ・エクステンション/フレクション（膝伸展・屈曲），トーソ・エクステンション/フレクション（体幹屈伸），ローイングMF（ボート漕ぎによる上背部訓練），チェストプレス（座位での腕立て伏せ），ヒップ・アブダクション/アダクション（股関節内外転）である．

7）廃用症候群からの回復―機能低下が顕著でモチベーションが低い場合の運動療法―

このような人々を対象に考案されたのが，創動運動（タキザワプログラム）[6]である．このプログラムの目的は，歩行獲得に向けての運動学習の強化，再獲得である．運動と感覚の一体化を目指し，簡便な器具を利用して指導者による自動介助運動を行うことにより，みずから動く感覚を習得させ，自動運動にもっていくものである．

このプログラムでは，運動の基本姿勢は座位で，可動域練習は本人ができる範囲にとどめている．基本的な運動方法は自動介助運動であるが，一つの運動中，たとえば膝伸展運動のなかに介助，自動，場合によっては抵抗運動も含まれている．こ

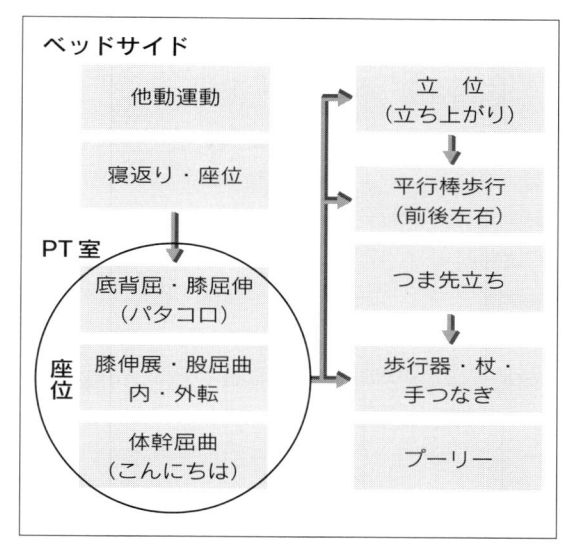

図1 タキザワプログラムの主な内容

のような治療者のきめ細やかな介助により運動方法を再学習し，自分から動かす（創動運動）ことを狙いとしている．

具体的なプログラムを**図1**に示すが，病室での運動は褥瘡予防のための体位交換，拘縮予防のための他動運動から始まり，できるだけ早く座位の練習にもっていき，座位が安定したら車いすに移り，PT室での運動になる．PT室では臥位での運動は行わない．

8）認知症を伴った場合の運動療法

一般的には，生活の維持を目標に，役割をもたせて生活動作を遂行することを「リハビリ」としていることが多い．しかし，認知症を伴っている場合でも運動療法的アプローチが必要な場合がある．この場合には，集団体操や散歩などであると参加しやすい．また，起居動作等のADL動作練習はその手順を一つずつ説明指導しても通じないことが多いので，治療者がデモンストレーションし，それを模倣させたり，対象者と治療者が一緒に運動を行ったりする．また，その人の記憶に残る過去の生活を想起させることも試みられる．たとえば軍隊経験のある者に仰臥位からの立ち上がりを指導するのに，軍隊での「ほふく訓練」と声をかけたら仰臥位から四つ這い位になるのが容易だった，などである．

表7 廃用症候群（長期臥床により起こりうる合併症を含む）とその原因

廃用症候群	原因・誘因
筋萎縮	自動運動低下
関節拘縮	関節運動の低下
骨萎縮（骨粗鬆症）	重力負荷の欠如，筋収縮減弱
尿路結石	バルーン留置，骨粗鬆症
膀胱炎	バルーン留置，脱水
尿失禁	排尿機会の欠如
褥瘡	圧迫，循環不全，低栄養
胃・胃粘膜の萎縮	絶食
便秘	体動低下，自律神経機能低下
沈下性肺炎	臥床，肺の拡張低下
心肺機能の低下	長期臥床，運動低下
静脈血栓症	動脈還流鬱滞
起立性低血圧	重力負荷の欠如
知的機能の減弱	知的刺激減少
昼夜逆転	日中の刺激低下，夜間不眠
自立心の低下	過度の干渉，過介護

（安藤富士子，2002[11]一部改変）

4. 運動療法以外のアプローチ

1）住環境整備・住宅改修

住環境の整備において重要なことは，本人のみではなく家族全員が生活している場所であるという認識をすることである．家族の生活を損なうことなく，「介護負担の軽減」，「社会参加・生活の確保」「本人のADL拡大」ができるかどうかをみていく．住宅改修を通して，本人や家族双方の生活の質を高めることが重要である．また，使用している（今後使用予定を含む）福祉用具との兼ね合いも考慮する．そのうえで住環境整備をする必要があると判断した場合には，改修目的を明らかにし，費用の面からも本人および家族が納得したうえで同意を得ることが重要となる．また，住宅改修にあたっては施行業者との話し合いにも，利用者の運動機能の代弁者として参加する．

具体的には本人の居室，居間，台所，食堂，トイレ，脱衣室，洗面室，浴室，廊下，階段の状況と本人の現在の能力，これから期待される能力を見越して整備を進める．特に玄関は外との接点でもあり，どのような方法で外に出て，その後移動手段として何を使うかを考慮する必要がある．

2）社会参加と家庭での過ごし方

社会参加の可否は「生活の質」とも直結する問題でもある．まず，病前と現在の状況を確認する．そして現在の1日および1週間の過ごし方を把握し，職業，家庭での役割，家族背景，受けているサービスを調べる．そのうえで社会参加を促進するために情報提供やアドバイスを行うが，社会参加促進にあたってはその内容が本人の興味を引くか否かが大きなポイントになるため，対象者との十分なコミュニケーションにより，真に本人が望んでいるものを知ることが重要である．さらに同様な障害をもつ人たちのサークルを紹介することは，ピアカウンセリングとしても有益である．

5. 病態生理

ここでは続発性合併症としての廃用症候群を中心に述べる．

1）廃用症候群（続発性合併症）

脳血管障害のように麻痺を伴う場合は，寝たきりにならずとも自発的な動きやADL低下など，行動に制限が出てくる．さらに高齢者では，身体機能の予備能力が低いことに加えて心理的にも脆弱であり，障害克服に向かって積極的に立ち向かう姿勢は乏しい．そこに不適切・不十分なリハビリテーションや環境整備不足，社会的要因などが加わると，容易に寝たきりになりやすい．寝たきりになるとそこから抜け出すことは非常に困難になる．また，脳血管障害者では，発症からの日数が長いほどADLが低下することが示されている[10]．

廃用症候群および長期臥床によって起こりうる合併症を**表7**に示した．

2）関節拘縮

関節と骨は，適度な運動により機能が維持される．滑膜関節には，相対する2つの骨の対応面を覆う関節軟骨とそれらを包む関節包がある．関節

内には滑液があり，関節包の一部が厚くなった靭帯がある．

軟骨は栄養血管を有していないので，関節運動により加圧や減圧を受け，軟骨内部の老廃物を放出し栄養物を補給する．栄養物の補給は滑液が行っている．関節が固定されたり動きが少なくなると，軟骨の物質代謝が低くなり，軟骨細胞の栄養が不十分になる．組織が損傷されると石灰沈着や異所性骨化が生じ，また靭帯も固定しておくとその強さは減少する．加齢の影響を受け制限されやすい関節の動きには，肩関節外旋，足関節背屈がある．

3）筋萎縮

脳血管障害片麻痺では，健側についても筋肉量の低下が認められる．健側の筋力は運動不足により容易に低下し，安静臥床1週間で10～15％，3～5週間で50％低下するとされる．最も早く筋萎縮をきたすのは，下肢と体幹の抗重力筋である．非麻痺側の膝伸展筋で42～63％，ハムストリングスで63～75％との報告がある[12]．

これは，障害のために十分な活動量を維持できず広範な廃用性筋萎縮を起こすものと考えられる．しかし，いわゆる健側の筋萎縮については，活動性が高くても高度に認められる症例もあり，何らかの中枢性の要因も考えられる[13]．中枢性の要因としては，中枢栄養効果の消失，神経原性萎縮，シナプス貫通性変性，シナプス貫通性栄耀効果の消失などが考えられている．

4）褥瘡

褥瘡は，局所における循環障害によって生じる皮膚および皮下組織の壊死である．基礎疾患や全身状態と密接に関連するために，全身疾患としてとらえる必要がある．局所的要因としては圧迫，摩擦，温度，湿度，感染などがあり，全身的には低栄養状態，貧血，知覚・運動麻痺，意識障害，失禁，発熱，脱水，年齢，羸痩等があげられ，局所状況と全身状態が相俟って発生する．

羸痩等，低栄養状態が見られるときは，組織の耐久性が低下し脆弱になっていると考えられるので，Braden Scale（ブレーデン・スケール）を用いて褥瘡発生危険度評価を行う．このスケールは日中のほとんどをベッドで過ごす人に用いるもので，慢性期では2週間ごとに採点する．危険点は，病院入院者では14点，施設入所者で17点とされている．予防としての体位交換，スキンケア，失禁対策，栄耀状態の管理などが必要になる．

5）起立性低血圧

起立性低血圧は，下肢や腹部に静脈血が貯留しすぎることによって循環血液量が減少し，心拍数の減少をきたし，収縮期血圧が下がってしまう状態である．

健常者では，起立時に血圧を自動的に調整する機能が働く．起立すると，腹部，下肢など心臓より下部に血液が移動するが，自律神経の働きによって静脈が収縮し，さらに利内姿勢をとるために，腹筋や下肢筋が緊張し静脈還流を助ける．交感神経反射として心拍数を上げ，下肢等の血管を収縮させ，血圧を正常に維持しようとする．

起立性低血圧は，脳血管障害などの疾患があり，長期臥床をきたすと発現しやすい．廃用による起立性低血圧の原因としては，自律神経反射の低下，1回拍出量の低下，循環血漿量の低下が考えられている．

6）静脈血栓症

長期安静臥床により，血液量が減少する．血液量が減少すると赤血球の減少により血漿量も減少するため，血液粘度を上げ凝固性を高める．さらに安静臥床により，下肢筋肉による静脈のポンプ作用がなくなるので，下肢の静脈のうっ滞を招く．

II．合併症とリスク管理

1．合併症

1）認知症（痴呆）

認知症（痴呆）とは，記憶障害を中心とする症状を呈するが，見当識障害，判断力障害，抽象的思考の障害，失語，失行，失認，幻覚，妄想，せん妄，徘徊，不潔行為，拒食，異食など各種の病

的症状や，問題行動が現れてくる状態をいう．主たる病変部位により，大脳皮質病変と皮質下痴呆に分類される．皮質下痴呆は大脳基底核，辺縁系，間脳，脳幹，小脳など皮質下に限局した病変で，パーキンソン病やハンチントン病，進行性核上麻痺が含まれる．皮質性痴呆として脳血管性痴呆とアルツハイマー型痴呆がある．他に前頭側頭型痴呆，レビー型痴呆がある．脳血管性痴呆では，治療は降圧剤や凝固抑制剤，脳血流改善剤など，脳血管障害の治療に準じる．

一般に認知症患者に対しては生活環境が重視され，以下に示すような対応が基本となる．対象者のかかわる物品の位置や生活パターンを守る，当人を叱責するなど人格を否定するような言動を行わない．可能なかぎり対象者と会話の時間をもち，さらに家庭内や施設での役割を与えることにより存在感を確保する．

2）睡眠障害

高齢者の睡眠は，寝つきが悪い（入眠障害），目覚める回数が多くなる（分断睡眠），深い眠り（徐波睡眠）が少なくなる，睡眠をとる時間が早めにずれる（早寝早起き）といわれ，効率が悪いとされている．原因としては，生理的なものから動脈硬化症や認知症，疼痛，頻尿など病的なものまでさまざまである．病的なものであるかどうかをみるには，まず，昼間の生活観察を行う．意欲低下，日中の居眠り，頭重，倦怠感，イライラと怒りっぽいなどの場合は病的なものとして対処する．

3）意識障害（せん妄）

日常的意識障害としてせん妄がみられることがある．これは，目は開いているのに意識水準は下がっている状態である．日中ボーとして反応が鈍いのに，夕方から夜になると急に元気づいて，一晩中寝ないで騒ぐことがある．

4）心不全

心臓のポンプ機能が低下して，心臓から全身に十分血液を送り出せなくなった状態をいう．急性心不全では，夜間の突然の呼吸困難（起座呼吸），薄い痰，頻脈，尿量減少，下肢の浮腫などの症状を伴うことが多い．慢性心不全は動悸，息切れ，夕方の倦怠感，夜間頻尿，下肢の浮腫等を示す．

5）嚥下困難

脳血管障害やパーキンソン症候群，認知症などにより起こるものは慢性的な経過をたどりやすいが，急速に目立つ場合には食道の通過障害も考えられる．嚥下障害を呈している場合には誤嚥性肺炎，窒息などを起こすことがある．さらに脳循環が障害されている場合は，ときどき意識レベルが下がり嚥下障害を呈することがあるので，食事中は意識が覚醒していることを確認する．

6）心理的荒廃・閉じこもり

高齢者は心身の予備能力が低下しているため，いったん疾患などによりバランスを崩すと，それが新たな疾患や障害を引き起こす．慢性疾患や慢性の障害があると心理的にも不活発になり，意欲の低下，社会生活の狭小化，抑うつが起こる．脳血管障害者など高齢者の抑うつは食欲低下，脱水の原因となり，さまざまな身体疾患の原因となるとともに，「閉じこもり」を誘発し，身体的廃用による日常生活動作能力の低下をきたす．

7）脳血管性うつ病

動脈硬化が基礎になって出現することがある．意欲低下が著しく，不定愁訴が多い，認知障害を伴う，睡眠障害，食欲不振，仮面様顔貌，悲観的，不安が強い等の症状が出る．また体のだるさややる気のなさを訴えることもある．自殺願望も出やすい．また，高齢者のうつ病は認知症に至る頻度が高いが，認知症とうつ病との鑑別診断，および適切な薬物治療が重要である．

8）肩手症候群

肩の痛みを伴う運動制限で，手の腫脹，拍動性の自発痛，中手指関節屈曲制限がみられる．痛みにより誘発された交感神経の異常興奮によるものとされている．痛みの原因としては，肩甲骨の動きを無視した肩関節の無理な可動域練習や更衣動作があげられる．治療法としては星状節ブロックなどがある．

2. リスク管理

一般にリスクといわれるものは，医療および利用者管理における事故にとどまらず，利用者からの苦情，個人情報の漏洩や流出，収益減少など多岐にわたる．介護老人保健施設利用者の事故で最も多いのは転倒・転落で，事故内容別発生比では73.3％を占める．次いで，外傷，誤嚥，誤飲，離施設となっている[14]．

これら事故を起こさないための予防的措置としての環境整備，業務見直し，職員教育が重要となる．そのために，事故には至らなかったが普段業務で感じた危険を「ひやり・はっと報告」することが多くの施設で義務づけられ，それを分析することによりリスクを未然に防ぐ努力がなされている．ここでは脳血管障害者における事故について説明する．

1）転 倒

高齢者の転倒は容易に骨折を引き起こし，それにより寝たきり状態に陥りやすい．術式にかかわらず，53％が骨折以前の歩行能力を獲得できないとの報告もある[14]．また，療養型病床群における1年間の調査では，転倒者は22.2％，そのうち骨折は8.8％との報告がある．転倒者の主病名は脳血管障害で，41.5％としている．転倒場所はベッドサイド，廊下，トイレが85％を占めている．また環境因子がその原因としているのは26.8％で，車いすのブレーキかけ忘れ，ドアやいす，机，枕頭台の固定不足があげられている[15]．

環境整備はもちろんであるが，利用者側の要因，サービスシステムの見直しも含めてリスクを回避し，利用者の生活の質を上げるように検討する．

2）誤 嚥

脳血管障害により嚥下障害を引き起こすことは知られているが，維持期では加齢による嚥下困難も念頭に入れ，当初の障害に嚥下障害が含まれていなくとも注意をする必要がある．

誤嚥は，嚥下機能の低下により食塊が気管に流入することであるが，これが肺炎を引き起こす危険がある．食事介助をする場合は飲み込みを確認し，食事介助を必要としない場合でも食事時間の延長，食事中のむせや咳き込みに注意する．食後は，すぐに臥位をとらせると胃から逆流して窒息にも通じ，生命の危険があるので，2時間程度は上体を起こし座位をとらせるようにする．また，食物をよく噛まずに飲み込み窒息する場合もあるので，食事介助が必要でない場合でも食事中の観察は必要である．

3）誤飲，異食

認知症ではなくても誤飲・異食の危険がある．その多くは視力低下，嗅覚低下，味覚低下によるものである．脳血管障害者は高齢であることが多く，嗅覚，味覚等の感覚低下も認められることが多く，認知症を伴っていることも多い．認知症により誤飲・異食の危険がある場合も含め，食卓および食膳には食物と紛らわしいものを置かない配慮が必要である．

III．介護保険制度のなかでの理学療法

介護保険制度では，理学療法は「リハビリテーション」として位置づけられ，呼ばれている．この「リハビリテーション」には作業療法，言語療法も含まれる．また，維持期の脳血管障害者の理学療法施行にあったては，多くの対象者が介護保険制度での要介護者であるので，介護保険制度の概要を知る必要がある．

1. 介護保険制度の概要

介護保険制度は2000年（平成12年）に施行され，2006年（平成18年）に改正された．社会全体で高齢者の介護を支え合うという目的に沿って社会保険方式で運営され，その大きな特徴は，利用者の立場に立って介護サービスの提供を行う制度として，介護支援サービス（ケアマネジメント）が位置づけられたことである．

医療保険法においては基本的に利用者の自由意志で利用医療機関を選択することが可能であり，治療費用の上限は特に定められていない．しかし，

表8　在宅サービスの上限額（1カ月）

要支援1	49,700円	
要支援2	104,000円	
要介護1	165,800円	
要介護2	194,800円	
要介護3	267,500円	
要介護4	306,000円	
要介護5	358,300円	
福祉用具購入費	100,000円	1年間
住宅改修費	200,000円	1軒あたり

表9　介護保険法に定める特定疾患

1	初老期認知症	9	慢性閉塞性肺疾患
2	脳血管疾患	10	変形性関節症
3	筋萎縮性側索硬化症	11	関節リウマチ
4	パーキンソン病	12	後縦靭帯骨化症
5	脊髄小脳変性症	13	脊柱管狭窄症
6	シャイ・ドレーガー症候群	14	骨粗鬆症
		15	早老症
7	糖尿病性疾患	16	癌末期
8	閉塞性動脈硬化症		

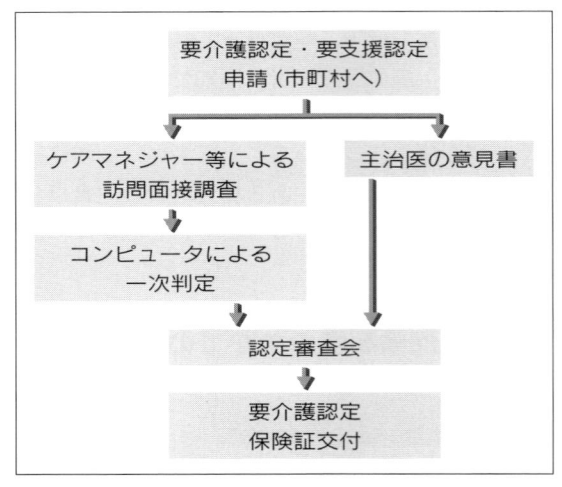

図2　介護申請から認定までの流れ

介護保険制度では，利用するには要介護者および要支援者として認定を受ける必要があり，認定されても6カ月ごとに更新しなければならない．さらに，介護度に応じて利用限度額（表8）が定められている．介護保険サービスには施設サービスと在宅サービスがあり，このなかから要介護度に応じてサービスを選択する．

1）保険者

介護保険の運営主体（保険者）は，市町村・特別区（東京23区）で，都道府県，医療保険者，年金保険者が重層的に支えあう仕組みとなっている．

2）被保険者

介護保険に加入する被保険者は，その市町村内に住所のある40歳以上のすべての人が対象となる．65歳以上の第1号被保険者と64歳以下40歳以上の第2号被保険者があり，第2号被保険者で受給権者となる特定疾病は，政令により表9のように定められている．

3）申請から認定まで

被保険者がサービスを受けるには，介護が必要であるという「介護認定」を市町村に申請することから始まる．申請から認定までの流れを図に示すが（図2），従来の社会福祉制度と異なるのは，被保険者の心身の状況を中心に評価する点であり，被保険者の経済・家族状況は判断材料にならないことである．

介護認定審査会は，保健・医療・福祉の学識経験者より構成され，一次判定結果（コンピュータ判定）を原案として，主治医意見書，訪問調査の特記事項の情報を加え，最終判定（二次判定）を行う．

4）介護サービス計画（ケアプラン）

介護保険では介護サービス計画（ケアプラン）に添ってサービスが提供される．市町村，居宅介護支援事業者が利用者の自己決定を支援するために，幅広く介護サービスに関する情報の提供を行うとしている．

利用者は居宅介護支援事業者に依頼して，心身の状況や希望を勘案したうえで，介護サービス事業者等との連絡調整を行ってもらい，居宅サービス計画（ケアプラン）を作成してもらい，利用するサービスの種類や内容を決める．これは利用者

みずからが作成することもできるが，利用者が作成する場合には作成のみならず調整や利用状況の管理も行わねばならない．施設利用の場合は，施設に従事する介護支援専門員が「施設サービス計画」（ケアプラン）を作成する．

5）保険給付の種類

介護給付とは要介護者に対して行う法定の保険給付であり，介護保険では現金ではなく「サービスの利用」という現物給付で行われる．サービス内容は**表10**に示すが，このほかに予防給付，市町村特別給付がある．予防給付は，要支援者に対して行う法定の保険給付であり，内容は介護給付と同様であるが，施設給付と認知症対応型共同生活介護が含まれない．市町村特別給付は，当該市町村の条例で定めるところにより行う市町村独自の要介護状態の軽減もしくは悪化の防止または予防に資する保険給付である．

2. 介護老人保健施設でのリハビリテーション

介護保険法の目的の一つは自立支援であり，介護老人保健施設での目標も自立支援，家庭復帰である．さらにリハビリテーション施設として位置づけられている．近年はリハビリテーションマネジメント加算に加え，短期集中リハビリテーション加算や個別療法が認められ，リハビリテーションの内容も充実してきており，医療施設との連携も進んできている．医療施設から在宅への中間施設として，今後の発展が期待できるところである．

入所は6カ月間とされている．また，施設サービス計画は介護支援専門員を中心とした担当スタッフで利用者一人ひとりに作成せねばならない．同様に，リハビリテーション総合実施計画の作成も義務づけられている．

1）施設の利用
（1）入所条件

要介護度Ⅰ〜要介護度Ⅴの判定を受けた者が入所可能である．

表10 介護保険サービス（2000年4月）

居宅サービス	訪問介護 訪問入浴 訪問看護 訪問リハビリテーション 居宅療養管理指導 通所介護（デイサービス） 通所リハビリテーション 短期入所生活介護（ショートステイ） 短期入所療養介護（ショートステイ） 痴呆対応型共同生活介護（グループホーム） 特定施設入居者生活介護 福祉用具貸与 福祉用具購入（1年間につき10万円） 住宅改修費（原則として利用1回20万円まで） 居宅介護支援（ケアマネージメント：利用者負担なし）
施設サービス	介護老人福祉施設（特別養護老人ホーム） 介護老人保健施設 介護療養型医療施設 　療養型病床群 　介護力強化病院 　老人性痴呆疾患療養病棟

（2）入所から退所までの流れ
① 入所前評価

入所希望があると自宅や入院先等の滞在先に介護支援専門員やスタッフが出向き，面接して入所前評価を行う．ここでは主として障害の程度，ADL状態，介護者の状況，本人の意思，家屋構造などをみる．その評価をもとに入所判定会議を開き，入所の可否を決める．

② 入所時評価

入所すると入所前評価との差異を修正し，入所者の同意を得て施設サービス計画を作成する．それに則って，ケア目標やケア方法などにつき担当スタッフの総意を得る．

③ 施設サービス計画作成（ケア会議）

入所時に作成した施設サービス計画に則り，理学療法等も進めていくが，そのなかでより詳細な評価を行い，改めてケア会議を開き施設サービス計画を作成する．

表11 リハビリテーション実施計画書

④ 理学療法（リハビリテーション）

施設サービス計画に則り，リハビリテーション実施計画書（**表11**）を作成し，理学療法やケアを進めていく．そこで個人に適切な理学療法を行い，家庭復帰や自立支援を目指す．

⑤ 施設サービス計画見直し（入所継続判定会議）

入所後一定期間を過ぎると，施設サービス計画の見直しや入所継続についての判定会議を行う．会議で家庭復帰が見込めれば退所となる．

⑥ 退所前家庭訪問および外泊チェック

退所が決まったら家庭訪問を行う．目的は，対象者が家庭でも生活の質の維持や機能維持ができるように，家族への介護指導等を行うことや，家屋改造および福祉用具の必要性をみることである．外泊を行った場合にも日常生活活動を中心に家庭での状況をチェックし，家族指導や家屋改造

の必要性，福祉用具の活用などを考える．同様に，介護保険の在宅サービスの必要性も考慮する．

　⑦　退所時指導

　家庭訪問および外泊で得た情報をもとに，家庭生活における助言を本人および家族に行う．また，地域支援組織へその情報を伝達すると同時に，利用者に対してはそれらの利用方法を示す．

　⑧　退所後指導

　家庭復帰後の対象者および家族の状況をチェックすると同時に，家屋改修を行った場合には実施状況，利用のされ方などチェックする．

2）理学療法（リハビリテーション）の内容―要介護高齢者の特質とケア方針―

　「要介護状態」の高齢者の場合，生活の活動性が低く，現疾患に基づく機能障害のほかに廃用性の機能低下が普遍的に存在していると考えられる．そのため器質的な病変に加えて，活動性の低下，筋力・心肺機能など体力の低下をきたしている．さらに，身体の運動そのものを忘れてしまっているようにみえる人々もみられることなどが，介護老人保健施設のリハビリテーションの主要な課題となっている．そこで，理学療法の基本的な方針として以下のものがあげられる．

　①　日常生活での活動性を高める
　②　起立・移乗動作の改善
　③　移動能力向上
　④　排泄行為の自立および介助軽減
　⑤　嚥下障害の改善
　⑥　認知症症状の緩和
　⑦　身体運動の再学習

3）利用者および障害への取り組み方

（1）医療モデルから生活モデルへの転換

　高齢者には原疾患による障害に加え，慢性疾患や通常の老化による身体機能の低下がみられる．また，その障害は原疾患に加え，心理，環境，社会的関係などの要因が複雑に絡み合った，いわゆる「生活障害」である．したがって，身体の機能や能力の障害をとらえ改善するといった医療モデルでの「身体障害」から，生活を主体としてとらえる「生活障害」へと意識を転換する必要がある．

（2）理学療法的視点をもったケアプランへの関与

　介護保険では，入居者個々の施設サービス計画（ケアプラン）作成を義務づけている．施設内で理学療法を効果的に実施するためには，ケアプランと理学療法プログラムの整合性を図り，定められた目標をチームアプローチできる体制づくりが必要不可欠ではある．しかし一般には"自立のための介護"に慣れていないため，そのプランは"お世話のためのプラン"に陥りやすい．したがってケアスタッフの一員として関与するのはもちろんであるが，理学療法（士）の視点を積極的に取り入れ，いかにリハビリテーションケアが行われるかが重要となる．

4）他職種との協調および共同的役割

　介護保険では，前項で述べたように入居者個々の施設サービス計画（ケアプラン）作成を義務付けており，理学療法もケアプランとの整合性が必要となる．また，医療機関との相違点として，治療中心ではなく，生活機能の維持，改善の観点から評価し，継続的なサービスの質の向上へとつなげることが求められる．そのためにも入居者への生活の介入や施設全体への働きかけに対するスタッフ全体との共同的役割が理学療法士にも求められる．平成18年から導入されたリハビリテーションマネジメントにはその考えが反映されている．

（1）リハビリテーションマネジメント

　利用者の状況を的確に判断し，適切なリハビリテーションを実施するために，医師，理学療法士，作業療法士をはじめとする関連スタッフが協同して，情報収集，アセスメント，カンファレンス，計画作成，利用者への説明・同意，計画実施終了前カンファレンスの施行，終了後の情報提供を行うものである．これらの一連の手順を施設は定めなければならない．入所2週間以内に利用者への説明・同意を行う．

（2）生活に視点をおいた理学療法アプローチの介護職との共有

　理学療法士は，リハビリテーションマネジメントのなかの理学療法アプローチが対象者の何を改善し，生活のどの部分へ働きかけるのかを，他職種にも明確に説明する必要がある．他職種はこの

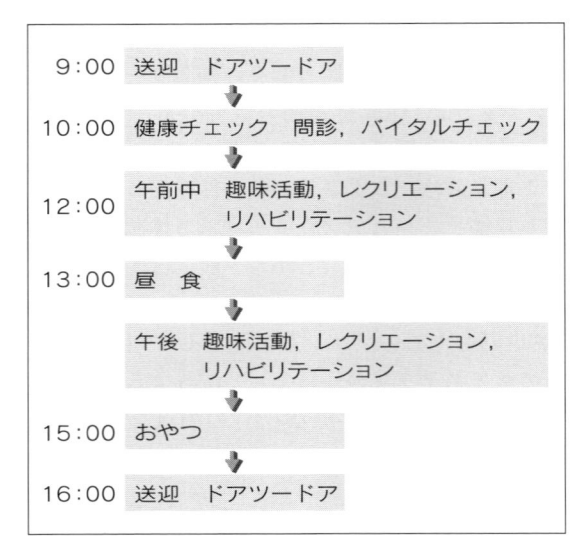

```
 9:00  送迎  ドアツードア
          ↓
10:00  健康チェック  問診,バイタルチェック
          ↓
12:00  午前中  趣味活動,レクリエーション,
             リハビリテーション
          ↓
13:00  昼食
          ↓
       午後  趣味活動,レクリエーション,
             リハビリテーション
          ↓
15:00  おやつ
          ↓
16:00  送迎  ドアツードア
```

図3 通所リハビリテーションの標準的なスケジュール
入浴,トイレ誘導,水分補給はこれらの合間に行われる

点が一番知りたいからである.それにより理学療法の内容を理解してもらい,理学療法士と他のスタッフが目標を共有することができ,利用者の自立促進および機能低下を予防し維持・改善が図られる.他のスタッフと目標を一つにして利用者に働きかけることは,施設の中で数少ない職種である理学療法士にとって,理学療法効果をより高めるために重要なことである.

その意味からも,プログラムはリハビリテーション室のみで行うのではなく,むしろ対象者が実際に生活する場において積極的に行われるべきである.さらに施設内で行われるさまざまなアクティビティや行事にも,理学療法士としての視点から積極的に介入する必要がある.

3. 通所リハビリテーション(デイケア)での理学療法

1) 通所リハビリテーションとは

通所リハビリテーションとは介護保険サービスの一つで,介護老人保健施設,病院,診療所などの医療機関の通所リハビリテーション事業所に日帰りで通い,そこで心身機能の維持・回復や入浴,食事の提供など日常生活自立支援のためのリハビリテーションを包括的に行うものである.利用対象者は要支援・要介護者で「自宅療養中の人」「虚弱者」「寝たきりの人」「認知症者」であり,介護保険法施行前はデイケアと呼ばれていた.

医師の診療に基づく計画的・医学的管理のもとで,専門職スタッフによって理学療法,作業療法が行われる.また,理学療法士や医師,看護職員などが共同して利用者ごとの個別リハビリテーション計画を作成して個別リハビリテーションを行った場合は単位が加算されるなど,リハビリテーション機能を重視している.

2) 通所リハビリテーションでの利用者の過ごし方と特性

一般的には週2回程度の利用で,施設内ではリハビリテーション(機能訓練)のほかに入浴,食事などのサービスがある(**図3**).通所リハビリテーションの対象者は「寝たきり者」から「認知症者」および要支援から要介護Vまでと,障害の範囲も程度も幅広いという特徴がある.また,おおむね20〜30名の定員であることが多い.

3) 通所リハビリテーションでの理学療法

このような多様な利用者に,より効率的かつ利用者全員の利益になるような働きかけが求められる.そこで,個別理学療法と集団体操を組み合わせて行われるのが一般的である.

集団体操というと,親しみやすい曲,たとえば歌謡曲だとか童謡に合わせた体操のみを思い浮かべがちである.それは利用者のなかに認知症者が含まれているために,認知症者の記憶に残っている音楽と組み合わせて認知症者でも行える簡単な体操が取り入れらたものである.

身体機能は,加齢により徐々に低下する.適切な運動により,心臓,肺,骨格筋をはじめ身体のあらゆる組織や器官に刺激を与え,機能の維持・向上を図ることが必要であるが,それを集団体操として行う場合には以下の注意が必要となる.

利用者全員ができるものを考え先に述べたような方法をとると,必然的に強度は低く,安易な運動になりやすいので,運動部位,難易度,強度別に幾つかの運動パターンを考えておく(**図4**).一つのパターンを10分程度で終了するようにし,

パターンの組み合わせや，参加する対象者を選択することで，よりきめ細やかな運動指導ができる．

4）要支援・要介護Ⅰの利用者への予防的取り組みの重視

国が進める「21世紀における国民健康づくり運動」（健康日本21）をはじめとする施策のなかで，健常老人を対象としての介護予防（例：生活習慣病予防や転倒予防など）のみならず，要支援者，および要介護度Ⅰの軽度介護必要者の重度化をいかにして防ぐかが，問題としてあがってきている．このことについて，通所リハビリテーションには「介護をする」という姿勢から「介護からの脱却」に向かうことが，今後求められてくる．そのような状況では，理学療法の運動療法的アプローチはますます重要となろう．

4. 在宅での理学療法（訪問リハビリテーション）

1）訪問リハビリテーションとは

訪問理学療法がかかわる領域は，「訪問リハビリテーション」と「訪問看護」のなかのリハビリテーションサービスであり，この2つは介護保険による介護報酬として支払われるものである．訪問理学療法ではなく訪問リハビリテーションという名称は，理学療法，作業療法，言語療法などを包括的にリハビリテーションとして行政がとらえていることによる．訪問リハビリテーションは，具体的な方法と提供する技術からみて，おおよそ以下に示す3つに分けられる．利用者の健康と障害の程度に応じて，これらを別個にまたは同時に提供していく．

① 社会参加の促進：閉じこもりがちな障害者・高齢者に対し，社会参加を促進すること．

② 積極的な理学療法：自立性・活動性の獲得を目指し，機能回復・機能維持のための理学療法で，医師と連携しながら機能の回復と維持，体力の増進を図っていくもの．

③ 家庭でのADL自立支援：家庭でのADL指導・訓練，家屋改造・福祉用具等の環境整備・機器の利用に関する指導・助言，および家族等介護

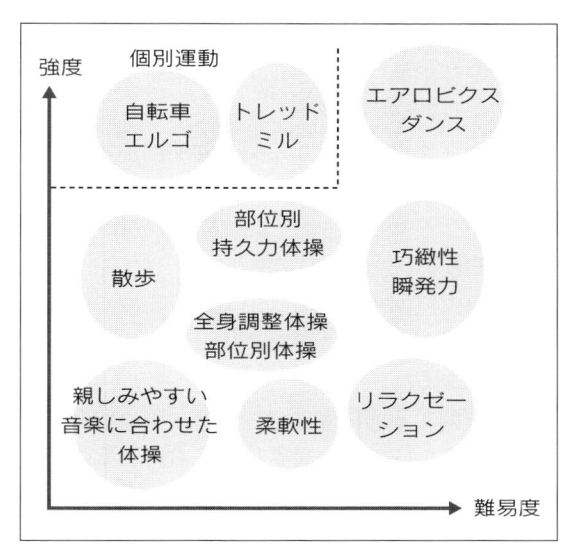

図4　集団体操の強度と難易度

者に対するADL介助・介護方法の指導である．

2）訪問リハビリテーションの留意点

在宅者に対する生活支援では訪問リハビリテーションもチームアプローチとして実施されるべきものであり，フォーマル，インフォーマルにかかわらず多様な社会資源を有効に活用することによって可能となる．理学療法士はそのなかでどのような専門的機能を分担すべきかについての認識は，訪問して理学療法を実践するにあたり大変重要なことである．

理学療法士は専門家としての機能のほかに，ゼネラリストとしての全人的支援の視点が不可欠となる．全人的支援のためにはチームワーク，ケアマネジメント，リハビリテーションの流れおよび対象者を取り巻く活動システムのなかで役割を分担するという，いわゆるリハビリテーション支援の基本的技法が必要である．病院等医療機関においても理念は同じであるが，地域を基盤として展開されるためにより情報交換や役割分担が重要になる．

訪問理学療法の専門的機能として以下のものがあげられる．

① リハビリテーション支援者としての専門的機能．

② 姿勢・起居・移動・移乗動作のエキスパー

トとしての専門的機能．
　③　身体機能に適合した生活環境プラン作成者としての専門的機能．
　④　残存機能を活用した個別的生活イメージを提供できる専門的機能．

3）在宅での評価と理学療法

限られた時間のなかで評価を行うので，要領よく行う必要がある．そのためには以下のことがポイントとなる．

　①　訪問する前にケアマネジャーや訪問看護師など他職種からの情報を整理し，おおよその問題を把握しておく．

　②　家族および本人からの聞き取りを大事にする．限られた時間であるので，最初は家庭での生活指導や運動指導に必要なことを把握する．

　③　実際の生活動作を観察することにより生活動作の確認を行う．たとえば，トイレ動作を実際に使用している家庭のトイレで行ってもらい観察するなどである．

これらにより，障害と在宅生活の関連を分析し，できるADL，しているADLを整理し，生活動作指導および運動機能への働きかけの具体的なプログラムを作成する．

4）生活評価

対象者のニーズは生活全般にわたっている．それらは家族問題であったり，経済問題であったり，社会参加であったりと幅広い．これには理学療法士のみがかかわるのではなく，対象者を取り巻く専門家チームとして参加することが必要である．

そのためにも，対象者および家族の生活時間構造，外出頻度，睡眠・栄養状態をはじめ，対象者および家族からの聞き取り情報をチームとして共有していく姿勢が重要である．それにより，チームとして対象者のQOLを高めた在宅生活を支援していくことができる．

5）在宅でのリスク管理

訪問して理学療法を行う場合，バイタルサインの確認は必須である．また，前回訪問からの心身状態の変化について家族，本人および他職種から情報を得る．状況が急変した場合の連絡先，対処法などもチームで確認しておくことも重要である．

運動指導やADL指導，介護指導において理学療法士がいない場面で行う，いわゆる家族指導や自主トレーニングでは，誤った方法による特に転倒，疼痛の出現，変形の増強，意欲の減退を避けるためにも，本人，介護者の能力に応じた安全な方法を指導する．

（牧田光代）

参考文献

1) 平成9年度厚生省保健推進事業：維持期におけるリハビリテーションのあり方に関する検討委員会報告書．1997．
2) 青木詩子ほか：慢性期片麻痺患者の非麻痺側膝伸展筋力と歩行能力の関連．総合リハ，**29**(1)：65-70, 2001.
3) 岡本五十雄ほか：70歳以上の脳卒中片麻痺患者の非麻痺側膝伸展筋力と機能障害，能力障害，脳CTスキャンで両側病変を除いての検討．北海道リハビリテーション学会雑誌，**31**(4)：15-19, 2003.
4) 山田純生ほか：脳卒中に対する体力科学的評価とトレーニング．PTジャーナル，**37**(2)：654-660, 2003.
5) 竹内孝仁：介護予防・自立支援とパワーリハビリテーション．パワーリハビリテーション（介護予防・自立支援・パワーリハビリテーション研究会編），第1版，医歯薬出版，東京，2002，6～19.
6) 21世紀リハビリ研究会：寝たきり老人を歩かせる．第1版，シビル出版，神奈川，1996，12-61.
7) 聖マリアンナ医科大学病院リハビリテーション部作業療法科：脳血管障害．OT臨床ハンドブック，三輪書店，東京，1999，21～22.
8) 藤島一郎：嚥下障害とリハビリテーション．呼吸，**21**(11)：989-994, 2002.
9) 青柳幸利：高齢者では歩行能力が体力の代表．Geriatric Medicine, **40**(2)：237-240, 2002.
10) 高橋龍太郎ほか：廃用症候群の予防とリハビリテーション効果．日老医誌，**40**(3)：237-239, 2003.
11) 安藤富士子：寝たきり，閉じこもりにおける身体的廃用と心理的荒廃．老年精神医学雑誌，**13**(4)：387-395, 2002.
12) 大川弥生：脳卒中片麻痺患者の廃用性筋萎縮に関する研究―健側の筋力について．リハ医学，**25**：143-147, 1988.
13) 岡崎哲也ほか：廃用性筋萎縮の病態と臨床．総合リハ，**30**(2)：107-112, 2002.
14) 介護保険制度と介護老人保健施設のあり方に関する研究事業報告書II―介護保健施設におけるリスクマネジメントのあり方に関する調査研究―．全国老人保健施設協会，2002.
15) 中村利孝：骨折とその管理．日老医誌，**40**(5)：234-236, 2002.

I. 疾患別理学療法

2. 変性疾患
―筋萎縮性側索硬化症―

I. 病態生理 [1〜7]

　筋萎縮性側索硬化症(Amyotrophic Lateral Sclerosis：a＝ない，myotrophy＝筋の栄養，lateral＝側索，sclerosis＝硬化：ALS)は，脊髄に主座をもつ神経変性疾患の一つである．他の神経変性疾患としては，大脳皮質に主座をもつAlzheimer病，大脳基底核に主座をもつパーキンソン病，小脳に主座をもつ脊髄小脳変性症などがある[1]．

　またALSは，大脳皮質運動野から脊髄側索錐体路を下行する上位運動神経と脊髄前角や脳幹運動核から骨格筋へ向かう下位運動神経の両方あるいは一方が選択的かつ慢性進行性に変性脱落する運動神経疾患の一つであり，ALSでは両者が侵される．下位運動神経障害のみを示す変性疾患としては，脊髄性進行性筋萎縮症(spinal progressive muscular atrophy：SPMA)があり，上位運動神経障害のみを示す変性疾患として原発性側索硬化症(primary lateral sclerosis：PLS)がある[7]．

　上位運動神経が変性すると，大脳皮質運動野の細胞が脱落し，皮質橋路・皮質延髄路や皮質脊髄路(側索)の神経線維が減少しグリア細胞が増生する(硬化)．下位運動神経が変性すると，脳幹運動神経核と脊髄前角細胞の変性脱落がみられる．またそれに伴い，骨格筋線維も萎縮し壊れる[2]．

　ALSは，1869年にCharcotとToffroyによって初めて記載されて以来現在まで130年以上も経過しているが，原因は不明であり，有効な治療法は確立されていない[5]．有病率は人口10万人あたり2〜7人で，人種にかかわらずほぼ同程度である．男女比は約2：1で，やや男性に多い，50〜60歳代の初発が大部分だが，約10％は40歳以下で発病する．

　ALSの5〜10％は常染色体優性遺伝性であり，この家族性(遺伝性)ALSの20％については，Cu/Zn superoxide dismutase (SOD)遺伝子変異が報告されている．一方ALS全体の90〜95％を占める孤発性ALSの原因については，グルタミン酸過剰，神経栄養因子欠乏，中毒，自己免疫，ウイルス説などいろいろな研究が盛んであるが，いまのところ特定されていない[2]．

II. 症　状 [2〜7]

　初発部位は上肢が50〜60％と多く，口腔内と下肢がそれぞれ20〜25％で次ぐ．まれに呼吸不全から発症することもある．症状は通常一側から始まり，両側性になりやがて全身に及ぶ．2〜4年で呼吸不全が進行し，呼吸補助なしでは肺炎や窒息で生存困難となることが多い．上位運動神経徴候(錐体路徴候)としては痙縮，腱反射亢進，病的反射，仮性球麻痺があり，下位運動神経徴候(前角細胞徴候)としては筋萎縮，筋力低下，線維束性収縮(fasciculation)などがある．

　また延髄に起始する下位脳神経(舌咽神経，迷走神経，舌下神経)の運動麻痺を球麻痺と呼び，主な症状としては構音障害，嚥下障害，上気道閉塞などがある．呼吸筋の筋力低下のため拘束性肺胞低換気となり，発声や咳嗽も困難となる．これに球麻痺が加わると気道が狭くなり，閉塞性肺胞低換気も合併する．

　早期からは出現しない症状として，眼球運動障害，膀胱直腸障害，他覚的知覚障害，褥瘡，小脳

症状があげられるが，長期の経過ではこれらの一部が認められることがある．認知症や錐体外路症状など他の神経疾患の症状を合併する例も存在する．

III．検査・診断・治療[2~8]

1）検査

MRIのT_2強調画像で錐体路が通る内包後脚に高信号を，大脳皮質運動野で低信号を認める．SPECT（脳血流シンチグラフィー）で大脳皮質運動野の血流低下を呈する．針筋電図で筋収縮時に放電量の減少，高振幅電位，多相性電位を，安静時に脱神経電位（線維束自発電位：fasciculation potential，線維自発電位：fibrillation potential）を認める．筋生検では，群集萎縮の神経原性変化がみられる[5]．

2）診断

1992年厚生省特定疾患神経変性疾患調査研究班による診断基準があり，2001年に改変されている．詳細はALS治療ガイドライン（http://www.neurology-jp.org/guidelinem/als_index.html/）を参照していただきたい．

この診断基準を満たすものは確実例と考えられているが，治療のためより早期に診断する目的で，1994年の国際神経学会でエル・エスコリアル（スペインのEl Escorial）基準が提唱され，1998年に改訂されている．この基準の特徴は，ALS診断の確実性を確診（definite），可能性大（probable），可能性あり（possible），疑い（suspected）の4段階で規定したことである．基準のポイントとしては，上位運動神経徴候と下位運動神経徴候，そして疾患の進行性が認められることと，それぞれの徴候を身体の4領域（脳幹，頸髄，胸髄，腰仙髄）で評価することである．各段階の基準は，「確診」は3領域で上位徴候＋下位徴候あり，「可能性大」は2領域で上位徴候＋下位徴候あり，「可能性あり」は1領域で上位徴候＋下位徴候または2~3領域で上位徴候あり，「疑い」は2~3領域で下位徴候が認められる，である[2]．

3）治療

有効な治療法はないとされているが，薬物療法としては，リルゾール（商品名：リルテック®；グルタミン酸による興奮毒性を抑えて運動神経の障害を防ぐ，症状の軽減や改善は認められないが病勢の進展を抑制する）や，インスリン様神経成長因子などがある[2]．また治療的電気刺激（therapeutic electrical stimulation：TES）が有効であったとの報告もある[8]．リハビリテーション（理学療法）については後述する．

IV．理学療法

ALSの特徴は，全身の"すべて"の随意筋が"進行性"に筋力低下を起こすということである．"すべて"とは，四肢のみならず体幹・頸部も呼吸筋も舌筋も顔面筋も筋力低下を起こし，やがて眼球も動かなくなることがあるということである．そして全くアウトプットのない（totally locked-in state：TLS）状態になることもある．"進行性"とは，昨日できたことが今日できないというように，他の神経変性疾患（パーキンソン病や脊髄小脳変性症など）に比べても機能低下の速度が非常に早い場合が多い．週単位で日常生活（ADL）が低下していく場合もあり，ALS患者は日々喪失の体験をしながら気持ちの整理がつかないままに時間が過ぎていくこともある．障害が固定されないということで，理学療法の目標をどう考えたらいいのだろうか？　科学的な根拠に基づいた理学療法はできるのだろうか？

日々，ALS患者と接している理学療法士（PT）のかかわりについて，以下のように考えている．①患者は理学療法を含めリハビリテーションに期待し，心のよりどころにしている場合が多い．②PTは患者の体に直接触れることができ，身体的・精神的苦痛を緩和する手技を多数持ち合わせている．③筋力低下に伴いADLが低下していく過程で，理学療法は最大限に生活の質を維持向上するような対応策をもっている．④あきらめずに常に前向というリハビリテーションの精神が，患者に勇気と希望を与えている．

1. 評 価

身体的側面，生活関連行為など多くの評価があるが，全身性，進行性を考慮して評価を進める．進行していく過程で重要な評価が異なるので，対応の遅れがないように評価のポイントを絞る必要がある．評価が過負荷とならないように注意し，日常の理学療法のなかで評価していく．

以下に具体的な評価について概説する．

1）患者・家族からの情報

患者・家族が困っていることや苦痛に思っているところ，また希望を把握する．病気をどう理解しているか，また今後のことをどう考えているかを，本人・家族の言動からも評価する．自宅でのADLや生活環境についても情報を得る．

2）他部門からの情報

主治医からは，病状や入院目的，治療内容，そして病気についてだれにどの程度まで説明しているか，本人や家族がどう理解しているかなどを確認する．看護部門からは生活状況や生活態度，また家族の協力度などの情報を得る．現病歴，既往歴，家族構成，生活歴，職歴などの一般的な情報を，医師および看護カルテ等より収集する．

3）評価表（スケール）

ALSのための評価表はさほど多くないが，代表的なものとしては，厚生労働省特定疾患研究班による重症度分類（表1），Norris Scale の改訂日本版[3]，ALSFRS-R日本版（表2）[9]などがある．他にも，Barthal Index や Functinal Independent Measure（FIM）などを使用するときもある．

4）身体の評価

（1）筋　力

まずおおよその筋力を全身くまなく評価する．数回の最大筋収縮で筋力低下をきたす場合もあるので，何回も繰り返さないように注意する．また全身を1回ですまそうとすると疲労をきたすので，数日に分けて行う．徒手筋力検査（MMT）で

表1　重症度分類

Stage 1	一つの体肢の運動障害，または球麻痺による構音障害がみられるが，日常生活，就労に支障はない
Stage 2	各体肢の筋肉（4）・体幹の筋肉（1）・舌・顔面・口蓋・咽頭部（1）の6部位の筋肉のいずれか1つまたは2つの部位の明らかな運動障害のため，生活上の不自由があるが，日常生活，就労は独力で可能
Stage 3	上記6部位の筋肉のうち3以上の部位の筋力低下のために，家事や就労などの社会的生活を継続できず日常生活に介助を要する
Stage 4	呼吸，嚥下，または座位保持のうちいずれかが不能となり，日常生活すべての面で常に介助を必要とする
Stage 5	寝たきりで，全面的に生命維持装置が必要である

（厚生労働省特定疾患神経変性疾患調査研究班）

評価することが多いが，わずかな筋力低下ではむしろ動作の変化（たとえば，前日より立ち上がりが困難になった，ナースコールの押し方が変わったなど）で評価できる場合がある．

病初期の段階では，筋持久力や全身の耐久性も評価できるが，過負荷とならないように注意する．末期になるとわずかな筋力でもコミュニケーションに利用できるので，細かい筋（手指，足趾，頸部，下顎，顔面，舌，外眼筋など）の評価が大切となる．

（2）可動域

おおよその可動域（ROM）を検査する．大切なことは，その制限の原因をつかむことと，ADLでどのような支障があるかを評価することである．原因としては，筋力低下，不動，痛み，痙性などから筋の短縮や拘縮が起こり，ROMが低下することが多い．ROMも筋力と同様に全身くまなく評価する必要がある．たとえば，末期になると下顎の可動性があればナースコールに利用できたり口腔ケアに有効であるので，四肢以外のROMもときには重要である．

（3）呼　吸 [10〜15]

呼吸機能の評価項目を表3に示した．他の検

表2 ALSFRS-R (Japanese version)

言語
- 4. 会話は正常
- 3. 会話障害が認められる
- 2. 繰り返し聞くと意味がわかる
- 1. 声以外の伝達手段と会話を併用
- 0. 実用的会話の喪失

唾液分泌
- 4. 正常
- 3. 口内の唾液はわずかだが，明らかに過剰（夜間はよだれが垂れることがある）
- 2. 中程度に過剰な唾液（わずかによだれが垂れることがある）
- 1. 顕著に過剰な唾液（よだれが垂れる）
- 0. 著しいよだれ（絶えずティシュやハンカチを必要とする）

嚥下
- 4. 正常な食事習慣
- 3. 初期の摂食障害（時に食物を喉につまらせる）
- 2. 食物の内容が変化（継続して食べられない）
- 1. 補助的なチューブ栄養を必要とする
- 0. 全面的に非経口性または腸管性栄養

書字
- 4. 正常
- 3. 遅い，または書きなぐる（すべての単語が判読可能）
- 2. 一部の単語が判読不可能
- 1. ペンは握れるが，字を書けない
- 0. ペンが握れない

摂食動作（胃瘻設置の有無により（1），（2）のいずれか一方で評価する）
  (1) 食事用具の使い方（胃瘻設置なし）
  - 4. 正常
  - 3. 幾分遅く，ぎこちないが，他人の助けを必要としない
  - 2. フォークは使えるが，はしは使えない
  - 1. 食物はだれかに切ってもらわなくてはならないが，何とかフォークまたはスプーンで食べることができる
  - 0. だれかに食べさせてもらわなくてはならない

  (2) 指先の動作（胃瘻設置患者）
  - 4. 正常
  - 3. ぎこちないがすべての手先の作業ができる
  - 2. ボタンやファスナーを留めるのにある程度手助けが必要
  - 1. 介護者にわずかに面倒をかける
  - 0. 全くなにもできない

着衣，身の回りの動作
- 4. 正常に機能できる
- 3. 努力して（あるいは効率が悪いが）独りで完全にできる
- 2. 時折手助けまたは代わりの方法が必要
- 1. 身の回りの動作に手助けが必要
- 0. 全面的に他人に依存

寝床での動作
- 4. 正常
- 3. 幾分遅く，ぎこちないが助けを必要としない
- 2. 独りで寝返りをうったり，寝具を整えられるが非常に苦労する
- 1. 寝返りを始めることはできるが，独りで寝返りをうったり，寝具を整えることができない
- 0. 自力ではどうすることもできない

歩行
- 4. 正常
- 3. やや歩行が困難
- 2. 補助歩行
- 1. 歩行は不可能
- 0. 脚を動かすことができない

階段登り
- 4. 正常
- 3. 遅い
- 2. 軽度の不安定または疲労
- 1. 介助が必要
- 0. 登れない

呼吸（呼吸困難・起座呼吸・呼吸不全の3項目を評価）
  (1) 呼吸困難
  - 4. なし
  - 3. 歩行中に起こる
  - 2. 日常動作（食事，入浴，着替え）のいずれかで起こる
  - 1. 座位または臥位いずれかで起こる
  - 0. 極めて困難で呼吸補助装置を考慮する

  (2) 起座呼吸
  - 4. なし
  - 3. 息切れのために夜間の睡眠がやや困難
  - 2. 眠るのに支えとする枕が必要
  - 1. 座位でないと眠れない
  - 0. 全く眠ることができない

  (3) 呼吸不全
  - 4. なし
  - 3. 間欠的に呼吸補助装置（bipap）が必要
  - 2. 夜間に継続的に呼吸補助装置（bipap）が必要
  - 1. 1日中呼吸補助装置（bipap）が必要
  - 0. 挿管または気管切開による人工呼吸が必要

（大橋靖雄ほか，2001[9]）

表3 呼吸機能の評価項目

呼吸機能	評価項目
換気能力	分時換気量（$\dot{V}E$），呼吸数（RR），1回換気量（TV），肺活量（VC），%VC，最大換気量（MVV），努力性肺活量（FVC），1秒率（$FEV_{1.0}$）
呼吸筋力	最大吸気圧（PImax），最大呼気圧（PEmax），最大鼻腔吸気圧（SNIP）
喀痰能力	最大呼気流速（PCF）
肺・胸郭伸張性	最大強制吸気量（MIC），胸郭拡張差
その他	血液ガス，経皮的酸素飽和度（SpO_2），血圧，心拍数 呼気終末二酸化炭素分圧（$PETCO_2$），呼吸パターン，発声持続時間 呼吸音，呼吸困難感，咳嗽，排痰，栄養状態，安楽な姿勢，筋力，ADL 呼吸補助筋の緊張，胸郭や脊柱の変形，胸部X線やCT 人工呼吸器の設定（モード，アラーム設定，1回換気量，呼吸数等）
自己評価	自覚症状：咳払いが小さい，声が小さい，朝の頭痛，食事やトイレなど日常生活活動で疲労しやすい，嚥下障害が軽いのに食事量が減る，息苦しい，頻回の眠気など 呼　吸　数：1分間に30回以上は疲労してしまう 呼吸パターン：肩で息をしていないか，リズム，深さ，努力呼吸 排痰の様子：痰が多くないか，黄色っぽくないか，スムーズに出るか，いつも絡んでいないか 最大呼気流速：160L／min未満では痰の排出は不十分 酸素飽和度：94％未満は危険 そ　の　他：表情，チアノーゼなど

（笠原良雄ほか，2002・2003[10]一部改変）

査と同様に呼吸機能検査でも疲労しやすいときがあるので，休憩をとったり，日を改めて行うこともある．また顔面筋の筋力低下から口が締められず，マウスピースでの測定が困難となる．初期の段階から救急蘇生用マスク等（エアーマスク）で測定しておいたほうが，変化を評価できる．また座位と臥位では結果が異なるので注意が必要である．呼吸筋麻痺から発症する場合もあるので，独歩が可能な段階から呼吸には注意を払い，できれば数カ月〜1カ月に1回程度検査することが望ましい．呼吸についての説明が主治医からなされていない場合には，患者は呼吸検査で不安になる場合もあるので，主治医に確認し患者とのコンタクトが十分にとれてから了解を得て実施する．

肺活量（VC）と最大呼気流速（PCF）の2つの検査で，おおよその呼吸機能が把握できる．簡単に短時間で測定できるので，継続しやすい．

患者・家族からの訴え（頭痛などの自覚症状や呼吸数，呼吸パターン，排痰の状況など）も重要な情報である．球麻痺症状が出現してくると唾液が気道に落ち込みむせ感などで検査も困難となることがあるが，体位や姿勢に注意しむせ込みを起こさないように評価する．VC，PCF以外にも胸郭の拡張差，呼吸筋力，呼吸のパターン，呼吸補助筋の緊張，排痰などについても評価する．また血液ガスにも注意を払い，酸素飽和度（SpO_2）や呼気終末二酸化炭素分圧（$PETCO_2$）をモニターしながら呼吸理学療法を進めることもある．人工呼吸器を使用している場合は，呼吸モードや他の設定も確認しておく必要がある．

（4）その他

筋緊張が亢進している場合も多いので，部位と程度を評価する．また深部腱反射，病的反射，fasciculationの発現箇所をチェックする．感覚についても，他覚的と自覚的な異常（痛みやしびれの発現箇所と具体的な様子など）を評価する．脳神経，自律神経や精神・知的側面にも注意を払う．嚥下機能については食事形態やむせ込みなどの様子を，発語機能については構音障害の様子を看護師や言語聴覚士（ST）からも情報収集する．

5）生活の評価

（1）日常生活

Norris ScaleやALSFRSなどの評価用紙を利用するとADLを点数化して経過を追えるが，やや煩雑なものもある．可能なかぎり各生活行為の場

面を観察し，問題点を探る．行為を規定する因子として，身体機能と環境（物的，人的）があるので，どのような条件下でどのような困難さがあるか，どの程度介護の負担があるかなどを評価する．現在の生活場所（病院や施設など）のみならず，今後の生活場所（自宅など）での生活も想定して評価する．外出や外泊で部分的に観察することも参考となる．

観察できない場合は看護師や家族から生活の様子を説明してもらうが，イメージ化できるように現場の写真などがあるとよい．また作業療法士(OT)からも，コミュニケーションの方法や具体的な身の回り動作の情報を得るようにする．

病初期では，職場や通勤の様子，家事動作などの生活関連行為についても評価する．趣味や娯楽など，余暇の過ごし方も把握しておくとよい．

（2）生活環境調査

物的環境として，ベッドや車いすなどの福祉機器をはじめとした患者本人を取り巻く用具がどうなっているか，また家屋の構造や改造の様子などを調査する（できるだけ自宅訪問をして評価することが望ましい）．1日の生活スケジュールに沿って患者や家族の動線を想定し，どのような問題があるかを評価する．人的環境として，家族の介護体制や健康状態，ヘルパーや訪問看護師などの体制，家庭医や専門医など患者を取り巻く人的サービスの利用状況を把握する．どのような社会的な制度を利用しているか，今後利用可能な制度は何か，また経済状況などの情報をソーシャルワーカーやケアマネジャーからも得るようにする．1日のまた1週間の，そして1カ月のタイムスケジュールを把握すると，生活の様子がよりはっきりとつかめるようになる．

2. 治 療 [16～22]

ALSは上肢から発症する場合が多いが，まれに呼吸筋麻痺から発症し，歩行可能なときでも呼吸困難を呈することがある．また上肢から発症しても，すぐに球麻痺症状を呈する場合とそうでない場合もある．患者一人ひとりの発症の様子も，その後の症状の発現箇所，各症状の進行スピードともまちまちであり，全体をまとめて初期，中期，後期というように病期ごとに理学療法を述べることは困難である．

具体的な問題点に対する対応を，進行をふまえて概説する．

1）筋力低下に対して [29]

「ALSの疑い」という診断もつかない初期段階の患者が，無理な運動をして全身や特定の筋の疲労を招き，かえって動きにくくなったという訴えをよく耳にする．ある患者は，起立歩行が限界の状態であったが，少し無理をして歩いた翌日に歩行困難となった．またある患者は，歩行可能であったが，他の病気で2週間ほど歩かなかったら，歩行が不安定となり介助歩行になってしまった．しかし少しずつ起立歩行の練習をしていったら，元のように歩けるようになった．MMTを何回も繰り返すと，しだいに筋力の低下をきたすこともあった．また別のある患者は，トイレや食事などADLで必要不可欠なときに動けるように，積極的に体を休めていた．

このように，過用性・廃用性の筋力低下をきたしやすいため，筋力トレーニングは慎重に行わなくてはならない．もちろん，運動のもつ効果は筋力のみならず循環系や精神的にも重要な意味があるのですべて否定はできないが，最大負荷といったような一般的な筋力強化の原則は当てはまらないのかもしれない．部分的な筋力維持強化より，ADL動作を中心とした全身的な運動を少なめに行うほうがよいと考える．

1日の活動量全体を把握し，運動中，運動直後，翌日の筋肉や全身の痛み・だるさ・疲労感などを注意深く観察しながら，過負荷とならないように運動を進めていくことが重要と考える．

座位・立位の保持や歩行などは，ADL上も重要な動作であるので，疲労に注意して継続する．末期には，ナースコールやコミュニケーションエイドのスイッチに関連したところの筋力維持が大切となる．入院すると，自宅で行っていた動作ができなくなることもあるので，なるべく自宅と同じ状況を用意して動作を継続することが大切である．たとえば，自宅ではかろうじてポータブルト

イレで排便をしていたのに，入院して自宅と同じ条件が得られなくてポータブルトイレができなくなってしまうこともある．

2）不動に対して

筋力低下が進行し四肢の動きが制限されると，関節の可動域制限や痛みが発生することが多い．また寝返りなどの体動が困難になってくると，寝具との圧迫痛やしびれなどが惹起される．痙性が強いと筋肉痛も出現する．関節の可動性や筋・腱の伸張性の維持改善，痛みや筋のこり・はりの改善，循環の維持改善のために，ROMex，ストレッチ，モビライゼーション，マッサージ，マニピュレーション，温熱療法などが行われる．患者は大かれ少なかれ痛みや筋のこりなど不快な状態下にあることが多い．特に末期になると，一日中ベッド上で微動だにできない状況は，想像するだけでも苦痛に耐えない．

PTは，少しでも苦痛を和らげるように愛護的に介入する．完全なROMは必要なく，ADLで問題にならない範囲にROMを維持することが目的である．寝返り，起き上がり，起立，歩行などの動作を通じてROMが維持できている場合も多い．末期には，ナースコールなどスイッチに関連した部位の可動性が大切である．少しでも苦痛を緩和するために寝具やマットを工夫したり，車いす上での殿部や背部の圧迫痛を改善するためにクッションやスプリングを改良，またティルトリクライニング式を導入する場合もある．足のマッサージ器で下腿の筋肉痛を和らげている方もあった．

3）呼吸障害に対して[10〜15]

ALSの呼吸障害の特徴は，延髄・脊髄の呼吸運動系神経の変性により横隔膜や肋間筋などの呼吸筋群の筋力が低下し，肺胞換気量が低下する点にある（拘束性の換気障害）．その結果，低酸素血症や高二酸化炭素血症となる．また呼吸運動低下から胸郭の可動性や肺の伸張性が低下し，呼吸運動の抵抗性が増強して呼吸筋疲労を助長する．腹筋などの低下により咳嗽不十分となり，痰や誤嚥物が排出困難となって肺炎の原因となる．

これに球麻痺症状が加わると，咳嗽が一層困難となる．また人工呼吸器装着等で寝たきりになると，荷重側肺障害（気道分泌物や肺水腫液の貯留，末梢気道の閉塞，肺胞の虚脱など）も加わり，呼吸障害をより悪化させると考えられる．このような障害に対して呼吸理学療法を行うが，その目的は，①呼吸のための筋力や胸郭・肺の可動性・伸張性を維持改善し呼吸機能を良好に保つ，②排痰を促し無気肺や肺炎などの合併症を予防・改善する，③呼吸苦（呼吸困難感，息切れ，過緊張，疲労など）を軽減する，④ADLを維持・向上し社会活動の継続を図る，である．

ALS患者に対する呼吸理学療法について，呼吸機能および呼吸補助の形態から6つのカテゴリーに分け，その評価や理学療法のポイントを整理し治療のガイドラインとしている（表4）．

初期の段階では，深呼吸を中心とした呼吸体操を指導し，呼吸筋の筋力維持・強化では疲労しないように注意しながら行う．深い吸気後に息をためて咳や発声を行うことで十分なことも多い．

呼吸困難が出現したら，胸郭可動域訓練と咳の練習が重要となる．この時期に呼吸筋疲労を軽減させるために，非侵襲的陽圧換気療法（NPPV）が導入される場合も多いが，胸郭可動域訓練およびリラクゼーションは人工呼吸器装着下でも可能であり，患者からの要望も強い（図1）．

球麻痺症状が強まると息ためが不十分となり，効果的な咳が困難となる．筋ジストロフィー症や脊髄性筋萎縮症（SMA）等で有効な，最大強制吸気量（MIC）の練習や，咳を介助するカフアシスト®（2010年4月の診療報酬改定により，「排痰補助装置加算」として1,800点／月が認められている）の使用も難しくなってくる．重力や嚥下困難の影響で唾液が気道に垂れ込んでむせを引き起こしたり，舌根沈下によって気道閉塞を引き起こす場合もあるので，姿勢や体位に注意する．側臥位や半座位，また頭部の位置や枕を工夫して，最も呼吸が楽な姿勢を患者はみずから工夫している場合も多い．また持続吸引下で呼吸理学療法を実施する場合も多い．呼吸介助を行うとむせを誘発してしまうことも多く，無理に呼吸介助をしないでリラクゼーションを図ることのほうがよいときもある．

誤嚥や感冒などで痰が多くなると，体位排痰法

表4 ALSのための呼吸

時期	呼吸障害徴候なし	呼吸障害徴候あり	部分的NPPV
臨床的事項	ADL：運動時の息切れない %VC：50%以上 PCF：270L/min以上 RR：30/min未満 VC：1,000ml以上	ADL：運動時や安静時に息切れあり %VC：50%未満 PCF：270L/min未満 RR：30/min以上 VC：1,000ml未満	NPPVを夜間や日中に一時的に使用する また，NPPVを導入する時期も含む
評価項目	VC, V̇E, TV, RR, PCF PImax., PEmax., SNIP MIC, MVV 胸郭拡張差，視診・聴診・触診 SpO_2, $PETCO_2$	VC, V̇E, TV, RR, PCF PImax., PEmax., SNIP（疲労注意） MIC, MVV（疲労注意） 胸郭拡張差，視診・聴診・触診 SpO_2, $PETCO_2$	同左（呼吸苦や疲労に注意） 呼吸器の設定（種類，モード，規定，トリガー，アラーム等） 呼吸器装着の時間・場面
運動療法	目標心拍数を目安にし，散歩など軽い体操 呼吸体操（呼吸筋のストレッチ，深呼吸など） ADL，仕事，趣味等の継続	呼吸体操（介助でも可能） 起立，歩行等移動動作継続 ADL，仕事，趣味等の継続	呼吸体操（介助でも可能） 座位，起立，歩行等の継続 ADLの継続 呼吸器装着下での運動療法（呼吸苦や疲労に注意）
呼吸筋訓練	呼吸筋維持強化訓練（砂嚢や訓練器具を使用した負荷訓練） 腹式呼吸で深呼吸 筋疲労に注意	腹式呼吸，深呼吸，息ため（筋疲労に注意） 咳・発声練習（球麻痺症状が強いときでも可能な範囲で）	同左（疲労しないように） NPPVにて呼吸筋を休める
胸郭可動性・肺弾性維持のための療法（リラクゼーションのためにも）	呼吸筋ストレッチ体操（深呼吸，リラクゼーション）	呼吸筋ストレッチ（介助でも可） 徒手呼吸介助，肋骨捻転，胸郭捻転 肩甲帯の運動，胸腰椎持ち上げ MIC維持の練習（カフアシスト®・蘇生バッグ・呼吸器使用）	同左 呼吸器装着時と非装着時で可能 従量式の呼吸器ではMIC維持の練習が呼吸器で可能
排痰法	咳の練習（深吸気後息をためて一気に呼出する） ハッフィングの練習	加湿，体位排痰法，咳の介助 スクイージング，バッキング 排痰補助装置の使用	同左（蘇生バッグや呼吸器でMIC後に咳の介助）
注意事項	・目標HRはカルボーネン法により {（220－年齢）－安静時HR}×0.2を安静時HRに加える ・運動療法・呼吸体操が中心 ・筋や全身の疲労に注意 ・呼吸評価の継続（数カ月に1回）	・深吸気→息ため→咳の一連の動作を行う ・胸郭の可動性維持を図る 特に徒手的呼吸介助手技が重要 ・球麻痺による唾液のむせや舌根沈下に注意（姿勢・体位の工夫）	・自発呼吸にこだわり，疲労を助長したり食事量が減らないように注意 ・NPPVの有効利用 ・球麻痺による唾液のむせや舌根沈下に注意（姿勢・体位の工夫）

略語 ADL：日常生活動作，%VC：%肺活量，PCF：最大呼気流速，RR：分時呼吸数，VC：肺活量，V̇E：分時換気量，MVV：最大分時換気量，PIP：最高気道内圧，SpO_2：経皮的酸素飽和度，$PETCO_2$：呼気終末二酸化炭素分圧，NPPV：

理学療法ガイドライン

常時 NPPV	部分的 TPPV	常時 TPPV
一日中 NPPV を使用している	気管切開施行後で，夜間や日中に一時的に TPPV を使用する	気管切開施行後で，一日中 TPPV を使用している
VC，V̇E，TV，RR，PCF（自発呼吸時に可能な範囲で） 球麻痺（発語・嚥下）評価 SpO_2，$PETCO_2$，血ガス 呼吸器の設定，呼吸器を外す場面	VC，V̇E，TV，RR，自発呼吸の時間 胸郭拡張差，視診・聴診・触診 SpO_2，$PETCO_2$ PIP，肺コンプライアンス 呼吸器の設定	視診・聴診・触診 PIP，肺コンプライアンス SpO_2，$PETCO_2$ 呼吸器の設定
呼吸器装着下での座位・立位・歩行練習，車いすへの移乗 ベッド上臥位が多いときは頸部・体幹筋のストレッチ・マッサージ 呼吸体操も少し可能	呼吸器を外しての起座・起立・歩行練習（蘇生バッグ使用可） 呼吸器を外しての呼吸体操（SpO_2 モニター監視下）	痛みや苦痛の軽減 呼吸器を搭載した車いすでベッドから離れる ベッド上の臥位が多いときは頸部・体幹のストレッチやマッサージ
自発呼吸の練習 （可能な範囲で） （SpO_2 モニター監視下）	自発呼吸の練習（SpO_2 モニター監視下）	呼吸筋訓練としてはない
呼吸（補助）筋ストレッチ リラクゼーション（胸郭捻転，肩甲帯の運動，胸腰椎持ち上げ等） 徒手呼吸介助，肋骨捻転	同左 呼吸器装着時と非装着時で可能	リラクゼーション（胸郭捻転，肩甲帯の運動，胸腰椎持ち上げ等） 徒手呼吸介助，肋骨捻転 頸部・腰部のストレッチ
同左 スクイージング，咳の介助 球麻痺症状強くなければカフアシスト®も効果的	加湿，体位排痰法 スクイージング（バイブレーション） カフアシスト®も効果的な場合がある	加湿，体位排痰法（可及的側臥位） スクイージング（バイブレーション） カフアシスト®も効果的な場合がある
・自発呼吸の継続，排痰が重要 ・球麻痺の進行とともに NPPV が使いづらくなるので，球麻痺の程度に留意する ・球麻痺症状が強いときは，窒息に注意する ・呼吸理学療法中後の SpO_2 モニター	・四肢の筋力維持 ・ADL の低下防止 ・寝たきり防止 ・呼吸器を外しての散歩では蘇生バッグ，吸引器，SpO_2 モニター等を携帯し，無理をしない	・胸郭可動性の保持で身体の安楽を図ることが主眼 ・ベッドから離れる努力 ・荷重側肺障害に注意 ・自発呼吸が少しでもできると，移動等に利用できる

TV：一回換気量，PImax：最大吸気圧，PEmax：最大呼気圧，SNIP：最大鼻腔吸気圧，MIC：最大強制吸気量，非侵襲的陽圧換気療法，TPPV：気管切開を伴う陽圧換気，HR：心拍数

（笠原良雄ほか，2002・2003[10] 一部改変）

表5 人工呼吸器装着下の呼吸理学療法

合併症	・無気肺を起こしやすい ・肺や胸郭が硬くなりやすい ・荷重側肺障害を生じやすい ・会話が困難になる ・血圧低下 ・尿量低下 ・肺の圧損傷 ・呼吸筋や全身の過緊張を起こしやすい ・精神的なストレスとなる ・感染症（肺炎，膀胱炎）
目的	・リラクゼーション ・呼吸困難感の軽減 ・換気効率の改善 ・排痰を促す ・呼吸筋の緊張緩和 ・無気肺や肺炎の予防改善 ・荷重側肺障害の改善 ・肺と胸郭を柔らかく保つ ・精神的支持 ・社会参加
注意点	・呼吸器のモードや設定等の確認 ・胸郭可動域訓練，リラクゼーション，排痰法が重要 ・呼吸器のリズムに合わせて，呼気を十分に，ファイティングに注意 ・過換気に注意（呼吸以外の訓練や処置と合わせて行う） ・食直後（30〜60分）を避ける，体位変換時やネブライザー後に実施 ・常に表情に注意を払う，苦痛に注意 ・胸郭が硬い場合は無理をせず，動く範囲で実施 ・背部の換気や通気を十分に促す（側臥位の機会を増やす） ・上下肢の運動や頸部・肩・腰部の軽い運動やマッサージも実施 ・NPPVで球麻痺症状が強いときは窒息に注意 ・カニューレや蛇管を引っ張らないように注意（蛇管の側の肩の運動を怠らない） ・自発呼吸ができるときは少しでも自発呼吸の練習（無理はしない，蘇生バッグでの深呼吸，SpO_2をモニターして実施） ・風邪や処置で寝込んだときはなるべく早く元の生活パターンに戻る ・呼吸器（蘇生バッグ）を装着しても，座位，起立，立位保持，歩行が可能であれば継続する（寝たきり防止）

（笠原良雄ほか，2002・2003[10]―部改変）

やスクイージング手技で痰の喀出を促すことが多い．人工呼吸器装着下では，呼吸器による合併症や寝たきりによる呼吸状態の悪化防止のために呼吸理学療法を継続する．表5に人工呼吸器装着下での呼吸理学療法の要点をまとめた．

呼吸理学療法のみならず，ALS患者に対する理学療法の有効性の実証は困難であるが，患者は理学療法を希望している場合が多い．呼吸理学療法に対する感想として，「呼吸が楽になる」「体が軽くなる」「楽に歩けるようになった」などが多かった[15]．呼吸理学療法直後に肺活量やSpO_2，$PETCO_2$が改善することを経験したが，より科学的で長期にわたる検証は今後の課題である．

4）日常生活困難に対して[23〜26]

進行すること自体を一つの障害ととらえ，生活空間に時間軸を入れてアプローチするところに，理学療法のもう一つの役割があると考える．次々と変化する状況に対して，より安全に合理的に，安楽に快適に，簡単に，介護者にとっても楽でありだれでも介助できるように，また安価にできるように一緒に考え指導していく．

具体的には，移動を中心としたADLの工夫・指導であり，どのように身体を使ったらその動作がしやすいか？ 介助の方法は？ どのような補装具や福祉機器や家屋改造をしたらよいかを各生活場面で考える．一つの動作が困難となり始めたら，対応策を何種類か考えておき，パニックにならないように情報を与える．進行が早い場合，少し先まで見越した指導が必要となるが，かといって現在使いにくいものを導入しても意味がない．また家族の生活を軽んじることもできない．介護保険が導入され，必要な物品が進行に合わせてレンタルできるようになり非常に有効であるが，まだまだ種類が少なく，購入しなくてはならないものもある．また介護保険を利用できない場合もあり，今後の改善が望まれる．

時期を逸せず適切な道具（人，物）を適切な方法で導入し，患者や家族の希望に沿うようにしていくことが大切である．在宅でいろいろなサービスを受けている方に接する機会も多いが，多くの方は入院中より元気であり，表情も明るく生き生きしている．また生活をエンジョイしているように見える．自宅の慣れた生活環境（慣れたベッド，車いす，トイレやヘルパー，訪問看護師等々）から病院という制限の多い環境に移ると，身体的・

2．変性疾患―筋萎縮性側索硬化症―

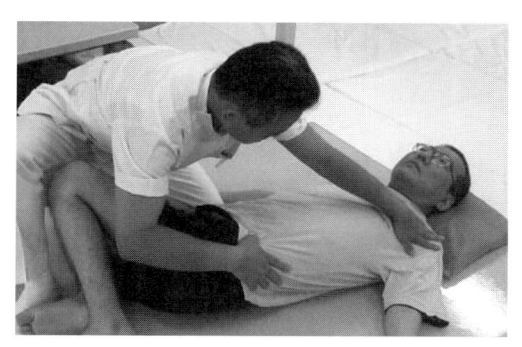

図1-1　胸郭捻転．胸郭，腰部をひねり伸ばす

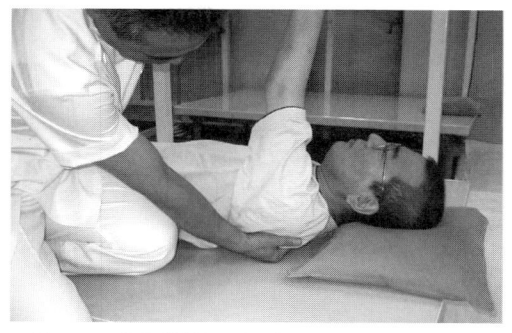

図1-2　肩甲帯リラクゼーション．肩甲骨を前後・上下に動かし緊張を和らげる．腕の挙上運動も肩甲骨の動きを助けて行う

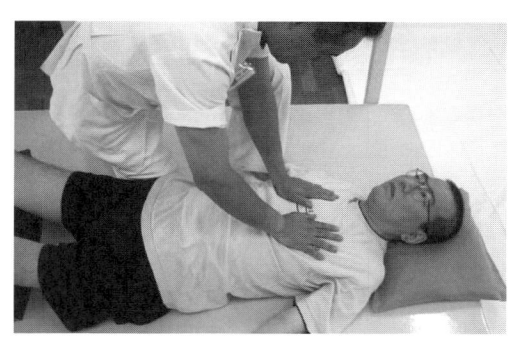

a　上部胸郭．呼気に合わせて胸郭をゆっくりとやや下方に押しつける

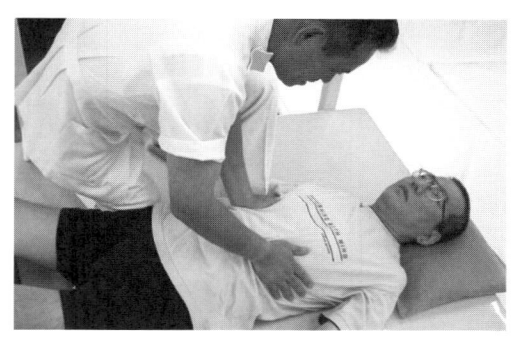

b　下部胸郭．呼気に合わせてゆっくりと胸郭を側方から内側・下方へ絞る

図1-3　徒手的呼吸介助

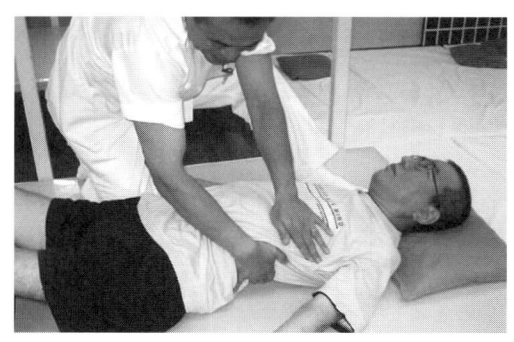

図1-4　肋骨捻転．肋骨に沿って手を置き，呼気に合わせて両手を近づけ肋間を絞る

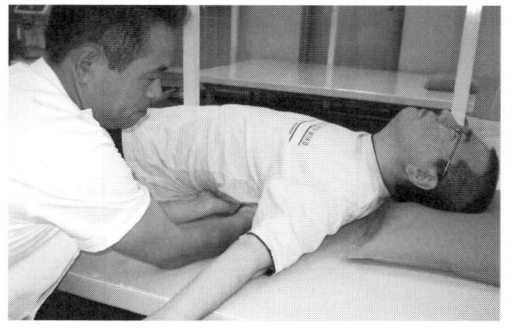

図1-5　胸腰椎持ち上げ．吸気時に脊柱の脇を指腹で押し上げ，胸郭を反り返らせる

図1　胸郭可動域・肺伸張性維持およびリラクゼーション（笠原良雄ほか，2002・2003[10]―部改変）

精神的ストレスが増しレベルダウンしてしまうことすらある．自宅での生活を維持するためにも，介護者の健康管理が重要である．介護負担軽減のために，副介護者やヘルパー導入やレスパイト入院などの対策が必要である．

以下に，PTにとって重要なADLについての指導を，生活環境調整（図2）も含めて述べる．

（1）寝返り・起居

上肢から発症した場合，下肢の反動や足をベッドの端にかけて起き上がったり，またわずかに動

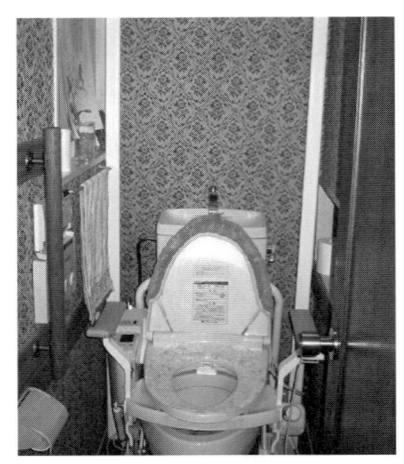

図 2-1 手摺→昇降便座→リフトに変更

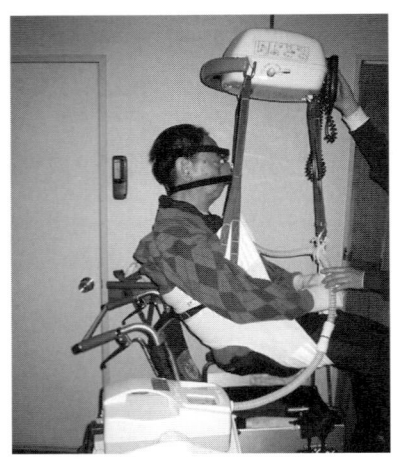

図 2-2 NPPV装着下でリフトにて車いすへ移動

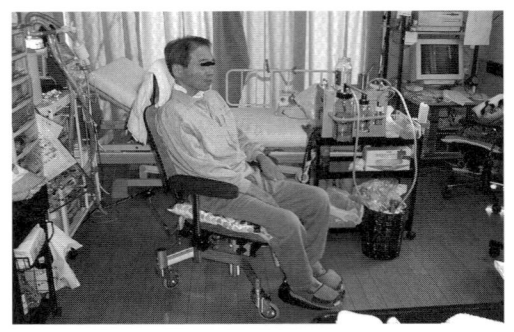

図 2-3 電動で昇降可能なキャスター付きいす

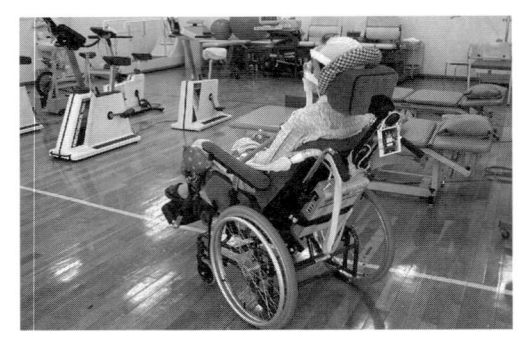

図 2-4 ラップトップ型呼吸器（NPPV）をティルトリクライニング式車いすの後部シートに固定

図 2 生活環境調整の具体例（笠原良雄，2003[26]―部改変）

く指先で電動ベッドのスイッチを操作し起き上がっている場合もある．起き上がって立ち上がるまでを考えると，和式の寝具よりベッド（多くは電動）のほうが起居は楽であり，自立の可能性は高くなる．ベッドには，寝返りや腰掛け座位を介助したり，背上げが左右別々に動くなど，いろいろな機能をもったものがある．しかし電動の操作スイッチの大きさが小さすぎる，動きが硬すぎる，ベッドの動くスピードが適切でないといった患者からの訴えもあり，改良の余地は残されている．

電動ベッドは介護者にとっても楽であるが，頸部の固定力が低下してきたら，必ず肩と同時に頭部も介助して起き上がりを介助しなくてはならない．体位変換も可能な電動ベッドやエアーマットもあるが，スライディングマットを利用して寝返りを介助している場合もある．いずれにしても，レンタルできるものは少し試してから利用を判断するとよい．

(2) 立ち上がり・立位保持

立ち上がれる，立位を保てるということは，介護の負担軽減になり，ADL上非常に重要である．わずかでも下肢の伸展筋力があると，うまく介助することによっていすから立ち上がって立位を保てる場合が多い．下肢の伸筋の痙性が強いと立ち上がり・立位保持に利用できて，介助が楽になる．和式の生活では，立ち上がりが非常に困難で転倒の危険も大きいので，いざりや膝歩きで移動している場合を除き，なるべくならいすやベッドなど

洋式の生活が本人も家族も楽で，機能的である．

立ち上がりのための用具はいろいろある．トイレ内では，補高便座や電動式昇降便座や手摺を（図2-1），いすからの立ち上がりには起立補助いすを（畳からも電動昇降座いす），ベッドも昇降ができ移動バーなどで立ち上がりがしやすい場合もある．風呂場では転倒が多いので特に注意が必要で，手摺や簀の子の工夫や，バスボード，バスマット，入浴用台，シャワーチェアーなどいろいろな福祉用具を利用したり家屋改造をしている．

(3) 姿勢保持

座位や立位時，また移動時などに頭部の保持ができず頭が垂れ下がってしまうことが多く，患者も苦痛を訴える．頸椎カラーを試みることが多いが，頸が固定されて苦しい，顎が痛いなどの感想が多い．まだ満足できるものは少なく，長時間使われることは少ない．装着感からソフトカラーを選択したり，気管切開している場合にはヘッドマスターカラーを試すこともある．車いすやいす座位で頭部をうまく保持できるように，ヘアバンドでシートに固定する場合もある．

排泄をトイレで継続したいという希望は大きく，患者や家族はかなりの努力をしてぎりぎりまでがんばる．トイレでの排便が困難となる要因として，便座への移動困難もあるが，便座上での安定した姿勢保持が厳しくなることがあげられる．便座上での上体や頭部の固定困難に対しては，バックレストを用いたり前方にいすを置きそれに頭部を保持している場合もあるが，かなりきつい．もっと快適に，安全に，介助が少なくてすむ方法の開発が望まれる．

(4) 移 乗

ベッドから車いすへ，車いすからトイレへなどの移動は，家族にとって腰への負担が最も大きく，体力的にきつい介護である．さまざまな器具があるが，個別性の高いALS患者にとってはまだまだ改良の余地がある．あるケースは，介助立位が保てるときにターンテーブルをトイレ移動時に使用していたが，少し前の，脚が少しでも運べる時期には，それはかえって邪魔であった．福祉用具はそれぞれ一番有効な時期や場面がある．

リフトを使用することも多いが（図2-2），使用する場面を想定し実際に体験できるとよい．吊り具の当て方，外し方，リフトの操作方法など，かなりの熟練を要するので，よく練習をして確実にできるようにしないと，かえって時間がかかったり，介護者の負担になったり，患者に不安を与えてしまう．入浴や散歩など場面が限定されている場合は，介助者が複数確保されていることも多く，大がかりな改造より人手で対応するほうが簡単なこともある．

(5) 移 動

病初期に片麻痺となった場合に，重いSLBを処方されることがある．筋力低下が進行すると，重くて歩けなくなる．下垂足となる場合が多いのでなるべく軽めのAFO(ankle foot orthosis)がよい，ベルト式のものでもよい場合がある．上肢が使えるとT字杖やロフストランドクラッチが使える場合もあるが，長い期間使えることは少ない．また手摺が有効な時期もある．立ち上がり箇所（トイレ内，風呂場内など）や段差箇所（玄関，室内段差，階段など）に手摺をつけることが多いが，実際にその場面でその動作を行い検討したほうがよい．

下肢の筋力低下が進行すると，初めのころは室内は歩けても外出時は車いすということが多いが，やがて室内でも車いすとなってくる．車いすを検討するときに考えなければならないことは，移動のための機能といすとしての機能である．長時間車いす座位で過ごすなら，より座り心地のよい安楽なものがよい．キャスター付きのいすを利用している患者もいる．自走は困難だが，座り心地はよく，小回りが利き回転もできる，リクライニングや昇降ができるものを有効に使えている方もある（図2-3）．室内で車いすを使用する場合，段差と移動のためのスペースが問題となる．段差に対しては室内スロープなどが，スペースについてはドアの改良などが考えられる．介護保険では病状の変化に伴い車いすもレンタルで交換していくことができるが，細かいところまで患者の希望に沿うことはなかなか難しい．

オーダーメイドの車いすを作製するときに注意するところは，少し先まで考えて注文することである．しかしこれには，病気の説明がどこまでなされているか，どのように理解しているかが問題

となる．理解していて普通型の車いすを作製するときには，やがて頭部の保持が困難となることが多いので，取り外し式のヘッドレスト（できれば頭部の位置を微調整できるとよい）を用意しておくとか，腕の固定のためアームレストの幅を広くして固定ベルトや滑り止めなどで工夫したり，小回りが利くように足台を取り外し式にする場合もある．

次に，呼吸不全への対応がどの程度まで決まっているかにより，リクライニング車いすに移行するときに人工呼吸器などを搭載できるようにするかどうかが問題となる．気管切開し呼吸器を装着する場合，呼吸器搭載台付きでなるべく安楽な車いすがよい．座り心地のよい車いすのためにティルト式を追加したり，クッションやスプリングを工夫したりしているが，まだ十分に満足できるものは少ない．

気管切開まで方針が決まっていない段階でNPPVで様子をみているときなどは，人工呼吸器をワゴンに載せたり，車いすのテーブルに載せたり，呼吸器搭載台を独自に加工したり，場合によっては人工呼吸器をコンパクトな機種に変更したりしている（図2-4）．しかし，車いすの完成までに時間がかかるので，やはりレンタルで対応している場合も多い．上肢の力がある程度残っている場合には，電動の車いすを利用している方もある．操作ハンドルや呼吸器搭載台などの調整が必要となることが多い．外出時のために，玄関をスロープや段差解消機などで改造している場合もある．

（6）その他

食事や更衣動作など，身の回りのADLについては作業療法で対応されることが多いが，理学療法でもそれぞれのADLで姿勢の工夫や環境調整で援助できることがある．またコミュニケーションに関する対策も心得ておく必要がある．透明文字盤の使い方，ナースコールの工夫（いろいろなスイッチで患者のアウトプットをキャッチできる），コミュニケーションエイドの種類などを知っていると，OTにも情報を伝えることができる．

最近の福祉用具の進歩には目を見張るものがあり，以前に比べ細やかな対応が可能となりつつある．常に情報収集を怠らないで，よりよいものを患者や家族に紹介できるように心がける．またALS患者の場合には個人差が大きいので，既存の用具では不十分であり，各個人に合った調整が必要である．PTのみではその技術も機材にも限界があり，OT，工学関係者，建築関係者など各専門家との共同作業が不可欠と考えられる．

5）指　導

症状が重度化するにつれて，患者とかかわる時間は家族や介護・看護職のほうがPTより圧倒的に多くなり，PTの立場は実行よりも指導・助言となる場面が多い．ADLのどの場面でどのスタッフがかかわっているか（食事，トイレ，入浴，外出などに合わせてスタッフを導入していることも多い）を考慮し，また実際に行っているスタッフの要望を取り入れ，コーディネーター（ケアマネジャー，保健師，家族等）と調整しながら指導する相手や内容を考えていく必要がある．具体的には，自宅でのトレーニング方法，体操の介助方法，呼吸理学療法，移動等の介助方法，環境整備等の指導を本人，家族，ヘルパー，訪問看護師などかかわる方すべてに伝わるよう配慮する．

また患者会やインターネットから貴重な情報を得ることができ，精神的なサポートとなることも多いので，その有用性も説明する．

指導するときに大切なことは，PTは患者・家族を取り巻くスタッフの一員であるということを自覚し，患者の生活全体のなかで理学療法指導がどのような意味をもつかを考えることである．場合によっては他部門の指導を優先し，一歩引くことも大切である．

3. 理学療法での留意点[27〜30]

まず心理面への対応に細心の注意を払う必要がある．疾患のことや今後予想される状態についてどの程度まで説明され，またどのように理解しているか，情報を集めたり，接していくなかでつかんでいく．患者はいろいろな質問や訴えを寄せるが，時と場合により，無理に答えるより親身になって相談相手となり，チームで対応していくことが大切である．進行していく過程で患者の心理状

態は刻々と変化していくが，常に一緒になって前向きに考えていく態度が大切と感じている．

下垂足や下肢の痙性から，つまずいたり転倒する危険がある．起き上がりや車いすへの移動時には，頭部の固定や肩の脱臼にも注意する．また自主トレーニングなどでオーバーワークになっていることもあるので，翌日の筋疲労や筋痛，全身のだるさや疲労感に注意する．

呼吸や嚥下のトラブルは生命に直結するので，緊急の場合を想定して，緊急時の連絡方法，救急蘇生法，咳の介助や吸引方法などを確認しておく必要がある．特に呼吸機能が低下し NPPV 管理下で球麻痺症状が強まってきたときに，痰や唾液等で窒息などの呼吸困難をきたすこともあるので，呼吸理学療法中もその後も SpO_2 のモニターや表情などに細心の注意を払い，変化に鋭敏になっておくことが重要である．

おわりに

ALS 患者に対するの理学療法を一人の臨床家として述べてきたが，日々患者さんやご家族から教えていただいているのが現状である．いろいろな工夫を凝らし前向きに精力的に生活している患者さんも多く，エネルギーや生きる力をもらっているような気さえする．進行していく患者さんを目の前にして理学療法を進めていくことは時としてつらいこともあるが，"今"を大切にして少しでも快適に生活できるように援助していくことが使命と考えている．

（笠原良雄）

引用・参考文献

1) 平田順一ほか：神経変性疾患総論．総合リハ，**31**(1)：38-42，2003．
2) 加藤修一：筋萎縮性側索硬化症．神経疾患エキスパート看護師マニュアル（東京都立神経病院編著），第1版，ヴァンメディカル，東京，2002，152～160．
3) 松本博之：運動ニューロン疾患．臨床リハ別冊／リハビリテーションにおける評価，医歯薬出版，東京，1996，192-211．
4) 中野恭一ほか：筋萎縮性側索硬化症．総合リハ，**25**(10)：1113-1117，1997．
5) 尾野精一：筋萎縮性側索硬化症．神経・筋疾患のマネジメント（加倉井周一編），第1版，医学書院，東京，1997，146-150．
6) 向井栄一郎：筋萎縮性側索硬化症の病態・病理．理学療法，**15**(3)：173-177，1998．
7) 吉野 英：筋萎縮性側索硬化症の診断基準・分類．理学療法，**15**(3)：178-181，1998．
8) 半田康延：麻痺筋・廃用筋に対する治療的電気刺激．総合リハ，**24**(3)：211-218，1996．
9) 大橋靖雄ほか：筋萎縮性側索硬化症（ALS）患者の日常活動における機能評価尺度日本版改訂 ALS Functional Rating Scale の検討．脳神経，**53**(4)：346-355，2001．
10) 笠原良雄ほか：当院での ALS 患者さんの呼吸理学療法(1，2)．難病と在宅ケア，**8**(9，10)：2002，2003．
11) 菊本東陽ほか：筋萎縮性側索硬化症の呼吸管理．理学療法，**15**(3)：188-192，1998．
12) 石川 朗：人工呼吸中の呼吸理学療法（基礎編）．よくわかる人工呼吸器管理テキスト（並木昭義編），第2版，南江堂，東京，2002，140-145．
13) 宮川哲夫：呼吸のフィジカル・アセスメント．呼吸理学療法（宮川哲夫編），第1版，三輪書店，東京，1999．72-82．
14) 山崎祐司：人工呼吸器装着患者の理学療法．PT ジャーナル，**34**(2)：113-118，2000．
15) 笠原良雄ほか：呼吸訓練は ALS 患者にとって快適か？ 東京都保健医療学会誌，(106)：370-371，2002．
16) 池田 誠ほか：筋萎縮性側索硬化症．理学療法ハンドブックケーススタディ（細田多穂編），第1版，協同医書出版社，東京，1994，653-671．
17) 尾花正義：筋萎縮性側索硬化症．神経・筋疾患のマネジメント（加倉井周一編），第1版，医学書院，東京，1997，150-158．
18) 増本正太郎ほか：神経難病疾患の理学療法プログラム．PT ジャーナル，**24**(6)：393-400，1990．
19) 半田健壽：筋萎縮性側索硬化症患者の理学療法のあり方．理学療法，**15**(3)：183-187，1998．
20) 道山典功ほか：筋萎縮性側索硬化症の病期別理学療法ガイドライン．理学療法，**19**(1)：44-50，2002．
21) 遠藤明訳著：ALS マニュアル（アメリカ ALS 協会編著），第1版，日本メディカルセンター，東京，1998．
22) 三宅直之ほか：筋萎縮性側索硬化症．臨床リハ，**2**(1)：30-33，1993．
23) 千葉恵美子ほか：筋萎縮性側索硬化症患者の ADL．PT ジャーナル，**25**(6)：413-418，1991．
24) 岡十代香ほか：筋萎縮性側索硬化症患者に対する生活指導．PT ジャーナル，**27**(3)：169-173，1990．
25) 千葉恵美子ほか：筋萎縮性側索硬化症患者の ADL．理学療法，**15**(3)：194-199，1998．
26) 笠原良雄：ALS 患者さんの住宅改造・環境改善(1～3)．難病と在宅ケア，**9**(1～3)，2003．
27) 川村博文ほか：筋萎縮性側索硬化症患者の心理とコミュニケーション．理学療法，**15**(3)：200-205，1998．
28) 中馬孝容ほか：筋萎縮性側索硬化症患者家族の障害受容．総合リハ，**23**(8)：679-683，1995．
29) 太田喜久夫：神経筋疾患患者の運動療法とリスク管理．PT ジャーナル，**30**(3)：201-206，1996．
30) 笠原良雄：終末ケアの経験から．理学療法と作業療法，**20**(8)：527，1986．

I. 疾患別理学療法

2. 変性疾患
― パーキンソン病 ―

はじめに

パーキンソン病（Parkinson's Disease：PD）は，1817年，イギリス人医師 James Parkinson によって Shaking Palsy（振戦麻痺）として紹介された原因不明の神経変性疾患である．

本稿ではこの疾患に関して，習っていないあるいは経験したことがない場合にも適切に対応できるよう，まず，パーキンソン病およびその類似疾患に関する基礎的な知識について述べる．次に，医療施設における理学療法だけでなく在宅での対応をも含め，「疾患」ではなく「障害」に対する理学療法の基本的なとらえ方を述べる．

I. 疾患の概要

1. 疫学

本症は50～60歳代に発症することが多く，有病率は10万人あたり100人前後とされている．性差はなく，通常，遺伝性もない．また，年齢別では高齢になるほど有病率が高くなる傾向があり，高齢者の人口に占める比率の上昇に伴って患者数は漸増しつつある．

2. 病態生理

神経伝達物質であるドパミンは，中脳黒質緻密部の神経細胞内で生成され，黒質線条体ニューロンの軸索を流れて，大脳基底核の線条体に蓄えられ，必要に応じて放出される．大脳基底核は視床を介して大脳皮質とループ回路を形成しており，興奮系のニューロンと抑制系のニューロンにより神経回路の調整が図られている．大脳基底核の主な機能は，必要な運動のみ引き起こし不必要な運動を抑制するという運動の選択にあると考えられている．また，運動学習にも重要な役割を果たしていることが明らかにされつつある．

パーキンソン病では，黒質緻密部の変性によりドパミン生成が減少し，線条体がドパミン欠乏状態に陥って種々の運動症状が発現すると考えられている．また，ドパミンとアセチルコリンとは拮抗関係にあり，線条体で前者が優位になると不随意運動（ジスキネジア）が，後者が優位になるとパーキンソン症状が惹起される．

3. 症状

1）運動症状

運動症状のうち，振戦，固縮，無動はパーキンソン病の三大症候と呼ばれ，これに姿勢反射障害を加えて四大症候と呼ばれる（表1）．

① 静止時振戦：静止時に手や指にみられ，5Hz前後の規則的運動で，丸薬を丸めるように指をすり合わせるものである．この症状は振戦部位の随意運動により軽減ないし消失し，振戦のない部位の運動や心理的負荷を与えることにより増強する．

② 固縮（筋強剛）：関節を他動的に動かしたときに鉛管を曲げるような抵抗（鉛管現象）あるいはガクガクとした歯車様の抵抗（歯車現象）を感じる．固縮は全身にみられるが頸部，体幹に目立ち，四肢では屈筋群，内転筋群により強い．

表1　パーキンソン病の主要症候と運動障害

主要症候		運動障害
四大症候	三大症候：静止時振戦（resting tremor）、固縮（筋強剛）（rigidity）、無動（akinesia）	仮面様顔貌 まばたき減少 開眼失行 構音障害（小声，早口，単調） 動作緩慢 寡動 姿勢異常（前屈，前傾，肘・指・膝屈曲姿勢） 歩行異常（小股，小刻み，すり足，腕振り減少，加速歩行）
	姿勢反射障害	すくみ現象（すくみ足，すくみ手，すくみ言語） 運動切換困難 体軸回旋困難 突進現象 彫像現象

表2　パーキンソン病の運動症状と精神症状

運動症状	精神症状
動作緩慢（bradykinesia）	精神緩慢（bradyphrenia）
無動（akinesia）	精神的無動（psychic akinesia）
寡動（hypokinesia）	抑うつ（depression）
すくみ（freezing）	保続（perseveration）
運動切替困難 (difficulty of movement-switching)	注意の切替困難 (difficulty of attention-switching)
複合的系列運動障害 (difficulty of complex sequencing movements)	系列的行動障害 (difficulty of behavioral sequencing)

③　無動：運動が乏しくなる運動減少（寡動），速度の遅くなる動作緩慢，動作の切り替え困難，動作の開始時や経過中にみられるすくみ現象などを含んだ包括的な症候である．

④　姿勢反射障害：軽く上体を押すと足をとんとんと踏み出す突進現象や，症状が強くなると棒や彫像のようにその場に倒れる彫像現象がみられる．

2）精神症状

本症の精神症状として抑うつ，無気力，幻覚，認知機能障害，睡眠障害などが知られているが，表2に示すごとく運動症状に相応する精神症状がみられることが少なくない．このなかの精神緩慢や精神的無動は，症状が強くなると，皮質下痴呆と呼ばれる状態となる．

3）自律神経症状

脂顔，多汗，手足の皮膚温低下，便秘などがみられる．

4. 経過と予後

本症の経過は，緩徐ではあるが進行性である．初発症状は片側手指，手関節部の静止時振戦で始まるものが多く，振戦は漸次同側下肢あるいは他側上肢へと進展する．上下肢の固縮や巧緻運動障害で始まるものも，片側発症のことが多い．続いて動作の緩慢や姿勢・歩行の異常が目立ってくる．

本症の代表的な治療薬であるレボドパ（L-DOPA）による治療が始まる以前は，表3のHoehn & Yahrのステージのように進行し，数年でステージIVとなり，間もなく寝たきりとなって

表3 パーキンソン病の重症度分類

運動症状	Hoehn & Yahrの重症度分類
ステージⅠ	症状は一側性で機能的障害はないか，あっても軽微
ステージⅡ	両側性の障害があるが姿勢保持の障害はない．日常生活・職業は多少の障害はあるが，行いうる
ステージⅢ	立ち直り反射に障害がみられ，活動は制限されるが，自力での生活が可能
ステージⅣ	重篤な機能障害を有し，自力のみでの生活は困難となるが，支えられずに歩くことはどうにか可能
ステージⅤ	立つことは不可能となり，介護なしにはベッド・車いすの生活が余儀なくされる

いた．しかし，この経過にはかなり個人差があり，進行の速いものと遅いものがあった．

現在では，レボドパをはじめとするさまざまな治療法が行われて各症状の改善が可能となり，罹患後の活動期間に改善がみられる．しかし，これらの治療法は症状の改善を図るものであって原因療法ではないため，症状は改善しても病変は徐々に進行する．また，レボドパは副作用としてジスキネジア，胃症状，抑うつ，焦燥，幻覚，妄想などが生じることもあり，長期使用によって内服後の薬の効果の持続時間短縮により日内変動を生じてくる（wearing off現象）．さらに無動，すくみ，姿勢反射障害への効果自体も減弱し，転倒による骨折や認知症化によって障害は重度化していく．

生命予後に関しては，本症の罹患者と非罹患者で平均寿命に大きな差はなく，比較的よいとされている．

5. 治 療

1) 薬物療法

本症の薬物療法は，線条体で不足しているドパミンを補充するレボドパ療法に始まり，さらにレボドパの脱炭酸化を防ぎ，脳内に効率的にレボドパを補給する芳香族脱炭酸酵素阻害薬との合剤が開発されて，著しく進歩した．このほか補助的な抗パーキンソン病薬として，黒質線条体ニューロン末端よりドパミンの放出促進，線条体のドパミン受容体と結合するドパミン受容体作動薬などのドパミン系の強化薬，線条体でアセチルコリン系を抑制してドパミン系とのバランスの回復を図る抗コリン薬，ノルエピネフリンの補充薬などがある．

2) リハビリテーション

パーキンソン病の薬物療法の効果は治療開始後数年間は著しく，運動に関するほとんどの症状は改善する．その後次第に効果が減退し，転倒しやすくなり，介助を要するようになる．こうした運動面での障害に加えて，抑うつ傾向や精神的無動などの精神症状も伴いやすく，廃用による二次的障害として関節拘縮・変形，異常姿勢，無気力などが増強してより依存的となる．

パーキンソン病に対するリハビリテーションは多面的な訓練と指導が必要であり，全期間を通じて有用とされている．したがって，できるだけ早期より開始し，薬物療法と並行して継続することが必要である．

3) その他の治療法

外科治療として，定位脳手術が行われる．これには活動が異常に亢進した領域を破壊（凝固）する破壊術と，同部の電気刺激によって異常な活動を抑制する脳深部刺激療法がある．これらは，異常な活動を示す領域の機能を低下ないし停止させることによって，神経回路のバランスを回復させ正常な状態に戻そうというものである．また，脳磁気刺激療法もパーキンソン症状の改善が認められるとされ，試みられている．

6. 類似疾患とその分類

振戦・固縮・無動・姿勢反射障害などを主症候とする諸疾患を共通呼称としてパーキンソニズム（Parkinsonism），またはパーキンソン症候群（Parkinson Syndrome）と呼んでいる．このなかではパーキンソン病が最も多く，60～70％を占める．そのほか，表4に示すように種々の疾患

表4 パーキンソニズムの分類

特発性パーキンソニズム
パーキンソン病
若年性パーキンソニズム
症候性パーキンソニズム
脳血管性パーキンソニズム
薬剤性パーキンソニズム
中毒性パーキンソニズム
外傷性パーキンソニズム
脳炎後パーキンソニズム
正常圧水頭症
その他
パーキンソン・プラス症候群
進行性核上性麻痺
大脳皮質基底核変性症
線条体黒質変性症
び漫性レヴィ小体病
その他

表5 統一パーキンソン病評価スケール(UPDRS)

I	精神,行動,気分(知能,意欲など4項目)
II	活動性,日常生活(会話,嚥下,書字,着衣,転倒,歩行など13項目をonとoff相で)
III	運動(発語,振戦,固縮,タッピング,起立,姿勢,歩行,姿勢反射,無動など14項目をonとoff相で)
IV	治療による随伴症状 A. 異常運動(出現の持続時間,能力障害,早期ジストニアなど4項目) B. 症候の日内変動(offの予測,変動の速度,off時間など4項目) C. 他の症状(胃症状,睡眠,起立性めまいの3項目)
V	Hoehn & Yahrのステージ(0~5の6段階に1.5と2.5を加えた8段階評価)
VI	Schwab & EnglandのADLスケール(onとoff相で完全自立を100%,寝たきりで嚥下・排泄も悪いものを0%とし11段階で%表示)

がある.パーキンソン病かその他のパーキンソニズムかの鑑別は,抗パーキンソン病薬の効果の有無と臨床症候,画像診断,経過などによって行うが,なかには鑑別の難しいものもある.

II. 理学療法

パーキンソン病は発病当初,抗パーキンソン病薬が著効を示しほとんどの症状が改善されるが,数年後にはその効果は徐々に減弱し日常生活にもさまざまな支障が生じてくる.したがって薬物療法のみで症状進行を予防できるわけではなく,理学療法によっていかに活動的な生活を過ごし,高いレベルの運動機能を維持するかが重要となる.すなわち二次的な機能障害を予防するとともに,環境調整や生活指導により能力障害の進行を可能なかぎり遅らせ,QOL向上を図ることが重要なのである.

パーキンソン病の治療ガイドラインによれば,本症のどの病期においても運動療法は有用とされている.その効果判定には,表5に示す統一パーキンソン病評価スケール(Unified Parkinson's Disease Rating Scale:UPDRS)が普及しつつある.この評価尺度を用いた研究で,比較的短期の運動療法プログラムでも,実施した前後で有意な差をみたとされている.しかし,その効果は,普通の生活に戻した数カ月後には元に戻ってしまったという.このことから,長期にわたって効果を持続させるには,ホームプログラムと定期的フォローアップが不可欠と考えられる.

実際に理学療法を行ううえで,どのように障害像を把握するかは非常に重要であるが,病期によってそのとらえ方や対応が異なるため,本稿では病期をおおまかに3つに分け,各病期の特徴と対応を述べていく.

1. 軽度障害レベル(初期)

1) 障害の程度
日常生活・社会生活に支障がない状態.

2) 障害像と基本方針
この時期では,パーキンソン症状の一部はあるがいずれの症状も軽く,薬物コントロールにより生活上の制限を訴えることはほとんどない.そのため,運動療法に対する意識が薄くなりやすい傾向がある.基本的には現在の生活スタイルを維持することを前提としながら,変形予防などの運動

療法やスポーツの習慣化を勧め，体力の維持・向上を図ることが重要である．

3）評　価
関節可動域，筋力，持久力，固縮（特に体幹），姿勢，歩容，動作速度などの身体機能のほか，日常の運動量，生活パターンなどをチェックする．

4）運動療法
本症で起こりやすいといわれる拘縮・変形は，体幹，股・膝・肘関節の屈曲に代表される独特の異常姿勢，そのほか脊柱側彎や股関節外転制限，足関節背屈制限などが多くみられる．これらに対しては，その症状が現れていなくとも，予防的にストレッチ方法を指導する．また，筋力・持久力の向上を図るとともに，全身のリラクゼーション方法も指導する．

このとき重要なことは，これらの運動が日課として継続可能か否かである．すなわち，単に現時点での症状をみて決めるのではなく，個々のケースの身体機能，生活パターンなどを考慮に入れ，患者自身の理解を求めながら運動プログラムを作成・実施するなかで，生活の一部として取り入れられることが重要なのである．

5）生活指導
日常の運動量が少ないケースでは，歩行を中心とした運動やスポーツなどを定期的に行うように指導する．また，普段の姿勢や歩容についても助言を行う．

6）家族指導
前述のプログラムが一人ですべてできる状態でも，この時期から，運動療法の有用性について本人だけでなく家族にも理解を求めることが重要である．

2. 中等度障害レベル（中期）

1）障害の程度
症状が進行し，日常生活・社会生活はかろうじて自立，または一部介助を要する状態．

2）障害像および基本方針
この時期では機能障害が明確となり，日常生活・社会生活に一部制限を有するようになる．また，薬物コントロールも十分な効果を得られにくくなり，長期服用による問題も生じてくる．これにより日内変動を生じ，障害の状態が変動してくるようになる．さらに場所や場面・心理状態による影響を受けやすくなり，多相的な障害像を呈するようになる．したがって，障害像を複眼的にとらえ，生活場面での問題を最小限にすることが目標となる．すなわち，機能障害へのアプローチだけでなく，個々のケースの生活状況を把握しながら，住環境や生活パターンの再構築が必要となってくる．

3）評　価
総合的な評価法として UPDRS がしばしば用いられるが，加えてより詳細な関節可動域，筋力，筋緊張，平衡反応，呼吸機能，姿勢，歩容，動作速度などの身体障害状況を把握する．このとき，on 相と off 相の双方について評価し，その変動パターンをつかむことが重要である．また，病棟や自宅の生活環境や生活パターンを把握することも不可欠である．

4）リスク管理
最も多いリスクは転倒であり，突進現象や小刻みがみられる場合は注意が必要である．特に方向転換時やいす・車いすに座る直前はすくみや突進現象が出現しやすいので，注意を要する．

5）運動療法
パーキンソン体操，関節可動域運動，筋力増強運動，姿勢矯正運動，呼吸運動，バランス練習，基本動作練習，歩行練習などを行う．

6）生活指導および環境調整
生活場面ですくみ足が出現し動きにくくなることがあるが，この現象は視覚情報，音刺激，心理状態などにより影響を受けやすいことが知られている．このことを考慮に入れて生活環境を再構築し，より動きやすいように工夫することが必要で

表6 すくみ足の特徴と対策

	特徴	対策
視覚情報	狭いところ，目標物に近づくとすくみやすく，広いところ，はしご状の目印があるところや階段ではすくみにくい	床にテープではしご状の目印を付けたり，目標物から視線をそらすための別の目標物を設ける
音刺激	かけ声やメトロノーム・音楽などによりすくみが軽減される	「いちにっ！ いちにっ！」などのように，自分で声を出してリズムをつくってから一歩踏み出す
心理状態	急いだり不安を感じたりするとすくみやすい	余裕をもって行動し，ゆっくりやればできるという自信をつける
その他		いったん足を後ろに引いてから前に出す 常に同じ足から踏み出す

表7 すくみ足に対する誘導法

・患者の前に自分の足を前に出して，またいでもらう
・足を踏み出す動作を見真似してもらう
・「せーの！」「いちにの，さんっ！」などのかけ声とともに一歩踏み出してもらう
・腰や肩を介助し左右にリズミカルに重心移動を行ってから，一歩踏み出してもらう

ある（表6）．

7）家族指導

一般に，自立が困難な動作においては何らかの介助が必要であるが，本症では，単に介助するのではなく，「誘導法」がキーポイントとなることが多い．したがって，どのような誘導刺激によってどのような反応が得られるかを見極めることが重要である（表7）．

3. 重度障害レベル（後期）

1）障害の程度

日常生活全般にわたって介助を要し，自力での起居移動は困難．

2）障害像および基本方針

この時期では自力で動くことができないため，外部からの働きかけがなければ完全な寝たきりとなり，さまざまな合併症を誘発する．したがって，不必要な臥床による廃用症候群を徹底的に予防することが重要となる．具体的には筋力低下，易疲労性，関節拘縮，褥瘡，肺炎，自発性の低下といった点の対策が必要となる．症状が多岐にわたりかつ重度化しているので，リスク管理も重要である．また，介護負担が大きいため，患者自身だけでなく介護者の状態を把握することも必要となる．

3）評 価

関節の拘縮・変形の部位と程度，呼吸機能，理解力，座位・立位保持能力および耐久性のチェックのほか，主たる介護者の健康状態と介護能力および生活パターンを把握する．また，介護保険等の公的サービスの利用状況もチェックする．

4）リスク管理

起立性低血圧・褥瘡の有無，骨折の既往，その他合併症の有無をチェックする．

5）運動療法

リスクに配慮しながら，関節可動域の維持，呼吸運動，座位および立位保持の練習を中心に行う．

6）生活指導および環境調整

なるべく座位で過ごすことを目標とし，負担の少ない条件から徐々に始めるように指導する．そ

のために座位姿勢がとりやすいベッド,ベッド柵,車いす,移乗機器などを検討する.また,車いすでの外出がしやすいように,段差解消についても検討する.

7) 家族指導

介護負担が非常に大きくなっているため,主たる介護者の介護能力や安全面に配慮しながら,より効率的な介助方法を指導する.

おわりに

パーキンソン病の特徴と各病期における理学療法について,基本的なとらえ方と対応を述べた.実際の理学療法場面ではケースによってその障害像は千差万別であるため,あくまで個別的にとらえオーダーメイドで対応することが求められる.したがって,具体的な方法は多様なバリエーションがあり,どの方法がよいかということよりも,いかにケースにマッチしているかが重要と考える.

(長谷川　武)

参考文献

1) 安藤一也,杉村公也:リハビリテーションのための神経内科学.第1版,医歯薬出版,東京,1999,179-191.
2) 平井俊策,江藤文夫:神経疾患のリハビリテーション.第2版,南山堂,東京,1997,97-112.
3) 増本正太郎:理学療法技術ガイド.第1版,文光堂,東京,1997,662-667.
4) 山本光利:患者と家族のためのパーキンソン病Q&A.第1版,ライフ・サイエンス,東京,1991,8-77.
5) 葛原茂樹:Parkinson病の診断基準.CLINICAL NEUROSCIENCE,**19**(6):637-640,2001.
6) 南部篤:大脳基底核の機能―パーキンソン病理解のために.臨床リハ,**11**(12):1095-1101,2002.
7) 山口明:パーキンソン病のリハビリテーション.臨床リハ,**11**(12):1116-1122,2002.
8) 野尻晋一ほか:パーキンソン病の病期別理学療法ガイドライン.理学療法,**19**(1):23-30,2002.
9) 三宮克彦,野尻晋一:パーキンソン病の協調運動障害に対する理学療法の工夫.理学療法,**19**(4):519-525,2002.
10) 小林量作ほか:パーキンソン病患者の退院前指導とフォローアップ.PTジャーナル,**30**(10):705-712,1996.

I. 疾患別理学療法

3. 脱髄疾患

はじめに

脱髄疾患(demyelinating disease)の代表的な疾患である多発性硬化症(Multiple Sclerosis；以下MS)は，その進行経過の多様性と広範な症状や障害のため，リハビリテーション医学の主要な適応疾患である．進行経過は急性期から慢性期，寛解と増悪の形式をとり，症状や障害は認知，視覚，言語，嚥下，筋力低下，痙性麻痺，感覚，協調性，膀胱直腸などと広範囲に及ぶ．

理学療法士としては，これらの多様で広範囲に及ぶ経過と症状，障害に対するリハビリテーションや理学療法の原理を理解しておくだけでなく，長い経過のなかで生ずる二次的障害の予防についても理解する必要がある．したがって，理学療法士には各病期における症状や障害に対する直接的介入と予測的介入が要求される．

本章では，MSの病理や症状，経過を踏まえた理学療法としての介入の仕方について述べる．

I. 疫　学

MSの発症分布は，アメリカ北部，カナダ，北欧，ドイツ，スイスなどが有病率10万人に対して30～90人と多発地帯であるのに対して，アジアやアフリカでは有病率が4以下であり，わが国においては理学療法の場面で頻繁にお目にかかる疾患ではない[1,2]．発症リスクは，15歳前に有病率の高い地域から低い地域に移住した人に高いという報告もあり，成因はウイルス感染が幼少期にあり，10～20年という長期間の潜伏期のあと発症をみるとする考え方が有力である[2,3]．しかし，古くから自己免疫説も重視され，まだ明らかにされてはいない．

II. 病　理

脱髄疾患とは，髄鞘(ミエリン)が一次的に脱髄する疾患である．一次的とは，神経細胞や軸索があまり侵されず，髄鞘のみが選択的に障害されることを意味する．1868年，Charcoにより主要な病理および臨床的特徴が総括された．今日では，中枢神経疾系が侵されるものと末梢神経系が侵されるものとに区分され，狭義には中枢神経疾患に限定され，多発性硬化症，急性散在性脳脊髄炎，進行性白質脳症，橋中心髄鞘崩壊などがあげられる[4]．中枢神経は灰白質と白質に区分されるが，前者は神経細胞体が密集しているのに対して，後者は神経線維が集合しており，髄鞘が豊富に存在する．

病巣の組織学的所見としては，視神経や脊髄，大脳，小脳，脳幹などの白質に不規則散在性の脱髄巣が認められ，ミクログリヤの増殖と髄鞘の染色変化で始まり，髄鞘は膨化・断裂，崩壊，ついにグリヤ線維が増加し硬化巣が完成する．古い病変では，灰白色を帯び弾力性が低下する．「硬化症」の病名も，弾力性が低下し硬度が増すことに由来する[1]．

病名のように症状が多様で，経過も寛解と増悪を繰り返しながら全体が徐々に進行する特異的な疾患であり，理学療法を介入する場合も多様な症状と経過の時期(病期)に包括的な細心の対応が求められる疾患といえる．

表1　多発性硬化症にみられる障害

1. 全身的(非顕在的)障害
   ①易疲労性，②高熱非耐性
2. 感覚障害
   ①視覚障害，②痛み，③感覚低下と感覚異常
3. 運動障害
   ①筋力低下，②痙直，③協調障害・失調症，
   ④構音障害・嚥下障害
4. 膀胱障害
5. 直腸障害
6. 性機能障害
7. 認知障害
   ①記憶・注意・集中・持続，②問題解決
8. 心理社会的障害
   ①うつ，②情緒不安定・陶酔

(Cobble ND et al, 1988[2]) および Wainapel SF, 1988[5])
より翻訳・一部改変

Ⅲ. 症状と経過

症状や徴候は，病変の大きさや重傷度，局在に依存し，機能障害はその多彩な病変を反映している．病変は，視神経，大脳(特に脳室領域，前頭葉)，脳幹，小脳，脊髄(特に頸髄)などが傷害されやすく，症状および障害は表1のように多彩な中枢神経障害を呈する[2,5]．運動障害の型としては，両下肢の筋力低下あるいは痙性対麻痺による起居移動障害を呈し，上肢の筋力低下は少ないが，失調症によるADL障害を呈することが多い．

理学療法を介入する場合，易疲労性，熱非耐性，感覚障害，筋力低下，痙直，協調障害，認知障害などが直接の介入対象となる症状である．特にリスク管理のうえからは易疲労性と熱非耐性について配慮が必要であり，後段で詳述する．

MSの特徴の1つに，発症と経過の特異性があげられる．図1は，MSの発症と経過のパターン分類を示している．良性の経過をとるケースは次のような因子が伴うとされている[5]．

① 発症が35歳以下である．
② 一徴候で発症する．
③ 初期徴候が視覚もしくは感覚障害である．
④ 突発的発症である．
⑤ 初期症状として運動障害はない．
⑥ 初期の理学所見で錐体路徴候あるいは小脳症状はない．
⑦ 1カ月以内に寛解する．
⑧ 増悪後，障害は残らないかあるいはわずかに残る程度である．
⑨ 移動能力は保たれている．
⑩ 発症後5年間，錐体路徴候あるいは小脳症状はほとんど見られない．

一般的に，潜伏期，寛解・増悪反復期，進行期の3相に区分され，潜伏期は2〜20年，寛解・増悪反復期から進行期へ移行する期間は平均35年とされている(図2)[1]．

良性と緩徐型を合わせると，約2/3の患者は，寛解と増悪を繰り返す長期療養が強いられる．したがって，症状悪化に伴う病院療養と寛解および症状安定に伴う在宅療養との包括的かつ計画的療養体制が重要となる．理学療法の介入においても，臨床状態の変化に合わせた介入方法や目標設定が必要である．

症状の増悪や機能障害の増加は，骨折やMSに関係のない手術などの外傷がきっかけで生ずるとする報告がある．疫学的に確実に立証されてはいないが，経過中の転機として注意が必要である[7]．

感染に関しては，ウイルス性感染に伴い症状が悪化するとされ，特に上気道感染は増悪との関連性が高いので，感染予防は重要な目標となる．妊娠と症状の変化については，妊娠中の悪化はないが出産後の症状悪化が報告されている．このように，経過中のエピソードが症状の悪化に関連することを考慮することが必要であり，経過観察の定期的な定量的評価記録が重要となる[7]．

排尿障害は，長期療養の経過のなかで重要な管理の1つである．進行過程で膀胱機能は，areflexic bladder や hyporeflexic bladder，hyperreflexic bladder などと変化するが，多くの場合 hyperreflexic bladder となり，残尿はわずかか中等度で最大膀胱容量が減少し，頻尿や切迫失禁となる．経過のなかで，膀胱機能に合わせた指導や環境設定が必要となる[7]．

性的障害(sexual dysfunction)は，患者からの訴えが少ないこともあり医療管理者側に見過ごされることが多いが，男性の75％，女性の50％に認められるという報告があり，長期療養における

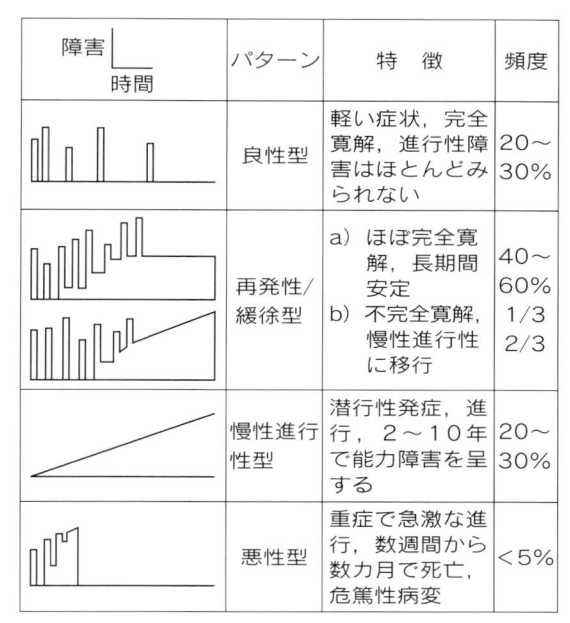

図1 MSの発症と経過パターン分類
（Cobble ND et al, 1988[2]）より翻訳・一部改変）

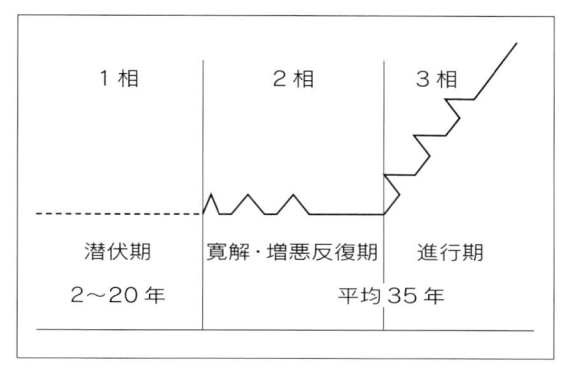

障害/時間	パターン	特徴	頻度
	良性型	軽い症状，完全寛解，進行性障害はほとんどみられない	20〜30%
	再発性/緩徐型	a) ほぼ完全寛解，長期間安定 b) 不完全寛解，慢性進行性に移行	40〜60% 1/3 2/3
	慢性進行性型	潜行性発症，進行，2〜10年で能力障害を呈する	20〜30%
	悪性型	重症で急激な進行，数週間から数ヵ月で死亡，危篤性病変	<5%

図2 MSの経過基本パターン
（別府宏圀，1979[1]）一部改変）

1相：潜伏期 2〜20年
2相：寛解・増悪反復期
3相：進行期
平均35年

Ⅳ. 熱非耐性と易疲労性

1. 熱非耐性

MS患者は，暑い環境下で症状が悪化することが知られており，the hot bath test として診断の一手法として使用されることもある[5]．体温上昇による症状の悪化は，脱髄した神経では鞘の厚さが正常の1/4程度になり，加熱による伝導遮断閾値が40℃から20℃へ半減してしまうことによるとされている．したがって，体温を上昇させるような感染による炎や暖かい環境，温水，あるいは激しい運動などは神経伝導障害の傾向を増し，症状を悪化させる要因ともなる．午後や夕方に疲労の訴えが多くなる要因の一つに，体温上昇が午後に最高になることによるという指摘もされている．

特に歩行練習や筋力強化などの強い運動を行う場合は，水温を24〜27℃程度にコントロールしたプールでのトレーニングが有効である．また逆に，日常生活での熱い風呂への入浴などは下肢の脱力を引き起こす場合がある．体温や温度環境には細心の注意が必要で，運動の強さや，トレーニングルームの室温，温熱療法，炎天下での外出なども体温上昇の要因となるので注意が必要である．再発予防のためにも高温環境は避けるべきである．

2. 易疲労性

MS患者において，ADLに影響を及ぼす症状として最も訴えが多いのは，疲労とバランス障害である．MSの患者のほとんどが疲労を訴え，特に午後あるいは夕方に強い訴えがあり，高温あるいは激しい運動でもほとんどの患者が疲労を訴える．また多くの患者は，2〜3時間の休息で疲労は解消するとしている．

疲労の原因は明らかにされてはいないが，上述した熱非耐性による体温上昇に伴う神経伝導障害も要因の一つと考えられる[5]．疲労感の訴えは，このような器質的な問題のほかに，うつや睡眠障害など情緒心理的問題，薬物の副作用なども考慮されるべきであろう．

また疲労は，筋力低下や痙直，失調症などの運動障害を反映するものでもある．疲労の訴えは，運動強度の目安となるが，逆に疲労の訴えによる活動性の低下は，多くの廃用症候群を招き悪循環を引き起こす要因ともなる[6]（図3）．したがって，運動後の疲労度や症状のチェックなどを行うと同時に，日常生活の工夫などの管理指導も必要で，特に在宅生活では日課に休息時間を取り入れるなどの生活指導も重要となる．

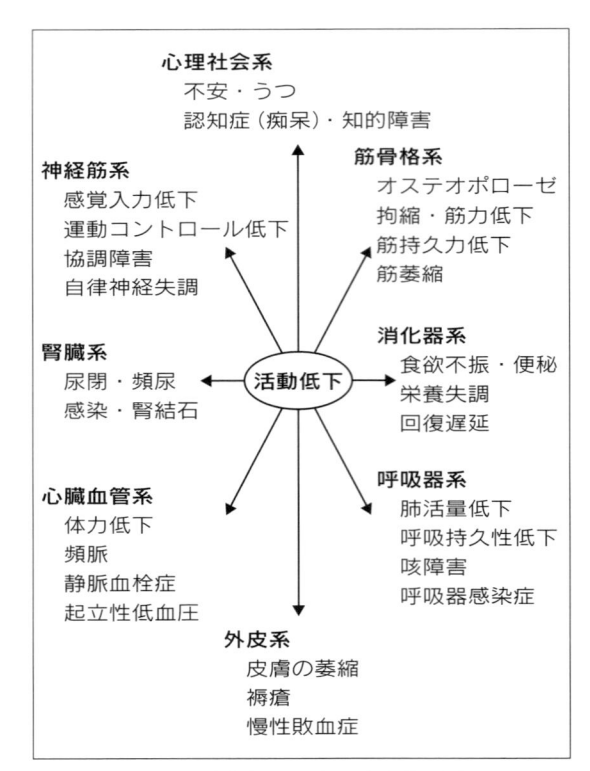

```
           心理社会系
            不安・うつ
            認知症(痴呆)・知的障害
  神経筋系              筋骨格系
   感覚入力低下          オステオポローゼ
   運動コントロール低下    拘縮・筋力低下
   協調障害            筋持久力低下
   自律神経失調         筋萎縮

  腎臓系               消化器系
   尿閉・頻尿           食欲不振・便秘
   感染・腎結石   活動低下  栄養失調
                        回復遅延

  心臓血管系            呼吸器系
   体力低下             肺活量低下
   頻脈                呼吸持久性低下
   静脈血栓症           咳障害
   起立性低血圧         呼吸器感染症

            外皮系
             皮膚の萎縮
             褥瘡
             慢性敗血症
```

図3 活動低下による臨床的発現
(O'Sullivan SF, 1988[6])より翻訳・一部改変)

V. 経過と介入のポイント

1. 評価

MSの臨床症状と機能障害および進行経過を考慮した評価スケールとして，KurtzkeによるExpanded Disability Status Scale(表2)とFunctional System(表3)がある[6〜8]．Expanded Disability Status Scaleは臨床症状を段階づけたFunctional Systemを組み込んだスケールとなっている．MSの評価は，その症状と障害，経過の多様性から，中枢神経疾患を総合した評価と寛解・増悪などの転機，転機のエピソード，経過パターンなどの記録が必要である．したがって通常の理学的検査測定および機能評価，能力評価およびADL評価，心理社会的適応評価を定期的に実施し，特に評価結果を観察記録(VTRや記録チャートも含め)や定量的客観的データ，エビデンスとして記録することが重要である．また，現病歴や既往歴も経過を追うときに重要な情報となる．

次に，一般的検査測定および評価項目を一部評価ツールを含め列記する．

(1) 理学的検査測定および機能評価
① 形態計測：四肢周計，変形など
② 筋緊張および痙縮：Ashworth scale
③ 関節可動域
④ 筋力および随意性：MMT，握力，筋力測定，Brunnstrom stage，Motoricity Index
⑤ 感覚・知覚(視覚を含む)・痛み・異常感覚：Visual Analogue Scale
⑥ 姿勢反射・反応：姿勢，立ち直り反応，平衡反応
⑦ 協調運動：失調症テスト，Gibson Spiral Maze Test
⑧ 呼吸機能
⑨ 膀胱・直腸機能
⑩ 自律神経系(めまい・起立性低血圧など)
⑪ 言語(構音)
⑫ 認知および情緒

(2) 能力評価およびADL評価
① 起居動作能力：パフォーマンステスト(中村による)
② 移動能力：10m歩行，6分間歩行，Physiological Cost Index
③ 座位・立位バランス能力：Timed Up & Go test，Functional Reach Test，Berg Balance Test
④ 上肢下肢機能，包括的運動機能：Fugl-Meyer Test，Strok Impairment Assessment Set，運動年齢テスト
⑤ ADL：FIM，Barthel Index

(3) 心理社会的適応評価
① 活動調査：老研式活動能力指標，生活時間調査，活動状況調査
② QOL評価：SF-36，PGCモラールスケール

2. 理学療法と指導

MSの示す特異的な経過にみられる臨床状態は，①特に明確な障害を示さない良好な状態，②急性再発の状態，③病状が安定し障害が残存している状態，④臨床症状や障害が進行性にある状態，

3. 脱髄疾患

表2 Expanded Disability Status Scale (EDSS) (Kurtzke) (Sliwa JA et al, 1998[7])より翻訳・一部改変)

スケール	障害度	FS階段	FS個数	移動能力	日常活動
0	神経症状なし	0*	8		
1	能力障害なし	1*	1		
1.5	能力障害なし	1*	2		
2	最小の能力障害	2	1 他は0か1		
2.5	最小の能力障害	2	2 他は0か1		
3	中等度の能力障害	3 2	1 他は0か1 3ないし4他は0か1	自立	
3.5	中等度の能力障害	3 2 3 2	1 他は0か1 1ないし2他は0か1 2 他は0か1 5 他は0か1	自立	
4	比較的重度な障害	4 3.5を超える組み合わせ	1 他は0か1	500m補助具なし	自立
4.5	比較的重度な障害	4 4を超える組み合わせ	1 他は0か1	300m補助具なし	最小限の介助
5	重度な障害	5 4を超える組み合わせ	1 他は0か1	200m補助具なし	特別な設備が必要
5.5	重度な障害	5 4を超える組み合わせ	1 他は0か1	100m補助具なし	できない
6		3以上	2以上	100m片側補助具あり	
6.5		3以上	2以上	20m両側補助具あり	
7		4以上 **	2以上	補助具があっても5m以上不可，車いす移乗可能	
7.5		4以上	2以上	2〜3歩以上不可，車いす移乗は介助必要	
8		4以上	数個組み合わせ		ベッドと車いすの生活，セルフケアは可
8.5		4以上	数個組み合わせ		ベッド上の生活，セルフケアはある程度可
9		4以上	ほとんど組み合わせ		ベッド上寝たきり，コミュニケーションと食事は可能
9.5		4以上	ほとんど組み合わせ		ベッド上全介助寝たきり，コミュニケーションと食事も困難
10	MSによる死				

注意：FS (Functional System) は表3参照
＊：精神機能段階1でもよい
＊＊：非常にまれであるが錐体路徴候段階5のみ

表3 Functional System（機能別障害度）(Sliwa JA et al, 1998[7] より翻訳・一部改変)

段階	錐体路機能	小脳機能	脳幹機能	感覚機能	膀胱直腸機能	視覚機能	精神機能	その他
0	正常	正常	正常	正常	正常	正常	正常	なし
1	異常所見あるが障害なし	異常所見あるが障害なし	異常所見のみ	1〜2肢に振動覚障害，あるいは描字覚障害	軽度の遅延，切迫，閉尿	暗点があり，矯正視力0.7以上	情動の変化のみ	他の神経学的所見あり
2	ごく軽い障害	軽度な失調	中等度の眼振ある いは軽度の他の脳幹機能障害	1〜2肢に軽度の痛・位置覚障害，あるいは中等度の振動覚障害，または3〜4肢の振動覚障害のみ	中等度の遅延，切迫，閉尿，あるいはまれな尿失禁	悪いほうの眼に暗点あり，矯正視力0.7〜0.3	軽度の知能低下	
3	軽度から中等度の対麻痺，片麻痺，中等度の体幹，四肢高度の単麻痺	中等度の失調	高度な眼振，高度な外眼筋麻痺，あるいは中等度の他の脳神経障害	1〜2肢に中等度の触・痛・位置覚障害，あるいは完全な振動覚障害または3〜4肢の軽度の触・痛覚障害，固有感覚障害	頻繁な尿失禁	悪いほうの眼に大きな暗点あり，中等度の視野障害，矯正視力0.3〜0.2	中等度の知能低下	
4	高度な対麻痺，片麻痺，中等度の四肢麻痺，完全な単麻痺	高度な全四肢の失調	高度な構音障害，あるいは他の高度な脳幹機能障害	1〜2肢に高度の触・痛覚障害，あるいは固有感覚障害（単独あるいは合併），2肢以上に中等度の触・痛覚障害，あるいは高度な固有感覚障害	ほとんど導尿を要する	悪いほうの眼に高度の視野障害，矯正視力0.2〜0.1，悪いほうの眼は段階3で良眼の視力0.3以下	高度の知能低下（中等度の慢性脳症候）	
5	完全な対麻痺，片麻痺，高度な四肢麻痺	失調のため協調運動不能	言語障害，嚥下障害	1〜2肢の全感覚障害，あるいは頭部からの中等度の触・痛・固有感覚障害	膀胱機能機能消失	悪いほうの眼の矯正視力0.1以下，あるいは悪いほうの眼は段階4で良眼の視力0.3	高度の認知症（痴呆），あるいは高度の慢性脳徴候	
6	完全な四肢麻痺			頭部からの下の全感覚障害	膀胱/直腸機能消失	悪いほうの眼は段階5で良眼の視力0.3以下		
V	不明	不明	不明	不明	不明	不明	不明	
X		筋力低下（錐体路障害段階3以上）のため判断が困難な場合，段階とともにチェック						

⑤臨床症状や障害が変動している状態，などに分類できる．各状態での目標を表4に示した．各患者は，明確な障害がなくとも初期評価に基づいて早期から包括的医療チームがかかわり計画的な療養生活をガイドされるべきあり，それが後の経過に良好な対応を保障する基盤を与えるものと思われる．

臨床症状や状態に対応した目標と介入について述べる．

1) 臨床状態が特に明確な障害を示さない良好な状態

この時期の介入は，定期的機能チェック，健康管理，疲労や温度環境等を含む生活指導，健康増進のための運動プログラムの処方および指導が主となる．疲労や温度環境などに対する過剰な指導が非活動性を助長することになりかねないので，注意が必要である．一般のプールでの水中歩行や軽い水泳などは，全身調整運動としては有効である．

2) 急性再発の状態

急性再発は，新たなMS病変によるとは限らず，古い病変やサイレント病変の一時的な悪化による場合がある．それは，発熱，過熱，ストレス，疲労，その他医学的問題や薬の副作用などによって誘発される場合がある．

この時期の介入は，身体的および心理的ストレス活動や抵抗運動プログラムなどは避け，安静を保つことが必要である．感覚運動系の障害に対して，柔軟性や関節可動性の運動は続け，体位交換や呼吸管理等を行い廃用症候群の予防に努める．脳幹病変によるめまいや吐き気に対しては，ベッドポジショニングや水分補給，抗嘔吐薬の投与が必要な場合がある．その他，膀胱直腸障害や嚥下障害への対応なども考慮する必要がある．

回復期に移行したら，徐々に運動量を増加させ，座位，立位，歩行，日常活動へとトレーニングレベルを上げ，活動性を拡大していく．運動プログラムは関節可動域運動，筋力強化，バランス制御・起居移動動作の再教育などが目標となるが，その症状や障害の特徴から，脳卒中片麻痺や痙性

表4 MSの各臨床状況におけるリハビリテーション介入

MS症状期	目標
良性	健康増進 適応 長期再トレーニング
急性再発	医学および理学療法介入による回復 回復期中密接なフォローアップ 新たに残った障害に対する適応を支援
安定した残存障害	徴候に対する治療（対症療法） 最大の機能発揮への支援 機能維持のためのホームプログラムの指導
進行性障害	現在の機能維持のための支援 進行に関連する要素の可逆的管理
障害の変動	種々の状況で最大の能力を発揮するための指導

(Cobble ND et al, 1988[2]) より翻訳・一部改変)

対麻痺，脊髄損傷，失調症などで行われている運動プログラムに準じて理学療法を介入していく．

3) 病状が安定し障害が残存している状態

この時期の理学療法の介入は，対症療法と機能の最大限の改善および機能維持のためのホームプログラムの作成と指導である．痛みは，腰痛，関節痛，筋のこわばり，感覚異常などさまざまな訴えがあり，これらへの対症療法として腰痛体操，筋伸張，マッサージ，関節モビライゼーション，寒冷療法，電気療法など種々のモダリティーを駆使することが必要である．

機能改善プログラムは，上述したように症状と障害の特徴から疾患別プログラムに準じて介入方法を考えることが必要であるが，易疲労性や慢性進行性疾患である特異性から，休息をとりながら全身的運動と障害部位の機能維持を目的とした運動プログラムを考えることが必要である．さらに慢性疾患患者への介入の最も大切なことの一つとして，運動を生活の一部として習慣化するようにホームプログラムを立て指導することが必要で，機能維持と健康増進に結びつく．また同時に代償的アプローチを考慮し，より快適な日常生活ができるよう工夫支援することが不可欠である．たとえば，装具装着や杖歩行と車いすの併用，日常生

活動作における自助具の工夫などを積極的に組み込むことが必要である．

4）臨床症状や障害が進行性にある状態

この時期の介入の目的は，現在の機能の維持が主となるが，過剰な運動は症状の増悪を招く可能性があるので，細心の注意が必要である．同時に，代償的アプローチを積極的に進め活動レベルを維持することが，心理的側面からも重要である．

一方，進行を招く要因の可逆的管理が必要である．たとえば，午前中の運動練習，日常生活におけるストレス除去や室温調整，炎天下の外出指導，疲労の除去などを考慮することが必要である．

5）臨床症状や障害が変動している状態

急性再発のような急激な症状の増悪ではなく，症状や障害の変動する状況での介入は，その時期の機能および能力レベルで最大の遂行能力を適切に発揮できるように遂行方法を検討することや，随時環境整備をすることと，身体状況に合わせて最大限に努力し生活に適応しようと努める患者を指導支援することが目的となる．したがって，運動プログラムにおいても身体状況に合わせて臨機応変に変更し，ADLにおいても方法や自助具等の工夫を状況に合わせて変更してゆくことが望まれる．また，理学療法士としては，患者とのコミュニケーションを密にし，適切に機能を把握することが要求される．前項で述べたように，症状変動の誘因となる条件の可逆的管理も必要である．

Ⅵ. 包括的ケアシステムの必要性

MSは，わが国ではそれほど頻繁にかかわる疾患ではないが，症状および障害像としては，中枢神経障害を包括した疾患といえる．また病変に依存する症状や障害像の多彩さに加え，寛解と増悪を繰り返し，慢性進行性に病状が進んでいく特異的な疾患である．理学療法士としては，中枢神経疾患に対する理学療法に関する幅広い知識と技術が要求されるのみならず，特異的な経過をとる慢性進行性疾患であるため，特に活動・社会参加のレベルの対応には高い問題解決能力と人格が要求される．

従来，通常の疾患では症状・障害の発現に基づいて介入を考えることが一般的であるが，このような症状や障害の発現および経過が多様な進行性疾患に対しては，予測的な指導や対応が要求される．症状や障害の発現および経過が病変に依存するだけでなく，環境変化やアクシデント，管理ミスが大きな誘因になることから，メディカルとコメディカルの包括的チームアプローチが発症初期から要求される．特に病変，症状，機能，活動，健康管理という多次元的な共通視点をもつ包括的なケアシステムの構築が必要である．

（星　文彦）

参考文献

1) 別府宏圀：多発性硬化症．神経難病（宇尾野公義編），金原出版，東京，1979，103-122．
2) Cobble ND et al：Rehabilitation of the Patient With Multiple Sclerosis. Rehabilitation Medicine：Principle and Practice（edited by DeLisa JA），JB Lippincott, London, 1988, 613-634.
3) Frankel D：Multiple Sclerosis, Neurological Rehabilitation（edited by Umphred DA），The CV Mosby, ST Louis, 1985, 398-415.
4) 御子柴克彦編：脱髄疾患．Bio Science用語ライブラリー，脳神経．羊土社，東京，236-237．
5) Wainapel SF：Rehabilitation of the Patient With Multiple Sclerosis, Rehabilitation Medicine (edited by Goodgold J), The CV Mosby, Washington DC, 1988, 343-363.
6) O'Sullivan SB：Multiple Sclerosis, Physical Rehabilitation：Assessment and Treatment, second Edition (edited by O'sullivan SB), Schmitz TJ, Davis FA, Philadelphia, 1988, 461-481.
7) Sliwa JA et al：Multiple Sclerosis, Rehabilitation Medicine：Principle and Practice, Third Edition (edited by DeLisa JA and Bruce JB), JB Lippincott, London. 1998, 1241-1255.
8) 松本博之：リハビリテーションにおける評価 Ver.2．臨床リハ別冊（米本恭三ほか編），医歯薬出版，東京，2000，232-235．
9) Krebs NA；Degenerative Disorders of the Central Nervous System, Medical Rehabilitation (edited by Halstead LS et al), Raven Press, New York. 1985, 251-263.
10) Thomson A et al：Tidy's Physiotherapy, Twelfth edition, Butterworth-Heinemann, Oxford, 1991, 331-333.
11) 中村隆一編著：臨床運動学．第3版，医歯薬出版，東京，2002，163-222．
12) 中村隆一監修：脳卒中のリハビリテーション．第2版，永井書店，大阪，2000，157-244．
13) 奈良　勲監修：標準理学療法学．理学療法評価学，医学書院，東京，2001．

I．疾患別理学療法

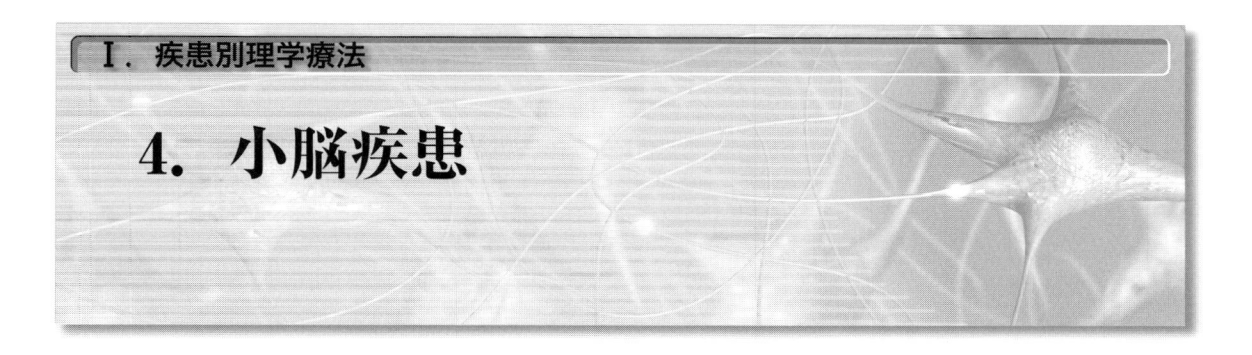

4．小脳疾患

はじめに

　小脳は運動のコントロールに重要な役割をもち，さまざまな疾患により小脳実質または小脳に入出力する神経経路が損傷されると，運動失調を主体とする機能障害が出現する．運動失調は筋力低下や運動麻痺がないにもかかわらず運動が拙劣となることを指し，運動に際して安定性や正確性が低下する．理学療法士として小脳性運動失調の患者に介入し，心身機能・構造レベル，活動レベル，参加レベルの障害を改善するためには，小脳性疾患の病態と障害構造，運動の安定性（バランス）や正確性（巧緻性），小脳と運動学習に関する理解などが必要である．

I．小脳の構造と機能

1）小脳の構造と主な機能

　小脳は大脳半球の後下方，脳幹の後方に位置している．表面的には水平方向に走る小脳溝によって，前葉，後葉，片葉小節葉の3つの葉に分けられる．また，垂直方向の窪みにより，正中部の虫部と左右対称に位置する小脳半球に分けられる．小脳半球の虫部に近い部位を小脳中間部という．小脳の深部には，室頂核，中位核，歯状核の左右3対の神経細胞の集団である小脳核が存在する．小脳は脳幹と上，中，下の3対の小脳脚で連結している．上小脳脚は主に小脳から脳幹部，赤核，視床への遠心性線維を含む．中小脳脚は主に大脳皮質由来の橋核から小脳への求心性線維を含む．下小脳脚は脳幹部および脊髄からの求心性線

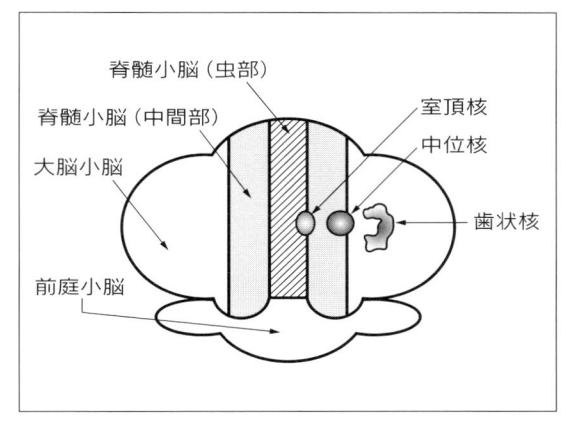

図1　小脳の概略図

維と，小脳から前庭核および網様体核への遠心性線維を含んでいる（図1）．

　これらの入出力関係から，小脳は機能的に，片葉小節葉に相当する前庭小脳，虫部から小脳中間部に相当する脊髄小脳，外側小脳半球に相当する大脳小脳に分類される．身体運動は平衡機能，四肢体幹の粗大運動，四肢遠位部がかかわる巧緻運動に分けられるが，平衡機能は前庭小脳，四肢体幹の粗大運動は脊髄小脳，巧緻運動は大脳小脳がそのコントロールに強く関連する．また，前庭小脳は姿勢調節と眼球運動，脊髄小脳は運動の実行，大脳小脳は運動の計画に関連するという考え方もある（表1）．

　近年では，詳細な解剖学的研究や非侵襲的画像解析による研究などから，小脳は運動機能のみでなく，名詞に対応する動詞の生成，視覚的注意課題，ワーキングメモリ課題などの認知機能にも関与することが明らかになっている．

表1 小脳の入出力関係と機能

小脳部位		入力情報・入力部位	出力部位	主な機能
前庭小脳		前庭器官→前庭核	前庭核	姿勢調節 眼球運動
脊髄小脳	虫部	体幹の体性感覚→脊髄小脳路 視聴覚情報→脳幹部神経核	室頂核→内側下降システム	運動の実行 姿勢調節
	中間部	四肢の体性感覚→脊髄小脳路，橋核	中位核→外側下降システム	運動の実行 四肢の粗大運動
大脳小脳		大脳皮質→橋核	歯状核→視床腹外側核 →運動野・運動前野	運動の計画 四肢末梢の微細運動

(川人光男，1996[3])，Zigmond MJ et al，1999[5])，Umphred DA，2001[6]) をもとに筆者作成)

2) 小脳と運動学習

運動指令が大脳の運動関連領野から発せられ，運動の効果器である骨格筋が収縮し身体運動が起こる．実現された身体運動の結果は，体性感覚，前庭感覚，視覚などを通じて大脳にフィードバックされ，意図した運動指令と実現された身体運動の誤差を減ずるように新たな運動指令(誤差信号)が発せられる．この神経回路はロングループといわれ，フィードバックに時間を要するので素早い運動には対応できない．

小脳はこのフィードバック回路に並列的に位置し，運動の内部モデルを有することで，予測的な運動のコントロールや誤差信号を入力とする迅速な運動のコントロールをしているとされる(図2)．小脳の内部モデルは動作課題の繰り返しにより，小脳皮質回路が成熟して形成されると考えられている．

身体運動は，空間座標における身体部位の運動軌跡としてとらえることもできる．この運動軌跡を生成するモデルとして，最も有力なものが運動指令変化最小モデルである．運動指令としては大脳運動野の運動神経細胞の発火頻度などがあり，運動に伴う運動指令の変化が少ないような運動軌跡が実現される．このことによって，効率的な運動のコントロールがなされており，効率的な運動のコントロールの学習に小脳が関与している．

II. 小脳症状

小脳および小脳への入出力経路に損傷が起こると，小脳性運動失調を主体とする小脳症状が生じる．主な小脳症状としては以下のようなものがある．小脳疾患患者の障害は，これらの基本的症状にさまざまな身体的・環境的要因が重なって生じている．

1) 小脳性運動失調

運動障害の中核をなす症状である．正確で円滑な運動を実施するためには，運動の力源である筋収縮を空間的，時間的に組織だって制御しなければならない．つまり最終的なα運動神経細胞の発火の組み合わせ，発火頻度，発火の開始と停止のタイミングなど多くの変数を同時的に処理できないと，正確で円滑な運動が実現できない．小脳は運動に際して多変数の情報処理をしていると考えられており，小脳が損傷され情報処理に容量的または部位的破綻が生じると，小脳性運動失調が現れる．

小脳性運動失調は，運動失調の現れる部位や運動失調による特徴的な現象から，以下のように分類される．

(1) 体幹運動失調(truncal ataxia)

姿勢保持や歩行中に観察される体幹部の動揺を指す．小脳虫部付近の損傷で生じやすく，重度の場合は座位も保持できないことがある．

(2) 四肢の運動失調

運動時に観察される四肢の動揺や円滑さの欠如した状態を指す．現象的に，次のような特徴がみられる．

① 測定異常(dysmetria)

位置的目標に身体部位や操作物を到達させるときに，目標に正確に身体部位や操作部を到達させ

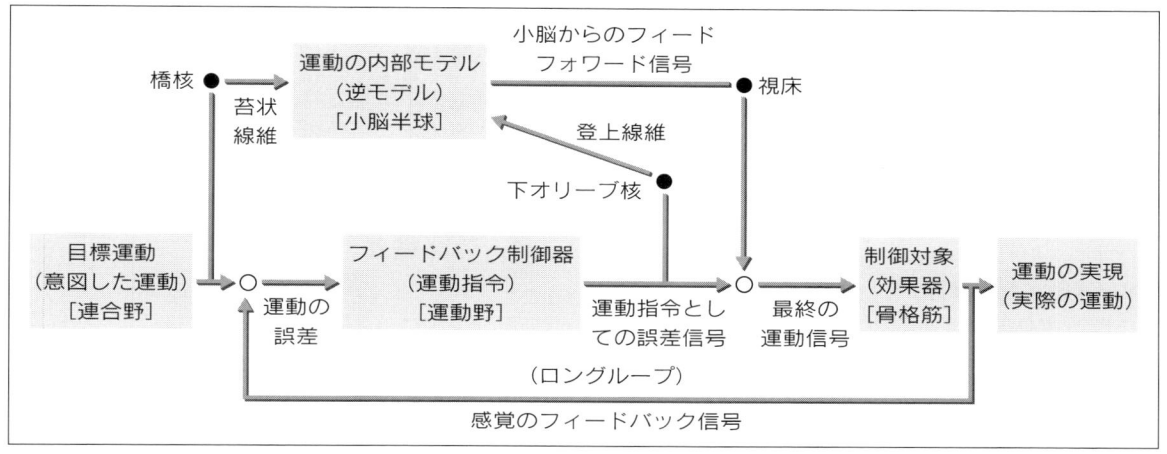

図2 小脳による運動コントロールの概念図 (川人光男, 1996[3]), Barlow JS, 2002[12]) をもとに筆者作成)

ることが困難な状態を指す.

② 運動分解 (dyskinasia)

運動軌道が円滑でなく, 運動軌道が何段階かに分かれたり, 運動軌道から行きつ戻りつする状態を指す.

③ 反復変換運動障害 (adiadochokinesia)

前腕の回内回外, 下肢の屈伸など動筋と拮抗筋の円滑な切り換えが必要な運動が拙劣な状態を指す. 素早い運動を要求すると障害が強く観察される. また, 単関節での反復変換運動が困難で, 運動の影響が近くの多関節に及ぶ.

④ 共同運動障害 (asynergia)

体幹の運動失調とも関連する運動障害である. 運動に際して筋収縮のタイミングが調整できず, 運動が拙劣になる状態を指す. 両上肢を組み背臥位から座位に起きあがる際に, 下肢, 体幹, 頸部の筋収縮のタイミングが合わず, 下肢が挙上してしまい起きあがれない現象などが代表的である.

2) 筋緊張の低下 (hypotonia)

小脳半球の障害では筋緊張が低下する. 筋緊張の低下は運動開始の遅れ, 筋の脱力, 易疲労性などに関連する.

3) 筋力低下 (muscle weakness)

小脳障害の直接の現象か, 運動失調により筋収縮の効率が悪くなり表面的に筋力低下がみられるのか, 廃用性の筋力低下によるものか不明確ではあるが, 小脳疾患患者は筋力低下を示すことがある. 四肢の遠位筋より近位筋が低下しやすく, 部位別では足底屈筋群, ハムストリングス, 股関節外転筋などが低下しやすい.

4) 小脳性企図振戦 (cerebellar intention tremor)

意図的に目標物に身体部位や操作物を近づけるときに, 目標物付近で身体部位が大きく揺れる現象を指す (terminal oscillation). 急性または亜急性の小脳半球障害に伴いやすい. 継続する強い振戦は, 脳幹部の小脳回路の病変によるものとされる.

5) 眼振 (nystagmus)

小脳半球障害では側方注視による水平性眼振, 虫部から脳幹部の病変では垂直性眼振が生じやすい. 患者は, 注視の困難や一過性に物がぼやけて見えるなどの症状を訴える.

6) 構音障害 (dysartheria)

小脳疾患患者は, ゆっくりとした不明瞭またはとぎれがちの発語になりやすい. とぎれとぎれの発語を断綴性発語 (scanning speech) という.

7) 姿勢保持・歩行の障害

運動失調により姿勢保持や歩行が不安定になる. 姿勢保持の障害は, 支持基底面が狭くなるほ

ど著明になる．歩行では歩隔が広く（wide base），左右に揺れ，リズムが乱れた酩酊歩行（drunker gait）が観察される．障害が軽い場合は，片足立ちや継ぎ足歩行などを実施させると，はっきりとした動揺や姿勢保持・歩行の困難さが観察できる．

8）運動学習の障害

小脳が運動の学習に関連することから，小脳疾患患者では損傷部位により特定の運動学習が困難であったり，運動課題獲得に際して健常者や他の疾患患者より頻回の練習を必要とする．

III．小脳障害の原因となる疾患とその見方

神経系の疾患では原因疾患ではなく，原因疾患により損傷された部位によって，部位特異的な神経症状が生じる．小脳においてもさまざまな疾患や外傷により損傷側と同側性に小脳障害が生じるが，理学療法を実施するうえでは原因疾患の予後，損傷部位とその大きさの程度，他の機能障害の合併に関する情報が重要である．

原因疾患の予後は，小脳の脳血管障害，小脳腫瘍の摘出手術後，小脳の急性炎症などのように自然経過または治療により小脳障害が徐々に回復傾向を示す回復型，脳性麻痺の運動失調型，慢性的薬物中毒による小脳障害などのように継続的に同程度の小脳障害がみられる停止型，脊髄小脳変性などのように小脳障害が徐々に進行する進行型に分けられる．

また，回復や進行の緩急や最終的に残存する障害の程度に関する情報も必要である．

損傷部位では，まず小脳実質の損傷か小脳への入出力系の損傷かを区別する．それによって，小脳性運動失調，感覚性運動失調，前庭迷路性運動失調，大脳性運動失調を判断することができる．また，小脳実質の損傷であれば，前庭小脳，脊髄小脳，大脳小脳のどの部位が損傷されているかによって，運動失調の特徴を推測することができる．

原因疾患によっては，小脳障害以外に中枢性運動麻痺，大脳基底核障害，末梢性運動麻痺，筋力低下などを合併する．また，小脳腫瘍や小脳出血では脳幹部が圧迫され，めまい，嘔吐，頭痛などを伴う．これらの情報も理学療法実施には欠かせない．

IV．巧緻性とバランス

運動失調による運動障害は，巧緻性の低下とバランスの低下の2つの側面からとらえることができる．巧緻性は多関節に及ぶ正確な運動コントロールが必要となるため，運動の自由度とかかわりが深い．バランスは運動の安定性に関する概念で，身体重心線と支持基底面との関係が基本になる．

1）巧緻性と運動の自由度

身体運動は収縮する筋の選択，筋収縮のタイミング，筋収縮の程度を制御し，適切な関節運動を起こすことで実現されている．小脳を中心とする運動制御系では，これらの多変数の制御を並列的に実行している．関節運動には関節構造による空間における運動の自由度（肩関節は屈曲−伸展，内転−外転，内旋−外旋の3自由度，肘関節は屈曲−伸展の1自由度）がある．適切な関節運動を実現するためには，個々の運動単位を支配する脊髄運動神経細胞の発火パターンを制御する必要があるため，多くの関節運動が関係する複雑な身体運動では多自由度の制御が要求される．

運動失調の患者では，書字の際に肘を体幹につけて固定し，字の乱れを改善するような代償的な動作がみられる．これは，運動の自由度を少なくして，制御系の情報処理量を減らし，課題の遂行度を向上させているとも解釈できる．

2）バランス

バランスについては多くの考え方があるが，ここでは「姿勢調節における安定性に着目した概念で，一定の支持基底面内に重心線を収めることがその要件となり，姿勢調節にかかわる多くの要素によって達成されるもの」と解釈したい．これらは，バランスの動作レベルの上位概念として「安定性」があること，バランスの運動学的な解析に

は支持基底面と重心線の関係が基礎的な枠組みとなること，バランスをシステムとしてとらえると小脳を含む運動制御系，筋骨格系，感覚系など，バランスに必要な要素間の関連性が重要になることを示している．

（1）支持基底面と重心線の軌跡からみたバランス

支持基底面と重心線の関係に焦点を当てると，支持基底面のうち，患者が有効に使用できる範囲（姿勢の安定域，機能的支持基底面）と患者の身体動揺を反映する重心線の揺らぎの大きさを用いて，バランスのよし悪しを説明することができる．重心線が安定域の範囲を越えると一定の支持基底面での姿勢が保持できず転倒してしまうので，下肢のステップ反応や上肢の保護伸展反応のように，新しく支持基底面をつくりそこで姿勢を保たなければならない．したがって重心動揺が小さく安定域が大きいほどバランスがよく，姿勢を崩したり転倒する頻度が少ないと考えられる．運動失調症患者は健常者に比べ重心動揺が大きく，安定域が小さい傾向があるため，重心動揺を小さくし，安定域を拡大することが運動療法の一つの方向性となる（**図3**）．

（2）システム論的にみたバランスのとらえ方

姿勢調節には，神経系の階層構造を重視する反射・階層モデルと，姿勢制御にかかわる要素間の関連性を重視するシステムモデルがある．バランスをシステム論的にとらえると，身体的要素，心理的要素，運動する場としての環境的要素および運動課題特性が，バランスに関連する要素として考えられる．

バランスに関連する身体的要素には，運動範囲を保証する関節可動域，身体を抗重力位に支え運動の力源となる筋力，姿勢調節を直接担う小脳系を中心とする制御系，姿勢調節に必要な情報を提供する感覚系，持続的な姿勢調節を保証する呼吸循環系などがある．また，心理・認知的要素としては，状況判断をして姿勢の乱れを予測的に回避する知覚認知系，バランスに関する自己評価などがある．

運動療法としてバランスに関連する身体的要素に働きかけ，総体としてのバランスを改善するた

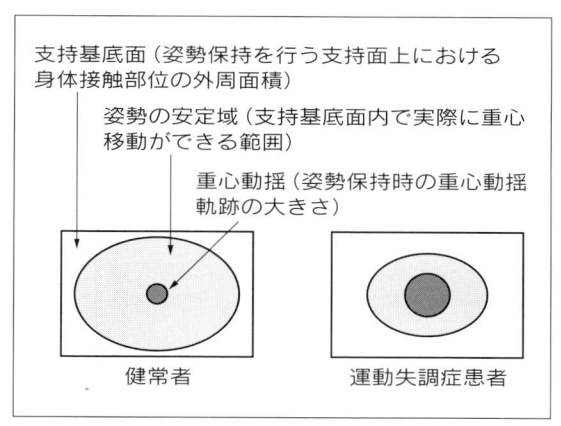

図3 支持基底面と重心線の関連からみたバランスのとらえ方

姿勢の安定域と重心動揺の関係からバランスを考えると，運動失調症患者は健常者に比べて安定域が小さく，重心動揺が大きい．姿勢の安定性を高めるためには，安定域を広げ，重心動揺を小さくするという方向性が考えられる

めには，運動によってこれらの諸要素が変化し，さらに可塑的に組織化されることが前提となる．運動失調のみを運動療法の対象とすると，このなかの身体的要素の一部である運動制御系に対するアプローチが中心になり，小脳自体および小脳への入出力系が障害されている小脳性運動失調では，運動療法による機能改善には限界がある．一方，システムとしてバランスを考えると，運動療法によってバランスに関連する多くの要素にアプローチすることが可能になるので，実用性の観点からはシステム論的アプローチのほうが適応範囲が広い．特に脊髄小脳変性症などの進行性疾患には，システム論的アプローチが有用である．

（3）バランス保持の方略

バランスは，姿勢保持のような静的バランスと，歩行のような動的バランスに分けられる．両者は関連性をもつが，静的バランスと動的バランスのよし悪しが異なることもある．また，バランスを保つための方略（strategy）として，足関節方略（ankle strategy），股関節方略（hip strategy），膝関節方略（knee strategy）または懸垂方略（suspensory strategy），ステッピング方略（stepping strategy）があり，身体への外乱に対してこれらのバランスの方略が適切に働くことでバランスが保たれている（**図4**）．

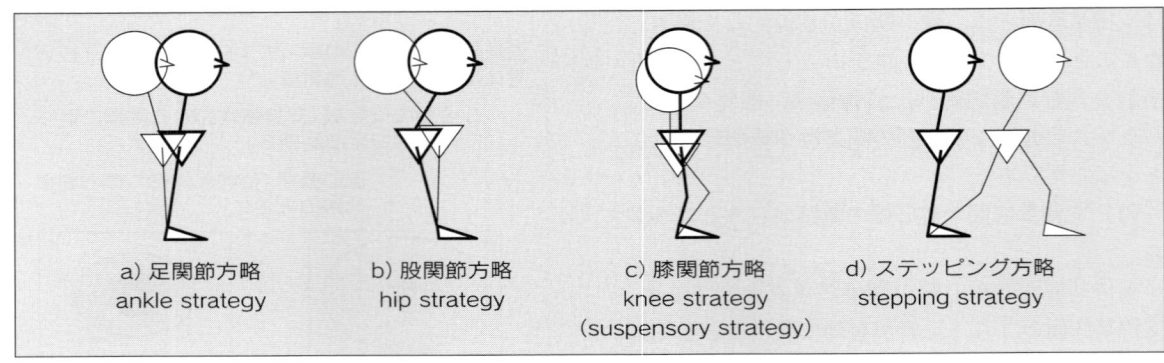

図4 バランス保持の方略（strategy）
a）足関節方略は，しっかりとした支持基底面の中心付近に重心があり，比較的小さなゆっくりとした外乱に応答する方略，b）股関節方略は，安定域の周辺に重心があり，急激で大きな外乱に応答する方略，c）膝関節方略は，膝関節を屈曲することで重心を低くし安定性を高める方略，d）ステッピング方略は，外乱により重心線が支持基底面から外れた場合に，下肢や上肢で新しい支持基底面をつくり姿勢を保つ方略である

V. 評価

小脳疾患患者の理学療法評価は，運動失調を主体とする小脳障害の病態像を踏まえたうえで，①種々の検査結果や患者に関する情報を収集する，②収集した情報をもとに障害レベル間の問題点の関連性を整理し，理学療法によって介入できる部分を明確にする，③患者・家族の意向を考慮して理学療法の目標を設定し，個別的なプログラムを作成する，④理学療法実施経過を評価し，目標やプログラムの確認・修正を行う，過程に分けることができる．図5は，小脳疾患による一次的機能障害，一次的機能障害に合併症や加齢など個別的要因が加わった身体機能障害，それらによる活動レベルの障害との関連性，および主な評価・検査内容をまとめたものである．

以下に，小脳疾患患者の理学療法を実施するうえで必要な評価項目について説明する．

1）疾患の予後

疾患の予後により理学療法アプローチの基本的な方向性が異なるため，小脳障害の原因疾患が障害改善が見込まれる回復型の疾患か，障害が変化しない停止型か，障害の悪化が見込まれる進行型かを把握することが，まず重要である．回復型では正常運動の再獲得を目標に患者の回復度に適した運動療法を中心に実施するが，停止型や進行型では日常生活活動の自立が優先されるので，代償運動や自助具なども患者の状態に合わせて利用する．

また，理学療法実施経過を評価するときは，その時点で障害の改善が見込まれるか，障害の悪化が見込まれるか，障害の改善または悪化が停止しているかを判断する必要がある．小脳障害の経過を判断するためには，経時的な障害評価が欠かせない．

2）一般的身体機能検査

小脳障害を有する患者の問題点は運動失調に限らないので，基本的な身体機能検査である関節可動域，筋力，筋緊張，感覚などの検査をスクリーニング的に実施し，問題があれば詳細に検査する．

（1）関節可動域

感覚障害性の運動失調の場合は，過剰な関節可動域を示す場合がある．また，関節可動域の制限が協調性の低下やバランスの低下に関連していることもある．

（2）筋力

小脳症状の1つまたは廃用症候群により筋力低下を示す場合も少なくない．運動失調患者では近位筋群，下肢の屈筋群，体幹の屈筋群などが相対的に弱化している傾向がある．

（3）筋緊張

小脳性の運動失調では筋緊張は低下するが，他

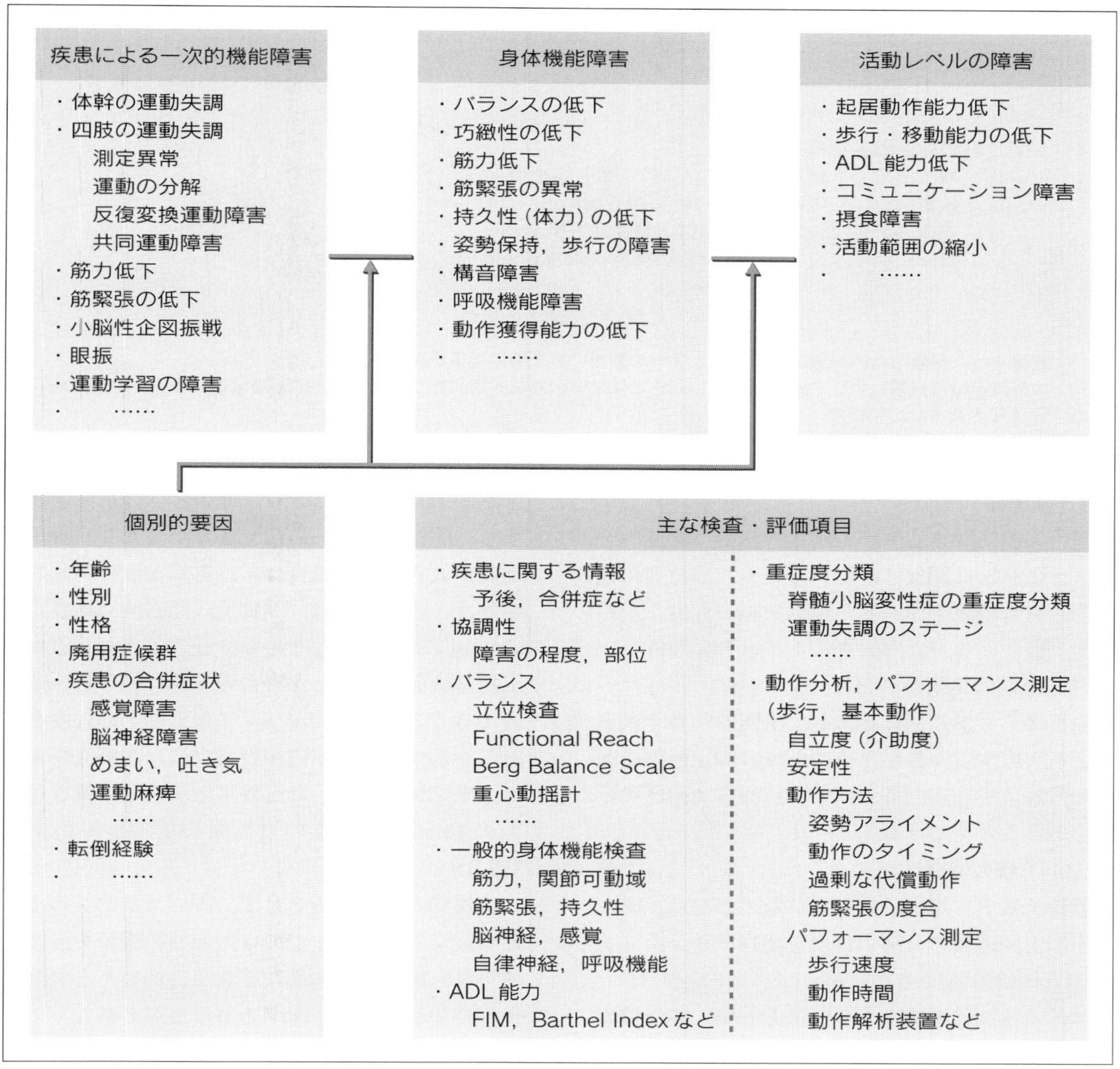

疾患による一次的機能障害	身体機能障害	活動レベルの障害
・体幹の運動失調 ・四肢の運動失調 　測定異常 　運動の分解 　反復変換運動障害 　共同運動障害 ・筋力低下 ・筋緊張の低下 ・小脳性企図振戦 ・眼振 ・運動学習の障害 ・……	・バランスの低下 ・巧緻性の低下 ・筋力低下 ・筋緊張の異常 ・持久性（体力）の低下 ・姿勢保持，歩行の障害 ・構音障害 ・呼吸機能障害 ・動作獲得能力の低下 ・……	・起居動作能力低下 ・歩行・移動能力の低下 ・ADL能力低下 ・コミュニケーション障害 ・摂食障害 ・活動範囲の縮小 ・……

個別的要因	主な検査・評価項目	
・年齢 ・性別 ・性格 ・廃用症候群 ・疾患の合併症状 　感覚障害 　脳神経障害 　めまい，吐き気 　運動麻痺 　…… ・転倒経験 ・……	・疾患に関する情報 　予後，合併症など ・協調性 　障害の程度，部位 ・バランス 　立位検査 　Functional Reach 　Berg Balance Scale 　重心動揺計 　…… ・一般的身体機能検査 　筋力，関節可動域 　筋緊張，持久性 　脳神経，感覚 　自律神経，呼吸機能 ・ADL能力 　FIM，Barthel Indexなど	・重症度分類 　脊髄小脳変性症の重症度分類 　運動失調のステージ 　…… ・動作分析，パフォーマンス測定 　（歩行，基本動作） 　自立度（介助度） 　安定性 　動作方法 　　姿勢アライメント 　　動作のタイミング 　　過剰な代償動作 　　筋緊張の度合 　パフォーマンス測定 　　歩行速度 　　動作時間 　　動作解析装置など

図5 小脳疾患患者の主な障害と検査・評価項目

の神経系が同時に障害されていると痙縮や固縮を示すこともある．

(4) 脳神経

小脳・脳幹部の脳血管障害，腫瘍などでは，脳神経障害を合併することも多い．

(5) 感覚検査

感覚情報は，姿勢保持や運動のコントロールにおけるフィードバック信号としての役割を担っている．そのため，感覚検査は脊髄性（感覚性）運動失調との判別や理学療法介入方法の検討に必要である．

(6) 自律神経

脊髄小脳変性症などでは，起立性低血圧，排尿・排便障害などを伴うことがある．

(7) 呼吸機能

持続的な呼気が難しく，構音障害にも関連する．肺活量，持続的呼気時間などを検査する．

(8) 持久性

運動失調に伴う活動制限が長期化すると，持久性の低下を生じやすい．歩行能力に応じて6分間歩，トレッドミルや自転車エルゴメータによる運動負荷試験などを実施する．

表2 躯幹協調機能検査（内山）

＜躯幹協調性ステージの検査肢位＞

ステージⅠ：体幹失調を認めない
ステージⅡ：検査肢位にて軽度*の動揺，体幹失調を認める
ステージⅢ：検査肢位にて中等度**の体幹失調を認める
　　　　　　通常のいす座位にて，軽度の体幹失調を認める
ステージⅣ：通常のいす座位にて，中等度の体幹失調を認める

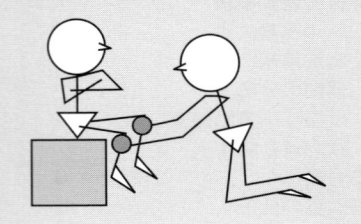

＊：軽度とは，検者の外的刺激により初めて体幹の動揺・平衡機能低下を認めるものを指す
＊＊：中等度とは，検査肢位にて外的刺激なしにすでに体幹の動揺を認めたり，1回の外的刺激により著しい平衡機能の低下をきたすものを指す

3）協調性

運動失調に関する評価方法は神経内科関連のテキストに詳細に記載されているので，部位別に代表的な検査方法を述べる．運動失調の程度，左右や上下肢による差異が検査のポイントになる．

(1) 上肢の協調性テスト

鼻指鼻テスト，指鼻テスト，手回内回外テストなどを実施する．鼻指鼻テストでは測定障害や運動の分解，手回内回外テストでは反復変換運動障害をみることができる．

(2) 下肢の協調性テスト

踵膝テスト，足指手指テストなどがある．主に測定障害や運動の分解の程度を観察する．

(3) 体幹の協調性テスト

体幹の協調性を検査する方法として，躯幹協調性検査（内山）がある．躯幹協調性検査は，足底を接地しない端座位をとり，下肢を操作して姿勢を崩した際の躯幹の動揺を段階的に評価する（表2）．

4）バランス

バランスの検査法としては，重心動揺計など測定機器を使用する検査法と，パフォーマンスの測定や動作の観察・分析による臨床的な検査法があるが，ここでは臨床的なバランス検査法について述べる．

(1) 立位検査

ロンベルグテスト（Romberg's test）は，主に感覚障害性の運動失調との識別を目的として，開眼と閉眼で立位保持をさせ，そのときの状態を観察する．閉眼で立位保持ができなかったり，身体の揺れが大きくなる場合は，感覚障害性の運動失調を疑う．臨床的には，開脚位，閉脚位，継ぎ足位（Mannの肢位），片足立ちなどのように，徐々に支持基底面を狭くした場合の立位保持の可否を検査することで，静的バランス能力低下の程度を知ることができる．室内歩行自立には閉脚立位からステップ位，安定した屋外平地歩行には継ぎ足位での10〜20秒程度の立位保持能力が対応する（図6）．

応用的な立位検査として，固いスポンジのような不安定な支持面上での立位保持の様子を観察する方法，肩や腰，胸部などを急に押したときの立位保持の様子を観察をする方法などもある．

(2) Functional Reach

Functional Reachは，前方向の重心移動能力を上肢の到達距離として測定する．被験者は安定した立位で肩の高さに上肢を前方挙上し，次いで挙上した上肢を水平に，なるべく前方に到達する．このときの指先の移動距離を測定する．指先の移動距離と被験者の移動能力との間には，表3のような関連性がある．簡便に長さとして測定できるため，スクリーニング目的や被験者のバランス能力の経過をみるのに適している．測定中，被験者が前方に上肢をリーチしている姿勢も合わせて評価するとよい．

(3) Timed up and go test

いすに座った状態から起立し，3m歩いて方向

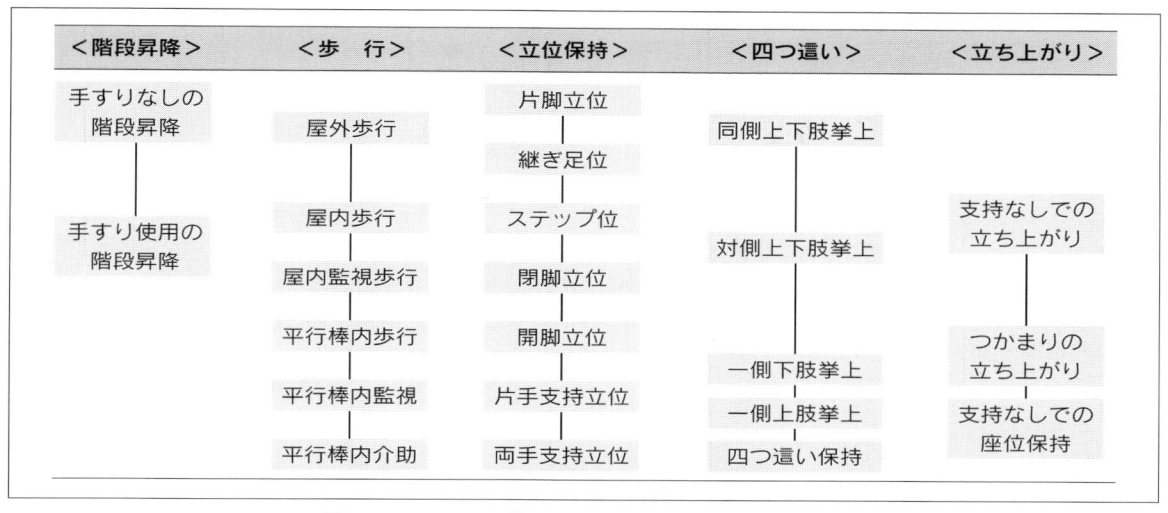

図6 バランスの難易度からみた基本動作の関連性

<階段昇降>	<歩　行>	<立位保持>	<四つ這い>	<立ち上がり>
手すりなしの階段昇降	屋外歩行	片脚立位	同側上下肢挙上	支持なしでの立ち上がり
手すり使用の階段昇降	屋内歩行	継ぎ足位	対側上下肢挙上	つかまりの立ち上がり
	屋内監視歩行	ステップ位		
	平行棒内歩行	閉脚立位	一側下肢挙上	支持なしでの座位保持
	平行棒内監視	開脚立位	一側上肢挙上	
	平行棒内介助	片手支持立位	四つ這い保持	
		両手支持立位		

表3 Functional Reach の測定結果と歩行能力の関連性

歩行能力	被験者数（人）	平均年齢（歳）	Functional Reach (cm)
屋外平地歩行	10	64 ± 13	29.4 ± 7.9
屋内歩行自立	9	58 ± 13	25.9 ± 5.2
屋内監視歩行	9	70 ± 10	20.6 ± 7.1
伝い歩き	10	66 ± 13	14.2 ± 3.7

（主に神経筋疾患によりバランス能力低下を示す患者を対象にした結果（望月））

表4 Berg Balance Scale (Functional Balance Scale) の検査項目

1：座位から立位になる
2：2分間支持なしで立位を保持する
3：2分間支持なしで座位を保持する
4：立位から座位になる
5：移乗動作（ベッドといすの間）
6：閉眼で10秒間立位を保持する
7：1分間，足をそろえて立位を保持する
8：腕を前方に伸ばす (Functional Reach)
9：床から物を拾う
10：肩越しに後方を振り返る
11：360度左右方向にその場で回る
12：踏み台に交互に足を乗せる
13：足を前後に交叉し30秒間立位を保持する
14：10秒間片足で立つ

各検査項目ごとに0〜4点の5段階に評定し，合計点（56点）を求める

転換をし，再びいすに着席するまでの所要時間を測定する．Timed up and go test では，動作終了までの所要時間10秒以内が正常範囲とされる．立ち上がり，歩行，方向転換，着席の動作が含まれ，動作遂行時間も測定していることから，動的なバランス能力を経時的に簡便にみることができる．

(4) **Berg Balance Scale**

Berg Balance Scale（または Functional Balance Scale）は，Berg による総合的なバランス能力測定法である．座位，立位の姿勢保持，立ち上がり動作，代表的な日常動作からなる14項目の課題がある（表4）．各動作課題の達成度，遂行時間，遂行範囲，介助や監視の有無などから，0点から4点の5段階に評定する．14項目合計で56点満点となり，総合的なバランス能力を評価できる．歩行能力との関連もみられ，総得点40〜45点が屋内歩行の目安となる．理学療法の帰結評価や，経時的に測定することで疾患の予後推定に用いることができる．

(5) 運動年齢テスト

バランスの検査法として，運動年齢テスト（MAT）を用いることがある．成人の運動失調では，発達過程とは異なる検査項目の難易度を示すので注意する．

5）**重症度および運動失調のステージ**

大枠として運動失調の程度や障害度を把握する

表5 脊髄小脳変性症の重症度分類（下肢機能）

Ⅰ度（微度）「独立歩行」	独り歩きは可能 補助具や他人の介助は必要としない
Ⅱ度（軽度）「随時補助・介助歩行」	独り歩きはできるが，立ち上がり，方向転換，階段の昇降などの要所要所で，壁や手摺りなどの支持補助具または他人の介助を必要とする
Ⅲ度（中等度）「常時補助・介助歩行―伝い歩行」	歩行できるが，ほとんど常に歩行器などの補助具，または他人の介助を必要とし，それらがないときは伝い歩きが主体をなす
Ⅳ度（重度）「歩行不能―車いす移動」	起立していられるが，他人に介助されてもほとんど歩行できない．移動は車いすによるか四つ這い，または，いざりで行う
Ⅴ度（極度）	支えられても起立不能で臥床したままの状態であり，日常生活はすべて他人に依存する

（厚生労働省「運動失調研究班」による，1992）

表6 運動失調のステージ（下肢・体幹運動機能ステージ）

ステージⅠ	交互に片足跳び（スキップ）ができる（3m以上）
ステージⅡ	両足同時にその場でジャンプできる（着地後バランスを保てる）
ステージⅢ	歩行と立ち止まりができる（5，6歩歩いて）
ステージⅣ	這い這いなどどんな方法でも一人で移動ができる（1分間に1.8m以上）
ステージⅤ	全く介助なしにお座りができる（1分間以上）
ステージⅥ	寝たきり状態

（立野勝彦ほか，1988[14]）

のに適している．脊髄小脳変性症の重症度分類（**表5**），運動失調のステージ（立野）（**表6**），脊髄小脳変性症（運動失調症）の重症度分類（望月）（**表7**）などがある．

6）基本動作の観察および分析

基本動作として座位・立位の姿勢保持，寝返り・起き上がり・立ち上がりの姿勢変換，歩行の実行状況を観察する．その他に，四つ這い姿勢・移動，膝立ち姿勢・移動，階段昇降，走行なども必要に応じて観察する．

（1）座位・立位姿勢での観察

患者に座位や立位をとらせ，姿勢保持ができるかどうか，上肢を支えたり支持基底面を広くするなど，どのような条件があれば姿勢保持できるかを観察する．そして姿勢を保持したときの身体動揺はどの程度か，アライメントに偏りはないかを観察する．座位や立位が安定していれば，患者自身に随意的に重心移動を行わせたり，理学療法士が誘導して重心位置を移動させたり，患者に外力を与えたりして，そのときの安定性の程度やアライメントの変化，バランスを保つための身体応答（バランス保持の方略など）を分析する．

（2）姿勢変換や歩行の観察

患者に寝返り，起き上がり，立ち上がりなどの諸動作を実施させ，動作ができるかどうか，またどの程度の介助を与えれば動作ができるかを調べる．介助することで動作が可能になれば，まさに介助した部分が問題点になる．介助や動作条件の変更で安定性が変化するかどうか，患者を誘導しながら観察し，動作が不安定になる要因を検討する．動的なアライメントは機能的か，動作のタイミングは適切か，代償的な動作方法をとっていないか，緊張している様子はないか，などが観察のポイントになる．

動作は姿勢の連続としてとらえることができるので，開始姿勢，運動の方向や支持基底面が変化する中間姿勢，終了姿勢に分けて動作を分析する．一連の動作のなかでどの段階でバランスを崩すのかを把握することで，運動療法のポイントを知ることができる．歩行や姿勢変換では，歩行速度（10m歩行テスト）や姿勢変換に要する時間の測定なども実施すると，経時的な変化を記録することができる．

7）日常生活活動

日常生活活動では，生活活動の自立・見守り（監視）・介助といった自立度の判定，安定性の程度，実施方法，自助具の使用状況，活動場面の状況などを視点に評価する．包括的な評価法としては，機能的自立度尺度（FIM），Barthel Indexなどを使用するが，個別的な評価が不可欠である．患者はバランスの低下や巧緻性の低下に独自の方

表7 脊髄小脳変性症（運動失調症）の重症度分類

重症度	細分類	説明	代表的生活様式
stage Ⅰ 歩行自立期（歩行安定期）	Ⅰa：屋外歩行自立	手放しの階段昇降，駆け足可能．安定して屋外歩行可能	1人で交通機関の利用ができ，多少の不便があっても，職業も含め通常に近い社会生活が営める
	Ⅰb：屋内歩行自立	階段昇降，駆け足は不安定．平地歩行はほぼ安定して可能	1人での外出は自宅周囲程度となり，屋内では自立して生活できるが，職業の継続や通常の社会生活は困難
stage Ⅱ 伝い歩き期（歩行不安定期）	Ⅱa：随時伝い歩き	独歩は可能だが不安定で，要所要所でつかまるものが必要	1人での歩行は屋内に限られるが，要所要所につかまるものがあれば家屋内でのADLは自立している
	Ⅱb：常時伝い歩き	独歩はほとんどできず，歩行時は伝い歩きが主	手放しでの歩行はほとんどできず，屋内の移動でも，つかまるもののない場所への移動は制限される
stage Ⅲ 四つ這い・いざり期（車いす期）	Ⅲa：四つ這い移動	独歩は全くできない．四つ這い，または車いす移動自立	手放しでの歩行は全くできず，しっかりしたものに両手でつかまるか，四つ這いまたは車いす移動になる．ADLでは階段昇降（手すり使用）や入浴などに監視や介助を要する
	Ⅲb：いざり移動	いざりなどでなんとか移動できるが，実用性は低い	しっかりしたものにつかまっての監視または介助歩行，不安定な四つ這いやいざり，車いすなどで移動可能だが，車いすの移乗などADLに必要な動作に監視や介助を要する
stage Ⅳ 移動不能期（寝たきり期）	Ⅳa：座位保持可	自力移動はできない．両手をついて座位保持ができる	介助なしには起き上がり，立ち上がりなどができず，ADL全般に介助を要するが，両手をつけば背もたれがなくてもしばらくは座位を保てる
	Ⅳb：座位保持不可	1人では座位も保持できない．寝たきりの状態	介助なしでは寝たきりの状態で，座位の保持にも支えが必要．移動は介助車いすとなり，ADLは全介助

（望月 久，2000[15]）

法で対処しているので，どのような環境下で，どのような方法を用いて日常生活活動を実施しているのかを観察し，それらはどのような意味をもっているのかを検討する．

8）生活環境

運動失調患者は，動作の不安定性や作業の正確性の低下により，日常生活や職業の継続に支障をきたしやすい．動作の不安定性の結果，転倒の危険性を常にもつため，家屋環境の評価が欠かせない．職業によっては軽度な運動失調でも職業遂行が困難になるため，職業や職場環境，通勤経路についても調査する．進行性疾患や重度な障害の残存が予想される場合は，家族関係や介護体制なども知っておく必要がある．

Ⅵ．運動失調に対する理学療法アプローチ

1）運動失調に対する運動療法

協調性を改善するには，①最大筋力に比べ弱い筋収縮を必要とする運動課題から練習を始める，②運動課題を頻回に反復する，③単純な運動課題から複雑な運動課題へ進める，の3項目が基本とされる．①と③は運動課題遂行に必要な努力度と情報処理量とに関連し，②は運動学習の原則である．

運動失調による身体運動の協調性の乱れは，姿勢保持や動作時の安定性の低下（姿勢調節におけるバランス能力の低下），および動作遂行時の正

表8 支持基底面と重心線の関連からみた諸動作の序列

バランスのレベル	レベルⅠ 姿勢保持	レベルⅡ 重心移動	レベルⅢ 遅い動作	レベルⅣ 速い動作
立位での例				
支持基底面と重心位置・軌跡との関連性				
支持基底面の変化	なし	なし	あり	あり
動揺以外の重心線の移動	なし	あり	あり	あり
支持基底面との接続	常にある	常にある	常にある	途切れる
動作の例	座位保持，立位保持など	リーチ動作，振り返りなど	起き上がり，すり足歩行など	走行や跳躍，速歩など
バランスの区分	静的バランス	準静的バランス	動的バランス	

確性の低下（巧緻動作の障害）として活動の制限を招く．また，巧緻動作に必要な身体末梢部の正確な運動には，身体近位部の安定性がその基盤として必要であり，バランスの低下と巧緻動作の障害は密接に関係する．このような理由から，運動失調に対する運動療法では，日常生活活動に必要な姿勢保持や動作時の安定性（バランス）の維持・改善が重要な課題となる．

2）バランス改善の理学療法を考える際の視点

運動失調患者に対する理学療法においてはバランスの改善が重要になるため，以下に理学療法実施の際に参考となるバランスについての考え方を述べる．

（1）バランスの序列

運動療法を実施する際に，動作の難易度からみたバランスの序列および動作間の関連性についての理解が，運動課題の選択に役立つ．図6に，主な姿勢や動作間のバランスの難易度からみた関係を示した．運動療法実施にあたっては，バランスの難易度の等しい動作群を並行して練習するとよい．

（2）支持基底面と重心線の関係

支持基底面と重心線との関係から諸動作におけるバランスを序列化すると，表8のように整理することができる．レベルⅠは支持基底面内に重心線を収めることができ姿勢を保持することができる（姿勢保持がなんとかできる）段階，レベルⅡは一定の支持基底面内で重心移動ができる（ある程度の余裕をもって姿勢保持ができる）段階，レベルⅢは支持基底面を変化させつつ，その中に重心移動ができる（支持基底面の中で重心線を移しながら移動や姿勢変換ができる）段階，Ⅳは支持基底面から重心線を外しながら移動や動作ができる段階を示す．バランス能力の改善には，運動課題ごとにⅠ→Ⅱ→Ⅲ→Ⅳの順で練習を進めるのが基本と考えられるが，課題の条件を変えて異なったバランスのレベルで練習することが，目的とする動作の安定性につながることもある．

（3）身体の積み木構造

身体は足底を床や地面に接地し，その上に下肢，骨盤，体幹，頭部が載っている積み木構造になっている．このため，身体全体の安定性を高めるためには，支持基底面の形状や足部の安定性が重要である．通常は靴を履いていることが多いので，靴の選択や靴型装具の使用によっても，姿勢や歩行の安定性が変化する．

また逆に，下肢が安定しても体幹や頭部の安定

性が低ければ全体としてのバランスは低下する．患者の運動失調の状態により，上述した靴の工夫などによる下からのアプローチと，頭部・体幹の安定性を考慮した上からのアプローチの両面からの検討が必要である．

（4）感覚情報的視点

姿勢を調節し身体バランスを保つためには，視覚，前庭感覚，体性感覚など多くの感覚情報が必要である．開眼・閉眼の立位保持，ラバーの上での立位保持など，視覚や足底からの体性感覚を遮蔽したり混乱させることで，姿勢や歩行のバランスは変化する．運動療法実施の際は，これらの感覚情報がバランスに及ぼす影響を考慮する必要がある．

（5）環境との相互作用

バランスは，課題を実施する環境によっても影響を受ける．地面や床の状態，履き物の種類，支持基底面が静止しているか動いているか，周囲に障害物があるか，その障害物は静止しているか動いているかなど，多くの条件がある．それらは日常生活活動のなかでさまざまな組み合わせで現れ，姿勢保持や運動時の安定性に影響を及ぼしている．したがって，応用的な観点からは，患者が必要とする課題に沿って練習の実施場面を設定することが重要である．

Ⅶ．運動失調に対する理学療法の実際

1）フレンケル（Frenkel）体操

当初は脊髄癆（感覚性運動失調）に対する練習方法として考案された．視覚による代償を利用し，簡単な課題から複雑な課題へ，集中して正確に反復運動することで，協調性の改善を期待する．練習の効果は課題特異的で，練習効果の汎化に問題があるとされる（表9）．

2）固有受容性神経筋促通法

固有受容性神経筋促通法（proprioceptive neuromuscular facilitation, PNF）は，主に脊髄レベルの反射機構を利用し，筋に伸張，圧刺激，抵抗などを加えて固有受容器を刺激しながら，特定パターンの運動を繰り返すことで筋の再教育を行う治療手技である．運動失調に対しては筋力のアンバランスの是正，動筋・拮抗筋の切り換えの円滑化，動筋・拮抗筋間の機能的な同時収縮の強化などを目的に実施される．手技としては quick reversal, slow reversal hold, rhythmic stabilization などが用いられる．

皮質レベルの覚醒効果などが報告されているが，効果の持続時間や，実施にあたり手技の習熟が要求される問題点がある．

3）重り負荷法

手関節や上腕部，足関節や大腿部，腰部などに重りを装着すると，協調性が改善することがある．重りの重さは上肢で200〜500g，下肢では300g〜1kgが目安となるが，実際に患者に着用して

表9　フレンケル体操の例

背臥位での運動
1：踵をマット上に付け，直線上に滑らすように一側下肢を屈伸する
2：踵をマット上に付け，滑らすように膝屈曲位で股関節を内外転する
3：一側下肢をマットに付け，滑らすように膝伸展位で股関節を内外転する
4：踵をマットから離して，下肢を屈伸する
5：一側の踵を対側の膝に乗せ，足部と膝の間で，すねの上を滑らすように往復する
6：踵をマットに付けて，滑らすように両側の下肢を屈伸する
7：一側下肢を屈曲しながら，対側下肢を伸展する
8：一側下肢を屈伸しながら，対側下肢を内外転する

座位での運動
1：数分間，しっかりと座位を保つ
2：足部をセラピストの手に乗せる（位置を1回ごとに変える）
3：下肢を上げ，床に描いた足形の位置に足部を移動する
4：膝を付けて，いすから立ち上がり，着席する

立位での運動
1：体重を左右に移動する
2：直線上で前後に足を踏み出す
3：2本の平行線の間から足が出ないように歩く
4：床に描いた足形に沿って歩く

適切な重さを選定する．杖や歩行器，靴などに重りを付け，動作の安定化を図ることもある．

効果の機序しては，重り負荷で慣性力が増加することによる制動作用，動筋のモーメント増加により拮抗筋の緊張が増加することによる制動作用，筋紡錘の活動性を高めることによる運動制御能力の向上，注意力の喚起などが考えられている．

4）弾性緊迫帯法

四肢近位部（上肢では肩関節や上腕部，肘関節，下肢では股関節や大腿部，膝関節など）や体幹または腰部に弾性帯を巻くことで，協調性が改善することがある．サポータやガードルなどで代用することもできる．効果の機序としては，感覚入力の増大による運動制御能力の向上，圧迫による力学的制動作用などが考えられている．

5）装具・自助具の使用

装具・自助具の使用には，力学的に安定性を確保する考え方と，関節の固定や制動をすることで小脳が担う運動制御量を軽減しようとする考え方がある．靴型装具では，①重り負荷に準じて靴自体を重くする，②靴底の内外側にフレアやウェッジを付け側方の安定性向上を図る，③踵部を広くしたり補高をして後方の安定性を図る，ことなどが実施される．関節の制動の目的で，膝関節装具の使用なども試みられている．

6）運動療法

小脳疾患患者では運動学習効果が得られにくい面があるが，運動療法としてはそのときどきの患者の身体状態や生活環境に適した動作課題を選定し，動作を繰り返すことで動作遂行能力を高めることを目的とする．重り負荷，弾性緊迫帯，装具・自助具の使用などは動作能力改善のための補助的手段として位置づけされる．

（1）バランス能力の改善

バランス能力の改善には，患者を少し不安定な条件下において動作の反復練習を行う．

運動課題には日常生活活動上必要な基本動作が選ばれるが，並行して，種々の姿勢で，バランス能力的に同レベルの難易度を示す運動課題を実施することで，総合的なバランス能力の改善が図れると考えられる．

課題の条件は，運動課題の動作姿勢，支持基底面と重心線の関係からみたバランスの序列，上肢の支持や補助具の使用，介助の有無や程度，支持基底面の安定性，外部からの刺激の有無や程度などで変化させることができる．また，視覚的な運動目標，リズム刺激などの聴覚的指標，患者への指示や介助による誘導などを用いて，動作方法，静的・動的なアライメントや動作のタイミングを修正しつつ，動作の反復練習を行う．

効率的観点からは動作全体の練習（全体法）を基本とするが，動作分析において開始姿勢，中間姿勢，終了姿勢またはそれらの変換過程に個別的な問題があれば，部分的な練習（部分法）を行う．反復練習の結果，動作の安定性が改善すれば，より高いレベルの運動課題に進む．反対に，進行性疾患などで動作の安定性の改善が困難であれば，段階的に低いレベルの運動課題を練習する（図7）．

（2）筋力増強

バランス能力の発揮には筋力が必要で，両者間には関連性がある．高齢者や進行性疾患などでは，廃用症候群の予防・改善に注意する．筋力増強練習には，自重や重りを用いた抵抗運動，PNFによる方法などがある．負荷量は通常の筋力増強運動に準じるが，簡単な動作を選び，身体動揺に配慮した固定方法や運動の指導が必要である．

（3）持久性運動

転倒に注意して，歩行，トレッドミル，自転車エルゴメータなどを用いて持久性運動を実施する．自転車エルゴメータは歩行不可能でも使用できる．最近では，背もたれ座位で実施できる運動負荷装置も製造されている．体力を維持するためには，安全性を確保したうえで，日常生活活動の活性化や運動量の増加を図ることが重要である．重りや自重を用いて筋力増強運動の要素を，また，動作の反復回数を多くすることで持久性運動の要素をバランス能力改善の運動課題に取り入れ，一つの運動課題でバランスに関する多くの要素に同時に働きかけることもできる．

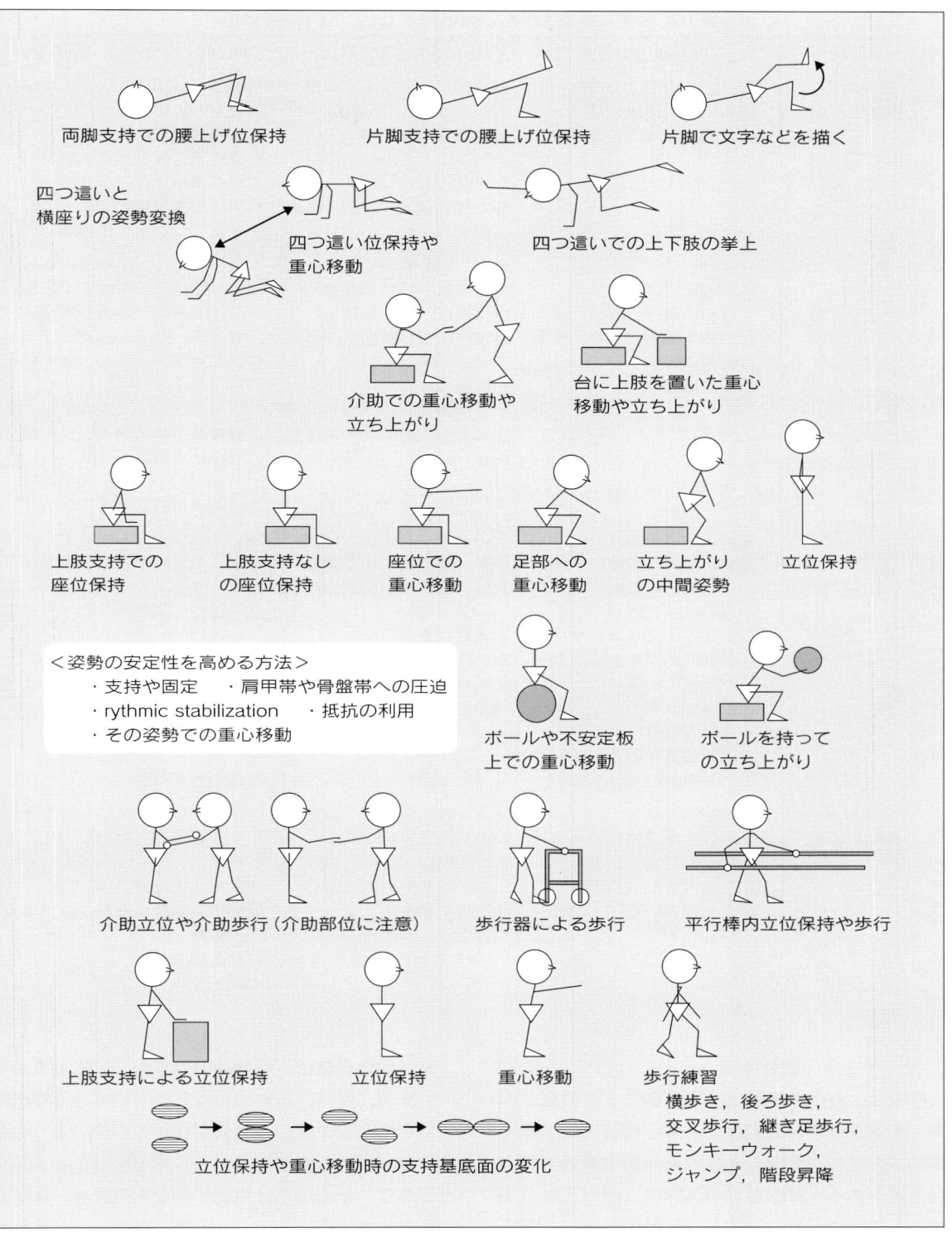

図7 バランス能力の改善を目的とした運動療法例

両脚支持での腰上げ位保持　　片脚支持での腰上げ位保持　　片脚で文字などを描く

四つ這いと横座りの姿勢変換　　四つ這い位保持や重心移動　　四つ這いでの上下肢の挙上

介助での重心移動や立ち上がり　　台に上肢を置いた重心移動や立ち上がり

上肢支持での座位保持　　上肢支持なしの座位保持　　座位での重心移動　　足部への重心移動　　立ち上がりの中間姿勢　　立位保持

＜姿勢の安定性を高める方法＞
・支持や固定　・肩甲帯や骨盤帯への圧迫
・rythmic stabilization　・抵抗の利用
・その姿勢での重心移動

ボールや不安定板上での重心移動　　ボールを持っての立ち上がり

介助立位や介助歩行（介助部位に注意）　　歩行器による歩行　　平行棒内立位保持や歩行

上肢支持による立位保持　　立位保持　　重心移動　　歩行練習
横歩き，後ろ歩き，交叉歩行，継ぎ足歩行，モンキーウォーク，ジャンプ，階段昇降

立位保持や重心移動時の支持基底面の変化

患者のバランス能力に適した姿勢保持，重心移動，姿勢変換や移動動作課題を繰り返し実施することでバランスの改善を図る．図では右方向，下方向に難易度の高い動作課題を配置している

表10 脊髄小脳変性患者（運動失調患者）の理学療法的対応

重症度	理学療法の目的	主な運動療法の内容	自助具・環境整備・指導など
stage Ⅰ 歩行自立期	現状の社会生活の維持 障害予防的理学療法 歩行能力の維持・改善	歩行練習，階段昇降練習 立位バランス（応用的内容） 全身運動（軽いスポーツ，トレッドミル，エルゴメータなど） 筋力強化運動（下肢・体幹中心）	補装具の必要性は少ない（杖，靴型装具の使用） 靴の指導（安定なもの） 仕事内容，通勤手段の検討 階段の滑り止め，手すり 疾患・障害理解の援助 ホームプログラムの指導 心理的サポート
stage Ⅱ 伝い歩き期	家庭内生活の維持 歩行能力維持・改善 起居動作能力の維持・改善 運動量の確保 家屋環境整備	歩行練習（独歩，伝い歩行，杖歩行，歩行器歩行） 立位，座位，膝立ちバランス 起居動作練習 筋力増強（下肢・体幹中心） 全身運動（エルゴメータなど）	杖，歩行器，車いす（屋外），ヘッドギア，シャワーチェアなど 階段，浴室，トイレ，室内段差部分の手すり 社会資源の紹介（身障手帳，介護保険，障害者福祉，地域のリハビリ資源など） ホームプログラムの指導 心理的サポート
stage Ⅲ 四つ這い・いざり期 （車いす期）	家庭内生活の維持 伝い歩き，四つ這い，車いす移乗・移動動作能力などの維持・改善 つかまりの立ち上がりなど代償的動作も含めた起居動作能力の維持 運動量の確保 介助量の軽減 二次的合併症の予防 患者・家族のQOLの向上	伝い歩き，四つ這い移動，車いす移動・移乗練習 立位，座位，四つ這いバランス 起居動作練習 筋力増強（全身） 全身運動（背もたれ付きエルゴメータなど） 一部呼吸理学療法	車いす，シャワーチェア，ベッド，手すり付きポータブルトイレなど 立ち上がり場所への手すりの取り付け 四つ這い移動や車いす移動など，移動方法に合わせた環境整備 社会資源の紹介 介助方法の指導 ホームプログラムの指導 心理的サポート
stage Ⅳ 移動不能期	座位能力の維持 下肢の体重支持性の維持 介助量の軽減 二次的合併症の予防 患者・家族のQOLの向上	座位保持，座位バランス 関節可動域維持運動 下肢の筋力（支持性）増強 上肢・体幹筋力維持運動 呼吸理学療法 体位変換	ベッド，リクライニング型車いす，移乗用自助具，背もたれ付きポータブルトイレなど 介助方法の指導 関節可動域維持運動，体位変換の指導 社会資源の紹介 心理的サポート

(4) その他の運動療法

呼吸は，呼吸筋の協調した運動により達成される．小脳疾患では協調性のある呼吸筋運動が障害され，呼吸のパターンが乱れ換気効率が低下する可能性がある．呼吸運動の障害は言語障害にも関連し，発声に必要な安定した持続的な呼気の調節ができなくなる．また，障害が進行した段階では，痰の喀出が困難になり肺炎の合併にもつながる．

症例に応じて，理学療法の初期の段階から，胸郭可動性の維持，呼吸筋力の維持，呼吸パターンの練習，呼気の持続練習などを実施する．呼吸や発声の改善には，呼吸筋が作用しやすいように体幹が安定する姿勢を選択し，指導することも重要である．重症例では用徒手的な介助呼吸，体位排痰なども実施される．その他，脊髄小脳変性症などでは病型よってパーキンソニズムや自律神経症状なども合併するので，それらに対応する運動療法も実施する．

7）補装具の使用

運動失調に対する補装具としては，杖，歩行器，車いす，靴型装具，頭部保護帽などがある．杖は上肢の運動失調が強い場合は使用できないが，脳血管障害などによる身体片側優位の運動失調には適用される．T字型杖よりロフストランド杖のほうが安定性が得られる傾向がある．歩行器は，歩行器自体に重りを付けて，より安定性を高めて使用することも多い．運動失調のため歩行が困難な場合は車いすを使用する．座位の安定性に留意して肘掛けを高めにしたり，体幹固定用のベルトを付けることもある．頭部保護帽は転倒傾向が強い場合に用いられるが，外見上の問題がある．

靴は身体と支持面とのインターフェイスとなり，バランスに大きく影響する．靴底が広く，踵がしっかりした靴がよい．靴型装具では内外側フレアやウエッジなどをつけて，より安定性を高める工夫がなされる．重り負荷法にならい靴自体を重くすることもあるが，疲労との関連にも注意する．構音障害が強い場合は，コミュニケーションエイドなどを使用する．操作キーを打ちやすいように，操作キー部に穴を開けたアクリル版を作製し，キーボードの上に取り付ける工夫もなされる．

8）家族指導・環境整備

環境整備では，まず転倒に配慮する．家屋内での患者の動線を調査し，動線に沿って手すりやしっかりした家具などを配置する．立ち上がり動作が必要な箇所や段差のある箇所などにも手すりを取り付ける．風呂場や階段など滑りやすい箇所には滑り止めマットを設置したり，床材を滑りにくいものに変更する．進行性疾患や障害が重度な患者では，介助方法の指導も重要である．運動失調症患者では，安全性に留意して，介助する場面，介助部位や程度，適切な動作のタイミングや運動開始の姿勢などを介助者に指導する．

片麻痺や切断患者は，手足が動かない，手足がないなど，外部から見て障害を理解しやすい．これらに対して運動失調症患者は手足は動くが，動作が効率的に遂行できない不自由さがある．このことが家族や関係者に理解されにくい面があるので，疾患や障害理解の援助も重要である．脊髄小脳変性症のような進行性疾患では，障害自体の理解とともに予後についての理解の援助や心理的サポートも不可欠である．

運動失調による協調性障害は，巧緻動作の低下として作業効率の低下を招く．そして，バランス能力の低下として転倒など日常生活活動における安全性の問題に直結している．理学療法においても，患者の生活を第一に考え，動作の遂行度・安全性・安定性といった大きな視点から目標を設定し，それらに関する身体的・環境的要素を考慮しつつ，障害に対して多面的に働きかけることが基本と思われる．

表10に，脊髄小脳変性症を例に重症度ごとの理学療法的対応を整理した．

（望月　久）

参考文献

1) 平井俊作，江藤文夫編：神経疾患のリハビリテーション．第2版，南山堂，東京，1997，113-128．
2) Lundy-Ekman L： Neuroscience, Fundamentals for Rehabilitation. W.B.Saunders, Philadelphia, 1998, 166-172.
3) 川人光男：脳の計算理論．産業図書，東京，1996．
4) 安藤一也，杉村公也：リハビリテーションのための神経内科学．医歯薬出版，東京，1999，16-21．
5) Zigmond MJ et al： Fundamental Neuroscience. Academic Press, London, 1999, 973-992.
6) Umphred DA： Neurological Rehabilitation. 4th ed, Mosby, St Louis, 2001, 717-740.
7) Leonard CT（松村道一ほか訳）：ヒトの動きの神経科学．市村出版，東京，2002，48-56．
8) 米本恭三ほか編：リハビリテーションにおける評価 Ver.2．臨床リハ別冊，医歯薬出版，東京，2000，209-214．
9) 中村隆一，斎藤　宏：基礎運動学．第4版，医歯薬出版，東京，1992．
10) 伊藤正男ほか編：小脳の神経学．医学書院，東京，1986．
11) 内山　靖編：理学療法評価学．医学書院，東京，2001．
12) Barlow JS： The Cerebellum and Adaptive Control. Cambridge University Press, Cambridge, 2002.
13) Cook AS et al（田中　繁監訳）：モーターコントロール．医歯薬出版，東京，1999．
14) 立野勝彦，州崎俊男：運動失調による体幹・下肢の機能ステージの標準化の試み．総合リハ，**16**：223-226，1988．
15) 望月　久：脊髄小脳変性症の運動療法—最近の考え方．PTジャーナル，**34**：644-646，2000．

I. 疾患別理学療法

5. 末梢神経疾患

はじめに

ここでは，外傷，圧迫などの機械的障害で生じる末梢神経障害以外の疾患について述べる．ただし，その疾病範疇は広範囲にわたるため，すべてに言及することはできない．そこで末梢神経障害の代表的疾患として，また理学療法において関与する機会が多いと思われる，ギラン・バレー症候群，慢性炎症性脱髄性多発ニューロパチー，糖尿病性神経障害について概説する．また末梢神経障害病態の理解や障害程度の評価においては，電気生理学的検査のうち神経伝導検査が非常に重要な役割をもつが，理学療法学の教科書であまり記載されることがないため，やや紙面を割いて説明を加える．

I. 末梢神経の構造と病態

1. 末梢神経障害の分類

末梢神経の病変により障害された状態を，一般にニューロパチー（neuropathy）と呼ぶことが多い．末梢神経障害の分類は，その切り口をどこにするかで分類方法が異なるが，次の3つの分類が一般的である．

1）原因による分類
病名分類として最も一般的に使用される分類である．表1のような疾患が原因別に細分化されている．

2）分布による分類
障害をもつ末梢神経の数および分布による分類．

（1）単神経障害（mononeuropathy）
特定の神経が1本だけ障害される．支配領域に一致して運動障害や感覚障害が現れる．

（2）多発単神経障害（multiple mononeuropathy）
複数の末梢神経障害が不規則性，左右非対称性に障害されるが，個々の神経障害は単神経障害の型と同様である．

（3）多発性神経障害（polyneuropathy）
多数の神経線維が，その末梢から障害される．一般的には左右対称性に，神経が長いほど障害を受けやすいため，いわゆる手袋・靴下型の障害を呈することが多い．

3）一次的障害部位による分類
末梢神経が一次的にどのように障害がされるかによる分類．大きくは節性脱髄と軸索変性に分類される．この分類法については，次項「末梢神経の基本的構造と局所病変」を参照．

2. 末梢神経の基本的構造と局所病変

末梢神経障害の病態を理解するには，末梢神経の解剖学的構造や神経生理学の知識が前提となるが，詳しくは他の成書に譲り，ここでは末梢神経のうち重要な機能と特徴を有する有髄神経の構造と，それに対する基本的な局所病変である軸索変性と節性脱髄の基本的な概説にとどめる．

表1 末梢神経障害の原因分類

遺伝性	遺伝性運動性感覚性ニューロパチー（シャルコー・マリー・トゥース病） 家族性アミロイドニューロパチー
感染性	AIDS ハンセン病
自己免疫性	ギラン・バレー症候群 慢性炎症性脱髄性多発ニューロパチー
栄養障害	脚気 ペラグラ アルコール
内分泌・代謝障害性	糖尿病 尿毒症
血管炎症	結節性多発動脈炎 シェーグレン症候群
腫瘍関連性	癌性ニューロパチー Crow-Fukase症候群 多発性骨髄腫
圧迫・絞扼性	手根管症候群 肘部根管症候群
中毒性	重金属 有機溶剤 薬剤

表2 神経線維の直径による分類

	Gasserの分類	Lioydの分類	直径（μm）	速度（m/sec）	機能
有髄	A	α	Ia, Ib	12-21	70-100	運動，筋固有感覚
			II	6-12	40-70	触覚，圧覚，筋紡錘遠心系
		γ		4-8	15-40	
		δ	III	1-6	5-15	痛覚，温度覚
	B			1-3	3-14	節前自律神経
無髄	C		IV	0.2-1.0	0.2-2	節後自律神経，皮膚痛覚

1）末梢神経の基本的構造

末梢神経の基本的単位は神経細胞体から長く伸びた突起（軸索）であり，この集合体に結合組織と血管が加わり末梢神経を形成している．

末梢神経は髄鞘の有無により有髄神経と無髄神経に分類されるが，大部分は有髄神経である．有髄神経では1個のシュワン（schwann）細胞が一つの髄鞘を形成し，軸索を包むようにして多数の髄鞘が節状に並んでいる．各髄鞘の節間のわずかな間隙をランヴィエ（Ranvier）絞輪といい，有髄神経のインパルスはランヴィエ絞輪を介して効率よく伝搬され，跳躍伝導と呼ばれている（図1-a）．

一般に有髄神経の径が太いほど絞輪間距離が長くなり，活動電位の伝導速度は神経線維の径に比例して速くなる．

神経線維の径の太さによる分類を表2に示す．

2）末梢神経障害の局所病変：軸索変性と節性脱髄

末梢神経障害の局所病変を軸索変性と節性脱髄で分けて把握すると，病態を理解しやすい面がある．またこの分類鑑別としては，後述するように電気生理学的検査が有用である．

（1）軸索変性

病変が軸索にあり，その障害様式と変性過程により，さらに次の2つに分けられる．

① 後退性ニューロパチー（dying back neuropathy）（図1-b）

神経細胞体も含めて，末梢神経全体の代謝が障害されて生じる病変．軸索変性が末梢部より現れ，上行性に進行し，最終的には細胞体も変性または萎縮する．ただし，病因が取り除かれたり軽度の場合は病変進行が止まり，軸索と髄鞘は再生される．この病変は軸索が長いほど著しい傾向があり，知覚障害や運動麻痺としていわゆる手袋-靴下型の障害像をとる．多発性ニューロパチーにみられることが多い．

② ワーラー変性（Wallerian degeneration）（図1-c）

外傷や切断などにより軸索が離断されたことによる病変．変性は直後に起き始め，障害部位より末梢に向かって進行し，数日間で完成する．二次的に髄鞘も消失する．細胞体が死滅しないかぎり，軸索は発芽的に再生に向かうが，再生の速度は遅く，完全な再生には数カ月以上を要する．未熟な再生神経線維の直径は細く，再形成された髄鞘も薄く，絞輪間距離も短い．線維径は1年以上を経

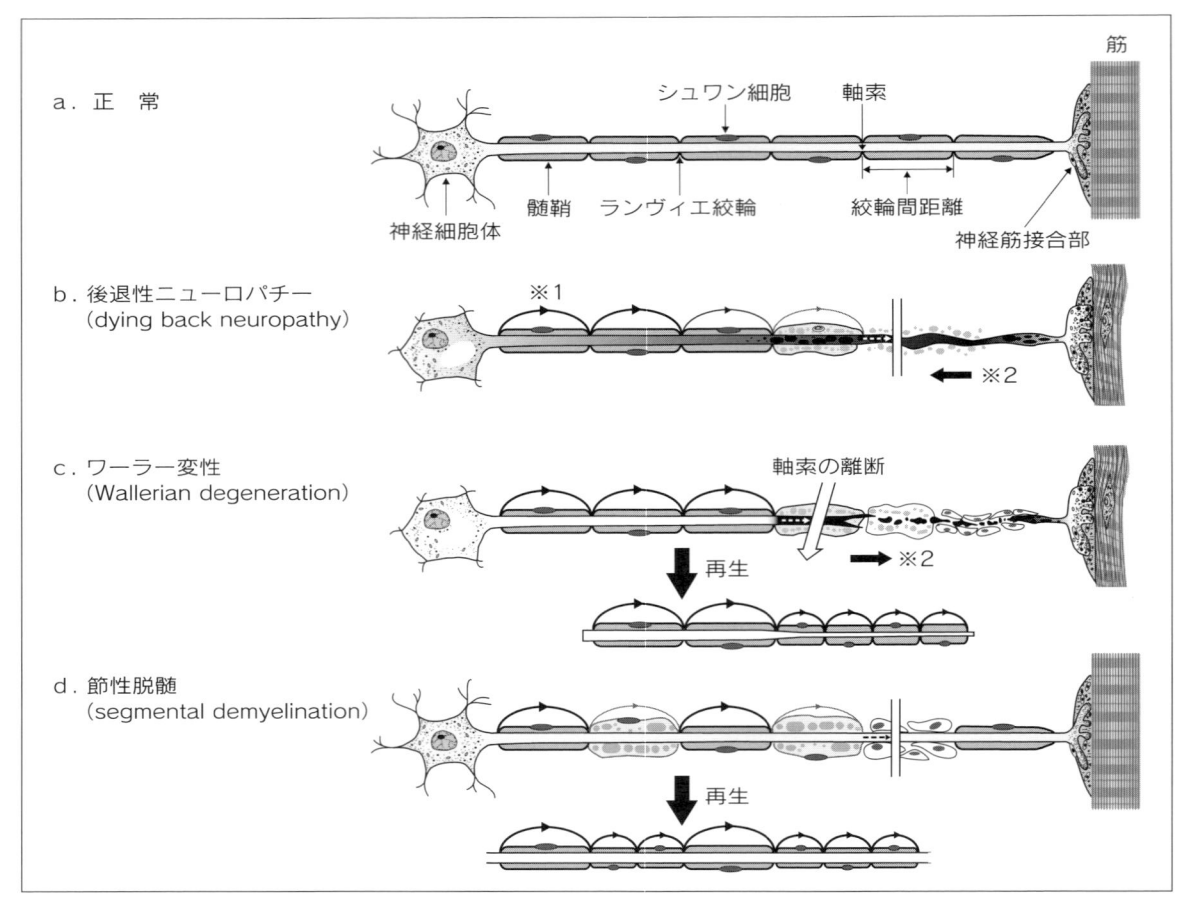

図1 末梢神経の基本的構造と局所病変（有髄神経：運動神経）
※1は跳躍伝導とその障害の様式を示す
※2は変性の方向を示す

て正常範囲に戻るが，絞輪間距離は短いままにとどまる．

（2）節性脱髄（segmental demyelination）
（図1-d）

シュワン細胞および髄鞘に病変があり，軸索は保たれている．髄鞘が節単位で崩壊または消失するため節性脱髄と呼ばれる．病変の結果，ランヴィエ絞輪部での跳躍伝導が阻害され，インパルスの伝導障害を引き起こす．そのため神経伝導検査を行うと，伝導速度の著しい低下，時間的分散現象，伝導ブロックなどの特徴的な所見を呈する（次項参照）．

髄鞘再生は比較的早いが，絞輪間距離はしばしば短くふぞろいになる．脱髄と再生を何度も繰り返すと，その肥大した断面がタマネギの輪切りに似ることから，onion-bulbと呼ばれる．

3. 末梢神経障害における電気生理学的検査の意義

筋力低下や感覚障害を主症状とする末梢神経障害の場合，機能障害の程度を客観的に評価する方法としては，針筋電図や電気生理学的検査が有用である．特に神経伝導検査は，その所見により障害部位や広がり，病態の種類や重症度，またその回復程度を知ることが可能であり，末梢神経障害においては必須の検査法である．

理学療法においても，治療プログラム作成や患者・家族説明において重要となる障害程度の把握や予後予測に重要な手がかりを与える．このため，理学療法士もMMTや一般感覚検査と同様に電気生理学的検査に精通すべきである．

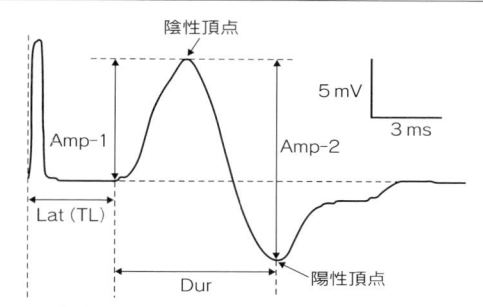

Lat：潜時（latency）のうち，最近位の刺激によるものを終末潜時（terminal latency：TL）という．
Amp-1：e 線-陰性頂点間の振幅（amplitude）
Amp-2：陰性-陽性頂点間の振幅
Dur：CMAP の立ち上がり～最終陰性頂点までの持続時間（duration）

代表的な運動神経伝導検査の正常値

神経名	伝導速度(m/s)	終末潜時(ms)と距離(cm)	振幅(mV)
正中神経	45～65	<4.5 (6)	4～24
尺骨神経	45～65	<4.0 (6)	3～25
後脛骨神経	40～60	<7.5 (12)	7～40
腓骨神経	40～60	<7.0 (10)	

（参考値として，廣瀬和彦，1992[5]より引用した）

図2 複合筋活動電位（CMAP：compound muscle action potential＝M波）の正常波形とパラメーター
脛骨神経（内果-母指外転筋による導出）の例

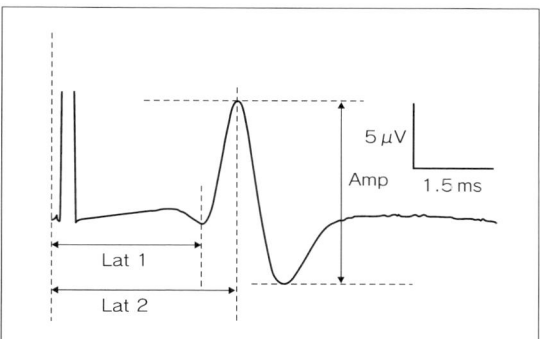

Amp：頂点間の振幅
Lat 1, 2：潜時
このうち最も早い線維の潜時を表すとされる Lat 1 が一般的に利用される．次いで Lat 2 が利用される．

代表的な感覚神経伝導検査の正常値（代表的な運動神経伝導検査の正常値）

神経名	感覚神経伝導速度(SCV)(m/s) Lat 1	Lat 2	振幅(μV)
正中神経	45～68	35～56	10～60
尺骨神経	45～65	34～57	10～60
腓腹神経	40～60	33～47	15～40

（参考値として，廣瀬和彦，1992[5]より引用した）

図3 感覚神経活動電位（SNAP：sensory nerve action potential）の正常波形とパラメーター
正中神経（示指-手根部：順行性測定）の例

末梢神経障害の局所病変は，前述したように基本的に軸索変性と節性脱髄に分類される．ただし通常は2型が混在しており，より複雑な病態をとるが，それぞれが神経伝導検査おいてに特徴的な異常を示すことから，この視点から神経伝導検査を行うと，末梢神経障害の病態の理解が得られやすい．

1）神経伝導検査における正常波形と各パラメーター（図2，3参照）

神経伝導検査（nerve conduction study：NCS）には次のような種類がある．
なお，誘発時の刺激は必ず最大上刺激（最大の波形を得られる刺激量より少し強い刺激量）でなければ，意味がない．

① 運動神経伝導速度（motor nerve conduction velocity：MCV）

運動神経を近位と遠位の2ヵ所以上で経皮的に刺激して，筋より複合筋活動電位（compound muscle action potential：CMAP，M波とも呼ばれる）を誘発して，各刺激間の距離を潜時（latency）差で割って伝導速度を得る．CMAPは，必ず最初に陰性頂点をもつ，通常は2相性の波形である．運動神経の本来の速度を算出するためには，CMAPの潜時が神経幹，神経終末枝，神経接合部，筋線維の伝導時間を含むため，この影響を相殺するために必ず2点刺激で行う必要がある．ただし，2点刺激が困難な部位では，終末潜時（terminal latency：TL）のみで比較することもまれではない．

② 感覚神経伝導速度（sensory nerve conduction velocity：SCV）

運動神経を含まない指神経などを利用して，感覚神経活動電位（sensory nerve action potential：SNAP）を誘発して伝導速度を得る．SNAPは通常，最初に陽性頂点をもつ3相性か，陰性頂点から始

I. 疾患別理学療法

表3 神経伝導検査による節性脱髄と軸索変性の鑑別

所見	節性脱髄	軸索変性	備考
MCVの低下	＋（＜60％）	－～±（＞60％）	*1
終末潜時の延長	＋（＞150％）	－～±（＜150％）	*2
CMAP振幅の低下	－＋：伝導ブロック	＋（ときに著減）	*3
CMAP持続時間の延長	＋：分散現象	－	*4
CMAP波形の多相化	＋	－	*5
SCVの低下	＋（＜60％）	－～±（＞60％）	*1, *6
SNAP振幅の低下・消失	＋	＋	*6, *7

＋：明らかな低下あるいは延長　－：正常範囲　±：正常下（上）限程度の低下または延長
（　）内は正常平均値に対する割合

備考
*1 神経線維は，軸索変性により機能が失われるまではMCV，SCVとも正常な伝導速度を保つ．ただし主に太い神経線維を障害されると，それに応じて伝導低下を生じる可能性があるが，一般的には正常下限の70～80％以下に低下することは少ないとされている[4]．以上のことを考慮して，節性脱髄の所見としては，平均値の60％以下，もしくは正常下限の80％以下が妥当とされている[3]．
*2 正常平均値の50％以上の延長を脱髄とする[3]．
*3 軸索変性：機能消失した神経線維の数に応じてCMAP振幅が低下する．重症例では無反応になる．
節性脱髄：一般に時間的分散現象と伝導ブロックの程度に応じてCMAP振幅は低下する．ただし伝導ブロックがなく，大径線維が優先的に障害された場合はMCV，または終末潜時が延長してもCMAP振幅は正常にとどまる場合がある[3]．
*4 軸索変性では持続時間の延長は生じない．脱髄では時間的分散現象により持続時間が延長する．通常，CMAPの起点から最終陽性頂点（図2，5参照）までの時間が比較に使用される．
*5 CMAPの持続時間の延長とともに，多相化は脱髄の特徴的な所見であり重要である．
ただし，軸索変性でも未熟な再生神経が同時に存在すると多相化や持続時間の延長が生じる可能性があり留意を要する．
*6 知覚伝導神経検査は運動伝導検査より敏感であることがあり，運動神経伝導検査が正常でも知覚伝導神経検査で早期に異常所見を認めることがある．また末梢神経障害の病態によっては知覚神経が早期に障害されることがある．
*7 SNAPにより分散現象や伝導ブロックを証明するには，通常の表面電極による測定では平均加算法を用いても困難な場合が多い．神経近接針電極法を使用すれば観察が可能であるが，一般的ではない．
（シン・J・オー，1996[3]，廣瀬和彦，1992[5]）を参考に編集作成）

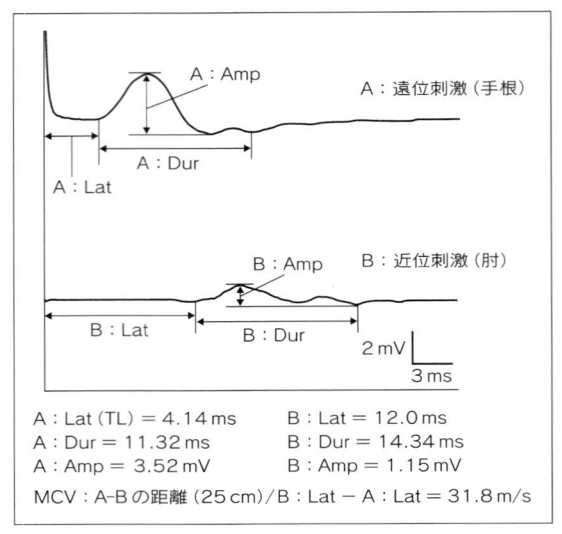

```
A : Lat (TL) = 4.14 ms     B : Lat = 12.0 ms
A : Dur = 11.32 ms         B : Dur = 14.34 ms
A : Amp = 3.52 mV          B : Amp = 1.15 mV
MCV：A-Bの距離(25 cm)/B：Lat － A：Lat ＝ 31.8 m/s
```

図4 節性脱髄の所見　例1：伝導ブロック
回復が良好であったGBS患者のCMAP（正中神経より導出）．遠位刺激（手根）によるCMAPは軽度振幅低下を認めるが，終末潜時は正常域で波形の形状もほぼ正常である．これに対して近位刺激（肘）では，遠位CMAPの50％以上の振幅低下を示し，伝導ブロックの所見である．手根部と肘の間に強い節性脱髄があることを疑わせる

まる2相性である．測定方法としては順行性（末梢側：刺激→中枢側：記録）と逆行性（中枢側：刺激→末梢側：記録）がある．MCVと異なり末梢潜時のみでも速度計算が可能である．

③ **混合神経伝導速度（mixed nerve conduction velocity：MNCV）**

神経幹：刺激→神経幹：記録で得られる波形であるが，運動神経と感覚神経を含むため，ニューロパチーの臨床検査では，あまり利用されない．

2）神経伝導検査おける節性脱髄と軸索変性の所見

電気生理学的所見は，伝導性と興奮性の2面からみると合理的に理解しやすい．

節性脱髄と軸索変性の神経伝導検査におけるそれぞれの特徴と鑑別点を**表3**に示す．

節性脱髄においては，次の2つの特徴的所見が特に重要である．

（1）**時間的分散現象（temporal dispersion）**

脱髄の特徴的な所見．個々の神経線維の伝導性

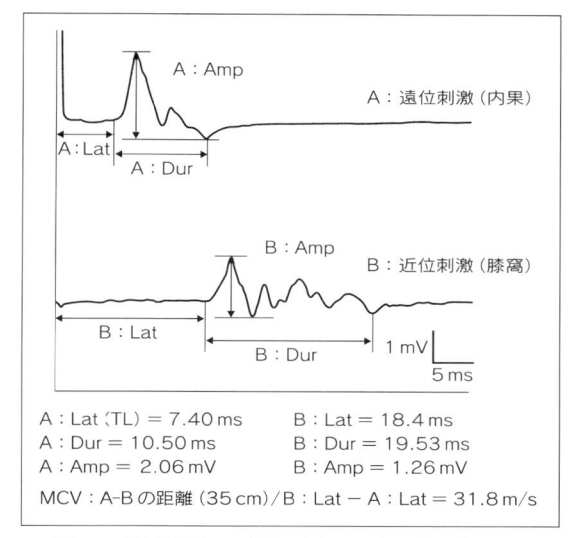

図5 節性脱髄の所見 例2：時間的分散現象
例1と同じGBS患者のCMAP（脛骨神経より導出）．遠位刺激（内果）による終末潜時は正常下限かやや延長している．振幅も低下しており，また波形もやや不整形であることから，末梢部にも節性脱髄が疑われる．さらに，近位刺激（膝窩）のCMAPは明らかな持続時間の延長と多相性を示しており，時間的分散現象が認められる．振幅の低下もみられるが，時間的分散の影響を考慮すると伝導ブロックは確定できない．以上の所見から，少なくとも膝窩から末梢にかけて，複数の節性脱髄箇所があることを疑わせる

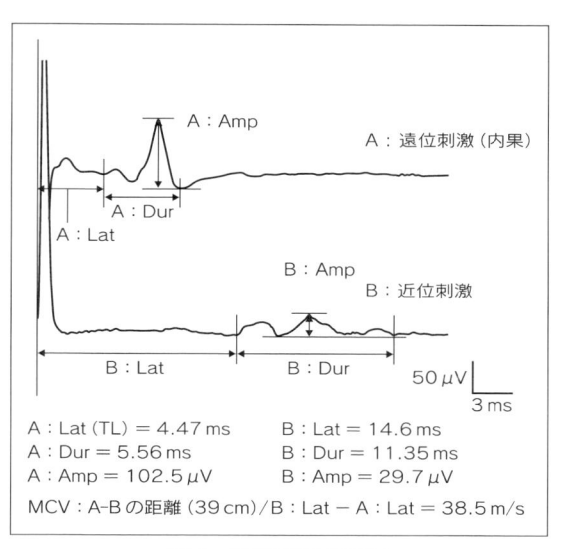

図6 軸索変性の所見
軸索型GBSの症状を呈し，人工呼吸器管理となった患者のCMAP（脛骨神経より導出）．
遠位刺激によるCMAPの終末潜時は正常域，持続時間の延長も認められないが，振幅が著しく減少している．近位-遠位間の伝導速度も比較的保たれており，軸索変性が強く示唆される．ただし，遠位のCMAPは振幅低下と時間的分散が認められ，脱髄も混在している様子がうかがわれる

にばらつきを生じるため，CMAPは多相性となり，持続時間が延長する．

（2）伝導ブロック（conduction block）

神経の一部で刺激の伝導が遮断されるが，その部位以後では伝導性が障害されていない状態をいう．この場合，ブロック部位より遠位刺激に対し近位刺激で著しいCMAP振幅低下を生じる．急性の節性脱髄で発生しやすく，重篤になりやすい．

Feasbyら[1]は，振幅差，より正確には陰性部分の面積の差が30〜40％を超えることを基準として採用している．しかし，Rhee[2]らは，コンピュータシミュレーションにより，時間的分散によるinterphase cancellationの効果で陰性面積の低下が50％までありうることを示しており，より確実には50％以下とすることを提唱している．

3）実際の神経伝導検査所見

自験例より，節性脱髄と軸索変性の所見を例として示す（図4〜6）．

4）その他の電気生理学的検査法

MCVやSCVのほかに，F波（神経中枢側の病変探索に有用）やH波（深部腱反射と同じ経路を探索できる），瞬目反射（blink reflex）なども末梢神経障害に対して重要な情報を提供するが，紙面の都合で割愛した．

II．疾患各論

1．ギラン・バレー症候群（Guillain-Barré Syndrome：GBS）

1）疾患概念

GBSは，感染により各種の抗糖脂質抗体が出現し，このうち一部が末梢神経を構成する糖脂質と特異的に結合して障害を引き起こす免疫性神経疾患と推定されており，四肢の弛緩性運動麻痺，深部腱反射の消失を主徴とする多発ニューロパチーである．

神経症状の発症の1〜3週間前に，7〜8割に先

行感染症状（呼吸器症状56％，消化器症状31％）を呈する．GBSとの関連が確認されている病原体は，*Campylobacter jejuni*（32％），サイトメガロウイルス（13％），Epstein-Barrウイルス（10％），*Mycoplasma pneumoniae*（5％）[6]．

病型分類では急性炎症性脱髄性多発ニューロパチー（acute inflammatory demyelinating polyneuropathy：AIDP）とみなされていたが，軸索が障害される軸索型（axonal）GBSも存在し，*Campylobacter jejuni*感染との関連が強いことが示唆されている．一般的に軸索型GBSは重症例となりやすく，長期の入院を余儀なくされ，包括的なリハビリテーションが必要となる場合がある．そのため，GBSが脱髄型か軸索型かの鑑別は予後予測の面で非常に重要である（電気生理学的所見の鑑別点は**表3**を参照のこと）．

GBSにはいくつかの亜型がある．そのうちFisher症候群（FS）は，外眼筋麻痺，運動失調，腱反射の低下・消失を主徴候とする．その他，喉頭・頸部上腕型GBS，対麻痺型GBSなどがある．

2）症状と経過

典型例では下肢の筋力低下から始まり，しだいに上肢に拡大することが多い．すべての腱反射が消失することが原則であるが，発症初期には消失しないこともある．まれに上肢または下肢のみの腱反射消失にとどまることがある．筋力低下より数日先行して手袋－靴下型のしびれや痛みなどの感覚異常を呈することがある．また他覚的な感覚障害の所見に欠ける場合もある．

症状が急速である場合は数日でピークに達するが，緩やかな進行の場合でも4週間以内にピークに達する．ピーク時に3割程度が呼吸不全を呈し，重度の場合は厳重なICU管理が必要となる．脳神経障害（顔面神経麻痺，球麻痺，外眼筋麻痺）を伴うことが多く，また自律神経障害（不整脈，高血圧，起立性低血圧など）が約半数にみられる．髄液のタンパク細胞解離が発症後1週以後にみられることが多い．

ピーク期を過ぎると回復が始まり単相性の経過をたどるが，回復に要する期間は重症度や合併症によりさまざまである．死亡率は2～18％であるが，高齢者で人工換気を必要とし肺炎を合併した場合の死亡例が最も多い．

3）疫学

人口10万人あたり年間1～2人の発症率とされ，どの年齢層にも発病しうるが，若年成人と高齢者に2峰性のピークをもつとの調査結果もある．季節による発症率には差はないとする見解が多い．本邦の1998年の調査（厚生省免疫性神経疾患調査研究班）では，人口10万人あたりの年間発生率は1.15人，平均発症年齢は39歳，男女比は3：2でやや男性に多い．

4）予後

治療法により予後に関する調査結果は異なると思われるが，1993～1994年のイギリスの調査では，66％に血漿交換療法や免疫グロブリン大量静注療法が行われたにもかかわらず，4割近くの患者で後遺症を認めた（内訳は，発症1年内に死亡：8％，寝たきりないし人工呼吸器が必要：4％，介助なしでは歩行不能：9％，走行不能：17％）[7]．本邦の全国調査では96％が治癒もしくは改善したとしながらも，6％は発症から6カ月後も独立歩行が不能で，21％が何らかの日常生活上の問題を残していると報告している[8]．従来の教科書的な記述では予後良好な疾患とされてきたが，再考されるべきである．

機能的予後の不良因子として諸家の報告をまとめると[9]，(1)高齢者，(2) *C. jejuni* の先行感染，(3)急速な発症（数日内にベッド上），(4)ピーク時の重症度，(5)極期の期間または回復開始までに要した時間，(6)球麻痺，(7)人工呼吸器の使用，(8)CMAPの著しい低下・消失．

5）内科的治療

かつて期待されたステロイド剤の単独使用での有効性は否定されており，次の2つの治療方法の有効性が大規模対照試験で確認されている．

① 免疫グロブリン大量静注療法
② 単純血漿交換療法

いずれも健康保険適応が認められている．

6）理学療法および家族指導

GBSは各種神経症状の有無や重症度もさまざまなため，定型の治療プログラムを述べることは困難であるが，二次的障害を最大限に予防すること，特にICUや呼吸管理下にあるときから，理学療法士は廃用予防や肺理学療法などで専門性を生かすべきである．そのためにも，発症早期から関与することが望ましい．また，回復期に入ったら時期を逸せず，回復の程度に応じてADLの拡大をはかることが基本である．

予後で述べたように，残念ながら機能障害が残存する場合もあるため，環境整備や家族指導，各種社会福祉資源の利用が必要となる．また，あらゆる年齢層で発症しうることから，学童期であれば学習教育面の配慮や，復職などが考慮すべき問題となる．

2. 慢性炎症性脱髄性多発ニューロパチー（chronic inflammatory demyelinating polyneuropathy：CIDP）

1）疾患概念

CIDPは，1975年にDyck[10]らが，53例の症例報告をもとに独立した疾患単位として命名したことにより始まるとされている．しかしCIDPに対する疾患概念は，今日でも成書や緒家によっていささかの不統一があり，完全にその概念が固まっているとは言いがたい側面がある．その主な要因は，CIDPの疾患概念をどこまで広げて解釈するかによって異なる点と，発症から緩慢な経過をとるため，初発時の症状か，ある程度進行した結果での症状なのかで，病態説明は当然ながら異なることによる．加えてその経過が均一でないことや，治療への反応性がさまざまであることが，さらに病態をとらえることを困難にしている．したがってCIDPは，不均一な病因や症状を包括した疾患群名とみなすこともできる．

2）診断基準

一般的に用いられることが多い米国神経学会（American Academy of Neurology：ANN）の診断基準の要約を**表4**に示す[11]．

表4 米国神経学会（ANN）のCIDP診断基準

Ⅰ．臨床所見
 A．必須項目：2肢以上の慢性進行性あるいは再燃性の脱力と感覚低下で，2カ月以上の進行期間がある．まれに運動のみ，あるいは感覚のみの障害．腱反射の低下，消失がある．
 B．除外項目：以下のどれが存在してもCIDPとはいいがたい．
　・足や手の離断性損傷（mutilation），色素性網膜症，魚鱗癬，中毒物質への曝露，遺伝性末梢性神経障害の家族歴
　・感覚高位レベルの存在
　・明らかな括約筋障害
Ⅱ．電気生理学的所見
 ・2本以上の神経で脱髄性神経伝導所見を確認：以下のうち3項目を満足すること
　① MCV低下：正常下限の70〜80％以下
　② M波の伝導ブロックまたは時間的分散の増大：近位刺激M波振幅が遠位刺激M波振幅の80％以下であること
　③ 遠位潜時の延長：正常下限の120〜150％以上の延長
Ⅲ．髄液所見
 ・細胞数＜10/mm^3
 ・抗カルジオリピン抗体陰性
Ⅳ．生検神経病理所見
 A．明らかな脱髄と再髄鞘化の所見
 B．除外項目：血管炎，軸索腫大，アミロイドの沈着，シュワン細胞内封入体など．

（馬場正之，2001[12]；要約であるため，詳細は原著[11]にあたっていただきたい）
診断区分
・definite：臨床所見AB，電気生理学的所見，髄液検査，病理所見ABを満たす
・probable：臨床所見AB，電気生理学的所見，髄液検査を満たす
・possible：臨床所見AB，電気生理学的所見を満たす

ただし，このANNによる診断基準はCIDPの典型例を示すことを目的としており，この診断基準がCIDPのすべてを包括しているわけではない．実際の臨床では，CIDPが疑われても，この診断基準に必ずしも合致しない場合もある．そのためか，いくつかの亜型が緒家により報告されているが，CIDPに含めるのか，独立した疾患単位なのかで議論を招く結果となっている．

このようにCIDPは，臨床的範疇が必ずしも明確に確立されている疾患概念ではない．今後，臨床所見，電気生理学，組織学，免疫学，治療反応性等の研究集約から，CIDPの疾患概念そのもの

が修正される可能性もある．

3）症状と経過

GBSが急性発症し，単相性に経過するのに比べて，CIDPは緩徐に発症し，症状がピークに達するまで2カ月以上を要し，徐々にまたは段階的に進行したり，再発・寛解を繰り返す．症状は末梢神経の散在性脱髄により四肢の運動麻痺，感覚麻痺（鈍麻，異常感覚など）より始まる．慢性的な進行程度により，さまざまな程度の四肢の筋力低下や筋委縮，感覚障害が現れる．最終的な病型は運動障害優位の運動感覚障害型が多いが，純粋な運動障害型も存在する．

神経症状は対称性であると述べられることもあるが，実際の臨床では，発症初期では左右差を呈することがまれではなく，むしろCIDPの早期診断のため障害の左右差や神経差があることを重視すべきとの意見もある[12]．脱髄性末梢神経障害が多発性，多巣性，多発単神経性に発症しうると理解するほうがよい．ただし病状の完成により結果的に左右対称の症候を呈するようになることが多い．ときに脳神経障害（外眼筋麻痺，顔面神経麻痺，球麻痺）やうっ血乳頭が見られる．自律神経障害の頻度は少ない．また易疲労性は身体機能障害を示す症状として，主要な徴候の一つである[13]．

4）疫　学

有病率は人口10万人あたり2人程度．男女比は調査により異なるが，1.3〜2.5：1で男性優位の罹患率．糖尿病の合併率が比較的高いといわれている[14〜16]．

5）原　因

先行感染は明確ではないが，血液に末梢神経髄鞘構成成分に対する抗体の出現や（液性免疫），細胞性免疫などの異常が指摘されており，免疫が関与することは明らかである．

6）予　後

近年は早期診断，治療法の改善などで，以前より予後が良くなっているが，なおも難治例が存在することも事実である．また治療に反応した場合でも，再発が完全には克服されていない．

一般的には高齢者や，複合筋活動電位が低い場合に長期機能予後が不良の傾向があるとされている．本邦での包括的調査が乏しいため，近年の治療方法を導入した結果での予後についての詳細は不明であるが，北奥羽地区での1985〜1996年の56症例の調査では，80％以上が後述する内科的治療などに反応したが，12例はその効果が十分ではなかった．また小児例に反応例が多いこと，発症から治療までの期間が遅れると難療する傾向があることも報告している[14]．

7）治　療

① 副腎皮質ステロイド療法
② 血漿浄化療法
③ ヒト免疫グロブリン大量静注療法（IVIG）

上記3法はすべて2重盲検で有効性が確認されている．

その他，難治性のCIDPに対して免疫抑制剤，インターフェロンなどによる治療も試みられている．

8）リスク管理・理学療法・患者家族指導

CIDPに対応して理学療法の包括的な方法論が確立しているとは，残念ながらいいがたい．効果的な内科的治療法が確立されつつあるとはいえ，再発やその可能性があるかぎりは，現存する機能障害のみならず，今後起こりうる機能障害に適切に対応する必要がある．個々の病態と機能予後を見極め，それに応じた理学療法の方法を確立することが急務と思われる．

イギリスのGBS Support Groupによるホームページ（http://www.gbs.org.uk）にはCIDPやGBS患者（小児GBS含む）のための治療やケアに関する有用なリソースが，患者，家族，その友人を対象に公開されており，その内容の充実ぶりには驚かされる．筆者の拙稿より得られるものは多いはずである．残念ながら英語のみで，今のところ日本語による姉妹サイトはないが，ぜひサイトにアクセスしていただきたい．そのなかにCIDPの理学療法に関する記述があり，われわれ理学療法士が何をすべきか，よい指針になる．簡素な英語で

まとめられているので，原文のまま紹介しておく．

Physiotherapy has an important role to play in the assessment and management of CIDP. It helps to maximise a patient's physical potential, particularly where weakness is the predominant problem.

The aims of physiotherapy are to：
・maximise muscle strength and minimise muscle wastage by exercise using strengthening techniques；
・minimise the development of contractures (or stiffness) around joints；a physiotherapist can advise on passive stretching techniques to help maintain full range movement at joints；
・facilitate mobility and function；sometimes, if muscles are very weak, function can be improved by the use of splints and
・provide a physical assessment which may help in planning future management.

3. 糖尿病性神経障害（Diabetic neuropathy：DN）

2003年8月6日，厚生労働省は実態調査により，糖尿病が強く疑われる人は約740万人，糖尿病の可能性を否定できない「予備軍」を含めると約1,620万人と推定されると発表した．5年前の調査から250万人増え，全国の成人のうち6人に1人は糖尿病かその予備軍に含まれていることになる．

糖尿病でしびれや痛みなどの神経症状が現れることは一般的によく知られているが，三大合併症のうちの網膜症や腎症のような単体の臓器疾病と異なり，糖尿病性末梢神経障害は疾病のイメージ化が困難であることや，「しびれ」などは日常化した症状として患者自身も看過してしまう傾向があるためか，糖尿病による末梢神経障害が病状の進展と密接に関係し，生命予後に非常に深くかかわっていることは，意外と認識されていない．また臨床場面でも，神経障害の症状が多彩で病態もさまざまな要素が複雑に絡むために，いまだに国際的な診断基準が確立されていないなど，糖尿病性神経障害（以下，DN）は，古くて新しいテーマとして，なおも取り組むべき課題を多く残してい

表5 糖尿病性神経障害の分類と主症状

分類		症状
び漫性対称性	多発性神経障害（運動・感覚神経）	「手袋－靴下」タイプの異常感覚（初期症状として重要：しびれ，冷え，痛覚過敏），自発痛，感覚麻痺，こむらがえり
	自律神経障害	起立性低血圧，便秘や下痢，排尿障害，発汗異常（味覚性発汗，無汗），胃無力症，胆嚢無力症，勃起障害，無自覚性低血糖など
限局性	単一性・多発単一性神経障害	脳神経障害（顔面神経麻痺，外眼筋麻痺，聴神経麻痺など），四肢の神経障害（圧迫性神経障害の好発部位に多い），一側体幹の帯状の疼痛
	糖尿病性筋委縮症	一側または左右非対称の下肢近位筋の筋力低下や筋委縮

る．

1）糖尿病性神経障害の臨床症状
（1）DN の分類と主症状
DN の合併率は糖尿病患者の 30～40％程度[17]（それ以上とする報告もある）とされているが，あらゆる種類の神経症状を呈する．主な障害型と症状を表5に示す．

（2）原　因
DN の発症原因については，その多様性から必ずしも解明されているとはいえないが，次のような要因が考えられている．代謝性（ポリオール代謝異常，グリケーション亢進，プロティンキナーゼ活性の上昇，酸化ストレスなど），血管性，神経栄養性，自己免疫性，遺伝性，環境性など．

2）検　査
各種神経障害に応じて次のような検査を行い，総合的に DN の全体像を把握する必要ある．
（1）感覚運動神経障害
アキレス腱反射（膝立て位を推奨），膝蓋腱反射．
振動覚閾値（C-128音叉，C-64音叉），温・痛・触覚（モノフィラメント，アルゲジオメーター）．
電気生理学的検査：神経伝導検査，F波最少潜時，H波（M/H比），SEP．

表6 糖尿病性多発神経障害の簡易診断基準（糖尿病多発神経障害を考える会）

必須項目（以下の2項目を満たす）
1. 糖尿病が存在する．
2. 糖尿病性神経障害以外の末梢神経障害を否定しうる．

条件項目（以下の3項目のうち2項目以上を満たす場合"神経障害あり"とする）
1. 糖尿病性神経障害に基づくものと思われる自覚症状．
2. 両側アキレス腱反射の低下あるいは消失．
3. 両側内踝の振動覚低下（128音叉にて10秒未満）．

注意事項
1. 糖尿病性神経障害に基づくと思われる自覚症状とは，
   (1) 両側性
   (2) 足指および足裏の「しびれ」「疼痛」「感覚低下」「感覚異常」のうちいずれかの症状（冷感はとらない）を訴える
   上記の2項目を満たす
   上肢のみの症状はとらない
2. アキレス腱反射の検査は膝立位で検討する．
3. 特に脊椎症の合併に注意する．
4. 高齢対象者については十分に考慮する．

参考項目
以下の参考項目のいずれかを満たす場合は，条件項目を満たさなくても"神経障害あり"とする．
1. 神経伝導速度で2つ以上の神経でそれぞれ1項目以上の検査項目（伝動速度，振幅，潜時）の異常を認める．
2. 臨床的に明らかな糖尿病性自律神経障害がある（自律神経機能検査で明らかな異常を確認することが望ましい）．

表7 日本臨床内科医会「糖尿病性多発性神経障害の外来診断基準」[17]

1. **検査**
   次のように配点し，4点以上あること．
   (1) アキレス腱反射消失：左右それぞれ2点
   (2) アキレス腱反射減弱，足の振動覚・痛覚・冷覚の低下あるいは消失：左右それぞれ1点
2. **症状**
   下記のうち2つ以上あること．
   足底の異常感覚，足底の感覚鈍麻，足（下腿）のしびれ感，蟻走感，足が冷たい，足の灼熱感，こむらがえり，（夜間増強することの多い）疼痛，立ちくらみ（起立性低血圧）
   症状が1つのときはこれに準ずる．
   得点が4点以上で症状がない場合は無症状性とする．
3. 神経障害の原因が糖尿病以外には考えられないこと．

以上の3条件が認められる場合を糖尿病性神経障害と診断する．

（2）自律神経障害

心血管系：R-R間隔変動係数，深呼吸負荷時心拍変動，心電図QT時間，起立試験，バルサルバ検査．

消化器系：胃排出機能検査，胃電図検査，胃・小腸内圧測定検査．

泌尿器系：残尿量の測定，尿流動態検査．

生殖器系：勃起機能検査（夜間陰茎膨張度検査）．

その他：発汗機能検査，瞳孔機能検査，SSR．

3）DNの診断基準

一般にDNの検出には電気生理学的検査がgolden standardとされているが，手技にある程度の熟練を要し，また検査に時間がかかるため，早期発見を目的としたスクリーニングには不向きである．そのため，より簡単にDNの有無や進展程度を判別するための診断基準の確立が望まれている．そのような現状から，いくつかの案が提唱されている．本邦の「糖尿病多発神経障害を考える会」による「糖尿病性多発神経障害の簡易診断基準」（**表6**），日本臨床内科医会で，1,249施設が参加し12,860例を対象にして得られた結果よりまとめられた，「糖尿病性多発性神経障害の外来診断基準」[17]（**表7**），また，米国ミシガン大学では，15項目の簡単な問診表と5項目の理学所見をスコア化したMichigan Neuropathy Screening Instrument；MNSIを考案しており，多施設による大規模な調査により有用性が確かめられている[18]．次のURLより，スコア原本と評価方法のガイドラインが入手可能である．
http://www.med.umich.edu/mdrtc/survey/

4）DNのリスク対策

糖尿病では神経障害の可逆性が悪く，いったん完成した神経障害は回復したとしても長期を必要とする．特に自律神経障害が出現し始めるとリスク管理はさらに難しくなる．そのためDNのリス

ク対策は，発症を予防すること，すでに「しびれ」などの初期症状があれば顕在化させないことを最重点にすべきである．それには，DN の進展様式と危険因子を理解しておく必要がある．また糖尿病における足潰瘍は DN と深く関係しており，リスク対策としてのフットケアは難治性足潰瘍や，それに伴う切断を防止するために，非常に大切である．また疼痛管理も重要なリスク対策の要件である．

(1) DN の進展様式

DN は多様な神経症状を呈するため，ひとまとめに進展様式を述べることは，ほとんど不可能であるが，松岡[19]が，DN のうち多発神経障害の一般論的な進展様式として示した内容が参考になる．要点をまとめると次のようになる．

① 代謝異常期（急性期）

早期の糖代謝異常は B 線維や C 線維など小径神経線維（表 2 参照）が先に影響を受けやすく[20]，急激な代謝変化，高血糖，電解質異常によって神経細胞の内外差が大きくなり，自発痛，こむらがえり，しびれなどの異常感覚の症状が出現する．しかし，自覚症状に対して神経障害を示す検査所見や他覚所見に欠ける場合が多い．自律神経検査が参考になることがある．

② 機能異常期（神経障害の顕在時期）

代謝異常が持続すると末梢神経の機能低下を招き，知覚検査（温・痛覚，振動覚，触覚），電気生理学的検査，腱反射低下・消失などの他覚検査所見が認められるようになる．しかし，神経の可逆性は残っている．

③ 組織変性時期（神経障害の完成時期）

罹病期間が長くなると，軸索変性・節性脱髄などの器質的変性を生じてくる．電気生理学検査による明らかな伝導低下や振幅減少やアキレス腱反射の恒常的低下・消失は，神経障害が完成したことを意味する．この時期になると自律神経障害による二次的機能障害の症状が出現し，しばしば治療上の隘路となる．細小血管症はさらに組織的変性を不可逆性にする．

悪化すると，次のような深刻な臨床症状を呈する危険性が増す．

　a．感覚鈍麻による潰瘍形成
　b．無自覚性低血糖
　c．低血糖・高血糖を繰り返す
　d．無痛性心筋梗塞
　e．致命的な不整脈や呼吸停止による突然死

(2) 危険因子

諸家により DN の危険因子は異なるが，糖尿病罹病期間と加齢，血糖コントロールがほぼ一致した見解である．また，高血圧が血糖コントロールと関係なく独立した因子であるとして注目されている[21]．その他，遺伝的素因，高身長，肥満，飲酒，喫煙などが，危険因子としてあげられている．ただし，飲酒，喫煙との関係は不明確，BMI でみると 18 以下のやせた人に頻度が高く 30 以上の肥満者に少ないとする，本邦の大規模調査による報告もある[17]．

(3) 足潰瘍と予防（フットケア）

神経障害の進展による感覚鈍麻は，それまでの激しい自発痛や感覚異常をむしろ減弱させ，症状が改善したと思い違いをすることがある．著しい場合はいわゆる「切断なき切断：virtual amputation」となる．そのため傷や火傷に気づかず，潰瘍や壊疽を形成しやすくなる．特に足潰瘍は難治性になりやすく，著しい場合は下肢切断に至る．振動覚閾値の上昇は足潰瘍の進展と相関し有用な検査であるといわれている[22]．

DN から生じる足潰瘍の誘因としては，臨床現場の報告から次の 3 項の順に頻度が高いと述べている[23]．

　① 胼胝を削るときにできた傷（決して患者自身で胼胝の処置をしないことを指導する）
　② 熱傷（低温熱傷も含む）
　③ 靴ずれ

足潰瘍予防には専門的なフットケアが重要であるが，本邦ではまだ対応が遅れている感が免れない．

(4) DN に伴う疼痛管理

DN のほとんどの病型において，急性または慢性に疼痛を伴う場合がある．特に高血糖を急速に改善させたときに急性疼痛が発症することがあり，注意を要する．発生機序は明らかになっていないが，長期にわたることはまれである．したがって丁寧な説明と励ましにより患者の不安感を軽

減することが，疼痛の緩和につながる．

　疼痛に対しては一般的には薬物療法が施されるが，物理療法ではTENSが有効であるとの報告がある[24]．ただし病的状態にある神経に電気刺激を加えたときの影響が十分には検証がなされていないため，施行にあたっては慎重に行うべきと考える．温熱療法ついては，DNが明らかな場合は原則禁忌としたほうがよい．

5）理学療法と患者・家族指導

　2型糖尿病では，食事療法と並んで運動療法の有効性が認められている．末梢神経障害は糖尿病の初期より出現するといわれているが，上記でも触れたように，顕在化させないことが何よりも重要であり，それには厳密な血糖のコントロールが最も重要かつ効果的である．

　この意味からも運動療法の意義は大きく，病態やライフスタイルに応じた適切な運動指導と，継続のための患者・家族への説明や工夫など，理学療法士が果たすべき役割は大きい．ただし，すでに末梢神経障害を有する場合は，足潰瘍の発生や悪化に注意する必要がある．また自律神経障害がある場合は予測できない症状を引き起こす可能性があるため，十分な注意を要する．DNそのものに対する運動療法の効果や，ある程度進行したDNに対する運動療法の可否についてなど，検証されるべき課題も多い．

（甲斐健児）

文　献

1) Feasby TE et al：The pathological basis of conduction block in human neuropathies. *Neurol Neurosurg Psychiatry*, **48**(3)：239-244, 1985.
2) Rhee EK et al：A computer simulation of conduction block：effects produced by actual block versus interphase cancellation. *Ann Neurol*, **28**(2)：146-156, 1990.
3) シン・J・オー（白井康正監訳）：筋電図実践マニュアル―各種検査法の手技とデータ解釈―．MEDSI，東京，1996．
4) 木村　淳，幸原伸夫：神経伝導検査と筋電図を学ぶ人のために．医学書院，東京，2003．
5) 廣瀬和彦：筋電図判読テキスト．文光堂，東京，1992．
6) Jacobs BC et al：The spectrum of antecedent infections in Guillain-Barré syndrome：a case-control study. *Neurology*, **51**(4)：1110-1115, 1998.
7) Rees JH et al： Epidemiological study of Guillain-Barré syndrome in south east England. *J Neurol Neurosurg Psychiatry*, **64**(1)：74-77, 1998.
8) 萩野恵美子ほか：Guillain-Barré症候群の全国調査―第三次調査結果を含めた最終報告書―．免疫性神経疾患に関する調査研究班平成12年度班会議抄録集，2001，72．
9) 甲斐健児ほか：ギラン・バレー症候群の理学療法における評価．理学療法，**14**(11)：860-868, 1997．
10) Dyck PJ, Lais AC et al： Chronic inflammatory polyradiculoneuropathy. *Mayo Clin Proc*, **50**：621-637, 1975.
11) Comblath DR et al：Research criteria for diagnosis of chronic inflammatory demyelinating polyneuropathy (CIDP). Report from an Ad Hoc Subcommittee of the American Academy of Neurology AIDS Task Force. *Neurology*, **41**(5)：617-618, 1991.
12) 馬場正之：慢性炎症性脱髄性多発ニューロパチー．日本臨床，**59**(suppl 8)：540-550, 2001．
13) Merkies IS et al： Fatigue in immune-mediated polyneuropathies. European Inflammatory Neuropathy Cause and Treatment (INCAT) Group. *Neurology*, **53**(8)：1648-1654, 1999.
14) 馬場正之ほか：CIDPの臨床，北奥羽地区56症例の解析から．神経内科，**50**：248-256, 1999．
15) McLeod JG et al：Prevalence of chronic inflammatory demyelinating polyneuropathy in New South Wales, *Australia Ann Neurol*, **46**(6)：910-913, 1999.
16) Stewart JD et al：Chronic inflammatory demyelinating polyneuropathy (CIDP) in diabetics. *J Neurol Sci*, **142**(1-2)：59-64, 1996.
17) 後藤由夫（日本臨床内科医会）：糖尿病性神経障害に関する調査研究．日本臨床内科医会会誌，**17**(2)：125-138, 2002．
18) Fedele D, Comi G, Coscelli C, Cucinotta D, Feldman EL, Ghirlanda G, Greene DA, Negrin P, Santeusanio F：A multicenter study on the prevalence of diabetic neuropathy in Italy. *Diabetes Care*, **20**(5)：836-843, 1997.
19) 松岡健平：糖尿病神経障害の症状―その多様性の考察―．*Diabetes Frontier*, **13**(6)：733-738, 2002．
20) Toyry JP, Partanen JV, Niskanen LK, Lansimies EA, Uusitupa MI： Divergent development of autonomic and peripheral somatic neuropathies in NIDDM. *Iabetologia*, **40**(8)：953-958, 1997.
21) Forrest KY et al：Hypertension as a risk factor for diabetic neuropathy：a prospective study. *Diabetes*, **46**(4)：665-670, 1997.
22) Abbott CA, Vileikyte L, Williamson S et al：Multicenter study of the incidence of and predictive risk factors for diabetic neuropathic foot ulceration. *Diabetes Care*, **21**(7)：1071-1075, 1998.
23) 細川和広：糖尿病神経障害からみた足潰瘍：*Diabetes Frontier*, **13**(6)：759-762, 2002．
24) Hamza MA et al：Percutaneous electrical nerve stimulation：a novel analgesic therapy for diabetic neuropathic pain. *Diabetes Care*, **23**(3)：365-370, 2000.

I. 疾患別理学療法

6. 筋疾患

I. 筋疾患の理学療法概論

1. 筋原性疾患と神経原性筋疾患

筋力の低下を主症状とする筋疾患は，その原因となる病変が生じている場所によって筋原性疾患と神経原性筋疾患に大別できる（**表1**）．

筋原性疾患はまた，炎症性疾患と非炎症性疾患に大別することができる．そのどちらに属していても，機能障害の主な原因である筋力低下が筋自体の病変により生じているため，運動療法実施に際して overwork weakness 防止への十分な配慮が求められる．

神経原性筋疾患については他章において詳しいので，本章では筋原性疾患のなかから，代表的な炎症性筋疾患である多発性筋炎（Polymyositis：PM）・皮膚筋炎（Dermatomyositis：DM）について，また，非炎症性筋疾患については小児期発症の筋ジストロフィーで最も患者数の多いデュシェンヌ型筋ジストロフィー（Duchenne muscular dystrophy：DMD）と，成人期発症の筋ジストロフィーでその障害の多様性から多くの問題を生じる筋強直性ジストロフィー（Myotonic dystrophy：MyD）を中心として取り上げた．

2. 炎症性筋疾患の理学療法の留意点

炎症性疾患の特徴として，薬物（ステロイド剤，免疫抑制剤など）療法の効果が大きく，理学療法実施に際して，医師との連携・情報の確認が重要である．

表1 神経筋疾患の分類

筋原性疾患（myopathies）
1. 筋ジストロフィー（muscular dystrophy）
   - デュシェンヌ型筋ジストロフィー（DMD）
   - ベッカー型筋ジストロフィー（BMD）
   - エメリー・ドレフス型筋ジストロフィー（EDMD）
   - 肢帯型筋ジストロフィー（LGMD）
   - 先天性筋ジストロフィー（CMD）
   - 顔面肩甲上腕型筋ジストロフィー（FSHD）
   - 筋強直性ジストロフィー（MyD）
2. その他のミオパチー
   - 先天性ミオパチー
   - 炎症性筋疾患，多発性筋炎（PM），皮膚筋炎（DM）
   - 周期性四肢麻痺
   - 糖原病
   - 重症筋無力症
   - ミトコンドリア病
   - ミオグロビン尿症
   - 遠位型ミオパチー
   - など

神経原性筋疾患（neurogenic muscular atrophies）
- 脊髄性筋萎縮症（SMA）
- 球脊髄性筋萎縮症
- 筋萎縮性側索硬化症（ALS）
- シャルコ・マリー・ツース病（CMT）
- など

運動面では，急性期には安静が必要となることが多いが，反面，廃用性機能低下防止への配慮が求められる．また，慢性化して治療が長引いてしまう例も多いことから，病状の再燃や過用症候群に留意しつつ ADL の維持・改善を図っていく必要がある．

3. 非炎症性筋疾患の理学療法の留意点

非炎症性筋疾患の理学療法においてまず留意すべきことは，対象疾患の多くがまだ根本的治療手段が確立されていない進行性疾患であり，各疾患の特徴による発症時期，病状進行の速度や侵されやすい筋の違いはあるものの，徐々に障害の増悪が生じることである．身体機能の可及的維持，廃用性機能低下防止，障害進行の先を見越した早めの対応が求められる．

II. 筋疾患の疾患別理学療法の実際

1. 多発性筋炎（PM）・皮膚筋炎（DM）

1）PM・DMの理学療法
（1）評　価
① ROM

関節痛や筋痛がみられることはあるが，初期はROMの障害を生じることはない．しかし歩行困難な重症例や慢性期では，二次的な下肢の屈曲拘縮・尖足が生じる可能性を考慮する．

② 筋　力

近位筋を中心として，筋力低下の変化を把握しておくことが，薬物療法の効果の判定や病勢の進行状態，再発や過用症候群が生じていないかを知るためにも重要である．

③ 基本動作

床からの起立，階段昇降，高い所に物を乗せるなどの抗重力動作の可否・動作パターンをチェックしておく必要がある．

④ 構音障害，嚥下障害，呼吸機能障害

発症早期から嚥下障害がみられる例が多いので，注意が必要．

（2）治　療
① 急性期〜回復期

急性期における第一選択は安静であるが，二次的廃用症候群の防止が不可欠である．重症例で臥床期間が長期化する可能性があるときには，良肢位の保持が重要である．また，他動運動により四肢関節の可動域や体幹・胸郭の柔軟性の維持を図る．この際の疼痛には悪性腫瘍の合併や皮膚症状などの禁忌を確認したうえで，ホットパックなどを用いた温熱療法の適用が効果がある．炎症症状の改善傾向がみられたら，ベッド上での上肢の屈伸，下肢伸展位交互挙上，膝を立てた姿勢からのブリッジ運動，腹筋の収縮を意識しながら強く息を吐き出す練習などを実施する．また，できるだけ早期に座位練習を開始して，立位・歩行練習へと進めていく．

② 慢性期

炎症所見が軽度で，血清 creatine kinase（CK）の値がほぼ正常域内で継続している状態を慢性期と考える．PM・DMでは病状が長期化する例が多く，回復が不完全なままにとどまってしまう例が20〜30％に達する[1]．病状の再燃や過用性症候群などに留意しつつ，体幹近位筋を中心とした筋力維持強化を目標に，継続的な運動療法により回復を図っていく．また日常生活を安全に無駄なエネルギーを労しないで営めるように，起居動作の工夫や生活空間の環境調整が重要になる[2]．

具体的な運動として，四つ這いでの上下肢挙上，スクワットによる下肢筋力強化，ジムボールなどを用いての体幹筋強化，サイクルエルゴメーターを用いての持久力強化などを実施する．

2）病態生理

PMは，細胞性免疫にかかわる自己反応性T細胞により筋線維が障害されることによって生じる，全身性の筋の炎症・変性による筋力低下を基本とする疾患であるが，骨格筋以外の関節，肺，心臓，消化器などの臓器にも障害をきたすことが多い．またDMは液性免疫にかかわるT細胞により生じた血管炎が病因と考えられており，上眼瞼や手指関節背側に特徴的な紅い発疹がみられる．いずれも膠原病・自己免疫疾患の一つとも考えられている．嚥下障害による誤嚥性肺炎や悪性腫瘍，特にDMでは急性間質性肺炎の合併がみられ，予後に大きな影響を与える[3,4]．

筋力低下は左右対称性で，体幹に近い近位筋（腹筋，背筋，頸部筋，肩関節・股関節周囲筋）に生じ，疲れやすさや，階段昇降，床からの起立，高い所へ物を持ち上げるなど，重力に抗した動作

表2 洋式・和式ステージ最終改良案

ステージ	歩行動作（注1）	階段昇降動作（注2）	いすから立ち上がる動作
1	歩行可能	（優）手すりも要しない	
2	歩行可能	（優）片手手すり，膝まで	
3	歩行可能	両手手すり以下―不能	（優）座面に手をつかないで立ち上がり可能
4	（優）5m歩行可能		座面を使って立ち上がる以下―不能を含む

ステージ	洋式ステージ	和式ステージ
5（注3）	移乗動作自立	自力で四つ這い姿勢をとれる（3m以上這える）
6	移乗動作介助	（優）ずり這い3m，2分未満（肘這いも含む） 介助で四つ這い姿勢をとれる
7	（優）端座位保持可能 車いす前方駆動可能	（優）座位保持可能 ずり這い不能
8	-a 支持（注4）があれば座位保持可能 -b 常時ベッド上で生活	

（注1）歩行動作では車いす，歩行器，手すり，壁などの使用を禁止する．
（注2）上り下りでステージに相違がある場合，低いステージで判定する．
（優）は，判定で優先する動作を示す．
ステージ3ではいすから立ち上がり可能とあるが，この動作はステージ2で喪失する場合があり，ステージ3を跳ぶことがある．
（注3）洋式と和式ステージは，動作判定項目の違いから，判定ステージは一致しない．
（注4）グリソン牽引，ハローベスト，胴ベルト，各種座位保持装置を含む．
動作判定は，測定場所をそれぞれ明記する．
ステージ7は，洋式の端座位，和式の床上座位で結果が異なる場合がある．
ステージ8-aには，車いす自力駆動可能な症例が含まれる． （浅野 賢ほか，1996[7]―部改変）

の困難さを訴える場合が多くみられる．咽頭筋や食道横紋筋が障害されると，構音障害や嚥下障害が生じる．

難治例には血漿交換療法，免疫グロブリン大量療法が用いられるが，治療に長期間を要する例も多く，内科的治療とともにPT・OTによる基本動作やADL能力の維持・改善が図られる必要がある．

3）リスク管理

疾患の再燃やステロイドミオパチー，また過用症候群などによる症状の変化をとらえるためには，徒手筋力検査（MMT）が重要である．さらに，医師との連携で，運動後のCK値と針筋電図検査の結果（安静時脱神経電位の存在など）を確認することが，治療成果や病状判定[5]，PTプログラムの変更やリスク防止のうえでも有用である．

運動量の設定は，翌日に疲労感や筋痛を残さない程度が基本となる．

心筋炎の合併による心機能障害や，DMに合併することの多い間質性肺炎によって心肺機能が低下している例があるので，運動療法中の心拍数モニターが必要となる．またステロイド療法の影響もあって骨粗鬆症による骨折の危険が高く，感染症への注意も必要である[1]．

4）家族指導・環境調整

PMの筋力低下は四肢近位筋に著明で，また筋力低下の回復が不十分なままとなってしまう例も多く，抗重力の動作が困難となる．2階から1階への生活場所の変更，起立時に利用する台の設置，半腹臥位からの起き上がり指導，また生活用品の置き場所を出し入れのしやすい低い位置に変えるなどの環境調整が必要となる．

車いすとベッド間の移乗を容易とする昇降式電動車いすの導入なども考慮する．

表3-1 基本的動作検査表

項　目	判　定　基　準	/	/	/
階段を昇る	6：手すりを使わずに昇れる（1足1段） 5：手すりを使わずに昇れる（2足1段） 4：手で膝を押さえれば手すりを使わずに昇れる 3：片手を手すりにかければ昇れる（片手手すり＋膝を手で押さえても含む） 2：両手を手すりにかければ昇れる（前向き） 1：両手で手すりにすがって昇れる（横向き） 0：昇れない			
階段を降りる	5：手すりを使わずに降りられる（1足1段） 4：手すりを使わずに降りられる（2足1段） 3：片手を手すりにかければ降りられる 2：両手を手すりにかければ降りられる（前向き） 1：両手で手すりにすがって降りる（横向き，後ろ向き） 0：降りられない			
歩く	4：普通または軽度の動揺性歩行（肩甲帯のみの動揺） 3：著明な動揺性歩行 2：物につかまれば独りで歩ける（手すり，壁など） 1：何らかの補助があれば歩ける（平行棒，車いす，手引き，装具など） 0：歩けない			
立っている	4：左右の踵をつけて30秒以上立っていられる 3：足を広げれば30秒以上立っていられる 2：足を広げれば何とか立っていられる（5秒以上30秒未満） 1：物につかまれば立っていられる（5秒以上．上体を起こし直立位となること） 0：立っていられない			
しゃがむ	4：ゆっくりしゃがめる（膝関節屈曲30度で1秒以上停止ができる） 3：手で膝を支えればゆっくりしゃがめる（膝関節屈曲30度で1秒以上停止ができる） 2：崩れるようにしゃがむがその姿勢（しゃがみ位）が保てる 1：崩れるようにしゃがむがそのまま座ってしまう（しゃがみ位が保てない） 0：しゃがめない			
床から立ち上がる	4：手を使わずに立ち上がれる 3：床に手をつかずに手で膝を押して立ち上がる 2：床に手をつき手で膝を押して立ち上がる 1：物につかまれば立ち上がれる（完全に直立位となること） 0：立ち上がれない			

（浅野　賢ほか，1994[8]）

2. デュシェンヌ型筋ジストロフィー（DMD）

1）DMDの理学療法

（1）評　価

① 障害度

障害度（ステージ）表は動作能力の障害過程をその経過に沿って段階的に表したもので，障害の進行状況を把握する指標である[6]．1995年にPT・OT共同研究連絡会によりまとめられた，洋式・和式ステージ最終改良案[7]を表2に示す．

② ROM，筋短縮

歩行期には大腿筋膜張筋，ハムストリングス，腓腹筋などの筋短縮の評価が必要．特に股関節・膝関節屈曲拘縮，足部内反・尖足変形が歩行不能の原因となる．

車いす期には脊柱変形や頸部伸筋群の短縮，上肢の関節可動域制限もチェックする．

③ 筋　力

DMDの筋力低下の特徴の一つに，主動作筋と拮抗筋の差が大きいことがある．筋力低下の進行が速い筋として，頸部・体幹屈筋，大殿筋・中殿筋，大腿四頭筋，腓骨筋，上腕三頭筋などがある．

表 3-2　基本的動作検査表

項　目	判　定　基　準	/	/	/
いすに座る	3：手を使わずにゆっくり座れる（膝関節屈曲30度で1秒以上停止できる）			
	2：手を膝についてゆっくり座れる（膝関節屈曲30度で1秒以上停止できる）			
	1：支えきれずにドスンと座る（膝関節屈曲30度で一時停止できない）			
	0：座れない			
いすから立ち上がる	4：手を使わずに立ち上がれる			
	3：膝に手をついて立ち上がれる			
	2：座面または床に手をついて立ち上がる			
	1：立ち上がろうとして腰を浮かせるが立ち上がれない（両殿部が座面から離れること）			
	0：腰を浮かせることもできない			
座位バランス	4：座位で体幹を後方に10度以上傾けて保てる			
	3：座位で体幹を後方に10度未満傾けて保てる			
	2：支持なしで座位がとれる			
	1：手の支持があれば座っていられる			
	0：座位保持不能			
四つ這い	5：3m這行5秒未満			
	4：3m這行5秒以上15秒未満			
	3：3m這行15秒以上30秒未満			
	2：3m這行30秒以上			
	1：移動はできないが自力で四つ這い位になれる			
	0：自力で四つ這い位になれない			
ずり這い	4：3mずり這い30秒未満			
	3：3mずり這い30秒以上60秒未満			
	2：3mずり這い60秒以上120秒未満			
	1：3mずり這い120秒以上，または方向転換のみ可能			
	0：方向転換もできない			
寝転ぶ	3：手をつかずにゆっくりと仰向けに寝転べる			
	2：肘をついてゆっくりと仰向けに寝転べる			
	1：支えきれず倒れるように寝転ぶ			
	0：寝転べない			
起き上がり	4：手を使わずに起き上がれる			
	3：手をついて起き上がる（5秒未満）			
	2：手をついて起き上がる（5秒以上）			
	1：途中までしか起き上がれない			
	0：体幹を起こすこともできない			
寝返り	4：普通の速さで寝返りができる（3秒未満）			
	3：時間をかければ寝返りができる（3秒以上15秒未満）			
	2：寝返りに15秒以上要す，または背臥位より腹臥位までなれる			
	1：背臥位より側臥位または半腹臥位までなれる			
	0：背臥位より側臥位になることもできない			

（浅野　賢ほか，1994[8]）

これらの拮抗筋群で障害度が進んでも比較的筋力が残存する筋として，頸部伸筋，股関節屈筋，ハムストリングス，下腿三頭筋，上腕二頭筋などがある．

④　基本的動作能力

DMDの動作能力の評価のために，基本的動作検査表（表3-1，3-2）がある．この検査表は，①階段を昇る，②階段を降りる，③歩く，④立っている，⑤しゃがむ，⑥床から立ち上がる，⑦いすに座る，⑧いすから立ち上がる，⑨座位バランス，⑩四つ這い，⑪ずり這い，⑫寝転ぶ，⑬起き上がり，⑭寝返り，の14項目の基本的動作を取り上げ，長期的に経過を追うことが可能なものである．また，歩行不可能な患者は表3-2のみで

表3-3 各項目ごとの判定時の留意事項

項目	留意事項
階段を昇る 階段を降りる	1) 階段は，段差16cm，段数5段を基準とする． 2) 全段とも同一方法で行うこと．途中で他の方法をとった際には，低いほうの段階で判定する．たとえば，4段は手すりを使わず1段のみ手すりを使用した場合でも，手すりを使用したとみなす． 3) 最終段で壁などにつかまらないこと．
歩く	1) 歩行距離は5m以上とする．5m未満の場合は不能とみなす． 2) 「普通に歩ける」の普通とは動揺性が見られないもの．軽度の動揺性とは肩甲帯のみの動揺とする．
立っている	1) 立位保持途中での足踏みは不可とする． 2) 段階4において，左右の踵がつけられない原因として仮性肥大の影響が明らかな場合は，踵が完全についていなくても可とする． 3) 段階1・2において，5秒未満は不可とみなす．
しゃがむ	1) 段階2において，しゃがむ際，床に手をついても可とする．また，瞬間的に殿部が床についても可能とみなす．
床から立ち上がる	1) 開始肢位は正座位とする．正座ができない場合は可能なかぎり正座位に近い肢位より開始する． 2) 立ち上がる際，足部を壁などに固定することは不可とする． 3) 段階1において，つかまるものは特に規定しない． 4) 最終肢位では完全に直立位となること．
いすに座る いすから立ち上がる	1) いすは膝の高さ（足底を接地して座った際，膝関節屈曲90度となる高さ）で背もたれのないものを使用する． 2) 動作の途中で足幅を広げても可とする．
座位バランス	1) 座位姿勢は，膝の高さで背もたれのないいすでの端座位とする．
四つ這い	1) マット上で行う．なお，マットの種別は問わない． 2) 時間は両膝を基点として判定する（片膝がスタートラインを越えてから両膝がゴールラインに入るまで）． 3) 四つ這い位への移行は自力で行うこと．
ずり這い	1) マット上で行う．なお，マットの種別は問わない． 2) ずり這いの肢位・方向は問わない．
寝転ぶ	1) 開始肢位は長座位とする．長座位ができない場合は可能なかぎり長座位に近いかたちとする． 2) 段階2において，最後まで肘の支持性があることを確認する．
起き上がり	1) 開始肢位は背臥位とする． 2) 最終肢位の座位の種類は問わない． 3) 段階4において，反動を利用しても可とする．
寝返り	1) 開始肢位は背臥位．下肢はできるかぎり伸展させ，上肢は体側につけておく． 2) 寝返りとは，背臥位→腹臥位→背臥位とする．

(浅野 賢ほか，1994[8])

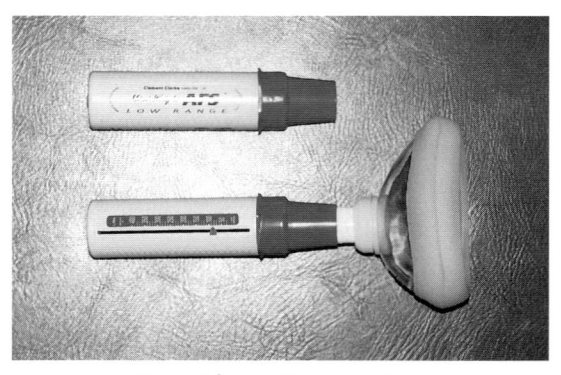

図1 ピークフローメーター

検査を行えば結果が出るように配置してある．

判定時の留意事項の詳細は**表3-3**のとおりで，各判定基準で動作が可能な場合には○，不可能なら×を記入し，期間を追って数回の検査を実施することにより，動作能力の推移を把握する[8]（**表3-3**）．

基本動作の可否だけでなく，動作能力の低下に伴ってみられるさまざまな代償動作パターンについてもチェックしておく．

歩行については，速度，歩容，歩行・立位姿勢

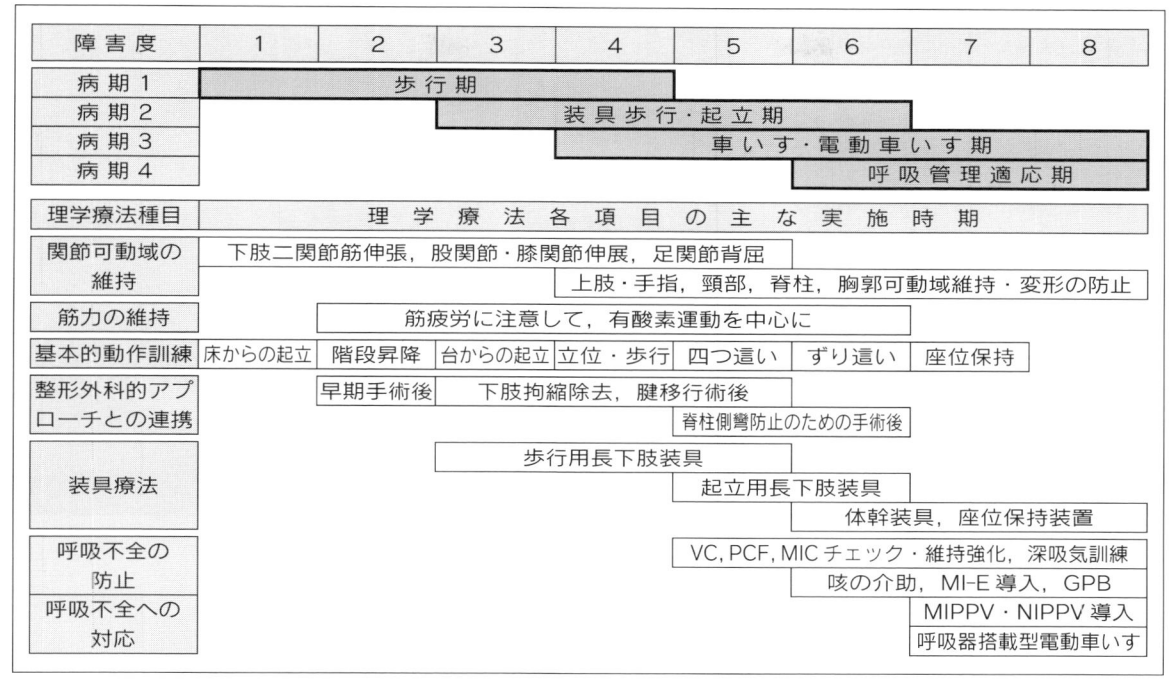

障害度	1	2	3	4	5	6	7	8
病期1		歩行期						
病期2				装具歩行・起立期				
病期3						車いす・電動車いす期		
病期4							呼吸管理適応期	
理学療法種目			理学療法各項目の主な実施時期					
関節可動域の維持	下肢二関節筋伸張，股関節・膝関節伸展，足関節背屈				上肢・手指，頸部，脊柱，胸郭可動域維持・変形の防止			
筋力の維持		筋疲労に注意して，有酸素運動を中心に						
基本的動作訓練	床からの起立	階段昇降	台からの起立	立位・歩行	四つ這い	ずり這い	座位保持	
整形外科的アプローチとの連携		早期手術後	下肢拘縮除去，腱移行術後		脊柱側彎防止のための手術後			
装具療法				歩行用長下肢装具	起立用長下肢装具	体幹装具，座位保持装置		
呼吸不全の防止					VC, PCF, MIC チェック・維持強化，深呼吸訓練	咳の介助，MI-E 導入，GPB		
呼吸不全への対応						MIPPV・NIPPV 導入	呼吸器搭載型電動車いす	

図2 DMDの病期別理学療法とその実施時期（熊井初穂，2002[11]）

を含めて左右対称性を評価する．DMD児 22 名において，歩行不能にいたる3カ月前の10m独歩タイムは21秒であった[9]．

装具の適応時期には，装具歩行時の歩容・速度，装具起立位のアライメント，装具使用中のバイタルサインなどの評価が必要となる．

車いす期には，車いす操作能力（速度・操作パターン），脊柱変形度をチェックする．

⑤ 呼吸機能

a．自覚症状：易疲労性，息切れ，起床時の頭痛，昼間の眠気などの有無．

b．DMDにおいては呼吸筋の筋力低下による換気不全は必発であり，2～3カ月ごとに肺活量（vital capacity：VC），最大強制吸気量（maximum insufflation capacity：MIC），最大呼気流速（peak cough flow：PCF）を測定して経過を把握しておく（図1）．

c．動脈血酸素飽和度（SpO_2），終末呼気炭酸ガス分圧（$EtCO_2$）の経皮的モニター．特に睡眠中および覚醒時の評価が重要である．

（2）治療

DMDに対する理学療法では，病態の進行に応じて歩行能力の維持，起居動作能力の維持，立位・座位保持能力の維持などの基本的動作能力の維持[10]，車いすを使用しての活動能力の維持，呼吸機能維持などが図られる．この理学療法の流れを，図2のように4つの病期（1.歩行期 2.装具歩行・起立期 3.車いす・電動車いす期 4.呼吸管理適応期）に分けて述べる．

障害度と各病期の対応を図の上段に示した．病期の重複する時期には，病勢進行の先を見越して両方の内容を合わせて実施することで，廃用症候群の防止と次の病期へのスムーズな適応を図る[11]．また，基本動作や姿勢保持能力は一般的に走行，いすからの立ち上がり，階段昇降，歩行，立位，移乗動作，四つ這い，肘這い，ずり這い，車いす走行，座位の順に喪失していく[12]ことから，現在の動作能力から障害進行の先を見越してのアプローチを実施していく（図2）．

① 歩行期（障害度1～4）

歩行期の理学療法の目的は，よい歩容での歩行可能な期間を可能なかぎり長く保つことである．この時期の治療効果については，DMD患児において，規則的に行われたストレッチングにより歩

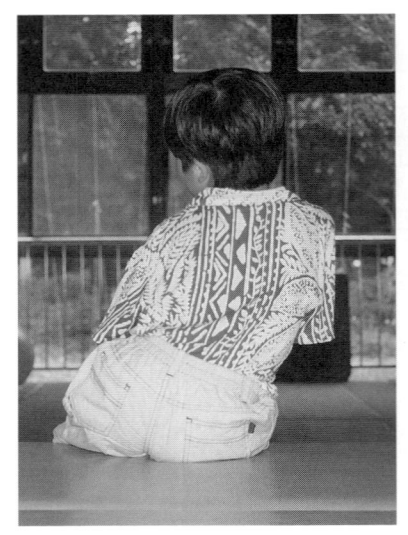

図3 端座位で右座骨への重心偏位と左骨盤の引き上げを行っているところ．頸部・上体の立ち直りがみられる
（熊井初穂，2002[10]）

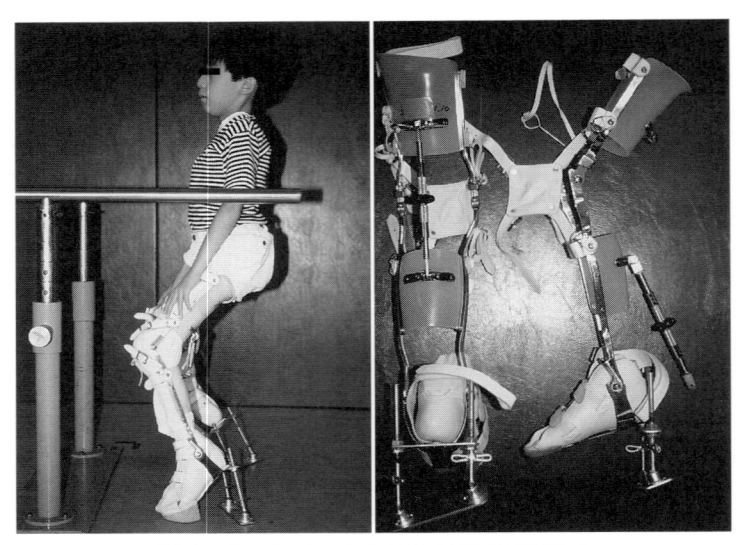

図4 ターンバックル付起立用長下肢装具

行期間を延長できる間接的な証拠として，系統的な関節可動域訓練が行われていなかった1954年には90名の患児の1/3は6歳前に歩行不能となったが，すべての患児が規則的にストレッチを受けている今日では8歳半から9歳半まで歩行能力を維持していて，6歳以前に歩行能力を失うことはめったにない[13]との報告がある．

障害度1〜2レベルの歩行期前半は体力の維持・強化に重点をおき，維持的な関節可動域運動・二関節筋の伸張運動，階段昇降・床からの起立などの基本的動作訓練，水泳やスポーツを利用した楽しい雰囲気のなかでの全身的な運動などを実施する．障害度3〜4レベルの歩行期後半は下肢・体幹の拘縮・変形の増悪防止に重点をおく．歩行能力に影響の大きい大腿筋膜張筋や腸脛靱帯，下腿三頭筋については，筋線維走行に留意しての十分なストレッチングや筋膜リリースなどを適応する．起立台を用いての練習も効果がある．

この時期にみられる，立位・歩行姿勢の左右非対称性は，股関節・膝関節屈曲拘縮，足部の内反尖足変形などを生じて，歩行能力の喪失につながる．また，この非対称性による骨盤の傾斜が脊柱側彎を引き起こす．立位や座位で左右へ均等に体重負荷をする運動を行い，左右対称性と，不使用になりがちな骨盤帯周囲筋の筋力維持を図る（**図3**）．

整形外科的アプローチとして，歩行可能な早期に腸脛靱帯，アキレス腱などの離断術を実施する場合があり，良い歩容の維持が図られる[13]．術後理学療法として，早期からの立位・歩行練習が必要となる．

基本的動作訓練として，**表3**にあげた動作のなかで可能なものを1日1〜3回行わせる．

② 装具歩行・起立期（障害度3〜6）

歩行能力の障害が進行して，立位姿勢・歩容の非対称性，足部内反の出現や転倒回数の増加（週平均して平地で日に3回以上）がみられる時期が，歩行用装具導入の目安となる．歩行用装具については，歩行可能な時期から適用を開始したほうが実用レベルを得られる．

装具の使用により，律動的で左右対称性が保たれた歩行や良いアラインメントでの起立能力を可能なかぎり延長することで，下肢長管骨の骨萎縮防止，体幹筋群・骨盤帯筋群の二次的廃用症候群による脊柱変形の防止，心肺機能低下の防止を図る．

装具歩行が困難となった症例には起立用装具が適応され，起立位保持可能な期間の延長によって脊柱・骨盤帯筋群の筋力と心肺機能の廃用症候群の防止が期待される．

この時期の整形外科的アプローチとして，下肢屈曲拘縮に対する腱解離術と後脛骨筋移行術があり，手術後にはできるだけ早期に長下肢装具を用いての練習を開始し，歩行・起立能力の延長が図られる．また腱移行術後は筋再教育練習が必要となる．

手術をせずに装具を工夫することで歩行・立位保持を獲得することも可能で，下肢関節拘縮に対応してアライメントを整え，立位保持を可能とする，ターンバックル付きの起立用LLBなども開発されている[14]（図4）．

③ 車いす・電動車いす期（障害度4〜8）

歩行が困難となった時期，車いすを導入して移動能力の再獲得，座位保持能力の維持，より良いQOLの獲得を図る．

導入初期には，歩行と車いすでの移動を併用（室内の短い距離は歩行，通学などの長い距離は車いす）していくことで，活動性の維持と廃用性萎縮の防止を図る．

車いす期に入ると，股・膝関節の屈曲拘縮，足部内反変形，脊柱変形の増悪が急速に進行し，このことから生じる座位保持の困難性が大きな問題となる．重度の脊柱変形は重篤な急性胃拡張や換気能力低下の原因ともなり，生命予後にも影響する．体幹装具で側弯などの脊柱変形を完全に矯正することは困難であるが，症例に適応した装具を用いて座位をより良い姿勢で保持できれば，座位での活動性の維持やQOLの向上につながる．

上肢・手指の可動域の維持，代償動作を用いてのADLの維持，自立性保持のために環境調整も重要である．

電動車いす導入時期としては，通常の散歩目的の歩行が1m/秒の速度であることを考慮して，手動車いすの駆動速度が0.5m/秒以下，つまり10mの走行に20秒以上を要するようになった頃が目安となる．しかし，個人の生活パターンや心機能障害の有無などにより，早めの導入を選択することもあって然るべきである．電動車いすでの

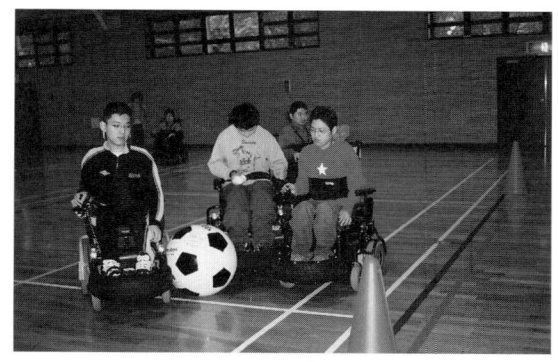

図5 電動車いすサッカーチーム・レインボー・ソルジャーの練習風景

スポーツは，QOL向上に大きな働きとなっている（図5）．

整形外科的アプローチとして，脊柱側弯防止・矯正のための手術があり，VCがプラトーとなっても1,500ml以下の症例ではその必要性が高く，側弯重度化による%VC低下の防止や座位保持能力の維持に有効であるといわれている[15]．また脊柱・胸郭変形による気道の変形は痰の喀出困難の原因となるが，手術によりこの防止が期待される．美容上の問題も大きい[16]．

患者の呼吸機能によっては，人工呼吸器や吸引器を搭載できるような架台を装備した車いすや電動車いすを作製する．

④ 呼吸管理適応期（障害度5〜8）[15,17]

この時期は生命予後とQOLの維持に直結する重要な時期である．胸郭・肺の拡張性の維持・増強，人工呼吸器などの機器へのスムーズな導入を目標とする．

理学療法では可能なかぎりの呼吸能力の維持を図る．また，換気障害急性増悪期の改善，有効な咳による痰排出能力の維持とカフマシーン（MI-E：Mechanical in-exsufflators），人工呼吸器などへのスムーズな導入・換気効率の維持を図っていく．これらの効果としては，63名のDMD患者における呼吸理学療法の長期効果（1年）として最大強制吸気量（MIC）が維持された[18]という報告がある．近年は在宅を含めて，人工呼吸器，特にマウスピースあるいは鼻マスクを用いた非侵襲的陽圧人工呼吸NPPV（M/NIPPV：mouthpiece/nasal intermittent positive pressure ventilation）の

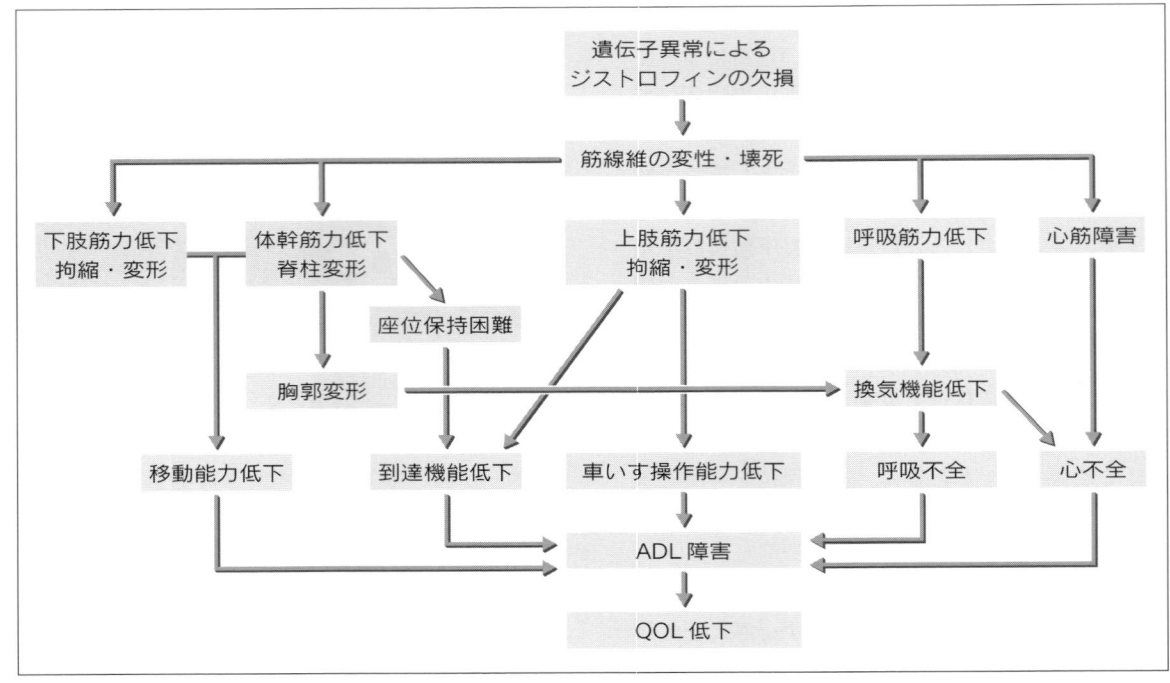

図6 DMD患者にみられる障害進行の流れ（熊井初穂，2002[11]）

適応が一般的となり，大幅な延命とQOLの改善が得られている．

NPPVの導入の時期は医師の判断によるが，PTはそれ以前の歩行不能となった時期やVCが1,000〜1,500ml以下となった頃から呼吸理学療法を開始し，肺と胸郭の柔軟性の維持・改善を図るため胸郭モビライゼーションの適用と救急蘇生バッグや舌咽頭呼吸（GPB：Glossopharyngeal breathing），MI-Eなどを用いての深吸気療法・エアスタッキング練習を可能なら1日3回実施して，MICの拡大を図る．この深吸気後の咳はPCFの増加によって気道分泌物の排出に有効であり，その際にタイミングよく咳介助が行えればさらに大きな効果が得られる．

気道内分泌物の除去へのMI-E適応の基準は，咳を介助してもPCFが270l/分以下の患者で，風邪を引いて気道分泌物の増加がSpO_2低下を招く危険性が高いときである．また，PCFが160l/分以下となったら，日常的に用いて痰の排出を図っておく必要がある．

2）病態生理

DMDは，X染色体劣性遺伝の疾患で，患者の2/3は保因者の母親から生まれるが，残りの1/3は母親には異常がなく生殖細胞の突然変異による[19]．この遺伝子の異常から筋の細胞膜を形成するタンパク質の一つであるジストロフィンが欠損することにより，筋線維の変性・壊死が生じて筋力低下を起こす．適切な治療がなされなければ8〜12歳で歩行不能となり，16〜19歳前後で呼吸不全などにより死亡してしまう．しかし近年は，全身管理技術の進歩や人工呼吸器の使用が一般的になったことにより，30歳代までの延命が可能となった症例もみられている[13]．現在のところ，DMDを根本的に治癒できる治療法はまだ確立されていないが，正常な遺伝子を導入してジストロフィンを産生させようとする遺伝子治療，幹細胞移植などによって筋の再生を図る筋再生療法，および薬物療法を三本柱として開発が進められている．

DMD患者にみられる障害の流れについて，**図6**に示した．上下肢・体幹筋の筋力低下とそれに続く拘縮・変形が移動能力の低下や到達機能の低

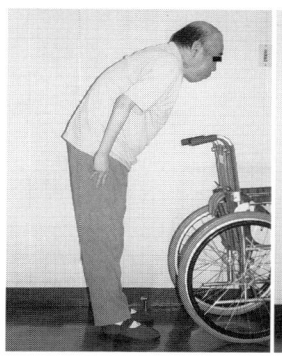

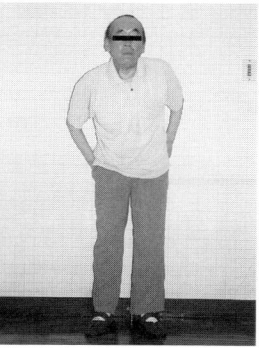

図7　MyDにみられる上体を前傾した立位姿勢

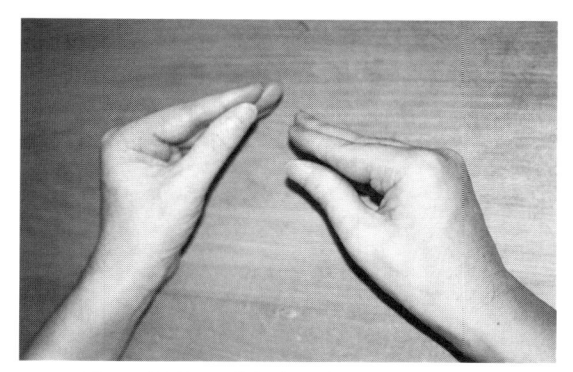

図8　MyDの手内筋優位による手指変形

下を生じ，胸郭変形は呼吸筋の筋力低下とあいまって換気機能の低下，呼吸不全の原因となる．心筋の障害と肺高血圧が肺性心などにより心不全の原因となる（図6）．

DMD患者の理学療法の実施にあたっては，この障害の流れを踏まえたうえで廃用症候群を防止し，残存機能を最大限に活用して，ADLや社会性の維持を図り，本人の自己決定を尊重しつつQOLの向上を目指していく必要がある[11]．

3）リスク管理

歩行中に転倒を起こすようになったら，外傷予防のために膝サポーターや頭部保護帽の着用が必要となる．他動運動やストレッチ体操中の過伸張や腱断裂，骨折にも十分な注意が必要である．

拡張型心筋症や不整脈が突然死の原因となる可能性もあるので，特に電動車いすでのスポーツ実施前には24時間心電図などによる安全面の確認が必要である[20]．

4）家族指導・環境調整

ホームプログラムとして[21]，歩行可能な時期には下肢各関節の屈曲拘縮・二関節筋短縮防止を目的とした関節可動域運動やストレッチ体操，基本的動作の実施を指導する．車いす使用時期には座位での体幹運動や呼吸機能の維持を目的とした運動を指導する．家族が過保護になって，廃用症候群が生じてしまわないように注意していくことも重要である．この効果としては，ホームプログラム指導により足関節背屈，膝伸展，股関節内転の

ROMが有意に維持され，立位保持が不可能となった年齢が9.1±1.4歳に対して，指導群では11.4±2.2歳と長く維持された[22]という報告がある．

子供が慢性・進行性でまだ治療法が確立していない疾患の患者であるということは，その家族にとっても非常に大きなストレスとなる．できるだけ早期に専門家による遺伝相談・カウンセリングがなされて，患者と家族相方の精神的危機が回避され，療養に前向きに取り組んでいけるような援助が必要である．

3. 筋強直性ジストロフィー（MyD）

1）MyDの理学療法

（1）評　価

① ROM

歩行可能時期には足関節背屈制限，腓腹筋短縮，ハムストリングス短縮が問題となる．また，歩行能力の低下に伴って，体幹伸展位での歩行や図7にみるような前傾位での立位・歩行姿勢をとるようになり，股関節屈曲拘縮にも注意を要する．

MyDは遠位筋が優位に障害されるといわれているが，臨床的には手内筋が維持された特徴的な手の形がよくみられる．手指では手内筋の短縮から手指MP伸展制限とIP屈曲制限が生じ，ピンチ動作に障害を起こす例がみられる[23]（図8）．

② 筋　力

基本的には遠位筋優位の筋力低下がみられるが，障害される筋の部位や順序等には症例による

表4 MyDの上肢Stageの判定基準

Stage 1	荷物（約3Kg）を手に提げて持ち運びでき，80cmほどの机に挙上可能
Stage 2	荷物（約3Kg）を手首に提げて持ち運びでき，80cmほどの机に挙上可能
Stage 3	体側に垂らした手の位置にある引き出しを開け，中から財布を取り出し肩の高さ程度の棚に載せられる
Stage 4	体側に垂らした手の位置にある引き出しを開け，中から財布を取り出し机上に載せられる
Stage 5	前開きの上着の着脱が行え，ボタンが最後まではめられる
Stage 6	上着のボタンが最後まではめられる
Stage 7	食事が自力で摂取可能
Stage 8	食事が自力で摂取不可能

注意点：
Stage 3，4では上肢の反動を利用してはいけない
Stage 4の机の高さは乳腺の高さとする

（堂前裕二ほか，2000[24]）

表5 MyDの移動・起居能力の判定基準

	移動能力	起居能力
Stage 1	安定して階段昇降可能（手すりなしで）	A 自立 B 最小限の介助で可能 C 部分介助で可能 D 全面介助
Stage 2	階段昇降可能（要介助・補装具）	
Stage 3	平地歩行可能（独歩で10m以上）	
Stage 4	介助歩行可能（10m以上）	対象動作：床からの立ち上がり
Stage 5	介助歩行可能（10m未満）	
Stage 6	ずり這い移動可能	
Stage 7	座位保持可能	
Stage 8	常時臥床	

（堂前裕二ほか，2000[24]―部改変）

偏移が大きく，DMD患者にみられるような規則性は乏しい．頸部，体幹の屈筋群の筋力低下は比較的早期に生じて，起き上がり動作などの障害となる．

自動的下肢伸展位挙上やブリッジ動作の可否が，歩行が可能かどうかの判定に利用できるので，肺炎などによる長期臥床後の理学療法再開時の運動能力判断などに有用である．

③ 障害度[24]

上肢障害度（表4）は，約3kgの荷物の挙上，上着の着脱，食事動作の自立の可否等により8段階の判定基準が設けられている．移動能力障害度（表5）は，階段昇降，歩行，座位保持能力等によりやはり8段階の判定基準で決定する．起居能力については，床からの立ち上がりを対象動作として自立から全面介助の4段階で判定する（表4，5）．

④ 呼吸機能，構音障害，嚥下障害

呼吸機能の評価項目としては，DMDに準じてVC，PCF，SpO_2等である．しかしMyDで留意する必要がある点は，DMDと異なり，換気能力が比較的保たれていても呼吸不全が生じたり誤嚥性肺炎を起こしやすい例がみられることで，中枢性呼吸障害の存在が示唆されている[25]．MyDは%VCが50％くらいになった頃から，特に夜間のSpO_2低下がみられるため注意が必要である．

構音障害があるにもかかわらず早口で話す傾向が強く，聞き取りにくさがコミュニケーションの障害となる．

(2) 治療

MyDでは筋力低下やミオトニアだけでなく，多くの合併症（糖尿病，心刺激伝導系障害，嚥下障害，白内障，難聴，知的低下・注意力低下，腫瘍など）をもつ症例がみられる．また，182症例のアンケート結果から初発年齢は30.2±12.1歳，運動機能歴では歩行不能44.3±9.4歳，四つ這い不能48.4±8.7歳，ずり這い不能54.6±8.7歳，自立座位不能55.0±10.5歳[26]といわれている．理学療法実施にあたっては，これらの点と前述の上肢Stageや移動・起居能力の障害程度と年齢，呼吸機能，さまざまな合併症などを総合して，今後生じてくる問題点を予測しつつ，早めの対応を心がける．

歩行可能な時期は，四つ這いでの上下肢挙上，座位からの起立，PNFの適応などにより，下肢体幹の筋力維持を図る．転倒の危険が生じてきたら，早めに歩行器や車いすの利用を開始する．DMDにおいて効果が得られた斜面台での起立練習は，MyDにおいても有用である（図9）．

MyDにおける疼痛の発生頻度は36/97名

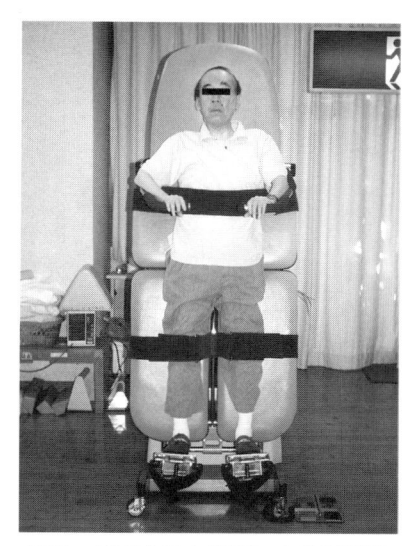

図9 斜面台起立練習による股関節伸展，下腿三頭筋伸張

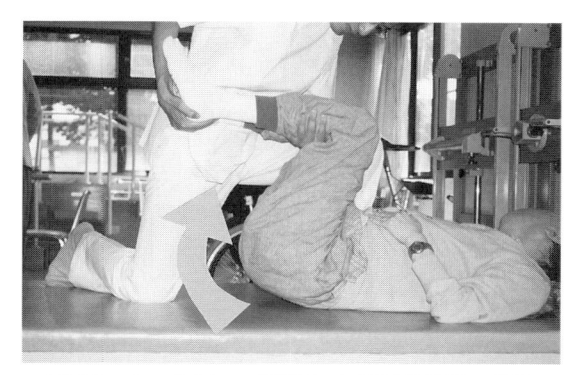

図10 カールアップ運動による腰部筋群の伸張と下部腹筋筋力強化

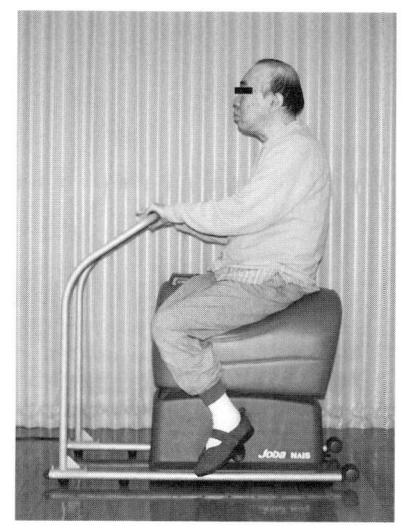

図11 Joba NAiS®の使用

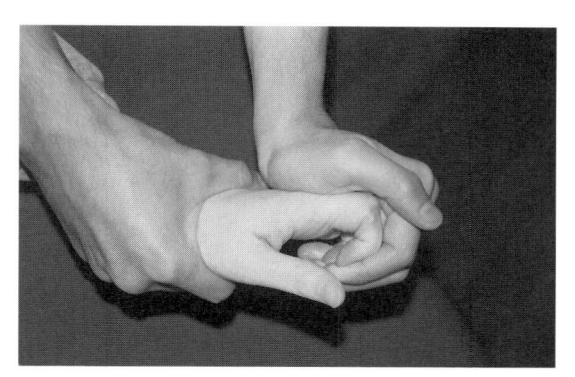

図12 手内筋のストレッチエクササイズ

(37.1%)と高く，疼痛の部位は腰部(53/316カ所)と肩(52/316カ所)が多い[27]．この腰痛が歩行能力低下の原因となる場合があり，骨盤・腰椎のカールアップ体操(**図10**)，AKAや筋膜リリースの適応，Joba NAiS®の適応が有効である(**図11**)．

手内筋優位の筋力不均衡から生じる手指関節の拘縮によるピンチ機能の低下を防止するために，手指MP伸展しつつIP屈曲するストレッチを実施する(**図12**)．

眼瞼下垂に対しては，アイプチ®の適用により視野障害を改善する工夫などもなされている．

MyDの呼吸療法として，呼吸筋の筋力維持と胸郭柔軟性維持，肺の伸展性維持によるMICの維持・拡大がなされる．しかし，SpO_2低下など呼吸機能の低下が明らかとなったら，酸素療法やNPPVが適用される．

咳嗽力の低下による排痰困難には，アカペラ(Acapera™；アメリカDHD社製)を用いた呼気訓練[28](**図13**)や，MI-Eによる排痰が有効である．

肺内パーカッションベンチレーター(インパルセーター™；パーカッショネア・ジャパン)は吸気にパルス状に圧をかけながら吸入を行い，振動を与えることで痰を出しやすくする．練習が不要なので，MI-Eが使用困難な患者や胸郭が硬い患者にも体位を選ばずに効果が得られる．急性期の肺炎の時などに効果が高い[29](**図14**)．

嚥下機能維持のために間接的嚥下訓練を行う．内容として，口唇周囲筋筋力維持，舌の運動，開

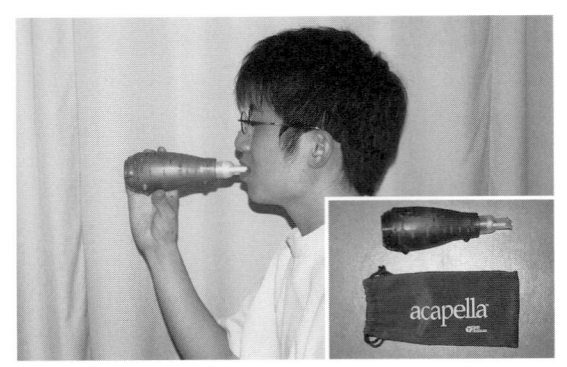

図13 呼気に振動を与えて気管内の痰の移動を促す

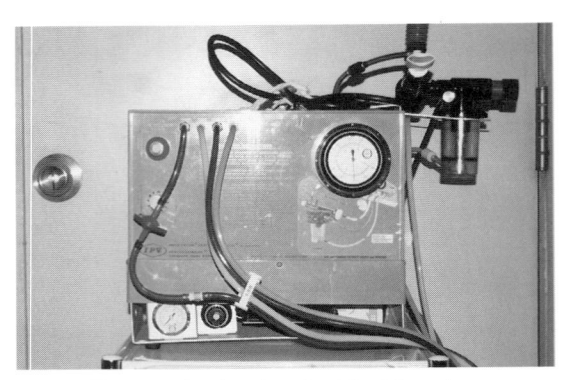

図14 パーカッションベンチレーター
吸入しながら吸気に振動を加えて，痰の排出を容易にする

口と咀嚼，メンデルゾーン手技を用いての食道入口部の空間的開大と開大時間の延長を図る[30]．また，咳嗽力維持のためにエアスタッキング，ハフィング，「アー」と長く声を出す，両手を引き合いながら「エイッ」と大きな声を出す，大きく息を吸って一度息止めし空嚥下をしてすぐに咳をする練習などを行う．

2）病態生理

MyDは常染色体優性遺伝の形式をとり，第19染色体にあって，ミオトニンプロテインキナーゼ（myotonin protein kinase）をコードする遺伝子に3塩基CTG反復回数の異常を有する．正常では5～37回の反復回数が，MyDでは50～3,000回にも増幅されている．この反復回数が長いほど症状が重症化し，症状発現が早くなる傾向があり，成人型MyDで100～1,000回，先天性筋強直型ジストロフィー（先天性MyD）では1,000回以上となる．また，この反復回数は親から子へと世代を経るごとに延長する傾向がある．しかし，この遺伝子異常によりどうしてMyDのさまざまな症状が発現するのかについては，まだ明らかになっていない．MyDの臨床症状の特徴は，ミオトニアと筋萎縮・筋力低下に多系統の臓器障害を合併することで，また症状の個人差が非常に大きい[31]．

先天性MyDはMyD遺伝子をもつ母親から出生する例が多く，運動・精神発達の遅れは著明ではあるが，継続的な理学療法により歩行を獲得する例もみられる[32]．しかし，思春期以降に再び運動機能の低下をきたす傾向がある．

3）リスク管理

MyDの心伝導障害は突然死の危険につながる．ハイリスク患者の情報共有と自覚症状（動悸，めまい，胸痛，失神など）への注意，場合によっては心電図モニターを必要とする．

電動車いすは生活空間を広げることができてQOL向上にも有用であるが，MyDに特徴的な注意力の障害や白内障があるときには，介助者が付き添っての使用がリスク管理の面からも必要となる．

4）家族指導・環境調整

筋疾患患者の在宅療養には介護者がいることが必要条件である[33]．また，MyD患者は白内障による視覚障害を有する例が多いので，照明が直接目に入らないような工夫が必要となる．

〔熊井初穂〕

参考文献

1) 山口　明ほか：多発性筋炎とリハビリテーション　慢性期のリハ処方と問題点．臨床リハ，4(10)：920-924，1995．
2) 横田一彦，小林量作：多発筋炎患者が家庭で行う運動．難病と在宅ケア，9(1)：48-49，2003．
3) 平形道人：多発性筋炎・皮膚筋炎．http//www.nan-byou.or.jp/sikkan/067.htm 難病情報センター．
4) 竹見敏彦ほか：多発性筋炎とリハビリテーション　発症要因と治療の進歩．臨床リハ，4(10)：907-910，1995．
5) 廣瀬和彦ほか：多発性筋炎とリハビリテーション　障害像とその評価．臨床リハ，4(10)：911-914，1995．
6) 石川　玲：デュシェンヌ型筋ジストロフィーの障害像．筋ジストロフィーのリハビリテーション（大竹　進監修），第1版，医歯薬出版，東京，2002，26-29．

7) 浅野　賢, 近藤隆春, PT・OT共同研究連絡会：ステージ分類の判定(最終報告). 平成7年度厚生省神経疾患研究委託費　筋ジストロフィーの療養と看護に関する臨床的・社会学的研究研究成果報告書, 1996, 285-288.
8) 浅野　賢, 土佐千秋：日常生活活動(ADL)について. 筋ジストロフィーのリハビリテーション―理学療法・作業療法―運動機能評価(改訂)(厚生省精神・神経疾患研究委託費　筋ジストロフィーの療養と看護に関する臨床的・社会学的研究班リハビリテーション分科会編), 第1版, 徳島出版, 徳島, 1994, 101-108.
9) 原田敏昭ほか：デュシェンヌ型筋ジストロフィーの起立歩行能力の予後予測について―10m歩行タイムからの検討―. 厚生労働省精神・神経疾患研究委託費　筋ジストロフィーのケアシステムに関する総合的研究　平成12年度班会議抄録集, 36.
10) 熊井初穂：基本的動作能力障害と理学療法. 筋ジストロフィーのリハビリテーション(大竹　進 監修), 第1版, 医歯薬出版, 東京, 2002, 119-123.
11) 熊井初穂：進行性筋ジストロフィー症の病気別理学療法ガイドライン―Duchenne型筋ジストロフィーについて―. 理学療法, **19**(1)：51-56, 2002.
12) 浅野　賢：ジストロフィー　疾患・障害解説と一般的理学療法プログラム. 理学療法ハンドブック　ケーススタディ(細田多穂, 柳沢　健 編), 協同医書出版社, 東京, 1994, 339-343.
13) Bach JR(大澤真木子 監訳)：神経筋疾患の評価とマネジメントガイド. 第1版, 診断と治療社, 東京, 1999, 1～194.
14) 鈴木貞夫, 浅野　賢, 熊井初穂：施設における筋ジストロフィー症の運動療法―Duchenne型歩行児を中心とした運動療法. 理学療法と作業療法, **12**(6)：23-32, 1978.
15) Bach JR, 石川悠加：神経筋疾患の呼吸管理　小児期からのM/NIPPVマニュアル. 日本小児医事出版社, 東京, 1996, 13-49, 87-102.
16) 高相晶士：筋ジストロフィーに伴う脊柱変形に対する外科的治療とその成果―手術により何がよくなったのか？―. 厚生労働省精神・神経疾患研究委託費　筋ジストロフィーの治療と医学的管理に関する臨床研究　平成15年度班会議抄録集, 44-45.
17) 花山耕三, 石原傳幸：筋ジストロフィー. 臨床リハ別冊／呼吸リハビリテーション(石田　暉ほか編), 医歯薬出版, 東京, 1999, 230-241.
18) 三浦利彦ほか(PT・OT共同研究連絡協議会)：筋ジストロフィーの呼吸に関する研究～Duchenne型筋ジストロフィーにおける喀痰喀出能力の長期経過～(多施設共同研究テーマ). 厚生労働省精神・神経疾患研究委託費　筋ジストロフィーのケアシステムとQOL向上に関する総合的研究　平成13年度班会議抄録集, 33.
19) 大竹　進：疾患と治療の概要. 筋ジストロフィーのリハビリテーション(大竹　進 監修), 第1版, 医歯薬出版, 東京, 2002, 2-4.
20) 山内邦夫：スポーツ. 筋ジストロフィーのリハビリテーション(大竹　進 監修), 第1版, 医歯薬出版, 東京 2002, 232-233.

21) 植田能茂ほか(PT・OT共同研究連絡会)：筋ジストロフィーのホームプログラムに関する研究　デュシェンヌ型筋ジストロフィー患者に対する伸張運動のビデオ活用に向けて(多施設共同研究テーマ). 厚生労働省精神・神経疾患研究委託費　筋ジストロフィーのケアシステムとQOL向上に関する総合的研究　平成14年度班会議抄録集, 86.
22) 山本洋史ほか：在宅DMD患者におけるホームプログラム指導の効果　第2報. 厚生労働省精神・神経疾患研究委託費　筋ジストロフィーのケアシステムとQOL向上に関する総合的研究　平成13年度班会議抄録集, 46.
23) 及川奈美ほか：筋強直性ジストロフィーの手指機能. 厚生労働省精神・神経疾患研究委託費　筋ジストロフィーのケアシステムとQOL向上に関する総合的研究　平成13年度班会議抄録集, 60.
24) 堂前裕二ほか：運動障害とその対策. 筋強直性ジストロフィーの治療とケア(厚生省精神神経疾患研究委託費　筋ジストロフィー患者のQOLの向上に関する総合的研究班　川井　充 責任編集), 医学書院, 東京, 2000, 31-36.
25) 橋本和季：呼吸障害と対策. 筋強直性ジストロフィーの治療とケア(厚生省精神神経疾患研究委託費　筋ジストロフィー患者のQOLの向上に関する総合的研究班　川井　充 責任編集), 医学書院, 東京, 2000, 90.
26) 森崎あすかほか：筋強直性ジストロフィーの運動機能障害に関する研究. 厚生労働省精神・神経疾患研究委託費　筋ジストロフィーのケアシステムとQOL向上に関する総合的研究　平成14年度班会議抄録集, 91.
27) 丸山　幸ほか(PT・OT共同研究連絡会)：筋ジストロフィー患者の痛みに関する研究(多施設共同研究テーマ). 厚生労働省精神・神経疾患研究委託費　筋ジストロフィーのケアシステムとQOL向上に関する総合的研究　平成14年度班会議抄録集, 95.
28) 吉田ヒデ子ほか：筋ジストロフィー患者でのアカペラによる呼吸訓練. 厚生労働省精神・神経疾患研究委託費　筋ジストロフィーのケアシステムとQOL向上に関する総合的研究　平成14年度班会議抄録集, 2.
29) 大矢　寧ほか：筋ジストロフィー患者さんの排痰への肺内パーカッション換気療法(IPV). 難病と在宅ケア, **9**(3)：71, 2003.
30) 溝尻源太郎：間接訓練. 嚥下障害の臨床　リハビリテーションの考え方と実際(小椋　脩ほか編), 第1版, 医歯薬出版, 東京, 1998, 225-226.
31) 川井　充：筋強直性ジストロフィー総論. 筋強直性ジストロフィーの治療とケア(厚生省精神神経疾患研究委託費　筋ジストロフィー患者のQOLの向上に関する総合的研究班　川井　充 責任編集), 医学書院, 東京, 2000, 1-20.
32) 上杉雅之：小児神経筋疾患の理学療法. PTジャーナル, **37**(5)：393-399, 2003.
33) 工藤重幸：第11章 在宅療養における問題点と対策. 筋強直性ジストロフィーの治療とケア(厚生省精神神経疾患研究委託費　筋ジストロフィー患者のQOLの向上に関する総合的研究班　川井　充 責任編集), 医学書院, 東京, 2000, 255.

I. 疾患別理学療法

7. 神経筋接合部疾患

はじめに

神経筋接合部疾患には，神経筋接合部に対する自己抗体がその病因に大きく関与する重症筋無力症（myasthenia gravis：以下 MG）や，Lambert-Eaton 筋無力症候群（Lambert-Eaton myasthenic syndrome：以下 LEMS）などがある．本章では，神経筋接合部疾患の代表的疾患である MG に関して，病態生理，理学療法の評価，具体的な治療方法，リスク管理，家族指導などを紹介する．

なお，MG 以外の神経筋接合部疾患に対しても，MG と同様なアプローチが必要となる．

I. 病態生理

MG は，神経筋接合部のアセチルコリンレセプター（AchR）に対する抗体（抗 AchR 抗体）により起こる自己免疫疾患である．その臨床症状は，眼瞼下垂や複視などの眼症状が多いが，全身症状としての四肢近位筋・頸筋・咬筋などの筋力低下とそれに伴う起居・移動動作障害，咀嚼障害，嚥下障害，呼吸障害なども来たす．また，運動を繰り返すと筋力低下は悪化し（易疲労性），日内変動や日差変動などの特徴がある．

臨床的評価方法として，Myasthenia Gravis Foundation of America（MGFA）Clinical Classification（表1）が用いられ[1]，臨床症状の重症度は，点数化して示される MG Activities of Daily Living Scale（MG-ADL Scale，表2）や Quantitative MG score（QMG score）[2] などがある．

呼吸障害を示す急激な悪化は，クリーゼと呼ばれている．

治療法は，抗コリンエステラーゼ剤の使用，大量投与も含めたステロイド療法，胸腺摘除術，免疫抑制剤の使用などがある．特に，主症状が筋の脱力（筋力低下）であることから，治療法としてリハビリテーションが大切である[3]．

II. 理学療法の評価

MG 患者に理学療法を行う際に，理学療法士として最低限実施すべき評価を表3にまとめた．

MG 患者の障害の特徴が，筋の脱力と易疲労性であることから，評価の中心は，筋力評価と疲労の評価になる．

筋力評価には徒手筋力テスト（以下，Manual Muscle Test：MMT）を用い，障害の中心となっている筋を重点的に評価する．ただし，脱力と疲労が著しい場合には施行を避ける必要がある．ステロイドなどの薬物療法で病態が安定している場合には，Cybex などの等速性運動機器を利用した筋力測定も，客観的な評価法として役立つ．評価は，脱力や疲労の訴えを十分聞きながら慎重に進める必要がある．短時間での，多数の筋に対する無理な評価の実施は，筋の脱力をきたし MG 自体の悪化につながる場合がある．

筆者らは，表4に示すようなチェック表を患者に渡し，前日行った運動による疲労の有無とその程度を，また身体図に筋疲労部位とその程度を記入してもらい，評価している．また，疲労の簡便な評価方法として当院では，握力を6回連続して測定しその低下程度をみたり，頸筋に対しては，仰臥位での頭部挙上時間を測定しその時間の変化

表 1 MGFA Clinical Classification

Class I 眼筋筋力低下・閉眼の筋力低下があってもよい．他のすべての筋力は正常．
Class II 眼筋以外の軽度の筋力低下・眼筋筋力低下があってもよく，その程度は問わない．
　IIa 主に四肢筋，体幹筋，もしくはその両者をおかす．それよりも軽い口咽頭筋の障害はあってもよい．
　IIb 主に口咽頭筋，呼吸筋，もしくはその両者をおかす．それよりも軽いか同程度の四肢筋，体幹筋の筋力低下はあってもよい．
Class III 眼筋以外の中程度の筋力低下・眼筋力低下があってもよく，その程度は問わない．
　IIIa 主に四肢筋，体幹筋，もしくはその両方をおかす．それよりも軽い口咽頭筋の障害はあってもよい．
　IIIb 主に口咽頭筋，呼吸筋，もしくはその両者をおかす．それよりも軽いか同程度の四肢筋，体幹筋の筋力低下はあってもよい．
Class IV 眼以外の筋の高度の筋力低下・眼症状の程度は問わない．
　IVa 主に四肢筋，体幹筋，もしくはその両者をおかす．それよりも軽い口咽頭筋の障害はあってもよい．
　IVb 主に口咽頭筋，呼吸筋，もしくはその両者をおかす．それよりも軽いか同程度の四肢筋，体幹筋の筋力低下はあってもよい
Class V 気管挿管された状態，人工呼吸器の有無は問わない．通常の術後管理における挿管はのぞく．挿管がなく経管栄養のみの場合はIVbとする．

表 2 MG-ADL Scale

	合計（　　　点）	0点	1点	2点	3点
現在の重症度	会話（　　点）	正常	間欠的に不明瞭もしくは鼻声	常に不明瞭もしくは鼻声，しかし聞いて理解可能	聞いて理解するのが困難
	咀嚼（　　点）	正常	固形物で疲労	柔らかい食物で疲労	経管栄養
	嚥下（　　点）	正常	まれにむせる	頻回にむせるため，食事の変更が必要	経管栄養
	呼吸（　　点）	正常	体動時の息切れ	安静時の息切れ	人工呼吸を要する
	歯磨き・櫛使用の障害（　　点）	なし	努力を要するが休息を要しない	休息を要する	できない
	いすからの立ち上がり障害（　　点）	なし	軽度，ときどき腕を使う	中等度，常に腕を使う	高度，介助を要する
	複視（　　点）	なし	あるが毎日ではない	毎日起こるが持続的でない	常にある
	眼瞼下垂（　　点）	なし	あるが毎日ではない	毎日起こるが持続的でない	常にある

表 3 MG 患者に対する理学療法の評価

1. 筋力評価：徒手筋力テスト（MMT），Cybex などによる客観的筋力測定
2. 疲労評価：疲労チェック表（表4），握力測定（連続6回測定し測定値の低下程度を把握する），頭部挙上時間の測定
3. 呼吸機能評価：肺活量など
4. 咀嚼・嚥下障害：顔面筋の筋力評価・舌の動きなど
5. 筋肉痛：問診・触診

表4 疲労チェック表

疲労チェック表（　　年　　月　　日　　時　　）

氏名　　　　　　　　　病歴番号

前日の運動内容とその運動量，翌日の疲労と局所の筋の疲労状況

具体的運動	平地歩行	自転車エルゴメーター	トレッドミル	マット上の運動
時間・回数				

翌日の疲労　無し
　　　　　　有り（軽度・中程度・重度）

局所の筋の疲労部位と程度
　（－），（＋）〜（＋＋＋）

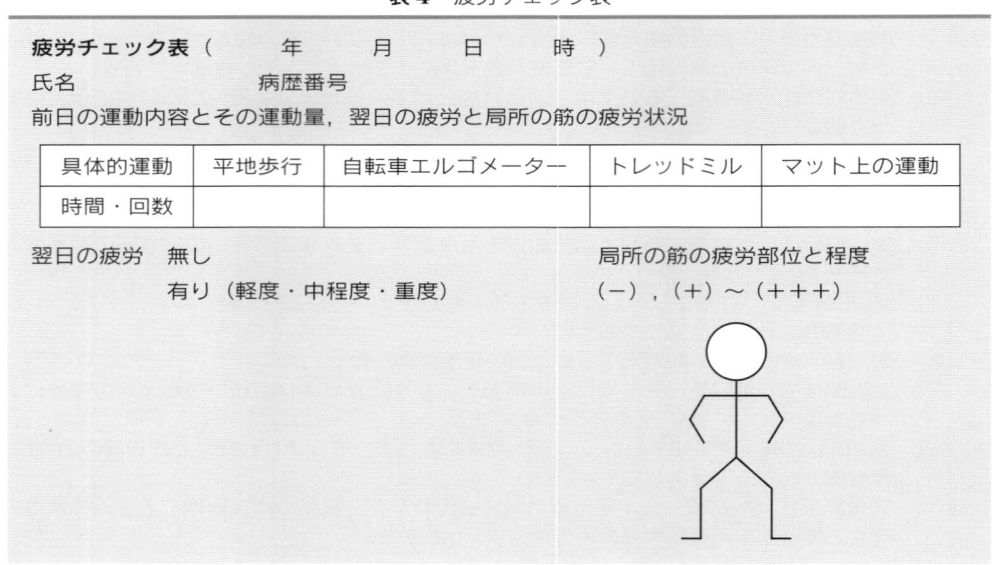

表5 MG患者の障害と理学療法の具体的アプローチ

筋力低下	→	筋力維持（増強）訓練
疲　労	→	体力維持（増強）訓練
呼吸機能障害	→	呼吸理学療法

でみる方法を取り入れている．

　易疲労性の評価方法として池永ら[3]は，無酸素性作業閾値（Anaerobic Threshold；以下AT）を測定する方法を紹介している．しかし筆者らが数人のMG患者を対象に自転車エルゴメーターを使用して実際に測定したところでは，易疲労性が強い患者では再現性に問題がある例が認められた．MG患者に対しては，筆者らの行っているような筋力評価や疲労の評価などをできるかぎり理学療法実施前後に行い，理学療法が有害になっていないことを確認する必要があると考える．

　呼吸機能障害を示すMG患者では，呼吸機能の評価が必要となる．実際の理学療法場面で理学療法士が行える呼吸機能評価としては，呼吸困難の有無の確認，聴診による呼吸音などの確認，呼吸数・呼吸パターンの評価，簡易スパイロメトリーを利用した肺活量の測定などがある．

　咀嚼障害や嚥下障害を認めるMG患者では，口輪筋・咬筋などの顔面筋の筋力や舌の動きなどを評価したうえで，医師・看護師・言語聴覚士と協力して，実際の食事時の様子を観察したり，嚥下造影検査などの情報を得る必要がある．

　一部のMG患者では，頸部〜肩周囲・殿部・大腿前面に筋肉痛を訴える場合があるので，問診や触診で確認しておく必要がある．

III．理学療法の具体的な方法

　MG患者に対する理学療法の具体的な方法は，患者の障害の特徴を考慮すると，**表5**のようになる．

　障害の中心である脱力（筋力低下）に対しては，理学療法として筋力維持（増強）訓練が必要となるが，筋力訓練自体が筋力低下を招く場合があり，他の神経筋疾患患者以上に慎重に行う必要がある[4]．**図1**に示すように，Cybexなどの等速性運動機器を利用して，筋力訓練時に筋力を測定するのも有効である．

　訓練方法としては，特定の筋に対する重り負荷などよりは，立位保持や歩行などの起居・移動動作訓練を行うなかで筋力維持（増強）を図るほうが効果的と考える[5]．また，神経筋疾患に対する筋力増強訓練方法として，強い負荷量で一回きりの運動よりは，弱い負荷量で休憩を入れた頻回の

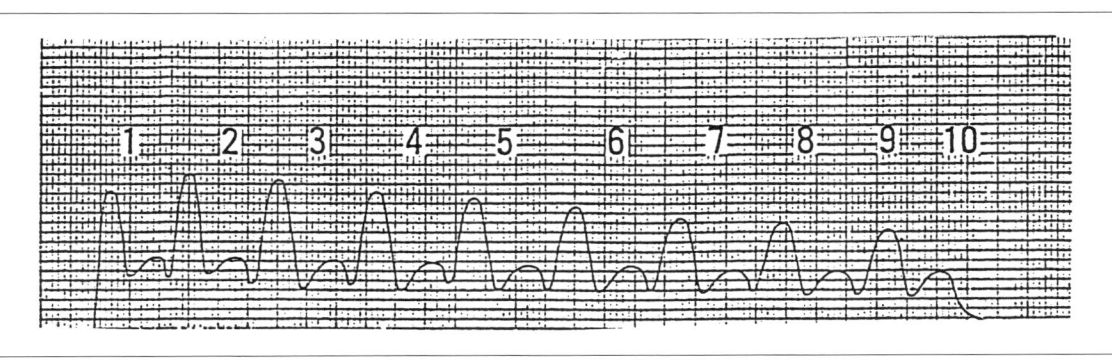

図1 MG患者（29歳，男性）におけるCybexを利用した膝屈伸訓練（10回）時の筋力変化

運動のほうが効果が大きいという報告がある[6]が，MG患者に対しても同様と考える．特にMG患者では，運動負荷量を小さくしても，長時間運動を行うと脱力や疲労を生じてしまうので，十分に注意する必要がある．具体的には，一つの運動持続時間は10分程度にするのが望ましい．

疲労に配慮した理学療法の方法としては，池永らの報告がある．池永ら[3]は，易疲労性の評価を目的にATを測定し，その値をもとに自転車エルゴメーターの負荷量を設定して耐久性増大訓練を行うことで，治療効果を認めたと報告している．筆者らは，**表4**に示した疲労チェック表を利用して，前日の運動内容と翌日の疲労度を評価し，それに基づき，患者の疲労度を悪化させない程度の運動内容を決定している．この方法で有酸素運動（具体的には自転車エルゴメーターによる運動負荷など）を行うことで，疲労度の悪化を認めず歩行距離などの移動能力を増大させることができた．

クリーゼなどで呼吸機能障害を生じた場合には，体位排痰法などを中心とした呼吸理学療法が必要となる[7]．呼吸理学療法の具体的な方法としては，痰の喀出を促すための体位排痰と，呼吸を楽にするための上部胸郭へのマッサージとゆらし[8]が有効である．なお，呼吸筋に対する筋力訓練は訓練過多（以下overwork）をきたし，呼吸筋の筋力低下・疲労を生じる恐れがあるため，行わないほうが望ましいと考える．

MG患者のなかには，四肢・体幹（頸部）の筋に痛みを訴える場合もある．そのような患者には，

表6 MG患者のリスク

① Overwork（やりすぎ）	→ 筋力低下（脱力），疲労，クリーゼ
日内変動・日差変動への配慮が必要	
② 他の治療法への配慮	
a．ステロイド	→ 副作用としての精神症状（抑うつ，多幸的，性格変化など），易感染など
b．胸腺摘出術	→ 創部痛

痛みのある筋肉にホットパックなどの温熱療法を行ったり，マッサージやストレッチを行うと，痛みを軽減させることができる．

Ⅳ．リスクとその管理

MG患者に安全かつ有効に理学療法を行ううえで考慮しておく必要があるリスクを，**表6**にまとめた．

最大のリスクは，overworkによる筋力低下（脱力）・疲労の出現・クリーゼの発生などである．このoverworkの予防には，患者の日々の体調を考慮した適切な訓練時間と訓練内容が必要となる．具体的には，筋力低下などに日内変動・日差変動を認めるため，訓練は患者の体調が比較的良いときに実施する．特にMG患者の多くは，疲労が蓄積しない午後より午前ほうが体調が良いので，訓練は午前中に行うほうが望ましい．

また，MG患者では，原疾患の治療にステロイドが使われているので，その副作用に配慮した対応が必要となる．具体的には，感染しやすくなっているので，上気道感染（感冒）などの感染症に

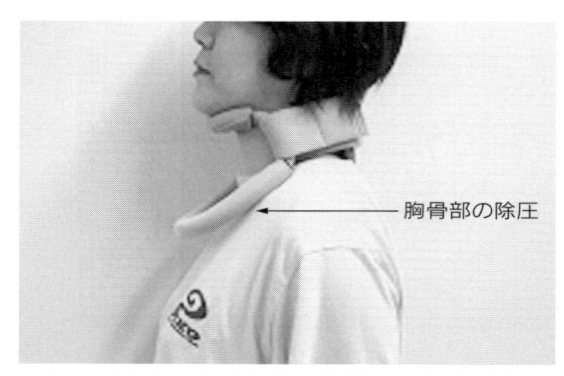

図2 頭部下垂に対する頸椎装具の工夫（前胸部の創部への配慮）

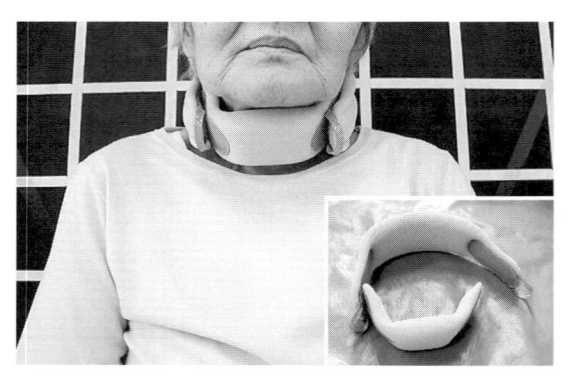

図3 頭部下垂に対する頸椎装具の工夫（着脱の容易さへの配慮）
頸椎カラーが前方部分と後方部分に半分に分かれる．上肢の挙上が困難でも装着が可能

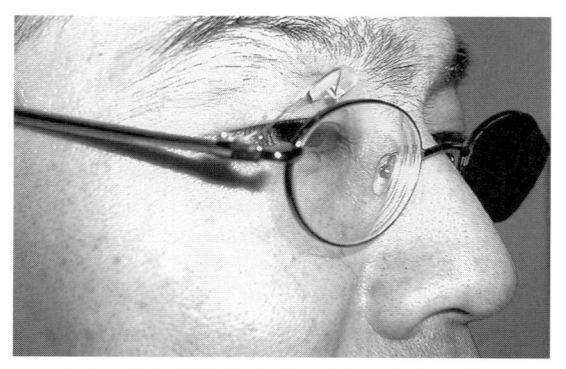

図4 眼瞼下垂と複視に対する特殊メガネ

罹患している患者とは別の時間に訓練時間を設定したり，訓練を行う理学療法士も院内感染予防のため，訓練前後に必ず手洗いを励行する．ステロイドによる多彩な精神症状を示している場合には，不定愁訴が多くなり，患者とのコミュニケーションのなかで些細なことがトラブルにつながることもあるので，患者の接遇には細心の注意を払う必要がある．

胸腺摘出術が行われたMG患者では，病棟におけるベッド柵を利用したベッド上の起き上がり動作は前胸郭や体幹に大きな負担をかけ，創部の痛みを生じるため，電動ベッドの導入が望ましい．訓練でも，ベッドに横になったり起き上がったりする動作で頸部から背部にかけての広い範囲で体幹の捻りが伴う場合には，創部の痛みを増大する恐れがあるので，注意を要する．

頸部筋の筋力低下から頭部下垂を生じている患者では，頸椎カラーの適応となることがある．頸椎カラーを作製する場合には，前胸部にある創部にカラーが直接当たらないような工夫（**図2**）や，上肢の挙上が困難な患者では着脱を容易にする工夫（**図3**）が必要となる．

眼瞼下垂や複視などの眼症状が強い場合には，前方が見えにくくなったり，対象物が二重に見えたりするために，転倒する危険がある．そこで，歩行訓練などの際には，患者を安心させるとともに，その安全を確保するために，声かけなどの適切な誘導が必要となる．眼瞼下垂と複視を改善するための特殊メガネ（**図4**）やプリズムメガネ（複視改善用）を紹介する場合もある．眼瞼下垂を伴う女性や若年の患者では，美容的な面から強いコンプレックスを感じている場合があるので，接遇の際の容姿などに関する発言には十分留意する必要がある．

V. 家族指導

MG患者を抱える家族に対する指導のポイントを**表7**にまとめた．

まず，家族には，疾患について正しく理解してもらう必要がある．実際の訓練の場面で，MG患者は運動後脱力や疲労からすぐに横になってしまったり，少し動くと「疲れた」と訴えるため，家族からは患者に「やる気がない」と思われていることが非常に多い．しかし，実際には，筋力低下（脱力）や疲労が生じた際には，休息をとる（横に

表7 MG患者を抱える家族への指導

1) 原疾患である「MG」の理解を図る
   特に，overworkの理解を図る
2) クリーゼへの対処方法を理解させる
   ① 前兆症状の把握
   ② 主治医への連絡
   ③ 必要なら気道確保
3) 日常生活動作上の注意点を理解させる
   ① 患者に，洗濯物を干す・布団を干す・布団を上げるなどの動作を避けさせる
   ② 立ち上がり動作など，一回でできない動作は介助する

表8 MG患者の在宅環境調整のポイント

① 立ち上がり動作が困難なため，トイレへの手すり設置，昇降装置付便座の導入，手すり付電動ベッドの導入

② 必要時，車いすの紹介

③ 感染症予防のため，エアコンの利用，加湿器の設置

④ 上がけは軽めの布団（羽毛布団など）にする

なる）ことが最も有効な対処方法であることを家族に理解させる必要がある．このことは，overworkを予防し，クリーゼの発生を未然に防ぐことにつながる．

また，過労やストレスなどによって誘発されることのあるクリーゼに関しては，その前兆として「唾液が飲み込みにくい」や「頸が重くて支えられない」など患者からの訴えを見逃さず，早めに担当医師へ相談するなど適切に対処する必要がある．もし，急激に呼吸困難が生じた場合には，担当医師やかかりつけ病院への連絡がただちにとれるようにしておき，場合によっては，家族が気道確保なども行えるようにしておく．

患者が日ごろ何気なく行っている日常生活動作のなかにも，筋力低下や疲労を誘発する動作があるので，家族にも注意してもらう必要がある．具体的には，洗濯物や布団を干すなどの動作は，上肢を中心に筋力低下をきたしやすいので，患者にはできるかぎり行わせないように家族に指導する．また，患者が苦手な立ち上がり動作など，一回でできない動作についても，患者に無理をさせずに家族が介助するように指導する．

VI. 環境調整

在宅で生活するMG患者に対する環境調整のポイントを表8にまとめた．

MG患者では，起居・移動動作のなかでも特に立ち上がり動作が困難であるため，トイレへの手すりの設置や昇降装置付便座の導入，手すり付電動ベッドの導入などが必要となる．

当院で理学療法を実施したMG患者の移動能力の調査では，歩行動作は可能な人が多く，杖などの歩行補助具を必要とする場合は少なかった．しかし，易疲労性が強い患者では，長距離歩行が困難となるので，車いすの紹介も考える必要がある．その際には，上肢で駆動する車いすよりも，座面を低くして下肢で駆動できるようにした車いすのほうが，上肢に対する負担が少なく患者への適応性が高いと考える．また，患者の社会生活のスタイルなどを考慮し，外出頻度が高い場合には電動車いすの導入も検討する．

治療のためにステロイドを使用している患者では，感冒などの感染症を予防するために，乾燥を避ける加湿器の設置やエアコンによる室内環境の調整なども必要となる．クリーゼなどで呼吸障害を生じている患者では，上がけは軽めの布団（羽毛布団など）にするほうがよい場合もある．

VII. 症例報告

患　者：54歳，男性
診断名：MG，胸腺腫
合併症：高血圧症，高尿酸血症
現病歴：6カ月前，複視にて発症．その後両側眼瞼下垂が出現し，発症1カ月で当院に入院して，テンシロン試験陽性でMGと診断された．胸腺腫が発見され，胸腺摘出術が行われた．術後クリーゼとなるも，呼吸管理などの治療で改善し，ステロイド剤（プレドニン®）の内服が開始された．MGの症状が安定したので，理学療法が処方され開始した．

理学療法開始時評価：身長170cm，体重66kgであり，筋力は，MMTで頭部屈筋3⁺，体幹屈筋3⁺，上肢の各筋4⁻〜4，下肢の各筋3⁺〜4⁺で，左右差は認められなかった．握力は右39kg，左36kgであった．杖なしで室内は独歩可能で，病棟でのADLは入浴以外なんとか自立していた．ただし，臥位からの起き上がりが困難であった．10m歩行速度は10秒68，連続歩行距離は360mで，大腿部前面に筋肉痛を訴えた．

理学療法プログラム：これまで述べてきたように，overworkに十分注意して**表4**に示したチェック表を使い，前日の訓練による疲労を評価しながら，

① 臥位からの起き上がりが楽にできるようになること
② 連続歩行距離を伸ばすこと
③ 耐久性を改善すること

などを目標として，具体的には，

① 仰臥位での体幹屈曲10回，頸部屈曲10回，殿部挙上10回
② 連続歩行距離：一周180mのコースで連続して歩く回数を徐々に増やす
③ 自転車エルゴメーターによる運動負荷：20wで10分

などを行った．

なお，この理学療法プログラムを実施していくうえで最も留意したことは，各訓練実施中，患者自身が疲労を訴えた場合には，その時点で訓練を中止し，休憩をとらせたことと，疲労などの訴えがない場合でも各訓練の間に必ず最低5分間の休憩を入れたことである．

経過：約1カ月間の理学療法実施で，筋力は頭部屈筋，体幹屈筋はともにMMT4となり，臥位からの起き上がりが楽に行えるようになった．また，連続歩行距離は720mまで疲労を訴えることなく行えるようになって，自宅退院後，通勤も可能となり，職場復帰できた．

Ⅷ．MG以外の筋無力症候群としてのLEMSの特徴

LEMSとMGとの大きな違いは，LEMSでは，四肢の近位筋（特に腰部，大腿部）の筋力低下や易疲労性を示すが，眼筋や球筋の症状は軽度か一過性で，筋力は運動を繰り返すことで逆に回復してくる場合があること，口渇や発汗低下などの自律神経障害を伴うことである．また，LEMSでは，約50〜66％に肺小細胞癌などの悪性腫瘍を合併するため，MGとは違い，生命予後の観点から理学療法のプログラムを実施する場合には早め早めに対応する必要がある．

おわりに

神経筋接合部疾患の代表的疾患であるMGを中心に，筆者らの経験を踏まえて，理学療法の評価・具体的な治療方法などをまとめた．

MGを代表とする神経筋接合部疾患は，神経系疾患のなかで，理学療法として訓練を行うこと自体が脱力や疲労を起こす代表的疾患であるため，患者・家族はもちろん，理学療法士自身も，がんばって「訓練」を行わないと症状や障害は改善しないという考えにとらわれることなく，患者の病状に合わせたゆとりをもった対応が必要である．

（道山典功・浅野陽一・尾花正義）

文　献

1) 吉川弘明：成人全身型重症筋無力症．*Clinical Neuroscience*，**26**(9)：979〜982，2008．
2) Bedlack RS et al：Quantitative myasthenia gravis score: Assessment of responsiveness and longitudial validity. *Neurology*，**64**：1968〜1970，2005．
3) 池永康規，立野勝彦ほか：重症筋無力症患者に対するリハビリテーション効果．臨床リハ，**8**(9)：902〜905，1999．
4) 道山典功，尾花正義ほか：重症筋無力症患者2症例に対する運動療法上の問題点．理学療法学，**20**(学会特別号)：160，1993．
5) 尾花正義，道山典功：自己訓練で筋力増強が認められた遺伝性ニューロパチーの一例．臨床リハ，**5**(4)：407〜409，1996．
6) 臼田　慈，長谷川恵子ほか：神経疾患に対する筋力増強．PTジャーナル，**27**(4)：247〜252，1993．
7) 日野　創，西尾真一ほか：臨床リハ別冊／呼吸リハビリテーションの実際．第1版，医歯薬出版，東京，1999，249〜263．
8) 道山典功，小森哲郎：呼吸理学療法．理学療法Mook4，第1版，三輪書店，東京，1999，238〜243．

I. 疾患別理学療法

8. 脊髄疾患

はじめに

 脊髄疾患をその病因により分類すると，外傷による脊髄損傷，変形性脊椎症や後縦靱帯骨化症といった脊椎疾患によるもの，硬膜内外の腫瘍や膿瘍，多発性硬化症に代表される脱髄疾患，脊髄の血管障害，炎症によるもの，変性疾患，空洞症などに分けられる．本稿では，脊髄疾患全般について十分に理解し理学療法を進めることができるよう必要な知識についてまとめ，各論として脊髄炎，脊髄空洞症，脊髄血管障害について述べることとする．

I. 脊髄の機能解剖

 まず脊髄疾患における障害像を把握するためには，脊髄の髄節性支配と神経伝導路，血液供給路といった機能解剖についての理解を深めておくことが大切である．

1. 髄節性支配

 脊髄は脊柱管の長さに比して短く，その末端は成人で第1腰椎下縁までで全長約45cmである．脊髄には8個の頸髄節（cervical segment；C），12個の胸髄節（thoracic segment；T），5個の腰髄節（lumbar segment；L），5個の仙髄節（sacral segment；S）および尾髄がある．頸髄から仙髄までの30髄節に対応する神経根が存在し，神経根の前根は運動神経，後根は感覚神経である．前根と後根は脊椎管孔部で合流し脊髄神経となり，

表1 主な筋群と神経根レベル

頸部	前方屈曲	胸鎖乳突筋	C2,3
	後方伸展	僧帽筋上部線維	C3,4
肩	外転	棘上筋，三角筋	C5
肘	屈曲	上腕二頭筋	C5,6
	伸展	上腕三頭筋	C7
手	背屈	長・短橈側手根伸筋，尺側手根伸筋	C6,7
	掌屈	橈側手根屈筋，尺側手根屈筋	C7,8
手指	伸展	指伸筋	C7
	屈曲	浅指屈筋，深指屈筋	C8
	外転	背側骨間筋	T1
股	屈曲	腸腰筋	L2,3
膝	伸展	大腿四頭筋	L3,4
足	背屈	前脛骨筋	L4,5
	底屈	腓腹筋，ヒラメ筋	S1,2

身体の特定の部位に分布する．四肢へ伸びる神経のほとんどが頸神経叢，腕神経叢，腰部神経叢，仙椎部神経叢でそれぞれ合流し分枝するため，運動感覚線維は複数の髄節から供給されることとなる．

 運動神経の髄節性支配により筋それぞれに神経支配があり，徒手筋力テスト（Manual Muscle Test；MMT）の結果や筋の萎縮から障害レベルの評価が可能となる（表1）．

 感覚神経においても，髄節性支配による皮膚分節（dermatome，図1）がよく知られている．しかしこの分布は諸家の報告により若干の違いがあり，共通するものとして，C2より始まり，乳頭のT4，剣状突起のT7，臍のT10，鼠径部のL1，足底から足部外側のS1等は重要な指標となる．これらの分布はその支配領域が重複しており，仮に一本の脊髄神経が遮断されたとしてもその領域

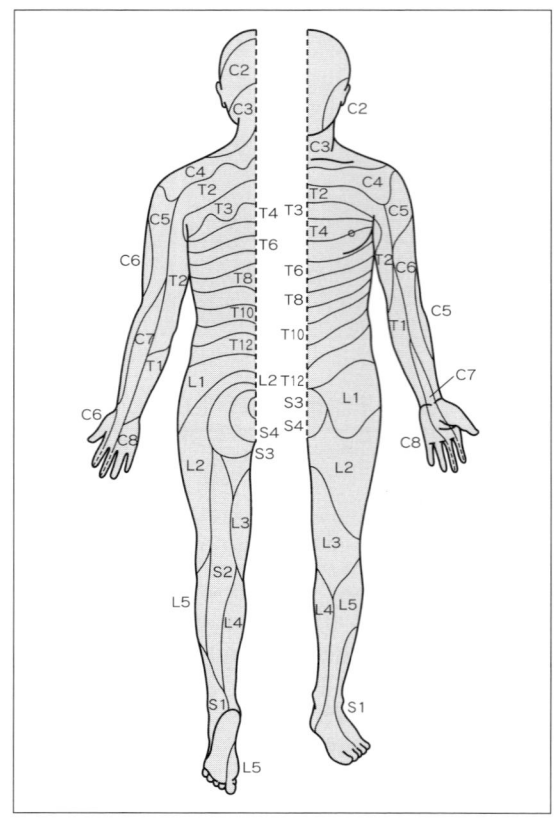

図1 皮膚分節 (dermatome)
(Russell RWR, Wiles CM 編，1987[1])

における感覚の脱失は最小限である．

2. 神経伝導路（図2）

　脊髄の横断面を見てみると，脳脊髄液の入った小さな中心管とH型をした灰色の灰白質，さらにその周りに白質がある．前正中裂と後正中溝でほぼ左右対称に分けられ，脊髄神経の前根と後根が出る．

1) 灰白質

　灰白質は前角，側角，後角があり，神経細胞や樹状突起などからなる．前角は運動ニューロンが分布し遠心性の出力機能があり，後角は求心性の入力機能をもつ．側角は第8頸髄から第2腰髄までにしか存在せず，交感神経系の節前遠心性ニューロンの細胞が存在する．中心部は灰白交連で交差反射の機能がある．

2) 白質

　白質は前索，側索，後索に分けられ，主に上行，下行の伝導路がある．上行路は感覚線維で刺激を脊髄から脳へと伝え，下行路は刺激を脳から脊髄へ送り運動ニューロンへと伝える．

3. 血液供給路（図3）

　脊髄内部への血液供給を横断面で見てみる．前根動脈が前脊髄動脈へ，後根動脈が後脊髄動脈となり脊髄を栄養する．前脊髄動脈は中心溝動脈となり，脊髄中心と前角といった脊髄腹側の2/3に血液を供給し，また冠状動脈より白質の辺縁部に分枝している．後脊髄動脈は背側の1/3を栄養する．

II. 脊髄障害の症状

　脊髄疾患の多くは脊髄高位に準じた運動障害と感覚障害，さらに膀胱直腸障害が主な症状となる．脊髄障害の症状は，その病変部位がどの高さの髄節で生じているのか（髄節症状，神経根症状）と，脊髄横断面でどの部位で生じているのか（脊髄症状）でとらえることができる．それらの症状の組み合わせによって，脊髄疾患はさまざまなパターンの障害像を呈する．

1. 髄節症状（神経根症状）

　脊髄灰白質（前角，後角）または神経根（前根，後根）の障害によって生じる症状であり，障害高位を判定できる．

1) 下位運動ニューロン徴候

　各髄節からの運動神経による支配下筋に弛緩性の運動麻痺，筋力低下が生じる．筋は通常，複数の髄節により支配されているので，単一の髄節障害で完全麻痺になることはない．
　また運動障害に伴い筋萎縮が著明となるとともに，静止時の障害筋に線維束性攣縮をみることが多い．さらに深部反射は減弱または消失する．

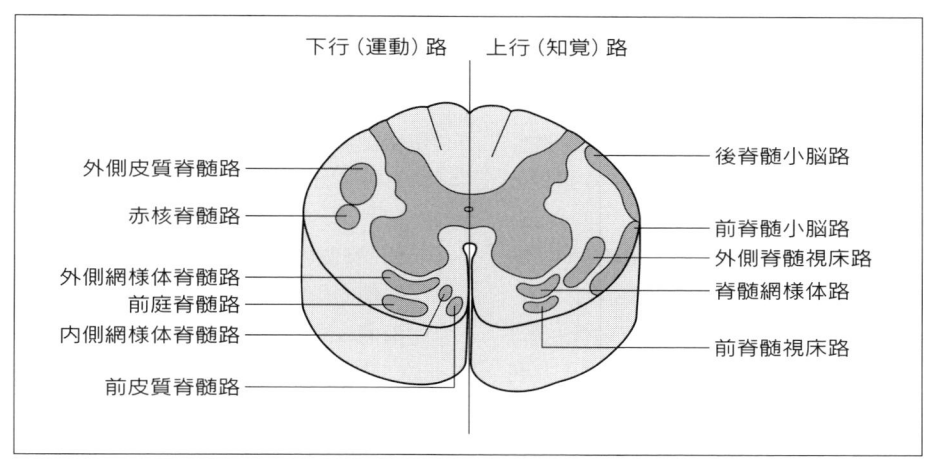

図2 神経伝導路（山岸正明, 1996[2]）

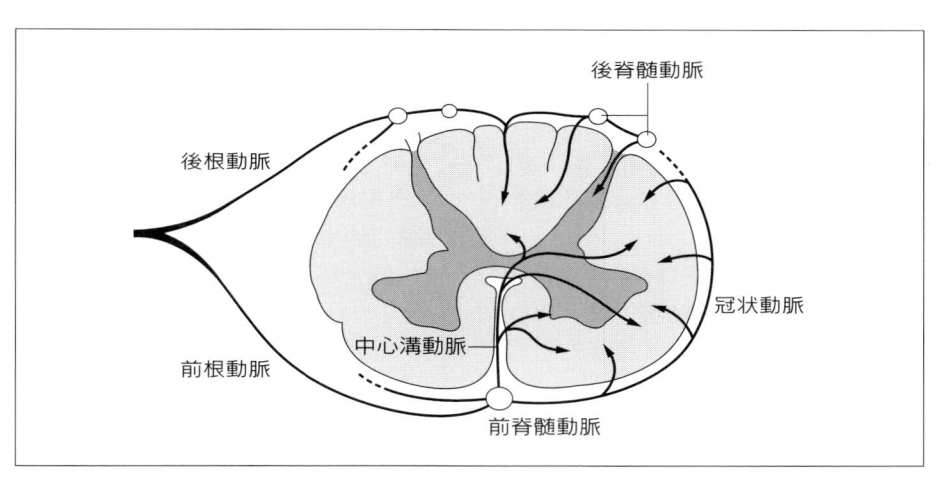

図3 脊髄横断面模式図と血管支配（田代邦雄, 2000[3]）

2）根性疼痛

後根の刺激症状として，その支配下において鋭利な疼痛や灼熱感，異常感覚が出現する．

3）髄節性感覚障害

髄節性支配に順じた部位に，表在感覚障害と深部感覚障害を呈する．触覚，圧覚，温度覚，痛覚の低下や感覚過敏，異常感覚などがある．

2. 脊髄症状

脊髄白質内の上行・下行伝導路の障害により生じるもので，障害髄節よりも尾側に症状が認められる．

1）上位運動ニューロン徴候

皮質脊髄路（錐体路）の障害であり，主な症状として痙性，深部反射の亢進，病的反射の出現がある．

2）感覚障害

後索の病変により関節位置覚，運動覚，二点識別覚などが障害され，後索性運動失調症状が出現し，Romberg徴候が陽性となる．外側脊髄視床路の障害では主に温・痛覚の低下および消失，前脊髄視床路の障害では主に触覚，圧覚の低下および消失が生じる．また脊髄小脳路が障害されると深部感覚の伝達が遮断され，平衡障害，協調運動障害などが生じる．

3）膀胱直腸障害[4,5]

排尿は，主に貯尿にかかわる交感神経（T11〜L4），主に排尿にかかわる副交感神経（S2〜4），そして外尿道括約筋群を司る体性神経（陰部神経，S2〜4）の三者に加え，さらに上位からの抑制と調節を受けて行われる．

脊髄が障害された場合，初期は排尿困難や尿閉となり，その後脱抑制となり反射が現れてくる．仙髄より高位の障害では核上型膀胱（反射性膀胱）となり，排尿反射は保たれる．排尿反射により利尿筋が収縮した際，括約筋がスムーズに開大する利尿筋括約筋協調型と，利尿筋は収縮しても括約筋が緩まず，尿がうまく出ない協調不全型があり，不全型の場合，膀胱内圧の持続的上昇により血圧の上昇や激しい頭痛がみられる．仙髄が障害されている場合は，核・核下型膀胱（自律膀胱）となり，排尿反射は消失する．脊髄疾患の場合，病変部位と病状の進行の速さにより排尿障害（排尿困難，尿失禁，頻尿，排尿痛）はさまざまな症状を示す．

排便に関しては，直腸肛門機能は自律神経系と体性神経系の二重支配であり，脊髄疾患では胃腸管の蠕動不全，ひいては慢性固定期の便秘へと進行する．

3. 障害部位と症状

1）脊髄横断障害

完全横断障害であれば，障害高位以下の運動および感覚は完全麻痺となる．急激に障害が生じた場合は脊髄ショックの状態となり，病変レベル以下の筋はすべて弛緩性麻痺を呈し，深部反射は消失する．膀胱直腸障害，自律神経障害もみられる．ショック期間は通常24時間から数週間で，次第に痙性麻痺，深部反射亢進，病的反射出現を呈し，反射性膀胱となる．

2）脊髄半側障害（Brown-Séquard症候群）

脊髄半側の障害により，障害と同側には下位運動ニューロン徴候，髄節性感覚障害といった髄節症状と，病変部位以下の上位運動ニューロン徴候と位置覚，振動覚，二点識別覚の障害が生じる．また反対側には外側脊髄視床路の障害により痛覚と温度覚の脱失がみられる．一側下肢の運動機能の消失あるいは低下であり，装具や歩行補助具の使用にて歩行可能となりうる[6]．臨床では不全型であることが多い[7]．

3）脊髄中心性障害

脊髄の中心部の障害によるもので，頸椎の過伸展損傷に多い．脊髄視床路への線維，前角細胞および皮質脊髄路の中心部がより強い障害を受ける．その結果，灰白交連を通って交叉する痛覚と温度覚が障害され，触覚や深部覚は障害されないという解離性感覚障害と，下肢よりも上肢に強い運動麻痺が出現する．また尿閉を伴う膀胱機能障害が生じる．痙性，肩の疼痛，手の浮腫，異常感覚の合併も多い．

4）脊髄前部障害

外傷性では強制的な屈曲，非外傷性では前脊髄動脈血栓症，脊髄血管腫などに起因する．症状その他については，各論の脊髄梗塞の項で後述する．

5）その他

後索後根障害では後索性運動失調を示し，前角障害では筋萎縮や筋力低下，深部反射の低下が主で，感覚障害や伝導路障害はみられない．筋萎縮性側索硬化症などでは前角障害に錐体路症状が加わる．

III．理学療法

脊髄疾患の場合，その疾患によって，また同一疾患であってもその病変部位や程度によって，障害の種類や程度は異なる．理学療法士として，そういった脊髄疾患の特徴をよく理解したうえで評価と治療を進めていかなければならない．さらに，疾患に応じたリスク管理を徹底することにより，安全にかつ効果的に理学療法を進めることができることを忘れてはならない．

ここでは，まず脊髄疾患全般に共通して必要とされる理学療法の基本的事項についてまとめて解

説し，疾患別の理学療法のポイントを各論の項で後述することとする．

1. 評　価

脊髄疾患における評価の目的として，①神経学的所見に基づき機能障害を評価することにより，脊髄障害の高位判定と臨床症状を把握する，②治療効果を判定し予後を予測する，③能力障害を評価しADLの改善を図る，④社会的背景を評価し家庭・社会生活での活動性およびQOLの向上を図る，などがあげられる．

1）疼痛および感覚検査

神経の異常症状として疼痛や感覚の低下，異常感覚を，初期症状として訴えることも多い．脊髄疾患の場合，さまざまな感覚障害のパターンを示すが，どの部位の障害ではどのような感覚障害を示すかといった解剖学的な知識をもとに評価を進める．疼痛や灼熱感，しびれ感といった異常感覚の有無とその程度，表在覚（触覚，温痛覚）と深部覚（位置覚，運動覚，振動覚）について評価する．

2）筋　力

MMTにて個々の筋力について評価する．その結果により脊髄の障害部位が判定しうる（表1）．運動時に疼痛や感覚障害，特に深部覚障害があると筋力評価は困難となるため，注意を要する．

MMT以外にも，起立動作や歩行，階段昇降などの動作分析を行うことにより筋力の低下を見出すことは，ADLに直結した評価や治療を行えるという意味からも重要である．また軽度の麻痺がある場合，両上肢を閉眼にて前方への水平挙上保持，あるいは腹臥位にて両膝を90°屈曲位で保持させると，ともに患肢が下降することからも判定できる．

ここで，アメリカ脊髄損傷協会（American Spinal Injury Association：ASIA）が発表した神経学的および機能的分類のための基準を図4に示す．またASIAは能力障害の分類にFIM（Functional Independence Measure）の使用を勧めている．

3）ADL

FIMのほかによく使われる評価法として，Barthel Index修正版がある（表2）．

4）神経学的検査

（1）筋緊張

筋緊張は上下肢の他動運動時の抵抗感により判定する．上肢では肘関節屈曲，伸展，手関節背屈，掌屈，下肢では伸展位挙上や膝関節屈曲，伸展などでみる．痙性がある場合は他動運動の加速度により著明となるので，急速に動かすことでジャックナイフ現象としてとらえることができる．ただし被検者がリラクセーションできていることが必要で，また疼痛や可動域制限等により判定が困難となることもある．

（2）深部反射

上腕二頭筋，腕橈骨筋，上腕三頭筋，回内筋（橈骨，尺骨），膝蓋腱，アキレス腱などの反射をみる．腱反射が強く亢進している場合，足クローヌス，膝クローヌスが出現する．

（3）病的反射

Hoffmann反射は，中指の末節を鋭く掌側へはじいた際母指が内転すると陽性であり，錐体路障害時によくみられる．Babinski反射は，足底外側縁を踵からゆっくりと強く上へこすり先端で母指側へ曲げる．この際母指が背屈すると陽性で，錐体路障害の存在を意味する．また，下腿外果の下を後方から前方へ刺激することで母指が背屈すると陽性となるChaddock反射も同様である．Romberg徴候は閉脚・閉眼での立位保持が困難な場合を陽性とし，後索の障害が疑われる．

5）関節可動域

疼痛や筋緊張などを考慮して評価する．

6）呼吸機能

高位頸髄障害の場合は，呼吸機能の低下をきたす．評価内容としては肺機能検査（スパイロメータ）のほか，動脈血酸素飽和度（パルスオキシメータ），喀痰出機能（自発的咳嗽の可否，痰の量・性状など），胸郭のモビリティなどがある．

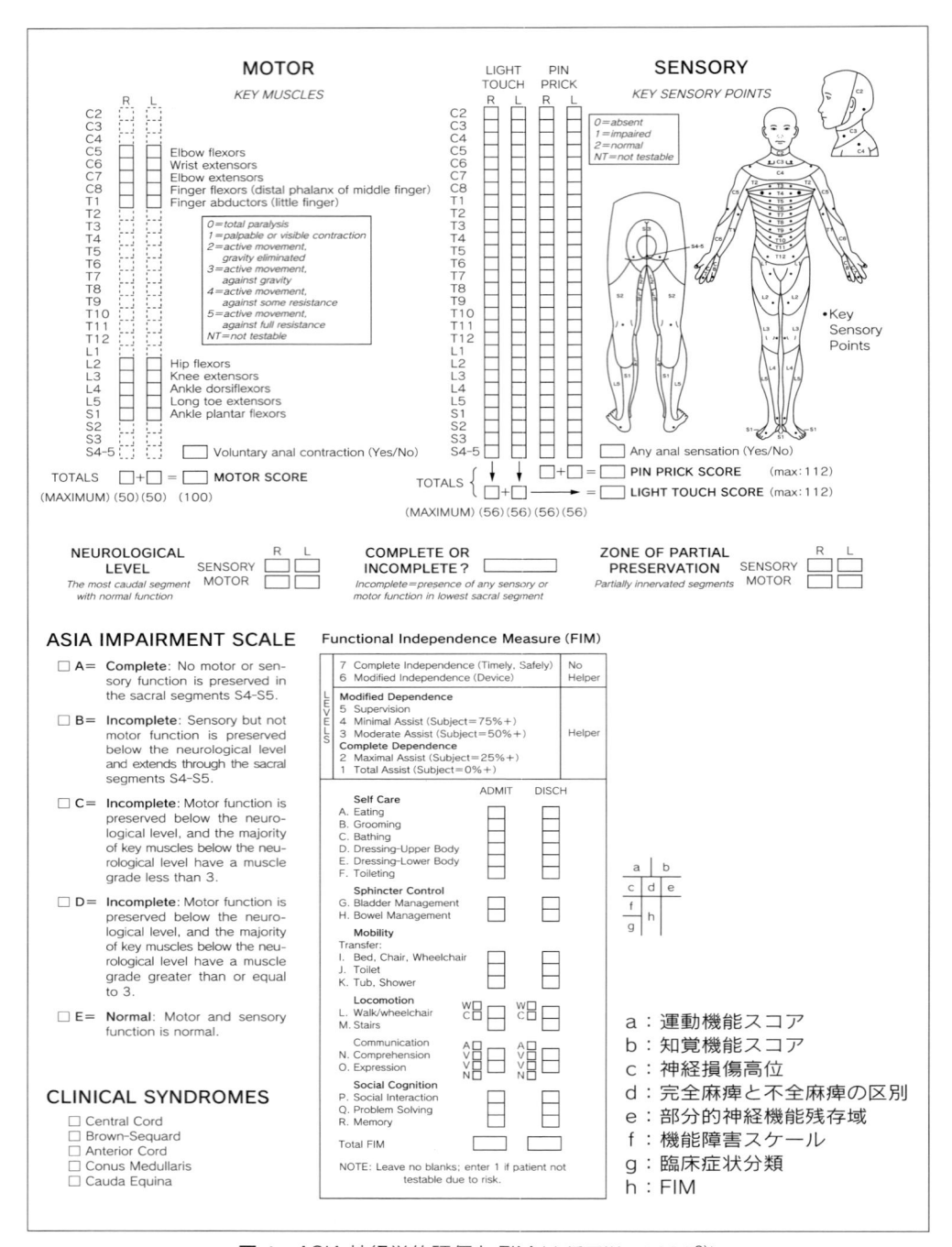

図4 ASIA 神経学的評価とFIM（大橋正洋，1996[8]）

a：運動機能スコア
b：知覚機能スコア
c：神経損傷高位
d：完全麻痺と不全麻痺の区別
e：部分的神経機能残存域
f：機能障害スケール
g：臨床症状分類
h：FIM

2. 治療

基本的に，その障害が四肢麻痺であれば頸髄損傷プログラム，対麻痺であれば胸・腰髄損傷プログラム，失調症状が強ければ失調症プログラムに準じて行う．ただし進行度や病状によりプログラムは変化し，何に重点をおいてアプローチするかは個々のケースで判断することとなる．

1）筋力維持・増強

不全麻痺で障害された筋に対しては，over use やそれに伴う筋疲労に注意して行う．不全，完全にかかわらず残存筋においても廃用性の筋力低下を起こすことも十分考えられるので，漸増的に負荷を加え維持・増強を図る．ただし進行性の疾患の場合は，筋力やその他の症状の変化に日ごろより細心の注意を払っておかなければならない．

2）床上動作，移動能力の獲得

完全麻痺の場合は，脊髄損傷のレベル別の機能自立の目安に準じて考えることができるであろう（表3，4）．頸髄レベルでは損傷高位が1髄節違うだけで，また同髄節でも残存筋の機能の違いにより可能となる動作が大きく変わる．ADLの介助量はC6を境に増減し，手関節背屈が実用的になるとADL能力は拡大する．たとえば寝返り，起き上がり，車いすとベッド間の前方移動による移乗や車いす駆動などは，ほぼこのレベルで自立できるものと思われる．車いすはC4で顎コントロール式，C5で手コントロール式の電動車いすが必要である．C6はハンドリムやアームレスト，ブレーキなどの形状を考慮した車いすが適応となり，C7以下は機動性を備えた車いすの操作が可能となる．側方移動による移乗はC7でほぼ自立できる．

胸腰髄レベルで問題となるのは歩行能力である．一般的にT1以下は体幹装具付KAFOで小振り歩行，T7以下は骨盤帯付KAFOで大振り歩行，T12以下はKAFOで4点交互歩行，L3以下はAFOで2点交互歩行が可能と思われる．対麻痺における歩行能力獲得の意義としては骨萎縮，尿路結石などの合併症の予防，体力強化，心理的サポートなどが考えられるが，本来の移動手段としての実用性からみると，T10までは訓練レベルにとどまり，機能的な歩行にはT12レベルが，自立歩行のためにはL4レベルの残存機能が必要である[10]．また完全，不全にかかわらず装具や歩行用補助具を使用した場合のエネルギー消費量と歩行の効率はともに悪いことなどから，心理的理由のみで，または一律に歩行用装具を作製することは避け，各個の総合的なリハ方針に沿った移動能力の獲得を目指さなければならない[11]．

不全麻痺の場合は，残存筋力のレベルに応じて，また合併する感覚障害や筋緊張異常等を踏まえたうえで，装具や歩行補助具，自助具などを併用し，各動作能力の獲得を目指す．一般的には運動，感覚ともに部分的であるにせよ機能が残存していることから，移動能力やADL能力は高いことが予想される．しかし痙性や疼痛，しびれ感などの感覚異常，上肢，特に手指の機能低下によっては，運動機能から予測されるものよりも低い活動レベルにとどまることも少なくない[12]．

3）呼吸理学療法

①気道のクリアランス，②換気能力の維持・増強，③肺合併症の予防などを目的に行う．具体的には，看護サイドと連携したネブライザーや体位変換の施行とその後の排痰療法，呼吸介助や腹式呼吸，咳嗽などの呼吸療法，胸郭のモビライゼーション等を行う．また理学療法施行前後での胸部X線写真の確認や，パルスオキシメータによる動脈血酸素飽和度SpO_2のリアルタイムでのモニタリングも重要である．

表2　Barthel Index 修正版

		自立	部分介助	全介助
self-care subscore	コップから飲む	4	2	0
	食事	6	3	0
	上半身着替え	5	3	0
	下半身着替え	7	4	0
	装具の着脱	0	−2	0
	整容	5	3	0
	洗体	6	3	0
	排尿	10	8*/5	0
	排便	10	8*/5	0
mobility subscore	いすへ移乗	15	7	0
	便座へ移乗	6	3	0
	浴槽へ移乗	1	0	0
	平地50ヤード歩行	15	10	0
	階段1階分昇降	10	5	0
	車いす移動50ヤード	5	0	0

*神経因性膀胱直腸障害で，集尿器や座薬などの使用を必要とする場合　　　　　（大橋正洋，1996[8]）

表3 頸髄損傷レベルと起居・移動能力の可能性

Level	Number of cases	電動W/C	車いす駆動	寝返り	起き上がり	W/C-ベッドトランスファー	W/C-トイレトランスファー	W/C-車トランスファー	W/C積み込み	側方アプローチトランスファー	W/C-床トランスファー
C4	5	B	E	E	E	E	E	E	E	E	E
C5A	5	A	C	E	E	E	E	E	E	E	E
C5B	13	A	B	C	D	E	E	E	E	E	E
C6A	2		A	C	C	C	E	E	E	E	E
C6B1	17		A	A	A	B	C	C	D	D	E
C6B2	26		A	A	A	A	B	B	C	C	D
C6B3	16		A	A	A	A	B	B	B	C	C
C7A	10		A	A	A	A	A	A	B	B	C
C7B	5		A	A	A	A	A	A	B	B	C
C8A	5		A	A	A	A	A	A	B	B	C
C8B	5		A	A	A	A	A	A	B	B	C

A：ほぼ間違いなく可能
B：(〜90%)可能性が高い
C：(〜60%)可能性があり，トライすべき
D：(〜20%)かなり困難，他の条件次第で可能性あり
E：ほぼ不可能

(全国PT・OT学校養成施設連絡協議会理学療法部会九州ブロック会，1999[9])

表4 胸腰髄損傷レベルと機能的ゴール

	食事・整容・更衣・入浴，排泄	ベッド上動作，移乗，車いす操作	歩行	痰の喀出など
C8〜T1	自立	自立	不能	座位では自立 仰臥位では介助
T2〜T10	自立	自立	長下肢装具 ＋ 両松葉杖*または歩行器による歩行（訓練レベル）	T2〜T6 仰臥位で介助 T6以下は自立
T11〜L2	自立	自立	長下肢装具または短下肢装具 ＋ 松葉杖*（屋内歩行と手すりでの階段昇降）	自立
L3〜S3	自立	自立	短下肢装具 ＋ 松葉杖*または杖（屋外室内歩行）	自立

*ロフストランド杖の場合もあり

(石田 暉，2003[10])

4）関節可動域の維持・改善

筋力低下や廃用性筋萎縮，筋力のアンバランス，筋緊張異常，疼痛などが関節可動域（ROM）制限をきたす原因となる．早期からの他動運動，持続的他動伸張，自動運動が必要である．

5）排尿・排便の管理・指導

排尿は，核上型ではトリガーポイント（下腹部や仙骨部）を叩打することで排尿反射を促す．核・核下型は，手で下腹部を圧迫，または腹圧をかけることにより排尿する．また看護サイドと協力し間欠導尿を指導する．C7レベル以下は，自己導尿で排尿の自立ができる．

排便は，腹圧，手圧と腹部マッサージにより促し，緩下剤の使用や摘便・浣腸を併施する．

3. リスク管理

1）肺合併症

高位頸髄に病変のある場合には，呼吸機能に重篤な障害が生じる．また努力性呼気能力が低下し随意咳嗽が困難となるため，気道分泌物の貯留と肺胞の虚脱，さらには肺炎など感染症が生じやすくなる．

呼吸理学療法を行うと同時に，感冒などの気道の炎症を極力避けることが，肺合併症の有効な防止策となる．

2）褥瘡

褥瘡は主に，皮下組織が少なく骨が隆起しており，座位や臥位において持続的な圧迫を受けやすい部位に生じる．好発部位として仙骨部，座骨部，大転子部，膝関節部，腓骨頭部，下腿内・外果，踵骨部などがある．

脊髄疾患では，感覚障害および運動障害により，長時間の圧迫という不快感を察知しそれから逃避することができない．また自律神経障害により血管運動調節機能が低下しているため，圧迫による虚血が生じやすい状態にあると考えられる．

防止には適切な体位変換のほかに，車いす上での正しい姿勢の保持，クッションの考慮，あらゆる場面でのプッシュアップによる除圧などを指導しなければならない．褥瘡発生後は頻繁な体位変換と発赤部位の完全除圧，清潔・乾燥といった皮膚管理，全身的栄養管理が必要である．

3）皮膚損傷

髄節性感覚障害による全感覚障害だけでなく，脊髄半側障害にみられるように反対側に運動麻痺を伴わない温痛覚障害が生じたり，脊髄前部障害のように触覚や位置覚は保たれたまま温痛覚が低下・脱失する場合もあるなど，障害部位によってさまざまな感覚障害パターンが存在する．そのため移動・移乗動作中の擦過傷や打撲，入浴時の火傷など，理学療法施行中やADLのなかで細心の注意を払わなければならない．

4）起立性低血圧

頸髄および高位胸髄レベルでの障害によくみられる．内臓や下肢の血管運動調節機能の低下により生じるもので，腹帯や，下肢に弾性包帯を巻くことで症状を抑えることができる．眩暈やふらつき，生あくびが前駆症状として現れる．水平臥位または頭低位をとることにより改善する．

4. 家族指導

脊髄疾患者が在宅で生活するためには，何らかの介助が必要になると考えられる．ベッド上動作，移動（歩行，車いす）動作だけではなく，セルフケア（食事，更衣，排泄，整容，入浴）の介助，褥瘡や火傷に対する皮膚管理，尿路管理などがあげられるが，障害の種類や程度により必要とされる介助・管理の内容は変化し，注意すべき点も変わってくる．理学療法士は，家族に対して可能なADLと不可能なADLについて明確に説明し，必要な介助およびリスク管理について指導しなければならない．

また在宅での生活を円滑にするためには，ADLの介助量をいかに軽減できるかが重要なポイントとなる．「できるADL」とは身体的機能の裏返しであり，「しているADL」には人的物理的環境が色濃く反映され，「するADL」には主体性と選択

権を主張する姿勢がある[13]．これらすべての意味を包括したADL能力を向上するためには，十分な身体的機能の獲得はもちろん，介助者の確保・指導と生活環境の調整，さらに障害者自身の自立心とモチベーションが重要であることがわかる．このためには家族の障害に対する理解と心理的サポートが欠かせないのは言うまでもない．また，麻痺の悪化や高齢化によるADLレベルの低下が問題となる場合，機能低下を考慮に入れたうえで地域の社会福祉資源の活用を指導することが，在宅生活を長く続けることにもつながる[14]であろう．

5. 環境調整

脊髄疾患に対する環境調整は，種々の症状やリスクに合わせてさまざまな方法がとられる．ここでは具体的な家屋改造の方法などについては触れず，環境調整に必要な考え方について概説する．

環境調整は身体機能，特に移動能力によって大きく違ってくる．屋内は歩いて移動するのか，車いすを常時使用するのか，排泄はトイレでするのか，入浴はリフターが必要なのかなど，移動能力によって家屋改造の必要な箇所とその程度，介助の介入の仕方が変化する場面は非常に多い．日本の従来の家屋構造から考えても，家屋内外の段差のため移動が困難となったり，畳のため車いすが使いにくいなどの問題には多々直面する．脊髄疾患の場合，対麻痺や四肢麻痺，中心型麻痺などに加え完全麻痺から不全麻痺まで多種多様の運動障害があり，身体機能を考慮した環境の設定が要求される．

次に必ず考慮しなければならないこと，それは対象者と家族の意思とニーズである．介助者はただ介助をするだけでなく，対象者は単に介助を受ける存在になるのではない．同じ空間と同じ時間を共有する家族が，それぞれの意思をもってかかわり合いながら生活を築くのである．そのときの互いのニーズを満たすことのできる環境づくりを考えなければならない．

さらに環境調整は経済的，将来的に適切でなければならない．大掛かりな改造が本当に必要であるか，選択した調整法以外に最適な方法はないか，現在の状態だけにとらわれていないかなどを常に再確認しながら指導しなければならない．対象者の動作や家族の介助法を再指導したり，改造ではなく介助機器の導入や福祉サービスの利用などで解決できることもある．また疾患の予後や介助者側の問題，生活環境の変化など前もって予測がつく場合，現在の状況と照らし合わせて最善の方法を選択するように努めなければならない．

IV. 各 論

1. 横断性脊髄炎

脊髄炎を定義する場合，脊髄実質の炎症によるものだけに限り，中毒や代謝疾患，血管障害，圧迫性疾患により脊髄症状を引き起こすいわゆる脊髄症とは区別されるのが一般的である．したがって横断性脊髄炎も，ウイルスや細菌などの感染による病変が脊髄横断面で全域に及んだ感染性脊髄炎としてとらえられるべきであるが，広義の横断性脊髄症も含んで考えられることも多い[3]．

1) 病 因
感染性，アレルギー性のほかに脱髄性，血管性，腫瘍性など多岐にわたる．

2) 症 状
障害部位以下の運動・感覚麻痺，深部反射亢進，病的反射の出現，膀胱直腸障害を示す．急性の場合は脊髄ショック期を経る．根性疼痛や背部痛がよくみられる．障害部位は胸髄レベルが多く，対麻痺を呈することが多い[15]．

3) 治 療
原因疾患の治療が基本となる．圧迫性疾患の場合，外科的治療を考慮することになる．

4) 理学療法のポイント
痙性対麻痺あるいは四肢麻痺へのアプローチとなる．早期から関節可動域維持・改善，筋力維持・増強から開始し，残存レベルに応じたADL

能力の向上・獲得を目指す[15]．痙性や疼痛のコントロールも重要である．また膀胱直腸障害に関して本人および家族に対しても指導が必要となる．

2. 脊髄空洞症

脊髄空洞症とは，何らかの原因で脊髄に空洞が生じることにより，元来脳や脊髄への衝撃吸収や栄養補給などの機能を果たす脳脊髄液の流れが障害され，脊髄を内側から圧迫するため，さまざまな神経症状や全身症状を呈する疾患である．

1) 病 態

小脳扁桃あるいはさらに小脳下部や延髄が，脳と脊髄の移行部である大孔を通って脊柱管内に下降偏位したChiari奇形を伴うものが多い．そのほか脊髄外傷後，脊髄くも膜炎後，脊髄腫瘍に伴うもの，および特発性のものがある．

かつてはほとんどがChiari I型奇形(小脳扁桃の下垂のみ)に合併する20～30歳代の疾患とされていたが，画像診断技術の進歩に伴い，全年齢に生じる多様な病因に基づく病像として認識され，また脊髄損傷者の機能障害や筋力低下，社会的不利の増悪因子としても注目されている[16]．

2) 症 状

Chiari II型奇形(延髄・第4脳室・小脳虫部の下垂)の場合は，水頭症や二分脊椎を合併していることが多く，二分脊椎による両下肢麻痺，膀胱直腸障害の重層化と側弯の進行，上肢麻痺を呈する[17]．

Chiari I型奇形に伴う場合は，その多くが上肢の解離性感覚障害(温痛覚消失，触覚・深部感覚正常)が初期症状となる．通常一側あるいは両側の手・前腕部より出現し，徐々に胸背部に拡大していき，いわゆる"宙吊り型"の分布をとる．運動障害も緩徐に進行し，上肢は肩関節周囲筋のほか手内筋などに，下肢は股関節周囲筋に筋力低下や筋萎縮が生じるが，下肢よりも上肢が重度である．自律神経症状としてHorner徴候，発汗低下を示す．また神経原性関節症(Charcot関節)が起こることも多い．

空洞形成が脳幹部に及ぶ場合(延髄空洞症)やChiari奇形により脳幹部が圧迫された場合，顔面の温痛覚脱失や舌萎縮，構音障害，嚥下障害などがみられ，摂食時や栄養状態などに十分な管理が必要となる．

外傷後脊髄空洞症では，その主訴の多くは非麻痺域の疼痛であり，運動麻痺，感覚麻痺，反射に変化が現れる．外傷性脊髄損傷の不全麻痺に伴う脊髄空洞症で麻痺の増悪がみられ，不全麻痺がほぼ完全麻痺になることもある[17]．

3) 治 療

保存療法のほか，外科的に大後頭孔拡大術，空洞－くも膜下腔短絡術などがある．

4) 理学療法のポイント

症状の変化に注意を払いながら，拘縮の予防と筋力の維持，移動・ADL能力の維持に努める．麻痺が進行してきたケースでは神経症状に適した生活パターンを獲得させ，そのために必要でかつ可能な動作パターンの学習，生活環境の整備，自助具などの工夫が必要となる[17]．上肢の解離性感覚障害のため，擦過傷や火傷などの皮膚損傷に十分気をつける．

3. 脊髄血管障害

脊髄血管障害は脳のそれと比較して少なく，脊髄血管奇形によるものと脊髄梗塞がそのほとんどである．

1) 脊髄血管奇形

(1) 病 態

脊髄動静脈奇形と脊髄動静脈瘻に大別できる．最も一般的に発現するのは胸髄背側である．静脈うっ血による血流障害，塊状病変としての脊髄圧迫，破裂して脊髄くも膜下出血などを引き起こす．

(2) 症 状

臨床像はさまざまである．血流障害により膀胱障害を伴った慢性進行性の脊髄症状をきたすほか，圧迫性の場合は進行性亜急性脊髄障害あるい

は解離性感覚障害，髄節性筋力低下を伴った脊髄症状を示す．動静脈瘤破裂によるくも膜下出血では，突然の背部痛にて発症する．

（3）治療
人工塞栓術および外科的治療がある．

（4）理学療法のポイント
障害部位によって出現する症状はさまざまであるため，髄節性症状や脊髄症状として現れる疼痛や運動麻痺，感覚麻痺，筋緊張異常などを評価し，進行性の場合はそれらの変化に十分注意する．

2）脊髄梗塞（主に前脊髄動脈症候群）

（1）病態
原因としては，大動脈瘤や大動脈への外傷・手術的侵襲といった脊髄外血管の閉塞によるもの，脊髄内血管における血栓や血管炎による閉塞，腫瘍による圧迫などがある．脊髄の腹側2/3を栄養する前脊髄動脈の閉塞により起こる前脊髄動脈症候群の頻度が高く，後脊髄動脈症候群は低い．

（2）症状
前脊髄動脈症候群では，脊髄の腹側2/3，つまり後索以外の白質とほとんどの灰白質が障害される．梗塞部位以下の温痛覚障害を伴った対麻痺あるいは四肢麻痺を呈し，後索症状である触覚，位置覚，振動覚は保たれた解離性感覚障害が起こる．膀胱直腸障害も出現し，錐体路徴候も陽性となる．

（3）治療
保存的対症療法が主で，高圧酸素療法を行う場合もある[3]．

（4）理学療法のポイント
触覚・位置覚が温存された対麻痺あるいは四肢麻痺に対するアプローチとなる．不全麻痺で運動機能の回復が望める場合，触覚と位置覚の機能が残存していることが歩行能力獲得時に有利ともなりうる．さらに温痛覚がある程度残存しているケースでは，実用歩行に関して予後が良好である．これは，温痛覚が残存しているということは，外側脊髄視床路が温存されているということであり，それと隣接する皮質脊髄路も同様に温存されている可能性があるということである[6]．

（濱田哲郎）

引用・参考文献

1) Russell RWR, Wiles CM 編（高橋 昭 訳）：機能解剖学と検査．神経病学，第1版，南江堂，東京，1987，9-56.
2) 山岸正明：脊髄，馬尾，神経根の解剖・生理と機能障害．新図説臨床整形外科講座第2巻 脊椎・脊髄（金田清志 編），第1版，メジカルビュー社，東京，1996，38-52.
3) 田代邦雄：脊髄疾患，脊椎疾患．標準神経病学（水野美邦，栗原照幸 編），第1版，医学書院，東京，2000，111-139.
4) 河邉香月：排尿のメカニズム，神経因性膀胱の原因，分類，診断・治療の原則．臨床リハビリテーション 排尿排便障害・性機能障害（岩倉博光，岩谷 力，土肥信之 編），第1版，医歯薬出版，東京，1990，1-25
5) 牛山武久：脊髄損傷患者の尿路管理．臨床リハビリテーション 排尿排便障害・性機能障害（岩倉博光，岩谷 力，土肥信之 編），第1版，医歯薬出版，東京，1990，47-67.
6) Bromley I（荻原新八郎 訳）：脊髄不全損傷．四肢麻痺と対麻痺，第2版，医学書院，東京，1999，152-178.
7) 真野行生：脊髄の障害．リハビリテーション神経学（福井圀彦 編），第1版，医歯薬出版，東京，1984，204-237.
8) 大橋正洋：脊髄損傷の機能障害と能力障害の評価．脊椎脊髄，9(3)：181-185，1996.
9) 全国PT・OT学校養成施設連絡協議会理学療法部会九州ブロック会：脊髄損傷．日常生活活動（ADL），第1版，神陵文庫，兵庫，1999，161-182.
10) 石田 輝：胸腰椎損傷患者に対するリハビリテーションのゴール設定．脊椎脊髄，16(4)：457-463，2003.
11) 徳弘昭博：対麻痺者の歩行と歩行訓練の意義．脊椎脊髄，7(4)：259-265，1994.
12) 谷津隆男：頸髄損傷者に対するリハビリテーションのゴール設定．脊椎脊髄，16(4)：450-456，2003.
13) 藤林英樹：在宅ケアの基礎．図解理学療法技術ガイド（石川 齊，武富由雄 編），第1版，文光堂，東京，1999，1026-1030.
14) 飛松好子ほか：重度障害への挑戦―病院から自宅へ―．臨床リハ，4(4)：368-370，1995.
15) 小島 進ほか：横断性脊髄炎．神経・筋疾患のマネージメント―難病患者のリハビリテーション（加倉井周一，清水夏繪 編），第1版，医学書院，東京，1997，84-87.
16) 佐直信彦：麻痺レベルの増悪―脊髄空洞症．臨床リハ，6(12)：1167-1171，1997.
17) 飛松好子：脊髄空洞症．臨床リハ，5(1)：54-58，1996.

I. 疾患別理学療法

9. 脳性麻痺

I. 脳性麻痺概説

1. 脳性麻痺の定義

はじめに脳性麻痺の定義を確認する．脳性麻痺についての研究は古く，さまざまな視点で行われてきた．しかしその定義が世界的に一致したものであり続けたわけではなく，若干の変遷がみられる．

わが国において採用される脳性麻痺の定義としては，1968年に厚生省研究班が定めた「脳性麻痺とは，受胎から新生児期（生後4週間）までの間に生じた脳の非進行性病変に基づく，永続的なしかし変化しうる運動および姿勢の異常である．その症状は満2歳までに発現する．進行性病変や一過性運動障害または将来正常化するであろうと思われる運動発達遅延は除外する」が最も一般的である．ここでは病因発生の時期を限定し，さらに進行性病変や一過性の障害を除外しており，随伴症状については触れていない．

2. 脳性麻痺の発症原因

脳性麻痺の発症原因をその時期で分類すると，出生前，出生時，新生児期に分けられる．このなかで胎生期に原因がある場合，多くはきわめて重症であるといった指摘もあり，また周産期に起因する脳性麻痺の発生率が低下するなか，胎生期に原因があると思われるものは減少していないとの報告もある[1,2]．

出生時・新生児期の原因では，分娩異常，新生児期の異常，その他に分類され，分娩異常は分娩時機械的損傷によるもの，低酸素症または仮死等に分類されるとしている．なお現在では，分娩時機械的損傷は激減していると報告されている[3]．

新生児期の異常では[3]，低出生体重児，高ビリルビン血症，感染症による脳障害，新生児痙攣，その他の新生児期の異常に分類されるとしている．このなかで，交換輸血が普及した20年ほど前から高ビリルビン血症による重症心身障害児の発生はほとんどみられなくなった．一方，500g以下の新生児でさえ生存可能となった現在，重篤な脳障害を残す例も少なくない．重症心身障害児の原因として，低出生体重児の占める割合の増加が指摘されている．

脳性麻痺発生率は約1/1,000とされており，周産期医療の発達とともに減少傾向にあったが，1981年以降増加の傾向を示すと報告されており，同時に障害の重度化も指摘されている．石井らの調査[4]では，1986年以降有病率が増加傾向にあることを同様に指摘している．有病率の上昇傾向について，スウェーデン，デンマーク等先進諸国の調査結果からも同様なことが指摘されており，この原因として，周産期医療の進歩によって，極未熟児の死亡率が減少する一方，未熟児脳性麻痺を増加させているとの指摘もある[4]．

3. 脳性麻痺の障害構造

近年，脳性麻痺の重複化が指摘されており，脳性麻痺を単純な運動機能の問題としてとらえることが困難となってきている．具体的には，日常生活活動の自立度の低下があった場合，その要因と

して運動機能に加え，知的障害，てんかんの有無，関節可動域制限などの随伴症状，あるいは対象者を取り巻く環境などさまざまな側面から評価し，障害構造を明らかにしていく必要がある．

中原ら[5]は痙直型脳性麻痺を対象として，基本的ADL（食事，排泄，着脱行動）の自立に関連する要因について検討した結果，ADL自立度に影響する要因として，知的発達年齢と姿勢反射の獲得状況を指摘している．ADL項目が自立するためには，上肢保護伸展反応が陽性であることが重要であるとしている．また，知的発達年齢については，食事行動では12カ月，排泄行動と着脱行動では3歳以上であることが重要であるとしている．

また染矢ら[6]は，運動発達年齢および認知・適応領域の発達とADL自立度の関係について検討している．その結果として，食事，排泄，更衣動作は上肢運動発達年齢が約30カ月で自立，入浴動作は約58カ月で自立するものが多かったとしている．また移動動作では，独歩の場合は下肢運動発達年齢が約20カ月，車いすの場合では10カ月が自立のために必要としており，最後に全般的なADL自立において認知・適応領域の発達が2歳半程度を越えている必要があるとしている．

基本動作に関する分析では，背臥位から腹臥位までの寝返りが可能となるための条件は知的発達年齢5～7カ月で巻き戻し反応陽性，肘這いが可能となるためには知的発達年齢5～7カ月で前方保護伸展反応陽性，四つ這い移動が可能となるためには知的発達年齢8～9カ月で側方保護伸展反応陽性となっていた．つたい歩きが可能となるには，知的発達年齢10～11カ月で前方もしくは側方の立位平衡反応陽性，独歩が可能となるのは，知的発達年齢10～11カ月で後方立位平衡反応陽性が条件となっていた．また臥位からの起座では，知的発達年齢8～9カ月で側方あるいは後方の保護伸展反応陽性を条件としており，起立では，知的発達年齢10～11カ月で側方立位平衡反応陽性であればものにつかまって，後方立位平衡反応陽性であればものにつかまらずに起立可能と報告している[7]．

ここに示した研究はADL，粗大運動，姿勢反射，知的状態といった概念間の関係について分析したものである．中村も示すように，障害構造は複雑であり，これ以外のさまざまな要因がかかわるであろうことを無視することはできない[8]．ただADL，粗大運動，姿勢反射，知的状態は障害の骨格を形作る概念であり，合併症，環境要因などの要因が個々の対象者によってその重さ変えて影響するといったようにとらえることができるだろう．

4. 脳性麻痺の経年的変化

人は非常に未成熟の状態で生まれ，成長に伴いさまざまな機能が完成されていく．運動面だけを取り上げても，出生時，立位保持も座位保持も自力では行えず，安定して頭部を空間に保持することすらできない．正常発達では，約1年で歩行可能な段階へと変化する．

これに対して脳性麻痺は，人の発達段階に伴って明らかとなる障害である．このために状態が極重度なものを除き，早期に障害の有無を判断することは容易ではない．姿勢反射，運動発達年齢から発達の遅れを見出そうとする方法もあるが，ここで明らかにしようとしているのは，対象児が将来的に正常発達の範囲内で変化しうるか，あるいはこの範囲から逸脱する可能性があるかである．この点は非常に重要であり，将来像を予測し，理学療法としての介入の指標としなくてはならない．

発達段階での介入はその効果を明らかにすることが困難であることは知られているところであるが，将来像の予測なしに介入効果を云々することはできない．

II. 評　価

1. 日常生活活動評価

1）日常生活活動評価

日常生活活動（Activities of Daily Living）評価は，日常をどのように送っているかであり，それがどの程度自立して行われるか，またはどの程度介助が必要であるかが焦点となる．日常生活自立度向

上は他疾患と同様に，脳性麻痺の場合であっても理学療法プログラムにおける最終的な目標となる．このことをふまえ，評価は単に自立度を点数で示すことにとどまらず，日常生活における人的あるいは物理的要因を含め評価する必要がある．また脳性麻痺では，運動機能の特徴から通常はありえない特殊な方法で動作を行う場合も多く，どのような運動様式で動作を行っているかの記録も重要である．

2）評価方法

評価方法としては，(1) Barthel Index[9]，(2) WeeFIM (Functional Independence Measure for Children)[10]等があげられる．ただし脳性麻痺では，ADL評価について単純に自立の程度を記録するだけでは十分とはいえない．脳性麻痺では動作の様式は一定ではない．機能的には自立不可能と考えられる対象者であっても，動作の工夫，機器の利用などによって自立する場合も少なくない．こうした動作のバリエーションを記録することは，対象者がどのような方法であれば動作を自立することが可能なのか，貴重な情報を提供することになる．

2. 運動発達

1）運動発達評価

脳性麻痺における運動および姿勢の異常は，対象児の成長とともに明らかとなる．つまり，成長の過程で運動と姿勢の状態が正常な範囲での変化を逸脱している場合に，初めて脳性麻痺と判断される．この点から運動発達評価は重要であり，正常発達を参考として対象児の発達がどの段階にあり，明らかな遅れが認められるか否かが焦点となる．同時に，理学療法プログラム作成において対象児が次に目標とすべき運動段階が何であるのかを示すものともなる．

2）評価方法

評価方法としては，(1)デンバー式発達スクリーニング検査 (Denver Development Screening Test)[11]，(2) Bobathによる「乳児の運動発達表」[12]，(3) Johnsonによる運動年齢検査表 (表1；下肢運動発達年齢評価表)，(4) Gross Motor Function Measure (GMFM)[15]等があげられる．

3. 姿勢反射

1）姿勢反射評価

姿勢反射評価について，第一に，各姿勢反射の状態が経年的に変化する点が前提となる．正常発達についての研究で，この変化は一定幅のなかでおおむね同様であることが知られている．変化は中枢神経系の成熟過程に沿うものとするならば，正常発達を基準として対象児の成熟の程度を評価しうることになる．もし対象児に中枢神経系の成熟過程に異常が存在するならば，出生からの経過時間（週齢，月齢あるいは年齢）において観察される反射が，正常発達において観察される状態から逸脱することが考えられる．Vojtaの乳児運動発達の評価方法は，こうした変化を基本として乳児の運動発達を評価しようとする方法といえる[16]．

第二に，姿勢反射は本来統合され，協調して姿勢を調節している．ところが脳性麻痺の場合，その協調性が崩れ，本来抑制され表面に観察されることがない姿勢反射が強く作用し，このために姿勢の制御が逆に乱されている場合がある．これはVojtaでは異常反応として示されるものであり，Bobathでは異常姿勢反射としとしてとらえている．

以上のように，姿勢反射を評価することは対象児の状態を知るうえで大きな意味をもつ．しかも反射は意識的な操作が関与しにくい段階での現象なので，検査場面において検者の指示を理解できない乳児，あるいは重度の知的障害児についてもほぼ同様の検査結果を得ることができる点からも，評価手段として有効である．

Milani[17]は，出生から2歳までの乳幼児に観察される姿勢反射の変化と，これと同時に進行する運動能力の変化を運動発達評価表としてまとめている（図1；Milani-Comparettiによる姿勢運動発達検査表）．評価表では，姿勢反射の経年的な変化と，これに伴う基本動作の変化を同一表に整理し，その関係を示している．運動発達評価表は，

表1　運動年齢（下肢）検査表

月数	検査項目	点数
4	よりかかっておすわり（両下肢の位置はどうでもよいが検者が認められる程度壁などによりかかって座っている）	2
	首のすわり（身体をまっすぐにして頭を上げて保つ，頭が前後に傾くようなことがあってもすぐ上げられる）	2
7	おすわり（1分以上）（全然介助なしで座る，床に手をつけてもよいが体幹は45°以上傾いてはいけない．頭および脚の位置はどうでもよい）	3
	寝返り（両側へ1回転以上）	1
10	つかまり立ち（30秒以上）（片手または両手で物につかまり立っている，もたれてはいけない）	1
	はいはい（1分間に1.8m以上）（いざりばいでもなんでもとにかく自分で移動すればよい）	1
	四つばい（15秒間に1.8m以上）（手膝4つを交互に動かして移動，カエルとびは不可）	1
12	つかまって立ち上がり（自分で物につかまって立ち上がりそのまま立位を保つ．つかまるものにもたれてはならない）	1
15	歩行と立ち止まり（5，6歩歩いて立ち上がり，また歩き出すことができる）	3
	かけあし（15m転ばないで）	1
18	階段を昇る（標準階段15m　6段をはう，立つ，手すりにつかまるなど，どんな方法でもよいからひとりで昇る）	1
	肘かけいすに腰をかける（介助なしで歩いて行ってかけることができる）	1
21	階段を降りる（検者が患者の片手をもちバランスのみを支えてやる）	1.5
	階段を昇る（両手または片手で手すりにつかまって可，肘や胸を手すりにかけてはならない）	1.5
	走る（普通のランニング）．15mを転ばないで	1.5
24	階段を降りる（両手または片手で手すりにつかまって可，肘や胸をもたせかけてはならない）	1.5
	両足同時にその場でジャンプ	6
30	両足交互に階段昇降（介助なしで6段）	3
	台よりとび降り（15cm台から両足そろえバランスを保つ）	3
42	片脚立ち（2秒間，片方できればよい）	6
48	走り幅とび（助走1.8mで30cm以上とび両足同時に地につけてバランスを保つ）	3
	その場とび（15cm以上とびバランスを保つ）	3
54	片脚とび前方へ4回（片方できればよい）	6
	交互に片脚とび（スキップ）．3m以上	2
60	片脚立ち（8秒間）．片方できればよい	2
	線上歩行（2.5m幅の線上に足底の一部がかかっていればよい）	2
72	30cm台からとび降り，接地の際つま先からつき，バランスを保ちながらかかとを降ろす	6
	目を閉じて片脚立ち（最初一側で立ち，他側に変えるときも目を閉じたまま行わねばならない）	6
	合計得点（運動年齢）	M

（北原　佶，1996[13]）

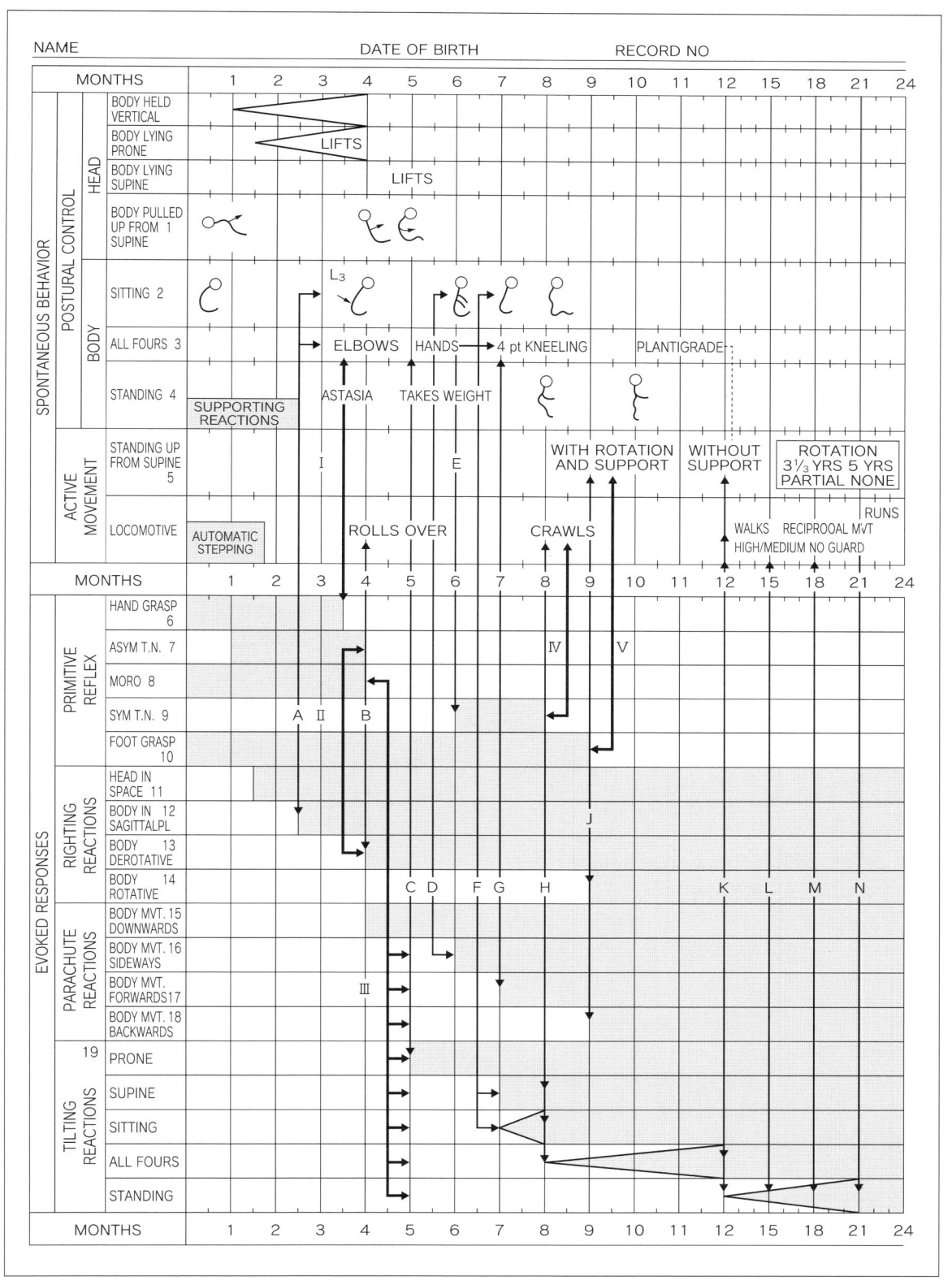

図1 Milani-Comparettiによる姿勢運動発達検査表（Milani-Comparetti A, 1967[17]）

上段に運動発達が，下段に姿勢反射の状態が示され，これらの関連性がまとめられている．この関係から，評価対象となる児の運動発達の状態を把握しようとするものである．たとえば，座位，立位姿勢を保つために必要な反射として，立ち直り反応，保護伸展反応，傾斜反応をあげ，逆に生後長期間表面に現れて続けると運動発達を阻害する反射として原始反射を示している．これら，ここの反射と運動発達の関係について重要かつ本質的な関係について矢印（太線および細線）で示してある．矢印細線は，特定の反射の存在が特定の運動動作の出現に必要であることを示している．太線での矢印線は，特定の反射の抑制が動作の出現に必要なことを示している．

なお，Milani は姿勢反射と運動発達の関係から児の機能障害の状態を把握しようとしたが，同様に姿勢反射の獲得状況から歩行能力を予測しようとする研究が，Bleck，江口らにより進められてきている[18,19]．

2）評価方法

（1）陽性支持反応（positive supporting reaction）

Magnus によれば，足底あるいは足趾に対する圧刺激により支持反応が生じると，屈筋群，伸筋群の両方に同時収縮が起こることにより，関節が強く固定される反応としている[14]．

（2）緊張性迷路反射（tonic labyrinthine reflex）

臥位で検査する．刺激は腹臥位，背臥位の姿勢そのものである．反応としては，腹臥位では四肢および頸部，体幹の屈筋の緊張が高まり，背臥位では逆に伸筋の緊張が高まるとされている[17,21]．

（3）非対称性緊張性頸反射（asymmetrical tonic neck reflex）

背臥位で実施し，頭部を体幹に対して回旋させたときの上下肢の状態を観察する．陽性反応は，顔面側上下肢が伸展し後頭部側上下肢が屈曲する反応[21]．

（4）モロー反射（Moro reflex，Moro reaction）

対象児を背臥位として検査する．誘発方法として最も効果的なのは，頭部を後方に倒す方法である．このとき反応として，はじめ肘関節伸展，肩関節外転，手指を開き，続いて上肢屈曲位に戻る．

（5）対称性緊張性頸反射（symmetrical tonic neck reflex）

Magnus の動物による実験では，四つ這い位で，頭部を挙上すると前肢を伸展し後肢を屈曲する姿勢となり，逆に頸部を前屈すると前肢を屈曲し後肢を伸展する姿勢は誘発されるとしている．この姿勢が対称性緊張性頸反射の典型的な姿勢であるが，人の場合は頸部を前屈すると四肢の屈筋が促通され，頸部を後屈すると四肢の伸筋が促通される，とされる報告もある[17]．

（6）足底把握反射（foot grasp reflex，plantar grasp reflex）

対象児の足裏を検者の母指で圧迫すると，足趾はあたかも目的物を把握するように屈曲する[21]．

（7）空間での頭部の立ち直り反応（head righting reaction）

空間での頭部の立ち直り反応は，迷路性の頭部の立ち直り反応（labyrinthine head righting reaction）と視覚性立ち直り反応（optical righting reaction）の2種類に分けられる．

迷路性の頭部の立ち直り反応は，対象児を目隠しし，前額面の反応では骨盤を保持して空間に体幹・頸部垂直位とする．この姿勢から左右に体幹を傾ける．反応は，頭部を垂直に保とうとして，頸部が体幹と逆方向に側屈する．矢状面の反応では，児を腹臥位あるいは背臥位で空間に保持する．このとき，頭部が腹臥位では後屈，背臥位では前屈して頭部垂直位を保とうとする[21]．

（8）矢状面での体幹の立ち直り反応（ランドー反応）（sagittal trunk righting reaction）

Milani によれば，対象児を腹臥位にした場合，脊柱が伸展し，股関節が伸展する反応としている．この反応は，頭部の立ち直り反応など複数の反応が複合されたものと考えられる[21]．

（9）巻き戻し反応（derotative righting reaction）

〔Milani は，頸性立ち直り反応（neck righting reaction acting on the body）と体に作用する体の立ち直り反応（body righting reaction acting on the body）をまとめて，巻き戻し反応として扱っている〕．

背臥位で実施し，頭部を一側方向へ回旋させた

ときの，頭部に対する体幹および下肢の状態（立ち直り方）を観察する．陽性反応は，頭部を一側に回旋すると両下肢が屈曲し，胸部，腰部，下肢が分節的に回転して頭部と体幹が一直線に並ぼうとする反応．陰性反応は，この陽性反応が現れないか，あるいは頭部の回旋とともに丸太状に体幹が一塊に回旋する場合とする．この検査方法はいわゆる頸性立ち直り反応（neck righting reaction acting on the body）であり，体に作用する体の立ち直り反応（body righting reaction acting on the body）の検査方法は，対象児を腹臥位として一側下肢を屈曲し，体幹を横切って他側へ誘導して骨盤を回旋させる．これに伴って体幹，頸部が分節的に回旋する．

（10）下方への下肢の保護伸展反応（downward parachute reaction）

対象児を体幹で空中に保持し，この位置から急激に垂直下方へ下ろす．これによって股関節の外転，外旋，膝関節伸展，足関節背屈が起こる．Milaniによれば，生後4カ月で出現するとしている．

（11）側方保護伸展反応（sideways parachute reaction）

座位をとらせ側方（左右）に傾けたときの上肢の状態を観察する．反応は，傾いた方向の床面に上肢が伸展し，転倒を避けようとする．この反応は座位を保持することが可能となるために必要な反応とされており，Milaniは生後6カ月ごろに出現するとしているが，出現は8カ月ごろであり，前方保護伸展反応の出現が先であるとの報告もある[21]．

（12）前方保護伸展反応（forward parachute reaction）

座位をとらせ前方に傾けたときの上肢の状態を観察する．反応は，前方に上肢が伸展し，転倒を避けようとする．検査方法として，水平腹臥位に保持し，上部体幹を急激に下方へ倒すという方法もある[21]．6カ月ごろに出現する．

（13）後方保護伸展反応（backwards parachute reaction）

座位をとらせ後方に傾けたときの上肢の状態を観察する．反応は，後方の床面に上肢が伸展し，転倒を避けようとする．この反応は側方，前方保護伸展反応とともに，座位を保持することが可能となるために必要な反応とされている．10カ月ごろに出現する．

（14）平衡反応（equilibrium reactions in standing position）

中島はWeiseによる定義を引用して，平衡反応について「体を支える支持面の傾斜角度が変化し，体の重心が移動した時，体全体の正しい姿勢を保つための反応を平衡反応といい，瞬間瞬間に変化する支持面の傾斜に適応するものである」としている[20]．このように平衡反応は定義自体あまり限定的な意味をもっておらず，研究者によってその示す範囲が若干異なる．Milaniは保護伸展反応と平衡反応を分けて整理し，保護伸展反応はより原始的な反応としている．しかしMarylouは平衡反応を保護反応，傾斜反応，姿勢固定反応に分けて整理し，保護伸展反応は保護反応に含め，また傾斜反応をも平衡反応に含めている．

具体的な反応として中島，Bleck，Gunsolusらは，立位平衡反応について以下のように説明している[22,23]．立位において後方から外力が加わると，下腿三頭筋に収縮が起こり，爪先立ちになって重心線を前足部に移し，転倒を防ごうとする．また前方からの外力では足趾背屈，足関節背屈が起こり，重心線を後方に移す．さらに側方からの外力では，外力が加わった側の反対側の下肢への体重移動が起こる．このとき体重が移動した側の足関節は内反し，足の外側部で体重を受けて転倒を防ごうとする．外力が大きく，さらにバランスが崩れたときは，下肢を踏み出して転倒を防ぐ．このとき，側方からの外力で重心移動した側の下肢を踏み出す反応を踏み直り反応（hopping reaction），下肢を交叉して外力が加わった側の下肢を踏み出す反応をstepping reactionとする．なおMaryらはこの2反応を区別せず，hoppingとしている[21]．前後の外力による反応では踏み直り反応として，hoppinng, steppingの区別はないとしている．

① 前方立位平衡反応（forwards equilibrium reactions in standing position）

両下肢に体重を負荷して立位に保持し，前方に傾けたときの下肢の動きを観察する．正常児の運

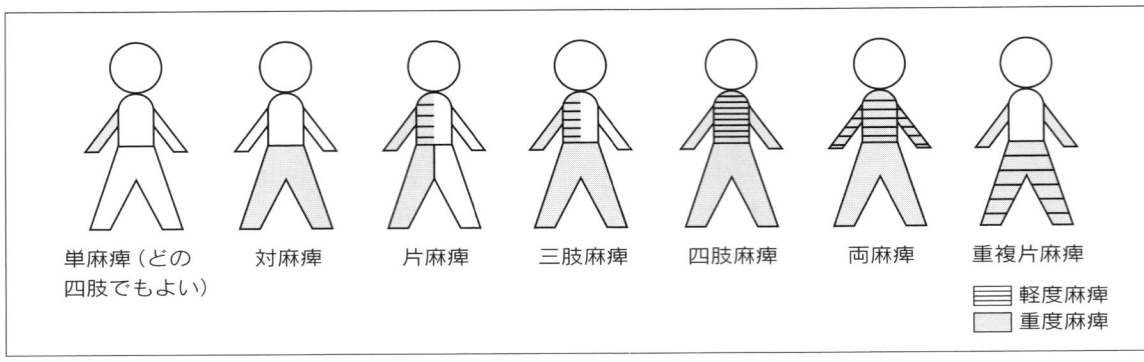

図2 脳性麻痺の分類（津山直一，1985[27]）

単麻痺（どの四肢でもよい）　対麻痺　片麻痺　三肢麻痺　四肢麻痺　両麻痺　重複片麻痺

軽度麻痺
重度麻痺

動発達では生後10カ月ごろ出現する．

② 後方立位平衡反応(backwards equilibrium reactions in standing position)

両下肢に体重を負荷して立位に保持し，後方に傾けたときの下肢の動きを観察する．

正常児の運動発達では生後12カ月ごろ出現する．

③ 側方立位平衡反応(sideways equilibrium reactions in standing position)

正常児の運動発達では生後15～18カ月ごろに出現する．

4. 知的状態

1) 知的状態の評価

知能というと，その指標としてIQを用いることが多い．IQはMA（精神発達年齢）/CA（暦年齢）×100で計算される．多くの子供の心理機能に関する発達の到達経過は，さまざまな調査からすでに基準となる値が明らかにされてきている．これを利用し対象児の心理機能の発達様相を知ろうとするものである．このことで，同年齢集団における位置を知ることができる．

ここで示されるのは，同年齢集団のなかでの遅れであり，発達のスピードの異常である[24]．つまり同じIQであっても，5歳児のIQ80と10歳児のIQ80ではその情報処理能力は大きく違っている．脳性麻痺を対象とした場合，非常に経過の長い障害であり，発達のスピードの異常だけでは十分な資料となりにくい．日常生活活動自立度を考えた場合，問題となるのは発達のスピードではなく，情報処理能力といえる．このように，重要なのはIQよりむしろ精神発達年齢と考えられる．

同時に，検査方法に関する問題点も重要である．知能検査は，通常，言語もしくは動作により対象児から答を得なくてはならない．脳性麻痺児の場合，運動機能に障害があり，このために本来もっている能力が検査場面で十分に発揮されない可能性が高い．

さらに他の問題点として，検査の対象年齢がある．田中・ビネー知能検査法の対象年齢は2歳～成人，WISC-R知能検査は6～16歳，WPPSI知能検査でも3～7歳となっている．WPPSIはWISC-Rの幼児版として開発されたものだが，「言語性検査の比重が高く発達の遅れが著しいものには向かない」とある[25]．

以上のように，脳性麻痺において知的状態を把握することは容易でない．そこで運動障害を伴う対象者でも，評価可能に開発された指標，また厳密には知能の評価とは定義できないが，対象児の発達全体の程度を測定し，このなかで知的状態を知ろうとするものが開発されている．

2) 評価方法

(1) 遠城寺式乳幼児分析的発達検査

遠城寺式乳幼児分析的発達検査は，精神面のみではなく身体的発達も含めた発達状況を分析しようとするものである．検査対象は0カ月から7歳6カ月までとなっている．検査項目は，移動運動，手の運動，言語発達，情意の発達，知的発達，社

会的発達の6領域に分かれ，発達段階に沿って配列されている．検査結果の整理は，領域ごとの発達年齢をプロフィール表に示すとともに，以下の式から領域別に発達指数（DQ）を算出する．

発達年齢（DA）／暦年齢（CA）×100＝発達指数（DQ）[26]

（2）津守式乳幼児精神発達診断法

津守式乳幼児精神発達診断法は，乳幼児の日常生活場面の観察に基づき発達診断を行おうとするものである．質問項目は運動，探索・操作，社会，生活習慣，理解・言語の5領域に分かれており，検査結果は発達年齢，発達指数を算出することも可能であるが，5領域の発達状況から発達輪郭表を描き，発達の特徴を把握することができる[26]．

5. 分類

脳性麻痺の分類に関して現在広く用いられている，American Academy of Cerebral Palsy の一部を紹介する[27]．脳性麻痺を評価する場合，対象児がどの分類に属するのかを把握しておくことは，児の将来像，合併症の可能性等を知るうえで重要である．

1）生理的分類（Physiologic）（脳性麻痺のタイプ）

(1) 痙直型（Spasticity）
痙性麻痺の兆候が存在することを特徴とする．
(2) 不随意運動型（アテトーシス型，アテトーゼ型）（Athetosis）
筋緊張が不安定で，一定の体位を保持できない．
　(2-1) 筋緊張性（Tension）
　(2-2) 非筋緊張性（Nontension）
　(2-3) ジストニー性（Dystonia）
(3) 固縮型（Rigidity）
(4) 失調型（Ataxia）
(5) 振戦（Tremor）
(6) 無緊張型（Atonia）
(7) 混合型（Mixed）
(8) 分類不能（Unclassified）

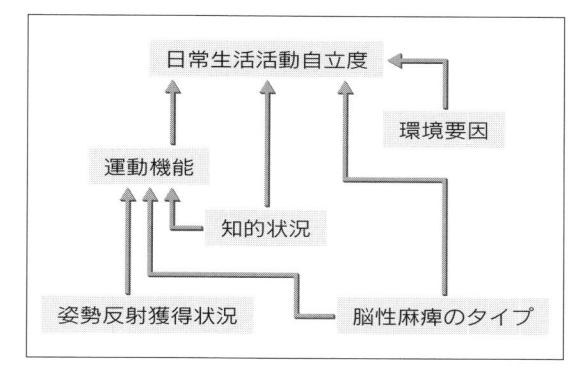

図3 障害構造モデル

2）部位的分類（Topographic）（図2）

(1) 単麻痺（Monoplegia）
(2) 対麻痺（Paraplegia）
(3) 片麻痺（Hemiplegia）
(4) 三肢麻痺（Triplegia）
(5) 四肢麻痺（Quadriplegia, Tetraplegia）
(6) 両麻痺（Diplegia）
(7) 重複片麻痺（Double hemiplegia）

6. その他の評価項目

脳性麻痺では，筋緊張の異常などが原因となり，二次的に関節可動域制限をきたす症例が非常に多い[28,29]．このため関節可動域制限の程度，および脊柱側彎程度を把握することは重要である．またその他摂食の状態，呼吸の状態についても，症状が重度な場合は重要な評価項目となる．

7. 評価の解釈

障害構造を知ることは，対象児の治療プログラムの作成段階において何をすべきか，対象児の何が変化させられるのか，到達目標をどのレベルに定めるべきなのかを知るうえで重要な指標となる（図3；障害構造モデル）．たとえばADL自立度を規定する要因として，運動能力と知的状態が考えられる．これに脳性麻痺のタイプを加えることもありうる．さらに運動機能をみてみると，姿勢反射が強い因子として考えられる．これに知的状態を加えて考えるべきだろう．知的状態はADL

自立度にも影響するが，座る，移動するといった基本動作においても，知的状態が影響すると考えられる[7]．もちろん運動機能に脳性麻痺のタイプが影響することも考えられる．関節可動域制限および脊柱側彎の影響についても考慮しなくてはならない．また ADL および運動機能にはさまざまな自助具，居住環境等の要因も深く関連しており，これらの存在も無視できない．最後に，これらの要因は経年的に変化することを前提として，変化のどの時点にあるのか注意して構造モデルを把握する必要がある．

ここに示した障害構造モデルは絶対的なものではない．基本的なモデルとして，現在ある研究報告をまとめてみたものである．今後新たな評価方法の開発により，上記以外の概念が登場することもありうる．概念間に新たな関係が見出されるかもしれない．もちろん，対象者個々に合併症など特殊な要因を考えなくてはならないこともありうる．こうした条件を理解したうえで，評価結果相互の関係を構造化して把握する努力が必要である．評価から治療への展開は，この評価結果間の関係において，介入して改善されうる点はどこなのか，対象者において本来発揮されるべき能力が発揮されていないのはなぜなのか把握し，この点に対してプログラムがなされるべきである．

III. 理学療法プログラム

1. プログラム立案の考え方

脳性麻痺における障害構造モデルを先に述べたが，このモデルを障害のレベル，つまり機能，活動・参加に当てはめて考えることができる．

脳性麻痺を対象として理学療法プログラムを立案する場合，個々の障害構造を把握することが重要である．これによって各レベルの障害がどのように関連しているのか理解することが可能となる．理学療法プログラムはこの障害構造を概観したうえで，短期および長期的なゴールを定め，このゴールに到達するために効果的な手法の選択がなされるべきである．つまり，プログラムが機能障害あるいは活動の制限といった特定の部分に注がれるのではなく，障害構造全体にわたって検討されるべきということである．ゴールは個々の状態，年齢，ニーズ等によって変化する．吉江は脳性麻痺におけるゴールについて，「患者が，随意的意図的運動を習得し，日常生活に活用し得ること」と述べている[30]．

短期的には機能に設定されることもありうるが，長期的には活動あるいは参加のレベルで検討されるべきである．

具体的なプログラムに導入される手技は現在さまざまに考案されており，ここで特定のものを取り上げることはしない．重要なのは，ここの手技が障害構造のどの部分へアプローチしようとしているものなのか理解しておくことである．そしてプログラム全体としては障害構造全体を概観するという立場から，特定の手技にこだわらず，各障害レベルに応じた方法を選択，組み合わせることによってより高いゴールへ，より効果的に到達する方法を考えるべきである．

寺山は脳性麻痺に対する方法について，neuromusclar approach と conservative therapy に分け，以下のように考察している[31]．1950 年代に欧米で行われるようになった Bobath, Fay らの方法が神経生理学的アプローチ (neuromusclar approach) であるが，こうしたアプローチに対して conservative therapy は従来の方法と定義できる．conservative therapy は患児に「克服意欲」をもたせ，「反復練習」を繰り返すものであり，比較的年長児を対象としていた．また brace, splint, belt などの機器の使用，外科手術なども含まれている．つまり，神経生理学的アプローチが脳性麻痺として「固定化してしまう」以前の幼少児を対象とし，その impairment に対して「正常化」を試みていく姿勢であるのに対し，conservative therapy は，脳性麻痺児の障害軽減を目標として，能力の「実用化」に挑戦していく方法といえる．寺山は conservative therapy の代表的として，Crothera, Phelps, 高木らの方法をあげている．浅田は Phelps の方法について，「他動運動から自動運動，抵抗運動へと正常児の発達段階に沿ってプログラムを進めていくもので，患者の協力が必要であり，年齢的な限界がある」としている[32]．

プログラムを選択するときの基準が2つ考えられる．第一は対象者の状態であり，具体的には障害の程度である．これは，先に述べた障害構造を概観したうえで，現在変化することが最も必要とされる点，訓練効果が最も顕著となるであろう点を見出しこの点についてのプログラムを立案する．

第二には，対象者の年齢があげられる．対象者の障害状態が同様であったとしても，年齢によって選択すべき方法は変えられるべきである．五味は，脳性麻痺に対する理学療法のアプローチとして，運動発達段階を漸次段階的に高めるプログラムを行い，年長児で知能がよい場合には随意的なリラクセーションを教え，リラックスした肢位からの随意運動をさせる方法もある，としている[33]．高橋によれば，脳性麻痺児といえども，出生時から脳性麻痺の症状を示しているわけではなく，生後3～4カ月ころから運動発達の遅滞を示し始め，発育につれて次第に異常な運動様式を示すようになり，生後1～2年までに完全な脳性麻痺の病状が明らかになるとしており，病像が固定する前に正しい運動様式を習得させることによって，運動障害をある程度軽度に食い止めることができるはずである，と述べている[34]．また浅田によれば，いわゆる conservative therapy のひとつである Phelps の方法では患者の協力が必要であり年齢の下限は3歳ごろである，としている[32]．また江口は，乳幼児期は正常運動機能発達に重点がおかれていて，これに ADL 上の習得を加味してゆくのであるが，この場合，対象児の運動機能と知的状態に適した ADL を少しずつ自分で行えるように指導すると述べている．またこのとき対象者の状態によって介助法や器具の検討も行うとしている[35]．

ところで Molnar は，「痙直」の傾向を示す脳性麻痺では生活年齢2歳を過ぎると姿勢反射の高次化が起こらないと報告している[36]．新田の調査でも，姿勢反射については6歳を過ぎて変化するものはみられなかった[37]．これらの報告は，脳性麻痺の障害構造に大きな影響を及ぼす姿勢反射が，脳性麻痺であっても一定の年齢で向上的な変化がみられにくくなることを示唆するものである．

このことは，理学療法プログラムにおいて選択される方法が年齢とともに変化されるべきことを示すものといえる．つまり，対象者の状態が非常に似たものであったとしても，0歳児の対象者と30歳の対象者ではおのずとプログラムは変化されるべきであり，同一の対象者に対して，人生を通して同一のプログラムが提供されることのないよう考慮されなくてはならない．これらは脳性麻痺に対してはまず運動発達を促すことを目的として方法が選択され，一定の年齢を待って ADL に直接かかわる方法へ移行すべきであることを示している．

2. 機能障害へのアプローチ

特定の方法についての説明は行わず，機能障害へのアプローチの考え方のみを述べることにする．

機能障害へのアプローチは，2つの視点から考えることができる．第一は，姿勢反射の獲得状況に着目し，現在の状態を把握し獲得が遅れている部分があったとすれば，獲得を阻害しているのは何なのか検討し，姿勢反射の向上的な変化を促そうとするものである．

アプローチは，主に原始反射を抑制し，立ち直り反応および平衡反応を引き出すことに焦点が当てられる．抑制は，反射を誘発する刺激をできるかぎり排除することによって行われる．また立ち直り反応および平衡反応を引き出すためには，繰り返し反応を引き出すための刺激を与えることになる．運動発達は，通常，乳幼児が通常の生活のなかで経験する刺激に対応する形で徐々に変化させていく．脳性麻痺は機能障害のために運動が制限され，このために自然な経験が極端に少ない状態となっていることが考えられる．そこで意図的にある種の刺激を作り，対象児に負荷する方法をとる．これによって，立ち直り反応，平衡反応等の出現が促される．具体的にどの反射がどの反応の出現を阻害するかは，Milani-Comparetti による姿勢運動発達検査表が参考となる．

機能障害へのアプローチの第二視点は，運動発達の段階に沿って粗大運動をより高度なレベルの

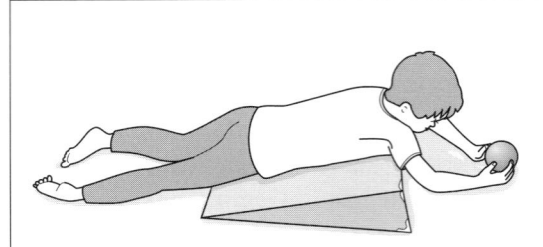

a：腹臥位：三角マット，ロール等を利用し，上部体幹を伸展位肘立て位とし，頭部挙上を促す．

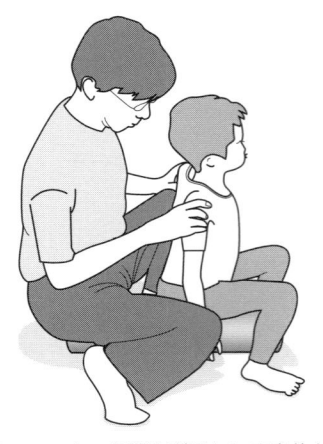

b：座位：ロール，台等を利用しいす座位とする．このとき両下肢に体重が負荷されていることを確認．側方へのバランス変化への適応を促す．円背が顕著な場合は両肩を後方へ引き，体幹伸展を促す．

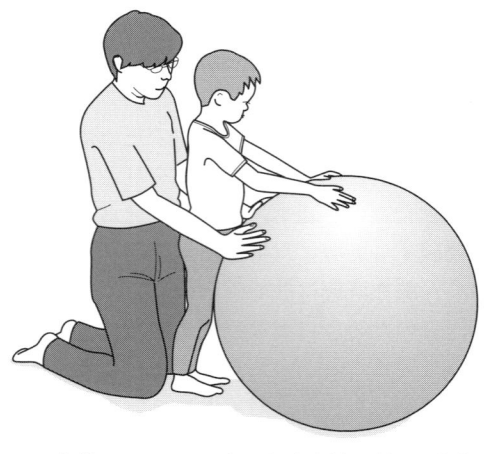

c：立位：バルーン，机，起立台等を利用し立位とする．骨盤，膝を操作し両下肢に体重負荷するとともに，左右，前後へのバランス変化へ適応を促す．

図4 各姿勢設定

ものへと引き上げようとするものである．五味は，運動発達段階を向上させる方法として以下のように述べている[33]．「正常児の発達過程に準じて，脳性麻痺児の現在の段階から一歩向上するための条件づけをする．すなわち，歩けないからといってただちに歩行指導をするのではなく，首のすわり，寝返り，座位の保持，四つ這い保持と四つ這い移動，立位保持と起立という段階的なプログラムを現在の能力に応じて順次進めていく．ここでは，正常発達の順序性を知ったうえで，現在機能の次段階を設定することが原則となる．具体的な訓練は，獲得しようとする能力によっては，動作をスモールステップにさらに分解し，段階的に習得していけるようプログラムする必要もある．」

機能障害に対するアプローチでは，以上の視点から対象児に必要な条件設定を行い，この条件下で姿勢保持を行わせる，あるいは遊び等簡易な作業を行わせることにより，各感覚入力を期待し，これにより姿勢・運動の適応を促す．**図4**に，各姿勢の設定例を示す．

3. 活動制限・参加制約へのアプローチ

1）アプローチの考え方

ここでは，ADL自立度の向上を目的としたアプローチについて説明する．

ADLについて理学療法プログラムに組み込む場合，同一の動作であっても年齢によってその方法を変化させる場合がある．江口は，脳性麻痺のADLを考える場合，以下の点について分析し問題解決を図ることが必要であると述べている[35]．

(1) 自立していても，正常の運動様式で可能であるか．

(2) 幼児期のしつけに問題があるのか．

(3) 動作に時間がかかりすぎて実用上問題があるか．

(4) 衣服，自助具，設備などを工夫すれば自立可能か．

(5) (2)～(4)を考慮しても機能的に不能であるのか．

「自立していても，正常の運動様式で可能であるか」について，江口は，介助や器具の考案によ

って異常姿勢を抑制し正しい動作によるADLの獲得を指導すべきであるとしている[35]．一方寺山[31]は，脳性麻痺は一般的に10歳を過ぎると，機能の大幅な改善を望むことは難しくなってくる，このために，幼児期からの継続的な反復繰り返し練習と，生活のなかでの実用化の努力こそが，年長になってからのADL能力につながるとし，具体的な方法として以下の点をあげている．

(1) 1日の生活の流れのなかにADL能力維持のプログラムを組み込む．
(2) 代償機能を大いに利用する．
(3) 補助具を可能な範囲で利用する．
(4) 居住環境をできるかぎり整備改善する．
(5) ADLの継続的実践には本人の意欲が不可欠である．

このなかで代償動作について，場合によっては連合反応や緊張性反射も利用すべき，としている．

以上整理すると，乳幼児に対しては正常な運動様式を念頭においてADL動作指導を行い，ある程度年長の場合は実用性を重要視して，場合によっては代償動作を利用した動作であっても日常的な自立を目指すということになる．

正常な運動様式についてここで詳しく述べないが，年長の脳性麻痺の日常生活を観察すると，さまざまな方法で日常生活の自立を実現している姿に出会う．これらの多くは代償動作を用いたものである．代償動作による動作パターンは個々に異なり，集約してとらえることが困難である．このために，その指導方法についても個人ごとに検討することが通常である．ここでは，プログラム作成のヒントとしてさまざまなADL動作のバリエーションを，各動作と機能レベルの関係とともに整理し提示することにする[38,39]．

2）動作様式の類型
(1) 食事動作における脳性麻痺の代表的な動作様式

脳性麻痺の代表的な動作様式について，食事動作を例にあげ，機能レベルとの関係を示す．先行研究では，食事動作において姿勢および用具使用を含む自立動作方法から，以下に代表的な4種の動作様式が確認されている．もちろんこれ以外の様式の存在を否定するものではない．

食事動作A：行えない．
食事動作B：臥位で行う，上肢を使用しないで行う等，特殊な方法で行う．
食事動作C：座位で行うが，姿勢保持を目的として，車いす用テーブル，ベルト，マット等を必要とし，食器固定台，特殊スプーン等，個々の状態に適応した配慮によって食事動作が可能．
食事動作D：特に特別な配慮を必要としない．

動作Bには2つの動作様式が観察された．第一の症例は，重度の運動麻痺から四肢の随意的な運動に大きな制限があり，頸部に比較的随意性が残されている．このため，車いすに体幹を固定し，大きく設計された車いす用テーブルの上に食器を置き，ここから上肢を使わず食事をとっている．

図5は第二の症例であり，臥位での食事動作を示している．本症例も運動機能障害が重篤であり，自力での座位保持ができない．また上肢の随意性も低く，上肢での食事動作が不可能となっている．このため，左上下肢をベルトで固定することによって体幹を安定させ，下肢でスプーンを把持し食事を行っている．なおこのとき，スプーンは足で把持しやすいよう改造されたものを使用し，食器も平らですべりにくいよう配慮されている．この動作も食事動作Bに含める．

食事動作Cは車いす等で姿勢を固定し，テーブルの上に食器固定台を置き食事を行っている．なおこの症例はスプーンを把持したまま食事動作を最後まで行うことが不可能なため，スプーンは右手の固定される自助具を用いている．

食事動作Dは通常のスプーン，通常の食器で食事が可能となっている．食事姿勢についても，特に姿勢保持の配慮も必要としない．この動作は食事動作Dとする．

(2) 動作様式の規定要因

上記食事動作様式に対応する機能をレベル以下に示す．

1．食事動作A：巻き戻し反応陰性の場合，食事動作Aとなる可能性が高いことが示された．また側方保護伸展反応陰性の場合でも，食事動作A群となる可能性が高い．

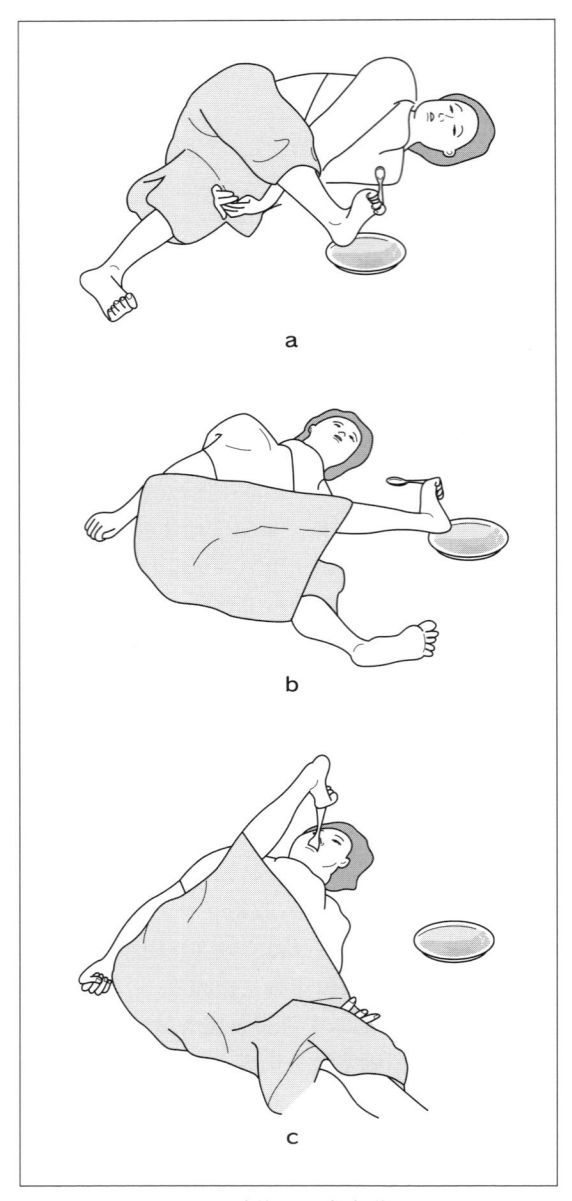

図5 臥位での食事動作

2. 食事動作B：巻き戻し反応陽性であって，側方保護伸展反応陰性の者であり，知的発達年齢が3歳以上である必要性が高い．
3. 食事動作C：側方保護伸展反応陽性となることによって，食事動作Cの動作が可能となる．
4. 食事動作D：後方保護伸展反応陽性となると，食事動作Dの動作が可能となる．

動作様式は，姿勢反射の獲得状況に最も強く影響されることが示されている．しかし姿勢反射の獲得状況が同一であっても，特定の動作が行えない者もあり，知的状態を加味することにより，より正確に動作の予測が可能となる．これらおのおのの動作は偶然に選択されたものではなく，複数の要因によって可能な動作群が決められていることが考えられる．

ここでは姿勢反射と知的状態という2つの要因と動作との関連性についてまとめたが，先に述べたように障害構造はさらに多くの要因が複雑に関連し合うことにより成り立っており，姿勢反射と知的状態以外の要因を見逃すことはできない．脳性麻痺のタイプ，麻痺の部位といった身体状況から環境要因まで個々の対象者はさまざまな影響を受けており，臨床的にはこれらの要因を含め可能な動作様式の選択がなされるべきである．

4. 環境整備

脳性麻痺では，居住環境に対する依存度は高い．これは日常生活上のごく身近な自助具から車いす，施設設計上の配慮点まで多岐にわたり，生活全般に及んでいる．このため日常生活上の自立度あるいは介助負担の大きさが，居住環境によって決定される場合も少なくない．障害構造において環境要因のもつ影響力は大きく，しかも効果が明らかな形でとらえることが可能である．ただし，環境面に配慮すべきといっても，無数の環境的配慮のなかから対象者が必要とするものを適切に選択することは容易ではない．環境整備が効果を示すか否かは，いかに対象者に適応した環境が提供できるかにかかっている．そこでここでは，代表的な環境整備を例にあげ，適応となる対象者の基準を姿勢反射と知的状態という面から整理し，示す．

なお，ここで扱う環境整備の範囲は，身近な自助具から車いす，施設設計上の配慮点までを含めるものとする．また環境整備項目は，あまり多くを取り上げることは不可能なので，一般的で適応頻度が比較的高いものとする．分析の結果，大きく3つの環境整備に類型化された．これらを仮に居住環境A,B,Cとすると，各居住環境と適応する

対象児群の特徴は以下のようにまとめることができる．

居住環境Aは，日常生活のすべての場面で全介助あるいはそれに近い状態にある．このために，環境整備では介助軽減を目的とした項目が多くあげられている．たとえば移動関連では，リクライニング式車いす，排泄関連ではおむつ，就寝関連では床面が高いベッド，入浴関連では機械浴，などである．建築設計を行う場合に，ここで行われる動作を十分に把握しなくてはならないことは指摘されているが[40,41]，居住環境Aでは介助動作が円滑に行えることが重要であることを示唆する結果となっていた．つまり，重症な障害をサポートし，介護負担の軽減を目的として，立位での介助動作を考慮した居住環境整備であり，これらは運動能力および知的能力に重い障害を有する者に対して提供されていた．

居住環境Bでは，日常生活活動自立度において，入浴，階段昇降以外の項目では，わずかな介助で自立可能な対象者が多かったが，これに対して，車いす上での生活を基本として，自立度の向上を目的とした配慮が特徴項目となっていた．具体的には普通型車いす，車いす用テーブル，食器固定台，特殊スプーン，尿器，施設面での配慮として，床上の移動を配慮した床材，車いすを自力駆動して生活可能な広さがあげられた．これらの項目は，車いすを駆動し，車いす上で自助具を利用し食事するといった一連の日常生活を表していると考えられる．居住環境整備Bでは，重症な障害をサポートし自立度の向上を目的とした居住環境整備であり，運動能力に重い障害を有するが，比較的高い知的能力を有する者に対して提供されていた．

居住環境Cでは，全体に他群に比較して自立度が高かったが，環境整備においても自立度の向上を目的とした配慮，たとえば普通型車いす・歩行器・テーブル・スプーン・洋式便器・床面が低いベッド・バスマット・特殊タオル・浴室てすりがあげられた．居住環境整備Cでは，車いす上での自立度の向上を目的とした居住環境整備であり，比較的簡便であり，運動能力障害が比較的軽度な者に対して提供されていた．

5. 理学療法プログラムのまとめ

脳性麻痺に対するプログラムを考える場合，障害の重複化をふまえなくてはならない．つまり単純な運動機能障害と考えることは困難であり，さまざまな要因が関係し合って構成される障害といったとらえ方が妥当だろう．プログラムの立案過程においては，その障害がどのように成り立っているのか理解する必要がある．

ところで現在の医学では，このような複雑な障害を解剖学のレベルで理解することはできない．そこで障害の理解のために，障害構造モデルとしての把握が必要になってくる．モデルは日常生活活動，姿勢反射，知的状態，脳性麻痺のタイプ等，評価尺度によってとらえられる概念によって構成される．ここで扱う概念は，人を解剖学，生理学のレベルでとらえるものではない．あくまで特定の評価尺度上に現れた現象にすぎず，新たな評価尺度の出現によって覆される可能性を秘めている．現在これ以上適当な尺度が存在しないために，これらの尺度で対象者の状態ととらえようとしている．そしてこれらの概念を利用し，障害の構造をモデルとして把握しようとするわけである．モデル自体も絶対的なものではなく，一人の対象に複数の障害モデルを仮定することが可能な場合もありうる．どのモデルが適当であったかは，その後の経過のなかで判断する以外に方法はない．しかしこのように障害構造をモデルとしてとらえることによって，理学療法プログラムとしてどの部分にアプローチすべきかを把握することが可能となる．年齢的な要素を含め，各障害レベルへのアプローチの選択となる．

ここではアプローチの基本的な考え方についてのみ触れたが，実際に何をするかは，対象者個々に合わせ考える以外に方法はない．本章で述べたことは，症状とアプローチを一対一で結び付けるようなものではない．ただここで示したさまざまな情報が，障害の把握，プログラム立案の参考になればと考える．

（新田　收）

引用文献

1) 岡　英次, 大野　繁, 水口栄太：原因が明かでない脳性小児麻痺に関する検討. 厚生省精神・神経疾患研究平成4年度研究報告書, 脳形成障害の成因と疫学に関する研究, 1993, 11-14.
2) 有馬正高, 黒川　徹：発達障害医学の進歩3. 診断と治療社, 東京, 1991.
3) 平山義人：重症心身障害児を理解するために―定義と原因―. 小児看護, **19**(1)：33-36, 1996.
4) 石井　要, 小島久治, 東　美代子：就学前の在宅重症障害児の療育状況―名古屋市における過去12年間の調査―. 重症心身障害研究会誌, **17**(1)：34-38, 1992.
5) 中原留美子, 新田　收, 岡田節子, 中嶋和夫：知能障害を伴う痙直型脳性四肢麻痺者のADLに関する規定要因の分析―個体および環境条件との関係―. 作業療法, **9**(2)：93-103, 1990.
6) 染矢富士子, 西村吉行, 野村忠雄：脳性麻痺の発達（第1報）. リハ医学, **25**(3)：149-152, 1988.
7) 新田　收, 浜田史朗, 中嶋和夫：重症心身障害成人における粗大運動の規定要因に関する分析―運動障害, 姿勢反射, 知的状態との関係―. 姿勢研究, **10**(1)：45-54, 1990.
8) 中村隆一：21世紀の理学療法―自然科学から見た理学療法. 理学療法学, **22**(6)：263-275, 1995.
9) 土屋弘吉, 今田　拓, 大川嗣雄：日常生活活動（動作）. 第3版, 医歯薬出版, 東京, 1994, 14-18.
10) 里宇明元, 関　勝, 問川博之, 道免和久, 千野直一：こどものための機能的自立度評価法（WeeFIM）. 総合リハ, **21**(11)：963-966, 1993.
11) 穐山富太郎, 川口幸義, 松本直昌, 土田　廣, M. サイボルト：脳性麻痺の早期診断. 総合リハ, **2**(1)：7-22, 1974.
12) 楠和佐子：脳性麻痺のボバース法に於ける評価. 理学療法と作業療法, **11**：181-185, 1977.
13) 北原　佶：発達評価（運動・知能）. 臨床リハ別冊／リハビリテーションにおける評価, 医歯薬出版, 東京, 1996, 89-99.
14) Magnus R：Some result of studies in the physiology of posture. Lancet, **11**：531-536, 1926.
15) Russell DJ, Rosenbaum PL, Cadman DT, Hardy S, Jarvis S：The Gross Motor Function Measure：A means to evaluate the effects of physical therapy. Dev Med Child Neurol, **31**：341-352, 1989.
16) Hellbrugge T（福島正和　訳）：ボイタの構想による神経運動学的診断法―乳児脳性運動障害の早期診断のために―. 第2版, 医歯薬出版, 東京, 1981.
17) Milani-Comparetti A, Gidoni EA：Routine developmental examination in normal and retarded children. Dev Med Child Neurol, **9**：631-638, 1967.
18) Bleck EE：Locomotor Prognosis in Cerebral Palsy. Dev Med Child Neurol, **17**：18-25, 1975.
19) 江口壽榮夫, 河野光信, 藤原英一, 常本吉夫：脳性麻痺の移動予測. 理学療法と作業療法, **12**：541-547, 1978.
20) 中島雅之輔：発達からみた乳児脳性運動障害の治療―Vojta法の応用―. 新興医学出版, 東京, 1978, 12-57.
21) Fiorention MR：脳性麻痺の反射検査―早期診断と治療の手がかり―. 医歯薬出版, 東京, 1994, 18.
22) Barnes MR, Crutchfield CA, Heriza CA：運動発達と反射―反射検査の手技と評価―. 医歯薬出版, 東京, 1998, 60-62.
23) 城戸正昭：Milani-Comparettiの運動発達評価表. 理学療法と作業療法, **11**(3)：161-169, 177.
24) 石隈利紀：発達障害における発達検査の動向―K-ABCとWISC-IIIを中心にして―. 発達障害研究, **16**(4)：244-248, 1995.
25) 白瀧貞昭：発達障害と発達検査の役割―神経心理学的アプローチから―. 発達障害研究, **16**(4)：249-253, 1995.
26) 伊藤隆二, 松原達哉：心理テスト入門. 日本文化科学社, 東京, 1976, 12-14.
27) 津山直一：脳性麻痺の研究. 同文書院, 東京, 1985, 169-172.
28) 新田　收, 中嶋和夫, 小野裕次郎：脳性麻痺成人の関節可動域制限に関連する要因の検討. 理学療法学, **20**(6)：347-354, 1993.
29) 新田　收, 野村　歓, 齋藤　宏, 柳澤　健：重症心身障害者における関節可動域および脊柱側彎のクラスター分析. リハ医学, **34**(5)：342-345, 1997.
30) 吉江利英子：脳性麻痺の随意的運動―寝返り起き上がり動作を通して―. 理学療法と作業療法, **8**(4)：275-278, 1974.
31) 寺山久美子：脳性まひに対する"Conservative Therapy"の治療効果について. 理学療法と作業療法, **9**(9)：590-594, 1975.
32) 浅田美江：脳性麻痺の早期療育. 理学療法と作業療法, **5**(3)：178-184, 1971.
33) 五味重春：脳性小児麻痺児の取扱い―特に幼児期の療育を中心に―. 日本医事新報, (2373)：8-12, 1969.
34) 高橋　純：脳性麻痺児の療育と現状. 小児看護, **2**(9)：897-903, 1979.
35) 江口壽榮夫：脳性麻痺―最近の治療の展望―. 総合リハ, **7**(6)：425-431, 1979.
36) Molnar GE, Gordon SU：Cerebral palsy：Predictive value of selected clinical signs for early prognostication of motor function. Aech Phys Med Rehaqbil, **57**：153-158, 1976.
37) 新田　收, 中原留美子, 岡田節子, 中嶋和夫：痙直型脳性麻痺における起座・起立行動に関する規定要因の分析―知的状態及び姿勢反射との関連―. 理学療法学, **18**(1)：227-234, 1991.
38) 新田　收：成人脳性麻痺者の日常生活活動―その分析の試み―. 理学療法, **15**(10)：804-809, 1998.
39) 新田　收, 中嶋和夫, 松浦孝明, 浜田史朗：脳性麻痺児者における車椅子移乗動作に関する分析. 姿勢研究, **11**(2)：113-122, 1992.
40) 日本建築学会：ハンディキャップ者配慮の設計資料. 彰国社, 東京, 1987.
41) 八藤後猛：車いす利用者を考慮した住宅改造. PTジャーナル, **24**：401-406, 1990.

I. 疾患別理学療法

10. 精神疾患

はじめに

わが国における精神障害児者は204万人である[1,2]．また，精神疾患生涯有病率は32.7％であり，3人に1人は生涯のうちに精神疾患に罹患すると推定される[3]．理学療法を実施する患者においても，何らかの精神障害ないし症状がある者が少なくない．実際に，脳血管障害や外傷性脳損傷患者の意識障害，抑うつ状態や高次脳機能障害，認知症（痴呆）*患者の認知障害，その他種々の精神疾患患者を担当された経験がある理学療法士も多いものと推察する．理学療法士は，理学療法の実施にあたり，身体障害とともに，精神症状や心理状態にも配慮した適切な治療実践が求められている．

ところが，養成校でのカリキュラムはもとより，臨床場面においても精神疾患患者，特に，精神障害と運動障害の両方を有する患者（いまだにしっくりくる名称がない）の理学療法における実践および知見の集積は不十分であり，このような患者を担当する理学療法士は，暗中模索のなかでの取り組みを余儀なくされている．精神疾患をもつ患者の治療実践においては，精神科用語や概念の不統一さ，精神症状や障害理解の困難さ，患者の人権問題を内包しており，評価や実施がうまくいかないために，曖昧模糊とした印象をもたれることと思われる．

本章では，精神障害を有する患者の理学療法の実施に際して必要な，筆者の経験や諸文献からの知見を紹介する．当該患者のリハビリテーションの実施にあたり，少しでもお役に立てれば幸いである．

I. 精神障害とは何か

1. 精神障害の定義

精神障害とは，さまざまな原因により精神の正常な働きが障害され，そのために，いろいろな精神症状や行動の異常が出現したり，本人が苦痛を覚えたりする場合の総称である[4]．精神障害の定義は，精神医学発展の歴史的経緯，研究者や諸機関の考え方の相違によってさまざまであり，医学的に統一的な定義が存在しない[5]．その理由として，以下の問題があげられる．

第1は，疾患，疾病など不健康状態に対する用語の問題がある．精神障害は通常，mental disorderを使用するが，illness, disease, disorderの三者をほぼ同意語で用いている．このdisorderは，原因にかかわらず特定の機能領域あるいは臓器領域に何らかの変調のあることであり，複数の診断名を包含する広い概念である．

第2に，症状（symptom），徴候（sign），症候群（syndrome）の使用に際しての問題がある．一般に，症状は被観察者（患者，被検者）が主観的に体験する内的現象を，徴候は観察者（医療側，検者）が客観的に観察できる外的現象を意味する．ところが臨床場面においては，被観察者が症状を訴え（られ）ないこと，観察者の徴候すなわち行動が症状に合致しないことが少なくない．そのた

---

* 2004年12月，厚生労働省「痴呆に替わる用語に関する検討会」報告書において，「痴呆」は「認知症」と変更すべきであることが示された．

め，精神医学では，区別せずに合わせて「症状」と呼んでいる．

第3に，精神現象の「正常・異常」ないし「健康・不健康」の区分は，恣意的でかつ多義的である．

第4に，従来より使用されている外因性－内因性－心因性，機能性－器質性の用語，また疾患や用語の定義や概念が，世界保健機構（WHO）による国際疾病分類（International Classification of Diseases；ICD）と米国精神医学会分類（Diagnostic and Statistical Manual of Mental Disorders；DSM）で少しずつ異なっている．

第5に，精神医学領域ならびに精神医学とリハビリテーション医学との間，さらに行政や法律において，分類の内容，用語の定義，概念や射程が異なっている．

したがって，どのような文脈でどのような概念で使用されているのか留意しなければならない．

2. 精神障害の理解を難しくしている要因

精神障害は，身体障害のように視診，触診，各種検査で客観的に評価することが難しく，その言動から判断することが少なくない．また，障害の程度も身体状況や社会環境によって容易に変化する．日常生活能力，対人関係能力，作業能力，および問題解決能力などの要素からなる社会生活面の障害が，精神疾患ないし精神障害の重症度と整合性があるとは限らない．したがって，いつ，どこで，だれが，どのように評価をするかで，結果や解釈が異なってくる．その際には，前述したように，用語の定義や概念が異なって使用されている可能性がある．

3. 精神障害の特徴と臨床上の配慮

伊勢田ら[6]は，身体障害と比較したときの精神障害の特徴を，次のようにまとめている．「身体障害のように，視覚で確認したり，触ったりするのが難しく，その言動から推測せざるをえないという困難さがある．障害の程度も場面や状況によって変動することが珍しくなく，専門家であっても，適切に状況を把握することが難しいところが

表1 精神障害者が運動障害者となった原因

I群：精神疾患の影響によるもの
（1）自損行為の結果としての障害
多発骨傷，切断，脊髄損傷，熱傷，頭部外傷，内臓損傷など
（2）廃用症候群として
うつ病，拒食症などで観察されるもの
II群：精神科治療と関係しているもの
悪性症候群，パーキンソン症候群
III群：一般の運動障害と共通しているもの
（1）脳卒中，脳腫瘍，リウマチ，大腿骨頚部骨折，その他
（2）老化現象としての問題すべてを含む（痴呆，骨粗鬆症など）

（水島繁美，1992[7]）

ある．そのうえ，援助も社会とのつながりそのものに向けなければならないので，制約が大きい．また，精神症状の重症度が生活能力にそのまま反映されないことも注目しなければならない．さらに，精神障害では，患者を取り巻く社会環境が，大きく影響する」．理学療法実施に際しては，精神症状を増悪させない配慮がとりわけ重要である．

入院患者が理学療法室での理学療法を実施する場合，身仕度を整え病室から出ることで生活範囲が拡大し，新たな人間関係を築くことになる．理学療法士とマンツーマンで実践することで，身体的密着度が高くなる．このような出来事は，当事者にとっては大きな環境の変化となる．生活環境や人間関係から生じる精神的ストレスにより，また不適切な処置により不安，焦燥，混乱が生じ，被害的，引きこもり等精神症状の悪化を容易に招いてしまう．そのため，どのような状況で，どのような症状がみられたか，評価，プログラムの計画・実践，帰結に影響する要因を究明していく必要がある．

また，自傷他害行為，薬物療法の副作用，水中毒など精神科特有のリスクがある．これらについても留意し，アクシデントが生じた際には迅速な対応が求められる．

II. 精神障害の分類

精神科における分類の意義は，①ある精神科診

表2 世界保健機構による国際疾病分類および米国精神医学会分類

ICD-10の大項目	
F00-F09	症状性を含む器質性精神障害
F10-F19	精神作用物質使用による精神および行動の障害
F20-F29	統合失調症，統合失調症型障害および妄想性障害
F30-F39	気分（感情）障害
F40-F49	神経症性障害，ストレス関連障害および身体表現性障害
F50-F59	生理的障害および身体的要因に関連した行動症候群
F60-F69	成人の人格および行動の障害
F70-F79	精神遅滞
F80-F89	心理的発達の障害
F90-F98	小児期および青年期に通常発症する行動および情緒の障害
F99	特定不能の精神障害

DSM-Ⅳの分類	
1	通常，幼年期，小児期または青年期に初めて診断される障害
2	せん妄，痴呆，健忘および他の認知障害
3	一般身体疾患による精神疾患
4	物質関連障害
5	統合失調症および他の精神病性障害
6	気分障害
7	不安障害
8	体表現性障害
9	虚偽性障害
10	解離性障害
11	性障害および性同一性障害
12	摂食障害
13	睡眠障害
14	他のどこにも分類されない衝動制御の障害
15	適応障害
16	人格障害
17	臨床的関与の対象となることのある他の状態

断を他の精神科診断から区別し，医師が最も効果的な治療を行えるようにすること，②医療従事者の間に共通言語を提供すること，③精神疾患の未知の原因を探求すること，の3点である．目的や理念により多種多様な分類が存在するが，ここでは成因別分類，機能性器質性分類，精神運動障害分類，国際診断分類の概要を紹介する．

1. 成因別分類

成因別分類は外因性・内因性・心因性からなる．

外因性（exogenous）は，その原因や病態が，脳などに明らかな構造的変化（身体的特異的変化）による原因で生じていることをいう．脳そのものによるもの（脳器質性精神障害），脳以外の身体疾患に基づくもの〔症状（症候）性精神障害〕に区分される．内因性（endogenous）は，原因が明らかになっていないものの，遺伝子素因が関与し何らかの身体的原因が考えられるものである．心因性（psychogenic）は，心理的環境的要因によるものである．

2. 機能性・器質性分類

機能性・器質性分類は，英語圏でよく使用される．機能性精神病は，病理組織学的変化や生化学的変化の存在が明らかでないものをいう．器質性精神病は，脳の器質的変化，形態的変化によるものをいう．症状性（症候性）精神病は，脳以外の身体疾患の経過中に発現する精神障害の総称で，脳病変による器質性精神病や中毒性精神病と区別する．

3. 精神運動障害の分類

水島は，医学的リハビリテーションの視点から，運動障害と精神障害の両障害を考慮した分類を発表している．理学療法に際して有益な分類である（表1）[7]．

4. 国際診断分類

現在，世界的に広く使用されている精神科診断分類は，先にも触れた，国際疾病分類（ICD）[8]と米国精神医学会分類（DSM）[9]である．それぞれの大項目を表2に示す．

国際疾病分類は，現在ICD-10（第10改訂版）であり，疾病や保健関連領域における世界共通で中核的分類になるものとして考案されている．米国精神医学会分類は，現在DSM-IV-TR（第4版テキストバージョン）であり，精神疾患を記述分類して明確な操作診断基準を採用していることと，多軸診断方式を採用していることの，2点が大きな特徴である．

III．精神症状[10-13]

1. 意識障害（disturbances of consciousness）

意識障害は，単純な意識障害と複雑な意識障害に分けられる．前者は意識混濁を示し，後者は意識狭窄と意識変容に分類される．意識混濁は意識の清明度の障害であり，軽い順に，明識困難状態，昏蒙，傾眠，嗜眠，昏睡などに分けられる．客観的スケールとして，Mayo Clinicの分類，3-3-9度方式，Glasgow coma scaleが使用されている．意識変容は，軽度もしくは中等度の意識混濁に，脳の病的な興奮による不安，興奮，不穏，錯覚，幻覚，妄想などが加わった複雑な状態像を呈する意識障害である．これには，もうろう状態，アメンチア，せん妄状態などがある．

2. 注意障害（disturbances of attention）

特定の体験に対する能動的もしくは受動的な意識の集中を注意といい，その障害を注意障害という．他から刺激があって注意の対象が移行することを転導という．こうした注意の対象が短時間の間に，しかもわずかな刺激でも転導しやすいことを，転導性の亢進という．

3. 記憶障害（disturbances of memory）

記憶障害は，記憶を形成する記銘，保持，追想，再認のいずれかに生じた病的変化で，記銘力障害と追想障害（健忘）に分けられる．記銘力障害は，新しい記憶材料を取り入れてとどめておく記銘力の障害をいう．健忘は，発病時点以降の記憶障害を前向健忘といい，発病時点より以前の経験を再生できない場合を逆向健忘という．

4. 知能障害

知能障害は，知能が何らかの原因で障害された状態である．意識障害がなく疎通性が保たれ，精神病状態がないことが前提になる．知的障害（精神発達遅滞）と認知症に区分する．

知的障害は，先天性または出生後の早い時期に何らかの原因で知的発達が障害され，知能が低い状態に止まっているものをいう．認知症は，発育過程で獲得した知能，記憶，判断力，理解力，抽象能力，言語，行為能力，認識，見当識，感情，意欲，性格などの諸々の精神機能が，後天的な脳の器質的障害によって障害され，そのことによって独立した日常生活・社会生活や円滑な人間関係を営めなくなった状態をいう．

5. 思考障害

思考とは，一定の目的を指向し，目的に適合した概念を順次想起しながらこれを連結し，判断・推理の操作によって課題を分析していく精神活動である．思考障害は思考形式の障害と思考内容の障害に大別される．

思考形式の障害は，思考過程（思路）の障害と思考の体験様式障害に大別できる．思考過程（思路）の障害は，観念奔逸，思考制止，思考滅裂，思考促迫，思考途絶，保続，迂遠などがある．また，思考の体験様式の障害は，強迫思考，支配観念，（させられ思考）などがある．

思考内容の障害には妄想がある．妄想は，病的心性に基づいた判断によって，状況からみて現実

的・合理的にありえないと考えられる事柄を，薄弱な根拠だけから事実であると強く確信するにいたる思考(内容)で，通常の説得・検証・経験などによって訂正不可能なものをいう．

6. 自我意識障害（させられ現象（体験））

させられ現象(体験)は，自分の思考，着想，行為，発話，欲求などのさまざまな心的行為が，他人の力によって行われ，干渉され，または妨害されていると感じる体験をいう．英米では思考障害の体験様式の障害に分類されることが多い．

させられ思考は，自分の思考であるのに，自分が考えるのではなく他者によって考えさせられたり，干渉されたり，思考内容を変更させられることをいう．

7. 知覚障害

知覚障害は，単純な知覚異常と妄覚があり，後者は錯覚と幻覚に区分する．錯覚は，実在する対象を誤って知覚することをいう．幻覚は，現実に実在しない対象を存在するかのように知覚するもので，「対象なき知覚の確信」と定義する．知覚や感覚器の種類により，幻聴，幻視，幻味，幻嗅，幻触，体感幻覚(臓器幻覚)などに区別できる．

8. 気分（感情）障害（mood disorder）

気分の異常は，特別の動機なしに身体的原因で生じる気分の異常で，躁状態の気分の高揚感，うつ状態の抑うつ気分を示す．気分(感情)の異常は，気分の異常，感情興奮性の異常，感情調節障害，感情の体験様式の異常(疎隔)，病的感情などがある．感情興奮性の異常は，情動麻痺，感情鈍麻，感情調節障害は，情動(感情)失禁がある．また，感情の体験様式の異常(疎隔)は，離人症，離人体験がある．

不安は，特定の対象をもたない漠然とした恐れの感情で，いたたまれないような苦しい感じ，自分ではどうすることもできない感情で，自律神経系の症状のほか，手指の振戦，全身のふるえなど

を伴い，苦悶感として現れることが多い．特定の対象の場合は，恐怖という．情動失禁は，意志による感情の統制力低下により，感情表現のコントロールが失われて激しい動揺を示す状態である．感情の興奮性自体は亢進していない．

9. 欲動，意志と行動障害

欲動は，個体の生命や生活の維持に必要な行動をするように，内から駆り立てるエネルギーである．意志は，欲動のうち行動の目的，方法，結果を知ったうえで選択や決断を下す精神作用である．

意志により生じる行為が意志行為であり，その原動力を自発性あるいは発動性という．意志の障害は，欲動統制(抑制)の障害，意志発動性の障害に分けられる．欲動亢進は，意志による欲動統制がされずに欲動が直接に行動に移された衝動行為をいい，躁性興奮と緊張病性興奮がある．意志発動性の障害は，制止，昏迷，途絶，緊張病症候群(カタレプシー，反響動作，常同症)，させられ行為(作為行為)，強迫行為がある．意志発動性の亢進は精神運動興奮と呼ばれている．

10. 巣症状（局在徴候）

巣症状は，脳の局所性病変によって起こる失語，失行，失認などの精神機能の障害をいう．

失語は，構音器官，聴覚，運動機能の障害がないにもかかわらず，言語象徴の表出ないし受容が障害された状態をいう．失行は，運動麻痺や運動失調症などの障害がなく，行うべき行為を十分理解しているにもかかわらず，正しく行えない状態をいう．失認は，要素的知覚や注意，知能といった一般的精神機能が十分保たれているにもかかわらず，対象を認知できないことの総称である．

11. 病識（insight into disease）

自分の罹患した疾患に対する患者の正しい認識や自覚をいう．

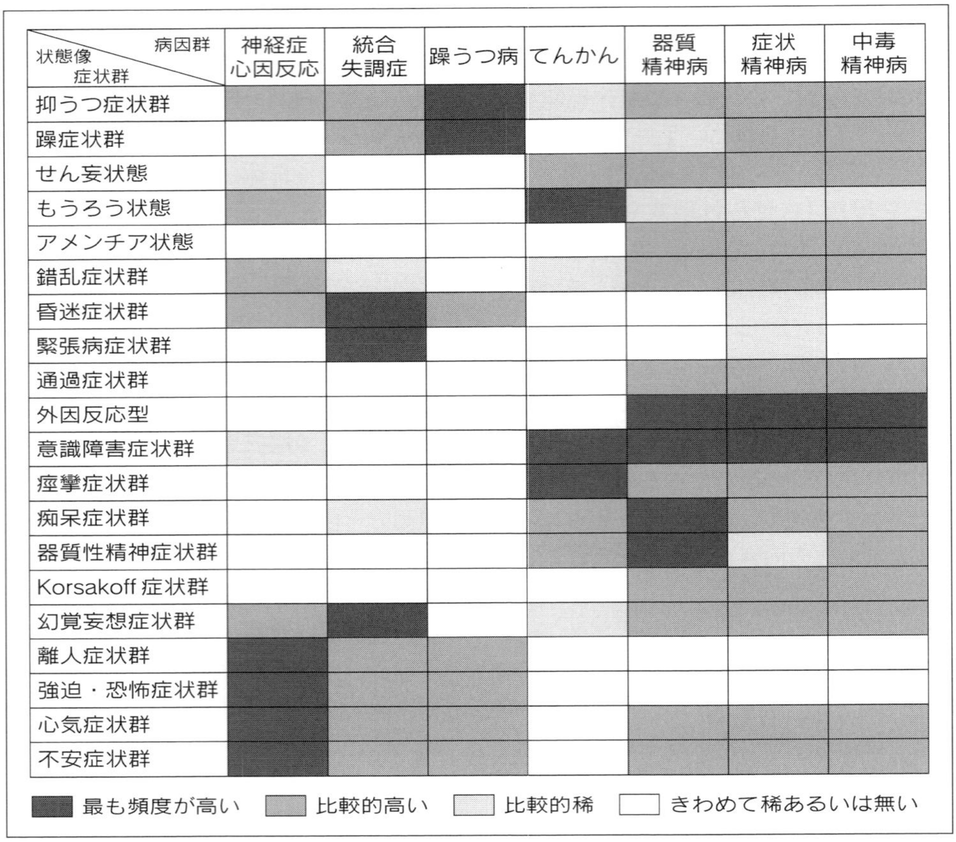

状態像＼病因群	神経症心因反応	統合失調症	躁うつ病	てんかん	器質精神病	症状精神病	中毒精神病
抑うつ症状群							
躁症状群							
せん妄状態							
もうろう状態							
アメンチア状態							
錯乱症状群							
昏迷症状群							
緊張病症状群							
通過症状群							
外因反応型							
意識障害症状群							
痙攣症状群							
痴呆症状群							
器質性精神症状群							
Korsakoff症状群							
幻覚妄想症状群							
離人症状群							
強迫・恐怖症状群							
心気症状群							
不安症状群							

■ 最も頻度が高い　■ 比較的高い　□ 比較的稀　□ きわめて稀あるいは無い

図1 状態像（症状群）と病因群（片山義郎, 1978[14], p79）

IV. 精神症状の評価

1. 精神症状評価の基本的視点

　評価を実施する際に重要なことは，障害の本質をつかむことである．患者の全体像を把握することを一義的に，種々の側面から要素的な症状の分析を進める．各精神疾患には，その基調となる精神症状が疾患特有の組み合わせとして出現することが多い．精神障害，症状を理解するには，患者の精神状態全体を支配している特徴的な状態像を的確に把握する必要がある．精神疾患は，いくつかの精神症状の組み合わせである症候群として現れやすい．精神疾患と症候群との対応を図1に示す[14]．

　評価の目的は，治療方針の確立である．医師であれば，確定診断をして疾病を治癒すべく治療に取り組む．理学療法士であれば，理学療法実践に際して，プログラムの遂行に影響を与える精神症状の態様を把握し，治療ゴールや時期を的確に予測して，効率的な理学療法サービスを提供するためである．

　精神障害は，身体障害と比べて視診や触診により客観的に確かめることが難しく，その言動から推測せざるをえないことがしばしばある．また，障害の程度も場面や状況によって変動することが珍しくない．さらに，精神症状の重症度も日常生活能力，対人関係，遂行能力にそのまま反映されないことに留意する．

2. 精神科医による診察と面接

　診断面接の目的は，診断のために役立つ情報を集めることにある．精神科診断は記述現象学的所見に基づき実施され，治療の指針を与え，今後の

経過を予測する．

診察の手順として，最初に意識障害の有無を評価する．まともな返答ができない場合やつじつまの合わぬことを話しだす場合は，見当識の有無を確認する．続いて，知能低下，知覚障害（幻視，幻聴），気分障害，その他の精神症状（不安，強迫，心気），さらに，身体症状，身体疾患の有無と進めていく．

3. 実施上の留意点

精神症状の評価方法として，表情，態度，言葉，行動などの観察や記載，会話を通しての主観的体験の異常，心理テストや各種評価尺度などの課題により，パフォーマンスを客観的に記載する方法がある．しかし，患者は拒否的であったり，しゃべらなかったりする．また，ありのままをしゃべるとは限らず，そもそも感情や言語表出に問題がある患者も少なくない．そのため，日ごろから交流のある者，親類，知人からの聴取も重要となる．

精神症状の評価に対する質問は，スクリーニングとしても最初から行うべきではなく，行動観察や無難なあたりさわりのない質問から開始する．読者のなかにも，インターン時や経験の浅い時期に，長谷川式簡易痴呆スケールの評価を実践するにあたり，患者から憤慨された経験がおありの方もおられると思う．精神障害者として取り扱われている，人権侵害だなどと立腹されようものならば，それ以後の患者とのラポールを確立するのが困難となる．「理学療法をしていくにあたり，何か不安なことや，知りたいこと，疑問な点はなどありませんか」「理学療法を実施していくにあたり，何か希望することとか，配慮してもらいたいことはありませんか」「リハビリではどのような治療がお望みですか」などの会話を通じて，患者の言動を引き出していく．そして，幻覚や妄想等精神症状があるとセラピストが確信する段階になってはじめて，具体的に症状を識別する質問に移る．

非社会的，反社会的な発言，行動障害については，批判せずに受け止める．そのような態度をとらせるのはその人の人間性，人格ではなく，精神症状，精神障害であると理解しなければならない．また，突発事故，自殺や暴力・暴言など自傷他害行為を想定して対応しなければならない．

さらに，症状が正常か，疑わしいか，明らかに異常かを判断する．類似する精神症状を鑑別できるようにしなければならない．たとえば，身体の活動性が高まっている場合は，せん妄，行為心迫，緊張病性興奮，あるいは運動心迫などが考えられる．間違った判断による対応や治療を実施すると，理学療法のパフォーマンスに影響をするのみではなく，人間としての尊厳，人権を侵害することにつながる．

4. 理学療法士の役割

理学療法士は治療チームの一員として，チームの方針に従って理学療法を効果的に実施することである．理学療法プログラムの遂行に影響を与える精神症状の態様を把握し，日々の治療を円滑に実施するとともに，治療ゴールのレベルや時期を的確に予測することが求められる．

理学療法実践の視点からは，精神障害を糖尿病や心不全など身体障害に付随する合併症という文脈でとらえ，リスク管理やプログラム遂行上配慮すべきことと考える．精神障害が，理学療法の際にある程度顕在していても実施可能か，ただちに中止し迅速な報告や処置が必要か，日々の精神症状の変化・態様によりプログラムの変更が必要か，など精神科の知識と経験がなければ判断が難しい．

5. 評価の実際 [9,13,15]

初対面の時から始める．どのように理学療法室に入ってきたか，順番待ちや休憩時，送迎時，入室時と退室時の相違，理学療法プログラムへの取り組み，職員からの働きかけに対する態度や表情，周囲への関心，他患に対する反応などを観察する．

1）外　観

衣服と衛生状態，態度と行動，振戦や歩行失調などの身体的徴候，奇異に感じるものに注意する．

2）会 話

話し方または発語の不良を区別する．自然な調子で的確な理解応答をなしうるか，意味内容よりも音量，発語量，発音，語彙数等も評価する．

たとえば，高声で流暢に活発にしゃべりまくる，話題の移り変わりが激しく言葉数も多い（躁状態）．低い声で，渋滞する，言葉数も少ない（うつ状態）．口数が少なく，問いに対する返答が長く，途絶して話が続かない．全く言葉がない．回りくどく迂遠で知能障害があり几帳面（認知症，てんかん）．散乱言語，つまずきことば，滞続言語，語唱，保続，作話，音連合，反響言語，言語新作，的外れ応答，言葉のサラダ，汚言，無言症，独語，支離滅裂，思考途絶，迂遠，思考抑制，観念奔逸などである．

3）情動表出

表情には，情動に伴う身体変化としての表情，伝達手段としての表情，表現技術としての表情があり，表情の障害は内容と形式との両面から考察する．たとえば，爽快の表情，抑うつの感情，苦悶の表情，不安の表情，表情過多，表情の減退，仮面様顔貌，認知症顔貌，表情錯倒などである．

4）思考と知覚

思考形式観念を連結する仕方や，思考が論理的かつ目的指向的であるかを確かめる．実際に患者に，「病棟の生活や，リハビリのことでわからないこと，気になっていること，困っていることはありませんか」「自分や他人のことで悩んでいること，相談したいことはありませんか」などと聞いてみる．

思考内容については，妄想については種類別に具体的な質問をする．たとえば，「最近，あなたのことが話題になったり，病棟で噂になったりしたことはありませんか」「あなたは周囲の人から嫌がらせやねたまれることはありませんか」「自分の行動が監視されて，煩わしく思えることはありませんか」「意味ありげに電車や人混みの中で見られているようなことはありませんか」「自分でもばからしいと思いながら，何か一つの考えにとらわれ悩んでしまうことはありませんか」「何度も同じことを繰り返し確認しないと気がすまないことがありますか」「考えが吹き込まれたり，逆に，自分の考えが取られることがありますか」などである．

幻覚の種類によって質問を用意する．「幻のようなものが見えることはありませんか」「周囲にだれもいないのに，声が聞こえてくるようなことなどありませんか」「悪口や非難されるような不思議な声に悩まされることはありませんか」「変な臭いや味がして困ることはありませんか」などと聴取する．なお，幻視は異常行動として気づかれることが多く，実際に何かが見えるといって壁や廊下などを探る動作，追いかける動作やつかむような仕草として観察される．

5）認 知

認知については，次の項目を検査する．

(1) 意識：覚醒度が一定か変動しているか．
(2) 見当識：人物，場所，時間．
(3) 集中力．
(4) 記憶：遠隔，近時，即時の想起．
(5) 計算力：簡単な暗算．
(6) 知識：社会の出来事．
(7) 抽象的推論：果物とリンゴなど，全般的概念と特殊例を往復する能力．
(8) 病識：自分に症状があることを認め理解できているか．
(9) 判断力：自分のために決断を下し，社会的に認められた振る舞い，治療に協力する能力．

6）問題行動

行動の増加は，運動心拍，行為心拍，衝動行為などがあり，行動の減少は，ぼんやりと元気がない．心気的な訴えが多い．また，抑うつ気分，精神運動制止，罪業感，心気念慮，自殺念慮等や苦悶，抑うつ顔貌，無為・自閉の状態，ものに飽きやすくまともな生活をしない，などがある．精神病ではしばしば気分障害があり，行動は一般的に衝動的になる．

奇妙な行動，その他の問題行動は具体的に記述する．

7）精神症状評価尺度

精神症状に関する評価尺度は，臨床診断をつけたり，症状をもれなくチェックしたり，重症度や薬物療法による治療効果の判定などのために開発されている．また，医療従事者のコミュニケーションや研究時の共通言語となる．評価尺度は，精神症状を包括的にとらえるものから疾患ないし症状特異的なものまで数多く存在する．

V. 理学療法の実際

1. 総　論

治療の原則は，精神疾患を有するからといって特別な扱いをせずに対応すること，本人にとって過度な精神的ストレスをかけないように常に配慮することである．精神症状が強い場合は，精神疾患の治療が優先される．本人がリハビリを拒否するときや困惑が強い場合は，十分な説明，説得をしても実施が難しく，無理に実施すると精神症状が悪化してしまうことが少なくない．リハビリ開始時には患者とのラポールに時間がかかる．

精神症状は，さまざまな身体疾患，薬剤，日常の健康管理，対人関係，住居環境により修飾され，悪化することが少なくない．空腹感，のどの渇き，便意などの生理的状態，コミュニケーションのなかでの些細な言葉の行き違い，身辺の他患や職員の存在，アメニティーの状態によって情緒不安定や精神的緊張，抑うつ，不安，怒り，恐怖，欲求不満が出現してくる．患者の精神状態は容易に変化し，非言語的な態度や表情によっても，安心感を与えることもあれば，精神症状の悪化を招くこともある．

理学療法実践のうえで支障をきたす精神症状は，意識障害，注意力障害，理解力の低下，病識の欠如，活動性の低下，無気力，不安・恐怖などの気分感情障害，心気的な訴え，知能低下，さまざまな妄想等の思考障害，幻覚等の知覚障害，神経心理学的障害（高次脳機能障害）など多岐にわたる．なかでも，理解力の低下，注意力の低下，病識の欠如は，転倒などのアクシデントを引き起こす．患者は筋力低下，関節可動域制限，四肢切断などの機能障害が，日常生活や社会生活にどのように支障をきたすかを理解することが難しく，トイレに行きたい，食べたい，歩きたいという動機により，禁忌である行動や実施困難である動作を躊躇なく実行する．

理学療法は，精神症状の悪化や予測できない事態により，当初立案したプログラム通り実施できず右往左往する．しかし，紆余曲折を伴うが，動機に結びつく課題を取り入れ，精神障害の特徴に留意することによって，プログラム終了までたどりつくことも数多く経験する．そして，多くの症例において，理学療法の実施が，身体的，精神的に良い影響を及ぼし，理学療法の成果があがるにつれ精神症状も改善する相互作用がみられてくる．

2. 理学療法の目標設定

目標設定は2週間程度の短期目標とし，目標に到達したら達成したことを患者に認識させる．長期目標を提示するとただちに目標が達成できると思い込んでしまい，プログラムの過程を理解できないことが少なくない．

理学療法は，身体障害に対する治療実践があくまでも主目的であり，理学療法の実践に影響を及ぼす合併症として精神症状を位置づけ，その発現を最小限に抑え実施していく．理学療法士の勤務場所は病院，福祉施設などさまざまであり，責務によって理学療法の態様は多岐にわたる．入院患者においては，病棟内ADLの向上，精神療法，行動療法，作業療法など各種の精神科的治療を受けられる身体機能を獲得することに重点をおく．また，精神科病棟での身体障害がない長期入院者については，健康増進運動やレクリエーション活動，さらに認知障害そのものにアプローチすることが求められる．高齢者を対象にする福祉施設等であれば，利用者の運動機能を向上させるというよりも，精神機能へのアプローチや生活の質を向上させるのが主目的となることもあるだろう．

脊髄損傷，多肢切断や高位切断においては，期待される能力獲得までなかなか到達できないことが多く，現実的な目標に変更する必要がある．脊髄損傷の移動能力を例にとると，四肢麻痺で車い

すでの自立は困難となる．対麻痺では，車いす駆動は可能であるが，段差越えやトランスファーなどの応用動作には時間がかかり，実用性や応用面で問題を残す．また不全麻痺で，通常ならば装具と杖を用いて歩行が可能なはずの筋力でも結局は車いすの状態にとどまることが多い．更衣や排泄などの日常生活動作については，上肢機能に問題がなければほぼ可能となるが，衛生管理面，特に膀胱直腸障害があるときは問題を残す[17]．

3. 不安とストレス

病棟での生活において，同室者や病院スタッフとの対人関係などが大きなストレスをもたらすことがある．担当者や治療時間の変更が不穏をもたらすことも少なくない．「明日は新しいプログラムを始めましょう」など，治療内容や担当者の変更などをあらかじめ伝えると，そのことで頭が一杯となってしまう．経験上，プログラムの変更は，実施直前に伝えることが望ましく，状況によっては理学療法を休みにすることも考慮に入れる．

受容的態度と同時に，患者を励まして理学療法を誘導していくことも大切であるが，過度の働きかけは精神症状を増強させて，不安や拒否的態度を助長する可能性がある．毎日精神症状の変化を観察し，変化がみられる場合は柔軟に対応していく必要がある．

少しの時間も待ちきれず焦燥感を示したり，しきりにセラピストの名前を連呼したりする患者がいる．疲れやすい，根気や集中力がなく，倦怠感が強いなどの症状がみられることもある．セラピストは，患者に共感をもちつつ，不安や焦りに巻き込まれることなく，ゆとりをもって接する必要がある．がんばりや努力，不用意な叱咤激励は急性症状の再燃を引き起こす可能性があり，急ぎずに，患者のペースで実施し，患者のアクティブな言動を待つゆとりが必要である．経時的な配慮も重要な治療因子である．

4. 患者との距離について

精神障害者の理学療法実施の際には，患者との適切な精神心理的距離が存在し，その距離を保つことで円滑な治療が進められるといわれている．

「患者との距離」とは，セラピストと患者との人間関係のあり方と言い換えることができる．セラピストと患者の信頼関係が確立され，言語的コミュニケーションおよび非言語的コミュニケーションも円滑にいくための節度，なれ合い，心理的距離というようなもので，近すぎても遠くなりすぎても，患者が不安や恐怖で敵意を抱いたりストレスを生じたりする．そのことがただちに理学療法実施に支障をきたすことから，実践の際に留意しておく必要がある．

5. チーム内コミュニケーションの大切さ

治療を成功に導くには，チーム一体となることが重要である．メンバーが1人でも治療の目的や精神症状を自分なりに解釈して行動したり，患者とのコミュニケーションにおいて齟齬が生じてしまうと，患者に動揺や不安を与え，信頼関係を崩す恐れがある．常に目標設定，治療プログラム，精神症状増悪時の対応についての確認を怠らず，チーム内の円滑で迅速なコミュニケーションに努めなければならない．

また，医師，看護師，精神保健福祉士等はもとより，作業療法士においても，養成教育システムの違いにより，共通理解，使用言語が異なることがある．日々の情報交換，カンファレンスなどにより，コミュニケーションを円滑にすることによってそれらも少しずつ解決していけるよう努力しなければならない．

患者は，リハビリ以外の時間にはベッド上で過ごすことが少なくなく，患者像が病棟と訓練室では大きく異なることがある．リハビリ実施時の表情，態度や行動の報告により，薬物療法や病棟における患者の処遇が変更になることもしばしばである．理学療法士として重要なのは，マンツーマンで身体障害の治療を担当している立場から，治療に対するアプローチや考え方について，他のチームメンバーに対して積極的に説明や提言をしていくことである．最終的には主治医の指示やチームの方針に従うとしても，チームの意志決定に理

学療法士の意見が反映されて，より望ましい結果が得られるようにしたい．

十分なコミュニケーションがとれていない場合や，精神障害を扱うことに不慣れなチームにおいては，患者の認知障害，理解力の低下や気分障害による言動に振り回され，チームに混乱が生じてしまう恐れがある．一例を紹介すると，下肢骨折治癒後歩行の獲得が目標の患者に対し，理学療法室において平行棒内歩行訓練を開始した．歩行能力は平行棒内要介助レベルのため，歩行練習は理学療法室のみで，病棟では歩かないように患者本人に説明したにもかかわらず，病棟で突然患者が歩き出して転倒し，意外な展開に驚かされた．なぜ歩いたのかと担当看護師が聞くと，「病棟では1人で歩いてもいいといわれた」と言い，聞き直すと「1人で歩いてもいいと思った」とか「歩けると思った」と答えた．このように，歩きたいという動機のために，歩行練習を開始したことが，自分は歩けるようになったと認識してしまった．

患者への説明は丁寧に行う必要があるが，その場面では理解されたと思っても，理解力低下のため時間の経過や環境が変化すると対応できず，また，精神症状の変動により身体の状況は忘れられてしまう．患者の言うことを鵜呑みにすると，治療者側が患者に振り回されてしまう．職員は随時情報交換を行い，患者について疑問が生じたときやいつもと違う様子であれば，ただちに確認し合うことが必要である．

患者に対しては，その場をとりつくような対応は決して行ってはならず，患者と治療スタッフ双方に混乱を生じる．治療方針・対応の変更は，カンファレンスなどにおいて，正確な情報に基づいて行われなければならない．

6. リスク管理

自傷他害行為，薬物の副作用，水中毒（病的多飲水）のリスク管理が求められる．とりわけ重要なリスクは自殺である．精神科治療中においては自殺企図を起こす可能性は低いと思われるが，開放病棟や外来患者，特に薬のコンプライアンスが低い者においては十分留意する必要がある．また，運動機能がよい患者は，職員の目を盗んで素早い行動に出る場合がある．職員の対応は，①本人の言動に注意すること，通常と違った言動があればすぐ病棟あるいは主治医に連絡をとること，②整理整頓に心がけ，周囲の危険物を取り除き環境を整えておくこと，③物品の管理をきちんとしておくこと，④訓練中（前後）は病棟との送迎も含めて常に所在の確認をすることである．

自殺は，統合失調症，躁うつ病，人格障害患者にリスクが高い．統合失調症患者の1割が自殺を企てる．うつ症状があるとき，いつもと言動が異なるとき，入退院など社会環境の変化の前後は要注意である．統合失調症におけるリスク因子は，男性，社会的孤立，非職業従事者，自殺歴，うつ状態，失望感，発症早期，症状増悪，入院中，退院直後である[18]．

薬物療法は，精神症状の治療，安定をさせるために重要で欠くことができない．精神科薬物療法は目的別に，抗精神病薬，抗うつ薬，精神刺激薬，躁病治療薬，抗不安薬，睡眠薬，鎮静薬，抗てんかん薬，その他の9分類がされている[13]．

患者の記憶，活動性，思考，応答などはしばしば抑制されたり遅延したりする可能性がある．また，眠気，ふらつき，アカシジア（静座不能），パーキンソニズムなど錐体外路症状が生じて動作が困難になったりする．理学療法の過程で，急に座位バランスや歩行バランスの低下，痙性や固縮などの筋トーヌスの変化，巧緻性・協調性の低下がみられた場合は，薬剤の影響を疑ってみる．

主治医には，理学療法進行状況を定期的に報告することに加え，精神状態や運動機能がいつもと違うときは遅滞なく報告する必要がある．薬物療法は，患者の日常生活動作や理学療法の実施に影響が生じ，副作用が出現しても続けることがやむをえないこともしばしばである．しかし，リハビリテーションの視点から，過度の安静（抑制）や副作用の出現が続くときには主治医に相談や進言をすることが，チームの一員としての責務であると考える．

薬物療法が重要な時期に，理学療法提供の場所，時間帯，実施内容などさまざまな精神症状に配慮できるオプションを提示することによって，理学

療法を実施するか否かという二者択一でなく，限定的，制限的に開始，再開できるような体制を組んでおく．そして，服薬内容，時間と効果と反応を把握し，治療場所，時間帯，治療内容等患者に不利益がなく理学療法を実施するようにプログラムの内容を毎日検討することも必要である．

水中毒（病的多飲水）は，検査所見の異常や臨床症状の有無にかかわらず，精神障害者において過剰な水分摂取がみられる病態で，死亡や脳浮腫といった重篤な状況となることがある[18]．水を飲みたいがために暴行を働き，トイレに入って便器の水を飲もうとすることなどもあるが，決して水分を与えてはならない．

7. 家族への援助

家族への対応も重要である．患者本人はもとより，家族も患者と長年にわたり精神障害と向き合っており，医学上の問題に加えてさまざまな社会的，家族の問題を抱えている．患者とともに精神的なサポート，社会福祉制度による支援の必要がある．だれがキーパーソンかを見極め，その人を中心に話を進める．入院をきっかけに離婚をする患者や，入院生活が長期に及び家族関係が疎遠となっている患者が少なくない．本人が亡くなるまで一切連絡を拒む家族もいる．家族と面会することで，精神状態が悪化することもしばしばある．患者との会話において，本人の存在を否定するような言動をしばしば発し，批判的，感情的である家族も少なくない．

患者のもつ身体障害とその対応について家族に十分に説明し，精神障害から生じるさまざまな問題を理解してもらうようにすることで，少しでも円滑なコミュニケーションを援助し，患者，病院スタッフと家族が望ましい関係を築くことができるように取り組む必要がある．

8. 各論

ここでは身体合併症をもつ統合失調症，脳血管障害，うつ状態について述べる．

1）統合失調症
(1) 理学療法開始時

理学療法開始時には多くの配慮が必要である．多くの患者は，表情に乏しく，挨拶や質問をしても反応が遅く，口数少なく単語や単文で応じることが少なくない．視線は合わず，みずから話し出すこともなく静かにしている．表情をこわばらせ，質問しても何も答えず，自分の世界に閉じこもる患者，おびえた様子で不安に駆られている患者，興奮状態でやたら職員に暴言を吐く患者などなどさまざまである．

初日から評価や治療の実施は困難である．主治医や看護師等の他部門からの情報を収集し，実際に患者が理学療法室に入ってきてから退室までの注意深い行動観察，少ない会話のなかで，理学療法プログラム実施に必要な情報を収集していく．第一印象では，それほど精神症状が現れていないと感じる患者もいるが，精神症状が軽いとみなして実施しようとすると，精神症状が出現し与えられた課題ができないと言い出したり，黙り込んでしまったり，不安を訴えたり，不穏になったりしてくることもある．

いずれにしても，ただちにプログラム通り評価や訓練ができる状況ではなく，意志の疎通，ラポールを確立することが初期の目標として重要で，患者との信頼関係づくりに時間をかけていく．患者はわずかな不快な刺激でも不安や焦り，混乱を起こす．このような時期に不適切な言動を与えてしまうと信頼関係の妨げとなる．一般に，見当識や記憶障害は軽微であり，後日その場面においてだれが何と言ったかなどとよく覚えている．

初日は，ベッドサイドなどの静かで安全が保障された環境で開始するのが望ましい．精神症状が落ち着いているようであっても，心理的距離を保ち，安心感を与え，初日は短時間でのオリエンテーションにとどめておく．もし精神症状が落ち着いていれば，できることから少しずつ実施していく．開始当初は，良肢位の保持，痛みを伴わない他動的な関節可動域訓練，座位訓練等による二次的障害予防を中心にできるところから取り組み，精神症状が安定したときに徐々に積極的な訓練に移行できるようプログラムを立案する．

（2）理学療法実施上の留意点

先崎は，精神障害者に対して理学療法時に配慮すべきこととして次の6点をあげ，詳細な具体的対応を提起している．①ゆったりとした一定のペースで接し，安心感を与える，守られているという意識を育てる．②一定の心理的距離をとり，安全で侵入がないことを常に保証する．③不用意に患者が見ているところで思わせぶりな態度をとらない，高笑いやヒソヒソ話をしない．④雑多な雰囲気で不特定多数の人が出入りする訓練室での訓練は避ける．⑤訓練は人の出入りの少ない時間帯を選ぶ．⑥当初は他の患者から離し，別室での対応とする[19]．

これをもとに，統合失調症患者に対しての留意点を述べる（**表3**）．なお，他の精神疾患や精神症状に対しても有効な場合が少なくない．

（ⅰ）理学療法のパフォーマンスよりも患者に安心感を与えることを最優先にする．

セラピストの安心感により信頼関係を確立することができ，信頼関係が得られてくると，もう少し訓練を継続できるとか，もうダメだとか，もう少しレベルを上げてもがんばれるというようなコミュニケーションがとれてくる．

（ⅱ）理学療法プログラムの変更や追加は，日数をかけて少しずつ行っていく．

プログラムの内容は，運動機能の向上とともに経時的に少しずつ変えていく．新しい種目を取り入れる場合は，別の種目であると思われないようにする．たとえば立位訓練から杖歩行訓練に移行する場合は，まず平行棒内で足踏みを行い，次いで一足ずつ振り出しを行い，そして平行棒内で歩く．それができたら，片手に杖，もう一方は平行棒を持って歩行する．さらに，両杖を持って平行棒内歩行をする．徐々に平行棒から少しずつ出るように歩行を誘導し，方向転換をする．十分安定してきたら平行棒を出て，室内歩行を実施し，再び平行棒へ戻る練習をする．

（ⅲ）患者への説明は具体的かつ簡潔にし，実際にセラピストが実施してみせる．

運動機能，機能障害に応じた歩行パターンを指導しても理解が難しい．「両松葉で歩きましょう」とか，「右手に持って杖で歩きましょう」などと

表3 精神障害者の理学療法実施上の留意点

（ⅰ）理学療法のパフォーマンスよりも患者に安心感を与えることを最優先にする．
（ⅱ）理学療法プログラムの変更や追加は，日数をかけて少しずつ行っていく．
（ⅲ）患者への説明は具体的かつ簡潔にし，実際にセラピストが実施してみせる．
（ⅳ）一度に与える指示は多くても数種類までにとどめておく．
（ⅴ）理学療法プログラムは立位，歩行などの基本的動作，エルゴメーターなどの単純な反復動作を主体とする．
（ⅵ）理学療法プログラムは1日1〜数種目にとどめる．
（ⅶ）巧緻性が求められる動作はセラピストの技術で対応する．
（ⅷ）実施時間や場所に配慮する．
（ⅸ）理学療法環境をあまり変化させないようにする．

指示し，理学療法士が実際に歩く姿を見せる．

（ⅳ）一度に与える指示は多くても数種類までにとどめておく．

股関節外転の筋力強化の例では，側臥位をとる，股関節を伸ばす，膝関節を伸ばす，下肢を挙上する，30回実施する，途中で休みを入れる，2セット実施する，というように患者にとっては7つの指示をされたことになる．1〜数個の指示内容しか入らないため，こちらの意図とする実施が難しい．この例では，「横を向いて足を天井のほうに持ち上げて」と指示しながら，セラピストが運動方向を誘導（ハンドリング）する．

（ⅴ）理学療法プログラムは立位，歩行などの基本的動作，エルゴメーターなどの単純な反復動作を主体とする．

起立や歩行などの日常的な動作を中心にプログラムを組み立てる．患者は，簡単な指示で精神的なストレスがなければ，概して黙々とまじめに課題に取り組んでいる．

意欲を向上させて運動を行ってもらうために，さまざまな工夫が必要となる．ゴールに向かってボールを蹴ったり投げたりなど，ゲーム的要素を含んだ種目を取り入れる．エルゴメーターや各種筋力増強機器など単純な反復動作を繰り返す機械器具の使用，平行棒内歩行や階段昇降など具体的

表4 脳血管性痴呆，老年痴呆，Alzheimer病，Pick病の臨床鑑別

	脳血管性痴呆	老年痴呆	Alzheimer病	Pick病
発病年齢	初老期～老年期	老年期	初老期	初老期
初発症状	脳虚血発作または記銘・記憶障害が多い	記銘・記憶障害	記銘・記憶障害	人格変化
接触性	保持しようとする	比較的良好，時に不良	良好	不良
痴呆の性状	まだら状痴呆	全般性痴呆	全般性痴呆	全般性痴呆
大脳巣症状	しばしば，多彩	あまり目立たない	しばしば，頭頂，後頭症状が多い	しばしば，側頭，前頭症状が多い
神経症状	しばしば，多彩	なし	末期に筋固縮，ミオクローヌス	最末期に筋固縮
人格の変化	末期まで比較的人格は保たれる	早期から人格のくずれ・形骸化	早期には比較的人格は保たれる	人格変化が目立つ
その他の症状	情動失禁，夜間せん妄，卒中発作	多幸	末期に失外套症候群，屈曲性四肢麻痺	滞続症状，Denkfaulheit，緘黙，自発性消失～脱抑制
病識	遅くまでなくならない	早くなくなる	早いうちはなくならない	なし
発症	しばしば急激	緩徐	緩徐	緩徐
経過	動揺性，階段状	進行性	進行性	進行性
Hachinski虚血スコア	7点以上	4点以下	4点以下	4点以下
CT	局所性異常（低吸収域）	び漫性脳萎縮	び漫性脳萎縮	限局性脳萎縮（前頭・側頭葉）
脳波	diffuse slow α，局所性異常	α波の徐波化と出現率低下，汎発性不規則性徐波の出現	全般性徐波化	α帯域の基礎律動
その他	高血圧，動脈硬化所見			

(松下正明，1998[21], p209)

な行動の種目では，歩行訓練にメトロノームつき時計に合わせて歩きましょうとか，タイマーが鳴るまで続けましょうなどと，具体的な基本動作を指示する．

（vi）理学療法プログラムは1日1～数種目にとどめる．

ベッド上で筋力強化訓練をする，マット上で基本動作訓練をする，平行棒で歩行訓練をする，階段昇降訓練をする，など1日のうちでさまざまなプログラムを実行させようとすると，2，3番目のプログラムになると疲れてできないと訴えたり，非常に拙劣な動作になってしまい，ついにはやめてしまったりする．

（vii）巧緻性が求められる動作はセラピストの技術で対応する．

PNFやBobathアプローチなど，動作の巧緻性が求められる動作は，丁寧に説明しても実施は困難である．身体的・精神的負担をかけず，こちらが意図する動きを導き出せるかは，セラピストの治療手技の選択と動きを導き出せる技量にかかっている．

（viii）実施時間や場所に配慮する．

自傷他害行為（言動）のみられる患者，注意力の障害，転導性の亢進がある者，関係妄想など妄想のある者は，治療の実施に際して十分注意を払う必要がある．不安や他患を気にする患者などは，時間をずらしたり，ベットサイドで実施することも考慮する．

（ix）理学療法環境をあまり変化させないようにする．

なるべく毎日決められた治療時間に実施し，担当者を固定する．また，プログラムを前日と同じ

表5 柄澤の認知症患者の人格変化

① 意欲低下，物事や周囲への無関心，感情の鈍麻
② 依存的で依頼心が強くなる
③ 角が取れ穏やかになり，円満になる
④ 短気，怒りっぽい，抑制力欠如，興奮，暴力的
⑤ 頑固，ゆずらない，強情
⑥ わがまま，我を通す，自己中心的
⑦ 疑い深い，ひがむ，被害的

（柄澤昭秀，1999[20]，p48 本文から筆者作成）

表6 認知症患者の行動障害

(1) 記憶，知能・見当識の障害および神経学的巣症状
自分の持ち物と他人の物の区別がつかない，物をなくす，しまい忘れて，ないないと騒ぐ，同じ話を繰り返す，家庭用品や器具が扱えない，空焚き，火の不始末，衣類の着脱にまごつく，外出して迷子になる，部屋を間違える，約束が守れない
(2) 意識障害
落ち着かない，まとまりのない言動，錯覚や幻覚，特に幻視，夜間の不眠，うろつく，興奮，大声をあげる
(3) 妄想，幻覚妄想
妄想や幻聴に影響されたおびえ，敵意，攻撃，興奮，警察に訴えたり保護を求めたりする
(4) 情動障害および人格障害
意欲減退，不活発，多幸，脱抑制，易怒，興奮，攻撃的，反発，拒絶的，事象，自殺企図，虚言，不潔なままでいる，不潔な行為がある，拒食，過食，異食，性的異常行為，裸になる，蒐集癖，物を壊す，破く，燃やす，盗み

（柄澤昭秀，1999[20]，pp49-50 本文から筆者作成）

内容で同じタイムテーブルで実施する．他のスタッフは遠くで見守るだけにして，むやみに声かけをしない．前日に担当者が，明日は休みますとか，明日から新しい訓練をしますなどと話すと，病棟へ帰ってから明日のことばかり考え不安症状を呈してパニックになる場合がある．プログラムの変更や担当者の休みは，当日の理学療法開始時に話したほうがよいことが多い．代理スタッフによる理学療法の実施により，患者の精神状態が不穏になることが予想される場合は，休みにすることも検討する．

2) 認知症（痴呆）[20-22]

ICDでは，アルツハイマー型痴呆，血管性痴呆，その他の痴呆に大きく分類される．認知症（痴呆）は脳疾患による症候群であり，通常は慢性あるいは進行性で，記憶，思考，見当識，理解，計算，学習能力，言語，判断を含む多数の高次皮質機能障害を示す．意識の混濁はない．認知障害は，通常，情動の統制，社会的行動あるいは動機づけの低下を伴うが，場合によってはそれらが先行することもある．この症候群は，アルツハイマー病，脳血管性疾患，そして一次性あるいは二次性に脳を障害する他の病態で出現する．認知症は，脳皮質変性など原因が不明の一次性認知症，原因が明らかで治療により精神症状の軽減が可能な二次性認知症に分類する．この二次性認知症を治療可能な痴呆（treatable dementia）という．最近では，正常と認知症の間に位置し，日常生活動作は自立しているが，一部の認知領域に明らかな機能低下がみられる状態を軽度認知機能障害（MCI；mild cognitive impairment）という概念がある．

精神症状は広汎で，包括的な障害として出現する．認知症の臨床鑑別を**表4**に示す．

記憶障害は，食事をとったばかりであるのにまだご飯を食べていないと言う，今話をしたばかりのことを忘れてしまう．見当識障害は，普段接している身近な人の顔を忘れてしまう．また，今日は何月何日，何時頃という時間の認識，今いるところはどこで自宅との位置関係はという地理的認識，自分の名前，職業，年齢など自分自身についての認識などがなくなってしまう．

しばしばみられるのが，物とられ妄想である．しまい忘れたり，置き忘れたり，もともとないにもかかわらず，物がなくなった，だれかにとられた，盗まれたなどと被害的に騒ぐことである．他人の物でも自分の物と言い張ることがある．

人格変化もきたす．若いころの人格の特徴が先鋭化すると家族からはよく言われるが，なかには，こんな人ではなかった，全く人が変わってしまったという家族もいる．柄澤は，認知症患者の人格変化を7つに整理しており，**表5**に示す．

表7 脳卒中後に起こる主な行動変化

神経精神科的障害	認知障害
うつ病	失語
躁病	実行機能障害
不安	プロソディ障害
無気力	記憶障害
精神病	構成障害
幻覚	片側無視
病態失認	
破局反応	
情動易変性	

(Cummings JL, Trimblell MR（松浦雅人 訳），1996[23]，p127)

表8 神経疾患に合併するうつ病

神経疾患	抑うつ症候群の頻度（％）*	抑うつ症候群の特徴
脳卒中	30〜60	精神運動抑制はしばしば重篤．脳萎縮を伴う患者でより多い．右側前頭葉と左側尾状核病変で最も多い．左前頭極に近い病変ほど重症
パーキンソン病	30〜50	一般に不安が存在．妄想や自殺はまれ．PETによると前頭葉眼窩部と尾状核の糖代謝が減少
ハンチントン病	35〜45	自殺が多い．PETによると前頭葉眼窩部の糖代謝が減少
てんかん	10〜50	自殺と妄想が多い．PETによると前頭葉眼窩部の糖代謝が減少
外傷性脳損傷	25〜50	頭部外傷後うつ病を発症する例は精神障害（物質依存を含む）の既往歴が多い
多発性硬化症	25〜50	うつ病は障害の程度と関連しない
アルツハイマー病	30〜40	大うつ病エピソードはまれ
血管性痴呆	25〜60	多発性梗塞やビンスワンガー病で多い

*抑うつ症候群には，大うつ病エピソードと，より軽い症候性抑うつ症候群を含む．
(Cummings JL, Trimblell MR（松浦雅人 訳），1996[23]，p26)

行動障害は，さまざまな問題行動，不適応行動，反社会的行動がみられる．柄澤の精神病理学的背景からまとめたものを表6に示す．

アルツハイマー型痴呆では，取り繕い場あわせ反応，巧緻性障害，高次脳機能障害，鏡現象，記憶障害は出来事記憶の障害が特徴である．取り繕い場あわせ反応は，社会生活が破綻をきたしているにもかかわらず，電話の応対，基本的な接遇や会話などがうまく行えるため，事情を知らない初対面の者であると障害に気づかないことがある．鏡現象は，鏡に向かって話しかけたり罵倒したりすることである．

ピック病では，被影響性の亢進（stimulus-bound behavior），わが道を行く行動（going my way behavior），常同症状，自発性の低下，記憶障害では意味記憶の障害が特徴である．被影響性の亢進は，そばにいる人と同じ行為のまねをしたり，言葉につられて歌を歌い出したり，図や絵を指で丁寧になぞるという反響ないし模倣行為をいう．わが道を行く行動は，反社会的あるいは脱抑制とも称される本能の赴くままの行動をいい，本人の意のままに勝手に人の物を盗ったり，診察やミーティングなどで気に入らなかったり関心が他に向くと勝手に出ていく立ち去り行動がみられる．

3）脳血管障害患者の精神症状[23]

脳卒中による神経精神科的障害は，脳損傷の部位と広がり，虚血性障害の存在，病前の知的および情動面の機能水準に関係する．脳卒中後に起こる主な行動障害を表7に示す．うつ病は，脳卒中後の神経精神科的障害のなかで最も多く，最初の発作から2年以内に30〜50％の患者に生じる．

4）うつ状態（depression state）[23]

身体疾患で治療を受けている患者の22〜33％が，うつ病あるいはうつ状態に罹っていると報告されている．抑うつ気分，精神運動機能の制止お

よび自律神経症状を中心とする複合的な症状群（うつ状態）が，うつ病エピソードとして一定期間出現する．気分の変化として，憂うつ，悲哀感，孤独感，寂，空虚感，厭世感，絶望感などさまざまな程度の抑うつ気分に包まれる．

このような気分は，表情や態度にも現れ，生気のない，表情に乏しい，笑顔の消えた，苦悩に満ちた，憔悴し切った，年齢より老けて見える表情となり，目には輝きがなく，伏し目がちとなり，口数少なくぼそぼそと話す．以前の趣味や娯楽に興味や喜びを感じなくなる快楽感情の喪失は，社会的引きこもりを生じやすくなる．

思考の制止により思考の停滞，決断困難，集中困難，記憶力低下が生じる．認知面においては，自己価値観の低下が生じ，自責的，自罰的な傾向となりやすい．現在だけでなく，過去の些細な失敗を悩まずにはいられなくなる．一方，思考の流動性低下から，反復，情動，強迫的な行為がみられる．

精神運動面の制止として，身体的な疲労感，倦怠感が生じ，全般的な活動量の低下がみられる．日常の習慣的動作にも時間がかかり，趣味などへの関心が低下し，友人とのつき合いや家族との団らんが苦痛となる．自律神経症状を中心とする種々の身体障害が出現する．睡眠障害，食欲減退，性欲減退，疲労倦怠感がある．重症になると，妄想，幻覚等の精神症状が伴う．妄想は微小妄想（罪業，貧困，心気）が多い．

うつ状態を起こしやすい身体疾患を**表8**に示す．

うつ病の場合，叱咤激励することは逆効果を招く恐れがある．本人がすでに現状の問題点や障害を克服するために，最大限の努力を重ねてきているにもかかわらず，周囲から激励されることは，まだ自分の努力が足りないのではないか，もっとがんばらなければいけないと要求されていると受け止められてしまう．また，治療メニューを複数提示して，どちらか選択させることも避けるべきである．元来まじめであるだけに，両方ともやらなければならないと強迫観念にとりつかれ，心理的に追い込んでしまいかねないからである．

（仙波浩幸）

引用文献

1) 内閣府編：障害者白書平成15年度版，2003．
2) 精神保健福祉研究会：我が国の精神保健福祉平成14年度版．太陽美術，東京，2003．
3) 川上憲人：Epidemiologic Catchment Area (ECA) Project．精神科診断学，**5**(1)：13-22，1994．
4) 山内俊雄：精神障害．スーパーニッポニカ2002，小学館，東京，2002．
5) 北村俊則：精神・心理症状学ハンドブック．第2版，日本評論社，東京，2003．
6) 伊勢田堯，小川一夫，長谷川憲一：精神障害者リハビリテーションの基本問題．総合リハ，**24**(7)：607-611，1996．
7) 水島繁美：精神障害と運動機能不全．総合リハ，**20**(3)：207-211，1992．
8) WHO：The ICD-10 Classification of Mental and Behavioral Disorders：Clinical descriptions and diagnostic guidelines（融　道男，中根允文，小宮山　実訳：ICD-10精神および行動の障害　臨床記述と診断ガイドライン）．医学書院，東京，2002．
9) 融　道男，岩脇　淳：カプラン臨床精神医学ハンドブック　DSM-IV-TR診断基準による診療の手引．第2版，メディカルサイエンスインターナショナル，東京，2003．
10) 松下正明 編：精神症候と疾患分類・疫学．臨床医学講座 第1巻，中山書店，東京，1998．
11) 加藤正明，保崎秀夫，笠原　嘉 ほか：精神医学事典．弘文堂，東京，2001．
12) 伊藤正男，井村裕夫，高久史麿 編：医学大事典．医学書院，東京，2003．
13) 大熊輝雄：現代臨床精神医学．第9版，金原出版，東京，2003．
14) 片山義郎：問診．現代精神医学大系4（金子仁郎，原俊夫，保崎秀夫 編），中山書店，東京，1978，A1.55-81．
15) 築島　建，大宮司信：精神医学的評価と介入．総合リハ，**28**(11)：1001-1008，2000．
16) Gelder M, Mayou R, Cowen P：Shorter Oxford Textbook of Psychiatry. 4th edition, Oxford University Press, New York, 2001.
17) 仙波浩幸：精神障害者へのリハビリテーションの問題点．精神障害者に対する身体合併症診療の実際（岩淵正之，江畑敬介 編著）．新興医学出版社，東京，1996，281-290．
18) 中山温信，不破野誠一，伊藤　陽 ほか：病的多飲水患者の疫学と治療困難性．精神医学，**37**：467-476，1995．
19) 先崎　章：精神分裂病合併例への対応．総合リハ，**28**(11)：1015-1020，2000．
20) 柄澤昭秀：新 老人のぼけの臨床．医学書院，東京，1999．
21) 松下正明 編：老年期精神障害．臨床医学講座第12巻，中山書店，東京，1998．
22) 仙波浩幸：痴呆．PTジャーナル，**38**(5)：391，2004．
23) Cummings JL, Trimblell MR（松浦雅人訳）：精神医学・行動神経学　コンサイス・ガイド．メディカルサイエンスインターナショナル，東京，1996．

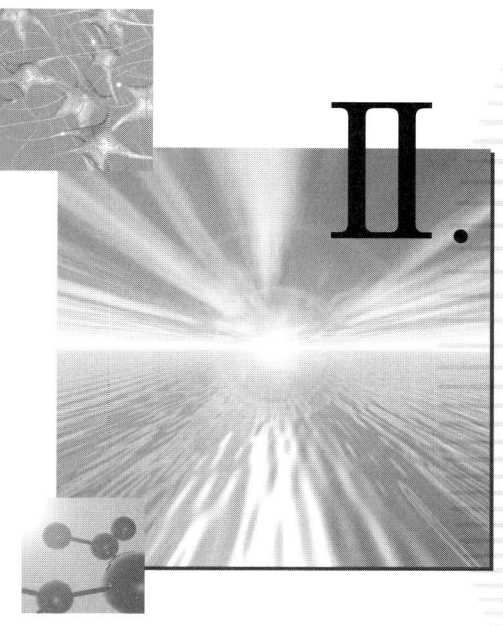

II. 手技別理学療法

1. ボバースアプローチ −神経発達学的治療−
2. ボイタ法 −発達運動学的アプローチ−
3. ブルンストロームアプローチ
4. 生態心理学的な概念を応用した運動療法
5. 認知運動療法

1. ボバースアプローチ
―神経発達学的治療―

I. ボバースアプローチの概念

　ボバースアプローチ（Bobath Approach）の概念（定義）は，1995年の国際ボバース講師会議（International Bobath Instructors Training Association, IBITA）で，「中枢神経系の損傷による姿勢緊張，運動，機能の障害をもつ人々の評価と治療への問題解決法（problem solving approach）である．治療の目標は，促通を通して姿勢コントロールと選択運動を改善することにより，機能を最大限に引き出すことにある」とされている．
　脳性麻痺児を主とする小児の中枢神経疾患児へボバースアプローチの概念で治療するときは，「神経発達学的治療（neurodevelopmental treatment, NDT）」と呼称されることが多い．ボバース夫人も，「ボバース法（Bobath method）」と呼ぶと特定の手技を想像させてしまい誤解を招き，手技は道具にすぎず個々のケースに応じて創造していくものゆえ，神経発達学的治療ないしはボバースアプローチという呼称を推奨した．
　一方，成人の中枢神経疾患患者にボバースアプローチを用いるとき，それは「中枢神経疾患をもつ人々へのボバース概念に基づく神経学的リハビリテーション（neurological rehabilitation based upon the Bobath Concept for the adults with central nervous diseases）」と呼称するのが，国際ボバース講習会講師会議による正式名称である．評価や治療の手技に個人名を使用するのは普遍性に欠けるという主張の強い傾向のアメリカでは，成人の治療においても「神経発達学的治療（NDT）」という用語が用いられることが多い．

II. ボバース夫妻の略歴

　ボバースアプローチの発展の歴史は，一人ひとりの脳性麻痺児や脳卒中後遺症者等の中枢神経疾患患者（児）のケーススタディを通じての仮説検証作業であり，現在もこの基本に則って進歩している．カレル・ボバース（Karel Bobath）医師と，理学療法士のベルタ・ボバース（Berta Bobath）夫人が没した今日，二人を中心にして築き上げられてきたボバースアプローチを学び普及と発展をさせるうえで，両氏の苦節の道と，脳性麻痺児や脳卒中後遺症者への深い洞察による評価と治療を，歴史的背景を通じて知る必要がある．
　カレル・ボバース医師は1906年3月14日，ユダヤ教徒夫妻の次男としてベルリンで生誕した[1]．本当の姓はBobatであったが，ドイツ語を話せぬ父親がドイツで戸籍を登録するときに誤ってBobathとなった．カレルは学生時代の放課後，ユダヤ人スポーツクラブをつくり練習に励んでいた．後に夫人となるベルタ・ブーセとの出会いは，体育館でのクラブ活動中の1924年であった．1925年，カレルはベルリンで医学部に合格した．そしてカレルが卒業したときに，兄のアーサーも医学部に入学した．後年，兄はアメリカのフロリダへ移住することになる．1932年には，カレルは医学博士の学位を取得した．
　ベルタは1907年12月5日，ベルリンで生誕した．父はポーランド系ユダヤ人であった．ベルタは体育教師になるため，1924年，アンネヘルマン学校へ入学した．1926年の卒業まで，正常運動，体操，リラクセーションのトレーニングを受

けた．このことは後年，脳性麻痺児や脳卒中後遺症者を治療するときの基礎となった．卒業後，1933年まで体育教師として学校にとどまった．

反ユダヤ主義の政情下，カレルはベルリンで医師として勤務することはできなかった．そのためカレルは，1933〜36年，プラハ大学に移りそこでの医師の資格を得た．ここでは小児精神科医としてのトレーニングも受けている．休暇でプラハからベルリンに戻ったカレルに，幼なじみのベルタの状況を知っていた兄のアーサーが二人を再会させた．これが結婚へとつながった．正式には，二人はロンドンへ移住亡命ののち，1941年4月23日に結婚した．

1943年，ベルタは脳卒中後の片麻痺患者から治療を依頼された．重度の右片麻痺をもつ肖像画家のサイモン・エルヴィス氏であった．三角筋にバイブレーションを当てたり，リラクセーション手技を使用した．当初は，単一の関節や個々の筋群の治療に取り組んだ．徐々に患者の「痙性パターン」に対抗する取り組みを始めた．また，シリアックス博士が成人片麻痺患者の肩の疼痛をマニピュレーションで治療する際にも呼ばれ，下肢の治療を任せられることもあった．脳卒中後遺症者の強い伸筋痙性パターンに対抗するのに，足関節の背屈や股関節の外旋を使用した．彼女が中枢神経疾患患者（児）へのアプローチを系統だったものとするのに，この後何年もの試行錯誤が続いた．

1946年，夫妻と息子のピーターはイギリスの市民権を申請した．カレルは，1948年，ハーパーベリー病院に勤務した．

1944年，プリンセス・ルイーズ病院に「痙性部門」が設立された．彼女は王立英国理学療法士協会の会誌"Physiotherapy"の1948年1・2月号に，「上位運動ニューロン損傷への新しい治療」を発表した．これを機会にしてベルタは，プリンセス・ルイーズ病院の脳性麻痺部門の理学療法責任者となった．ベルタが自分のアプローチを話すときには，いつもカレルが傍にいて理論づけをしてくれた．「リラクセーション」と呼んでいたものが実は「抑制」であったことに気づいたのは，後になりベルタが行っていたことへカレルがいっそうの興味を示してからのことであった．以後，除脳固縮，異常反射活動，姿勢緊張などの当時では最新であった生理学を活用し説明づけた．

1950年，ベルタは苦学してイギリスの理学療法士の資格を取得し，1954年には王立英国理学療法士協会の正会員となった．1951年，夫妻は小規模の脳性麻痺児のための治療センターを開設し，6名の理学療法士を講習会の初めての受講者として迎え入れた．脳卒中後遺症者へのボバースアプローチの初めての講習会は，1977年，アメリカでの成人片麻痺セミナーとして開催された．

1991年，夫妻は逝去した．カレル享年85歳，ベルタ83歳であった．二人は生涯を通じて，中枢神経疾患患者（児）と接する療法士は，患者（児）と対比させて自分自身の動きを知り問題点を探る観察の参考とし，問題解決法という思考力を養うべきことを強調した．ボバース夫妻の開拓してきたアプローチは現在も発展しつつある．

III. 中枢神経の姿勢コントロールメカニズム

ボバースアプローチは，神経筋活動，特に脳の可塑性[2,3]を生かし，諸環境とのかかわりのなかでの運動という感覚の（再）学習過程（sensorimotor (re) experience）の促進を援助するための評価と治療である．この意味において，ボバースアプローチは運動（再）学習（motor (re) learning）の治療概念の一つといえる．

療法士は，自己学習を3つの視点から進めるとよい．一つは，神経筋の可塑性をはじめとする神経生理学や神経心理学などの学習である．2つめは，後述する相反神経支配の表出である成人の正常運動や乳幼児の正常発達の学習である．このために療法士は，実際に健常児（者）の運動を体験練習するとよい．3つめは，治療のためのハンドリングスキル，すなわち治療技術の向上のためのトレーニングである．どの学習をしていても，患者（児）のことと，3項目間の行き来と関連性を考慮することが求められる．

次に，中枢神経系による姿勢コントロールメカニズムについて述べる．

表1 腹内側系と背外側系（実際には両系が重複する）

腹内側系	橋網様体脊髄路
	延髄網様体脊髄路
	視蓋脊髄路
	間質核脊髄路
	前庭脊髄路
	前皮質脊髄路
背外側系	外側皮質脊髄路
	赤核脊髄路

1. 姿勢運動コントロールのシステムとしての経路

中枢神経系内の姿勢コントロール（postural control）と運動コントロール（movement control）を行う経路を，機能的なシステムとして整理する．解剖学的にも，脊髄内で内側を通る腹内側系（medial system）と，外側を通る背外側系（lateral system）とに分けられる（表1）．前者は主に姿勢コントロールに，後者は主に運動コントロールに関与する．

腹内側系の一つの皮質網様体脊髄路は中枢神経で最大数の経路で，1,800万の線維を下行させる．姿勢緊張の基礎の中核をなすシステムである．さらに体幹・骨盤・下肢・肩甲帯の抗重力方向への立ち直り運動，咀嚼嚥下，脊髄内の歩行のパターンジェネレーターへの修飾などに関与する．このなかでも腹側網様体脊髄路（皮質橋網様体脊髄路）は，とりわけ体幹・骨盤・下肢の近位部を支配する．皮質視蓋脊髄路は網様体脊髄路を基礎にして，頭頸部のコントロールや定位運動に関与する．間質核脊髄路は頭頸部のコントロールとともに，眼球の水平運動を行う[4]．前庭脊髄路は加速度に反応するシステムであり，姿勢緊張の基本の網様体脊髄路を修飾する．歩行時の足の接踵や離床の床反力を高めることが一例である．前庭から大脳皮質への上行性の興奮作用は下行性には皮質網様体脊髄路でフィードバックされ，姿勢緊張の調整に関与する．

延髄網様体脊髄路は四肢の近位部また遠位部にも支配し，脊髄の歩行のパターンジェネレーターの律動性を修飾する．

背外側系の代表は皮質脊髄路であり，100万の線維を下行させる．皮質脊髄路は，上下肢の巧緻運動に関与する背外側系の外側皮質脊髄路と，体幹や近位部を支配する腹内側系の前皮質脊髄路に分けられる．赤核脊髄路の大細胞はヒトでは200個ほどであり，胸髄上部までの到達である．皮質脊髄路とともに，学習された内容を，それが損傷されたときに，赤核脊髄路が代償する可能性がある．

2. 姿勢緊張

姿勢緊張（postural tone）すなわちトーヌスは，筋骨格系の全体としての活動レベル，そして運動分節支配の介在細胞群や運動の最終共通路として機能するアルファ運動細胞におけるシナプス活動レベルまでも含む[5]．姿勢緊張は，重力に抗して垂直に身体を維持しようとする抗重力筋の活動を増加させるものである．これに対して，筋緊張（muscle tone）とは，一つの筋肉が伸張されたときの抵抗力[6]であり，姿勢緊張の一部をなす．

姿勢緊張は安静時でも軽度の収縮を示しているが，内的外的環境とのかかわりでは変容性がある．重力に抗するだけ高くなり，運動をするために相対的に低くなる．骨盤や体幹や立脚下肢といった身体の中枢部に相当する部分は重力に抗するだけの高い緊張を要する．下部体幹は胸郭や上肢を支えるために，抗重力方向の持続的な同時活動（sustained coactivation）を必要とする．上部体幹すなわち胸郭は抗重力伸展活動とともに，上肢手の動きに伴い分節運動（segmental movements）をする．肩甲帯や股関節周囲といった近位部は上下肢の運動を支えるために高い姿勢緊張を用意することが多く，四肢の遠位部に動的な安定性をつくる．上下肢の遠位部は運動を遂行するために，相対的に低い緊張である．ただしこの逆を必要とする運動もある．買い物袋に若干重い品を入れて持ち上肢を振って歩く機能的動作では，遠位部の手関節周囲や手指屈筋群の緊張が高く，相対的に肩周囲のほうが低い傾向をもつ．

3. 姿勢緊張の要素

姿勢緊張に影響する要素を**表2**に示す[7]．姿勢緊張は神経原性の要素と，非神経原性の要素に分けられる．単に安静時や単純な運動のみでなく，患者の歩行やADLなどの日常の諸機能（function）とのかかわりのなかで評価する．

姿勢緊張の変容や調整の主流をなすのは固有感覚（proprioception）である．固有感覚の概念は，Sherrington（1906）によると，生体自身の内に起こる現象の受容，特に筋・腱・関節などからの求心性刺激の受容を指す[8]．神経筋活動（neuromuscular activities）としての固有感覚によるコントロールは，環境に対して反応し，受容し，統合するときの主役をなしているといえる．

ここで固有感覚と深部感覚（deep sensation）を正しく分ける．固有感覚とは，筋・腱・関節および前庭からの感覚で，身体の運動や位置についての情報を提供する．これに対し深部感覚とは，表在（皮膚）感覚に対置する臨床的解剖学的な語であり，定義しにくいかあるいは存在しない[9]．深部受容器が貢献する感覚は，固有受容器としての運動感覚である．

姿勢緊張を評価するときに「固有感覚システム（proprioceptive system）」として，固有感覚が他の感覚と統合する能力も検査する．手の皮膚の機械的受容器が外受容器性に働くとき，実際にはほとんどが固有受容性に機能する．肌理や温度は外受容性の表在感覚で，能動的触覚（active touch）と呼ばれる．しかし物に触り操作するとき，皮膚や筋骨格系の受容器は，物の重さ・大きさ・硬さといった固有受容系の求心性情報を伝える．しばしば立体感覚とも呼ばれる．このとき気づきが，新たな巧緻運動の（再）学習中に最も要求される．皮膚受容器や視覚は不定期の固有感覚システムとなっている[10]．

同様に，指掌への接触で感覚の有無を調べるのみでなく，指掌からの触覚情報は健常者のみでなく前庭システムが十分に機能していない患者（児）の動揺を減少させる[11]．触覚が固有受容システムに統合された一例といえる．動揺といった異常な

表2 姿勢緊張の神経原性要素と非神経原性要素

1	固有感覚
2	覚醒・注意力・意識
3	フィードバック
4	フィードフォーワード
5	視覚
6	聴覚
7	味覚・嗅覚
8	知覚・認知
9	精神症状・記憶（想起）・認知症（痴呆）
10	温度（体温・室温・支持面温度）
11	自律神経症状
12	筋の粘弾性・速筋・遅筋
13	軟部組織の短縮
14	バイオメカニクス
15	加齢
16	体重・成長
17	性差
18	表現型
19	既往症
20	感情・情緒
21	その他

姿勢緊張を安定化させるために，端座位や立位といった抗重力姿勢での評価が求められる．

口腔器官の感覚を評価するときも，味覚や舌触りのみとしてではなく，これらの感覚が舌や頬部の運動，さらには嚥下運動に固有感覚システムとして統合され関与しているかについても評価をする．

姿勢緊張とのかかわりから，「3つの意識」についての評価をする．「覚醒（arousal）」は目覚めた状態であり，刺激に対して受け入れる態勢が整った状態である[12]．睡眠と対で生物的な基盤である．「注意（attention）」は諸対象や経験のなかから，ある特定のものを選択し取り出してはっきり意識することである．「認識・感知・気づき（awareness）」とは，刺激を受容して外界で起こる事象を気づいている状態である．覚醒や注意が低下している脳性麻痺児の頭頸部の抗重力コント

```
α細胞  ：  相的細胞
  ↑         ↑
α細胞  ：  緊張性細胞
  ↑         ↑
γ細胞  ：  相的細胞
  ↑         ↑
γ細胞  ：  緊張性細胞
```

図1 ヘンネマンの漸増・サイズの法則

ロールを座位で促す場合，やたらとタッピングを使用するよりも，好きな絵本などで視覚刺激を与えると抗重力活動が促進されることが臨床上多くみられる．姿勢緊張を整える場合，意識をいかに高め維持するか，逆に多動な子供には注意や意識をどのように選択化・鎮静化するかについて分析する．

脳卒中後遺症者では発動性に欠けることが少なくない．運動療法中の現象としては姿勢セットの遅れや，心理的活力の低下がみられる．急性期脳卒中後遺症者の25％に，2年後の患者の30〜40％にうつ症状がみられる．また高齢社会のなかで増している老人性認知症（痴呆）では，学習・増強・想起のなかで，想起が障害されやすい．このような症例では，発動性を高めるために，療法士は気晴らしに留意するとともに，精神科や神経内科の医師と協議し，カテコールアミン系抗うつ剤を投与し大脳辺縁系を活性させ発動性を高めることも考慮するとよい[13]．

4. 相反神経支配

中枢神経系の相反神経支配（関係）とは，選択性のある姿勢運動パターンをつくるために，調和した筋活動の相互作用を導き出す中枢神経系内の興奮と抑制の調整能力である．機能的な運動において，主働作筋と拮抗筋は効果器であると同時に感覚器であるゆえ，機能的には一方がプラスに他方がマイナスと両極に働く関係ではない．双方が協調し合い動的に収縮の程度を変えていくことで，適切な速さと範囲と方向性のために円滑な段階運動（graded control）が用意される[14,15]．前述の上下肢の近位部の安定性と遠位部の運動性，下部体幹の持続的な抗重力同時活動と胸郭の分節運動といった姿勢運動の関係も，正常な中枢神経による自動的な相反神経作用を通じて達成される．

ヘンネマンの漸増の法則・サイズの法則で，漸増の序列は運動ニューロンの大きさによって決まり，小さなニューロンから順次に大きなニューロンへと参加動員される（図1）．筋を興奮させるときには，小さな運動ニューロンから順に動員される．抑制ではまず大きな運動ニューロンが活動を止め，次いで順次小さな運動ニューロンが活動を止めていく[16]．速い錐体路ニューロンは脊髄内終末で大型の相動性運動ニューロンと結合し，大きな力を必要とするときに働く．遅い錐体路ニューロンは小型の緊張性運動ニューロンと結合し常時働いている[17]．筋線維においても，タイプ別に発火と収縮の順序がある．運動単位はS→FR→FFの順に，その支配を受ける筋線維はSO→FOG（ⅡA）→FG（ⅡB）の順に動員される[18]．

療法士はヘンネマンの法則から，臨床的に何を学ぶべきかが問われる．一つは，治療において四肢の運動前に，近位部の同時活動を求め安定性を先に準備することである．2つに，主働作筋と拮抗筋の調和のとれた段階運動を治療するときは，両者の筋群間で相互に協調のとれた漸増と漸減が起こることを意味する．3つに，筋肉のレベルでも身体の中枢部や緊張性の抗重力作用をする多裂筋・腹横筋・ひらめ筋などのSO線維（遅筋）が先に活動し，疲労しにくく安定した姿勢の調整を行う．このもとにFG線維（速筋）が四肢の遠位で巧緻運動を遂行できる[19]．4つに，逆にサイズの法則に従わない運動単位の参加・動員様式も報告されている．長指伸筋や母指内転筋などの手指では，Fタイプの運動単位から参加・動員が始まる[20]．よって中枢性の麻痺のある手の治療では独自性が必要であり，肩甲帯や上肢の近位部が十分に改善していなくとも，手関節の安定性とともに手指の巧緻運動への対応が求められることが示唆される．このことは臨床的に体験されることである．ただし上肢手としての機能性から上肢の近位部の安定性，抗重力性を同時に改善する治療が当然必要である．

5. 多様な姿勢運動パターン

パターンとは，適切なアライメントのなかで遂行される選択運動（selective movements）の過程である．療法士は患者（児）が機能的な運動に到達できるように，機能的パターンを促通する．運動は相反神経支配を通じて精密に段階化された選択運動を生み出せる中枢神経系の自動的な基盤の上に達成できる．新生児は，胎児期からの延長の未熟な全身運動（general movements, GM, mass patterns）をしている．新生児は，生物種の個体全体を完全な状態に保つために必要な遺伝情報の総体であるゲノム（エングラム）を通して系統発生と個体発生の影響を受けつつも，重力や母子関係などといった環境の影響を受け自発的運動（spontaneous movements）を起こす．側頭連合野にある顔細胞は生後2週間くらいから働き始める．乳児が母親の顔が近づくと笑顔で喜ぶのはすでに母親を記憶する能力があるからで，識別能力が発達し始めているゆえである[21]．当然のことながら早産低出生体重児では保育器内の限られた生活環境が多いゆえ，意図的な介入がなければ心身の発達に制約と偏りが起こる．

4～5カ月頃の乳児は卓上のビスケットを取るため，凝視したビスケットを目指し，手を開排しつつ上肢でリーチ（到達）運動をし，手全体でつかもうとすることを繰り返す．反復することで選択的な合目的運動を達成していく．新生児の全身的な自発的運動は，選択性や抗重力性のきわめて乏しいフィードフォワードであった．しかしこの段階では，合目的運動を達成するまでの間子供は対象物に認識集中し，随意的に上肢手を繰り返しフィードバックでリーチ運動を調整しようとする．フィードバックとは予測されない外乱からの主要な防衛手段である．対象物を取る運動を繰り返す過程で，それは自動性の高いフィードフォワードの運動として脳内にプログラム化される．フィードフォワードは次の運動を起こすための効果器の準備であると同時に，重量・大きさ・肌理・速さ等の感覚を予期するための感覚システムの準備でもある[22]．

自動的な巧緻運動の学習のためには，療法士は大脳小脳連関（大脳－小脳ループ）と大脳基底核連関（大脳－基底核ループ）でのフィードフォワードを考慮する．大脳小脳連関は，目標となる運動と実際の運動との差（エラー）を少なくするための調整をする．タイミングを計らい，運動が時間的空間的に遂行されるように，リアルタイムでの調整をする[23]．これに対し大脳基底核連関では，報酬を最大限に獲得するための学習に関与する[24]．運動の状況に応じて，動作の選択，切り替え，また動作の習慣を形成する役割をもつ．生存に適したものに機能を絞り込み選択する働きをする[25]．療法士が大脳基底核連関での学習を考慮するとき，運動達成課題の難度は少々高くとも，患児（者）が興味起こす環境刺激，快となる環境刺激を選ばねばならない．

上下肢の機能性のためには，運動パターンの多様な組み合わせが要求される．他方，中枢神経疾患患者（児）の動きは画一的，定型的である．いかなる四肢の機能的運動パターンを促通する場合も，背景に適した姿勢調整（postural adjustment）が求められる．姿勢調整はフィードフォワード（postural feedforward）と，フィードバックの両者を含んでいる．姿勢調整は過剰な重心の変位（displacement）を防止し最小限にすることで，四肢の運動が安全で効率よく達成できる[26]．中枢神経疾患患者（児）の治療では，姿勢のコントロールすなわちバランスを安定させつつ，頭頸部や四肢の運動を誘導すべきといえる．

IV. 正常運動発達とヒューマンムーブメントから何を学ぶか

脳性麻痺児では正常運動発達を，成人中枢神経疾患患者ではヒューマンムーブメントの知識をもって治療にあたる．このための視点を，脳性麻痺児と成人中枢疾患患者に分けて述べる．

1. 協調した運動パターンの獲得過程

正常児の運動発達には，同時期に多種多様な姿勢運動を示す並置（juxtaposition）がある．運動の

発達指標は人為的に標準化，平均化された数値であり，医師が発達診断でそれを有用な道具とすることはいうまでもない．しかし脳性麻痺児を治療する療法士の発達のとらえ方は早期診断のための指標ではなく，正常児の協調のとれた運動の獲得過程を学ぶことで脳性麻痺児の治療に応用することである．

一例を下顎と口唇の閉位運動と選択運動の獲得からみる．新生児は背臥位で頸部をやや過伸展し，下顎と口唇はやや開いている．新生児は鼻呼吸で，泣き声は開鼻声である．3～4カ月頃，指しゃぶりや注視の発達で体幹が安定するにつれて，背臥位で後頸部は伸長し下顎と口唇の閉位運動は高まる．両親が支座位をとらせると，骨盤からの立ち直り運動が未熟で骨盤は後傾をとってしまう．この代償で頭頸部は過伸展傾向をとるため，口唇の閉位は緩くなり流涎が多くみられる．8カ月頃に長座位をとると，骨盤からの立ち直り運動の向上がみられ，体幹と頭頸部は抗重力伸展能力を高める．よって下顎と口唇の閉位運動は高まるとともに，選択性が向上し喃語が増えてくる．歩き始めでは生理的に股関節屈筋群の緊張が高いため，体幹は前彎を強める．両股関節の伸展を得るために両上肢の高い構えの high guard をとり，さらに代償として下顎を突き出しそれをやや開き左右に側方移動させつつ歩く．歩行のたびに流涎が増す．股関節に十分な伸展がとれるにつれて，上肢は medium guard から low guard，そして3歳くらいに振りが観察されるようになる．頭頸部のコントロールは股関節の影響を受けなくなるにつれて独立し，下顎と口唇の閉位運動と発語のための巧緻運動が発達する．

このように一度獲得した運動パターンが発達の過程のなかで一度消え，再び運動の質を高くして現れてくることを競合（competition），もしくは U字現象という．例示したように，アテトーゼ児や痙直型四肢麻痺児の下顎と口唇の閉位運動と精緻な選択運動を獲得させるためには，骨盤や股関節との協調した関係を健常な乳幼児の運動発達から分析し応用する必要がある．

2. 運動の構成要素の組み合わせ方

成人の中枢神経疾患患者と接する療法士にとり，ヒューマンムーブメントすなわち正常運動をどのように学ぶべきかについて述べる．正常運動とは，正常な中枢性姿勢コントロール機構が存在しているときに変容性のある姿勢緊張を通じて行う学習形態である[27]．抗重力姿勢運動をつくる中枢神経により調整される能力であり，内的・外的環境を受容する感覚情報への反応である．正常運動は運動課題を達成するための必要事項であり，中枢神経系の協調した適切な反応である．運動課題を達成するためには，運動の構成要素の組み合わせ方を学ぶことが重要である．

何ゆえヒューマンムーブメントを学ぶのかは，正常な協調した姿勢運動の構成要素を分析し成人中枢神経疾患患者の治療へ応用するためである．例示すると，一側の骨盤が後退すれば同側の上肢の挙上は困難となる．この点で，治療で促通しているときに，何を次の機能的運動（future movements）として求めるかがわかる．後退している骨盤を対称性にしかつ抗重力方向へ立ち直らせてから，同側上肢の挙上を誘導することになる．中枢神経疾患患者の正常運動機能の改善は，正常運動を通じてこそ達成できる．ヒューマンムーブメント（正常運動）とは，正常な相反神経支配（関係）による作用である．相反神経支配の修復はこの正常運動を通じてこそできる．また機能回復を促進するうえで，患者が動きやすくなる効率性の高い構成要素を探る．この点では同時に，療法士の労力軽減にもつながる．

さらに神経筋の可塑性を知ることができる．たとえば，筋の短縮を治療することで神経筋活動としての姿勢運動の改善に寄与することができる．また皮膚は環境に応じて状態が変化するが，多くの中枢疾患患者（児）の皮膚は短縮している．皮膚は循環や体温，身体保護や感覚の入力のうえで大切で，柔軟性を回復させる必要がある．健常者や高齢者の加齢の進行状況をみると，中枢神経疾患患者にかかわる多システム（multisystem）の機能的問題の解決方法が示唆される．

職業・教育・趣味・スポーツ・哲学などによって影響される表現型（phenotype）をインタビューにて知ることは，成人中枢神経疾患患者の治療に役立つ．表現型の発達は抗重力方向内で，姿勢運動の個別性と可塑性があることを意味する．ちなみに痙性は，脳卒中発症前の表現型における姿勢緊張の偏倚（バイアス）の強い部分に分布されやすいことが，臨床上観察される．例示すると，和服を愛用していた脳卒中後遺症の婦人は，麻痺側の股関節内転筋に痙性が出現しやすく，外転が困難となり立位での支持面が狭小化されやすい．中枢疾患患者の現疾患にとどまらず，病前の既往症の影響を分析する．たとえば腰痛による腰背部の筋の短縮や，糖尿病による持久性の低下などである．効果器であり感覚器でもある固有受容器の筋肉の形体，粘弾性，筋と筋の連結の具合を学べる．

ヒューマンムーブメントの実技では，体幹・近位部・四肢の配列と支持面の関係を調べる．正中線は，鼻梁・胸骨切痕・剣状突起・臍・恥骨を結んで真っ直ぐであるかをみる．対称姿勢をとることは，非対称の運動をするときに姿勢セット（postural set）を起こしやすいことを意味する．健常者同士での実技でのポイントは，微細な非対称を観察することである．四肢のパターンや姿勢緊張の非対称を，体幹や四肢の近位部の低緊張による不安定性と中枢神経疾患以外の既往症による軟部組織の短縮とのかかわり，また表現型とのかかわりから分析をする．療法士にとり細やかな分析力を養える．

V．異常な姿勢緊張による分類

1．過緊張（hypertonia）

痙性（spasticity）とは，上位運動ニューロン障害の症状の一つで，伸張反射の過敏による腱反射の亢進，緊張性反射活動の速度依存的な増強で特徴づけられる運動障害である[28]．脳卒中後遺症者の痙性とそのパターンは，主に皮質網様体脊髄路が内包で損傷遮断されたときに，代償運動を環境とのかかわりで努力性に強く起こす結果生じると考えられる．患者（児）の課題への過剰な力の使用，速さを高めること，バランスの代償等の努力により，痙性とその定型的パターンは連合反応（associated reactions）で増強される[29]．機序としては，延髄網様体抑制系や固有脊髄路内の抑制系，さらに脊髄内各分節に存在する抑制性介在ニューロンへの主に網様体脊髄路による下行性コントロールの欠如が起こったと考えられる[30,31]．

脳性麻痺児や陳旧の脳卒中後遺症者では，異常な方向への発芽（sprouting）による過敏性の増強も考えられる[32]．健常な乳児では脳の成長過程で樹状突起が過剰に増えるが，環境とかかわった発達のもとで剪定（pruning）がなされ，樹状突起の数は選択される．痙性を強める病的な発芽では，抑制性介在ニューロンに接しない発芽の増殖が起こるものと推察される．

痙性と呼称される抵抗は，実際は神経原性要素の痙性と，筋の短縮を主とする非神経原性要素に分けられる．したがって昨今は過緊張（hypertonia）と呼称される．患者（児）のもつ過緊張が神経原性要素の痙性なのか，非神経原性要素の短縮なのかを区別するには，療法士による治療的評価が求められる．患者（児）の能動的な適切な運動を誘導し抵抗が減弱すれば痙性の要素であり，残った抵抗がほぼ軟部組織の短縮であると評価分析するとよい．

過緊張は，伸長したときの抵抗と連合反応の程度から，**表3上**のごとく3段階に便宜上分ける．重度過緊張の場合は，動きをつくるきっかけとして療法士はやや他動的に運動を誘導する．これをより能動的に，自動的に，機能的な運動へと誘導を進めていく．中等度過緊張の場合では，患者（児）自身が動くなかでよりよい選択運動パターンへと移行するように誘導する．これを自動的な運動へと促進する．軽度過緊張は，末梢の手指や足部の巧緻運動を妨げるものとして観察されることが多い．痙性が強いと，**表4**に示される機能障害が生じる．逆に近位部の肩甲帯や股関節周囲は弛緩の傾向にあることが多いゆえ，これらの近位部に持続的な安定性を用意しつつ巧緻運動を改善させる．

一方，中枢神経疾患患者（児）とりわけ脳卒中後遺症者の治療において，高緊張（high tone）と

表3 過緊張と弛緩の分類

重度過緊張（severe hypertonia）	抵抗が非常に強く動かない．連合反応はパターンの変化で現れず，痙性の増加のみとして出現．
中等度過緊張（moderate hypertonia）	運動は全体的パターンで選択性に欠ける．連合反応はパターンと痙性の両方の増強で出現．
軽度過緊張（mild hypertonid）	手足の末梢部に存在．運動時に増加するが，しばらくすると低下する．巧緻運動の回復を妨害．
重度弛緩（severe hypotonia）	全く抗重力姿勢を維持できないか，かなり限定される状態．
中等度弛緩（moderate hypotonia）	ある程度バランスを維持できる．正中線から姿勢の配列がずれたときに，立位・座位を保持できない．
軽度弛緩（低緊張）（mild hypotonia）	静的な姿勢は維持可能．タイミングや姿勢の変換といった動的な姿勢運動が困難．

　いう概念が必要となる．高緊張の一つの意味は健常者（児）が重力に抗する運動をするときの適正に高くなる姿勢緊張であり，その運動が終了すると緊張は低くなる．しかし片麻痺者の非麻痺側上肢は，バランスを補完するため代償性に強くつかまったり引っ張る代償性過活動（compensatory hyperactivity）が多くなる．すると非麻痺側の肩周囲は，下制内転する筋群に高緊張が持続する．さらに非麻痺側体幹のほうが短縮し，非麻痺側上肢の挙上と正中線交差は制限され，運動範囲を狭くする．

　同じく代償性過活動により，運動失調症者（児）や痙直型両麻痺児の頸部や肩周囲筋群に高緊張の持続がみられる．中枢神経疾患患者（児）の非麻痺側部分の高緊張の持続は，期間が経過すると，あたかも固縮のような性質と抵抗を示してくることが，臨床で確認される．持続した高緊張の分布部分の運動を低下させるのみでなく，麻痺側の腰腹部などの弛緩状態をそのままにしてしまう相反抑制を起こしてくる．脳卒中後遺症者の非麻痺側体幹が過剰な高緊張で短縮し，麻痺側体幹の弛緩が続くのは代表例である．このようなときは初めに非麻痺側の体幹の高緊張を低下させ短縮を伸長してから，麻痺側体幹の姿勢緊張を高め，麻痺側体幹の上下の連結を回復させる必要がある．

2. 弛緩（hypotonia）

　脳卒中後遺症により痙性で強く肘が屈曲したウェルニッケ・マンの肢位をとる症例は，昨今少なくなったようにみられる．逆に身体中枢部の弛緩が目立つ症例が増しているようにみられる．かつて脳出血が多い時代には，内包が広範に損傷された[34]．1951年当時，脳出血と脳梗塞の比は29対1であったが，1997年現在は1対2である[35,36]．脳梗塞例では内包は広範に侵されることは相対的に少なく，被殻周辺や放線冠が広く損傷される．この結果，大脳—基底核ループとして被殻を脱抑制する興奮系の神経伝達物質グルタミンの放出と受容が妨げられ，被殻・淡蒼球内の間接路のGABAによる持続的抑制（tonic inhibition）が続いてしまい，身体中枢部近位部に遷延性弛緩が生じるものと推察される[37,38]．

　一方，脳性麻痺児のなかでは，肺サーファクタントが産出される前の在胎27～28週以下で1,500g未満にて出生する乳児のなかにみられる脳室周囲白質軟化（periventricular leukomalacia, PVL）による痙直型両麻痺児の比率が増えている．彼らの下部体幹は弛緩し，持続した抗重力の同時活動はきわめて乏しく，端座位で上肢手を支えに使用し体幹の安定性に欠ける．かつてのうさぎ跳び（bunny hopping）や割座（w-sitting）をとる痙直型両麻痺児[39]は少なくなっている．PVLによる両麻痺児の治療では，両下肢の痙性減弱や選択運動よりも，両下肢の運動を誘導しやすくするために，まず下部体幹の同時活動を持続させた安定性が求められる．

　弛緩についても便宜上，3段階に分類をする

表4 過緊張による影響

①	バランスの低下
②	四肢の機能の低下
③	末梢からの異常な感覚の入力，感覚入力の低下，異常な固有・表在感覚のフィードバック
④	短縮・拘縮，皮膚の萎縮
⑤	亜脱臼・脱臼
⑥	疼痛
⑦	循環の低下
⑧	睡眠障害（特に頭部外傷）
⑨	不衛生

（表3下）．軽度弛緩（mild hypotonia）は，異常な低緊張（low tone）に相当する．なお，低緊張の意味には正常な意味もあり，性差で一般的に女性の緊張が低いことや，運動発達遅滞児の一部に観察される頭部を回旋させ止めるときに若干揺れるような生理的失調（physiological ataxia）の背景ともなっている．

痙性は努力性運動で増強されるが，患者（児）が努力をせねばならない背景に弛緩による不安定がある．したがって弛緩した部位の姿勢緊張を高めることで，連合反応を予防でき痙性の出現を極小化できるといえる．もう一つ痙性を減弱するには，患者（児）自身がより適切に動くことである．同じく弛緩例の姿勢緊張を高めるのにも，患者（児）自身が能動的に動くことである．療法士は直接的に姿勢緊張を調整できず，患者（児）が動くのを間接的に援助する立場である．

痙直型両麻痺児と成人中枢神経疾患患者の治療の実際は後述する．

3. アテトーゼ型脳性麻痺

アテトーゼ型脳性麻痺児は，全脳性麻痺児の11％である[41]．現在では高ビリルビン血症での核黄疸によるものよりも，脳室周囲白質軟化症による大脳皮質－基底核ループの機能障害によるとみられるアテトーゼが多い．アテトーゼ（athetosis）とは，ギリシア語で一定の姿勢を保持できないという意味である．意図的な運動をしようとするとスパズムが出現し不随意運動を起こしてしまう障害で，頭頸部・体幹・上肢といった上半身が主に侵される．

運動失調症児では運動時に前後方向への律動的な動揺が起こるが，アテトーゼ児はそれと異なり，運動時のみでなく情緒の変動でも不随意運動は起こり，その動揺には捻れを伴うのが特徴である．アテトーゼは，四肢の運動時に動揺を示すのを主とし平均的姿勢緊張は相対的に低いディスカイネティック型（dyskinetic type）（図2）と，平均的な姿勢緊張が強く体幹や骨盤に捻転が生じ，不随意運動というよりも姿勢が固定されてしまう緊張型（dystonic type）（図3）に大きく分けられる．前者には，中等度痙直を伴うアテトーゼ（athetosis with spasticity），舞踏病様アテトーゼ（choreoathetosis），純粋型アテトーゼ（pure athetosis）がある．なお，アテトーゼが減少した今日でも，緊張型アテトーゼ児の発生は変わらず，頸部には舞踏病様アテトーゼの速い舞踏病様運動（choreotic movements）を伴うことが多い．

1）攣縮（スパズム）の程度とパターンでの分類
（1）間欠的緊張性攣縮（intermittent tonic spasms）

突発的でいきなり飛び出る，速く幅の大きいスパズムである．頭頸部が伸展するとその伸展方向へ，屈曲すると同じく屈曲方向へと，全身的にスパズムは出現する．非対称性をつくるが，身体の中枢部に現れやすい．頭頸部の位置で出現の方向を予測しやすいゆえ，治療のうえでは対応しやすい．スパズムのないときにはむしろ弛緩している．このスパズムの強い子供は，歩行の獲得が困難である．両手と目といった正中位での活動を妨害し，股関節の脱臼を起こしやすい．間欠的緊張性攣縮は不随意運動を起こすが，対称的で安定性のある頭頸部や体幹を用意することで予防しやすい．

これに対し平均的な姿勢緊張が高い子供では，緊張型攣縮（dystonic spasms）を起こし捻転した姿勢を固定してしまう，前述の緊張型アテトーゼとなる．

（2）移動性攣縮（mobile spasms）

運動をしようとするときに現れる，四肢の急激

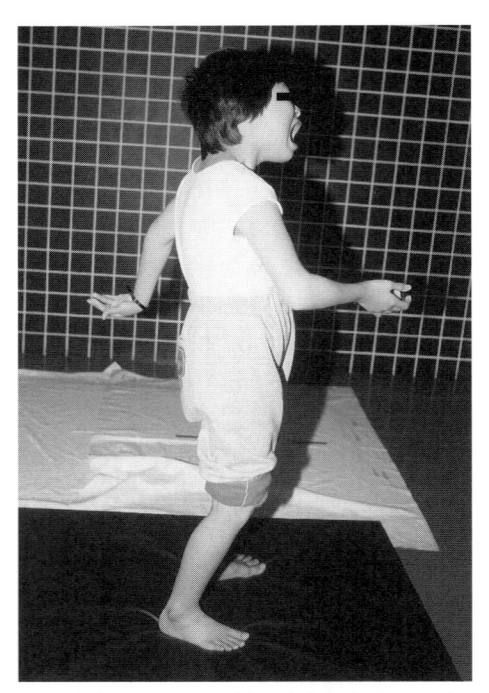

図2 歩行している中等度痙直を伴うアテトーゼ型（athetosis with spasticity）の13歳女児．腰椎は過伸展している．この結果，両上肢はスパズムで後方へ引かれ正中位活動が難しい

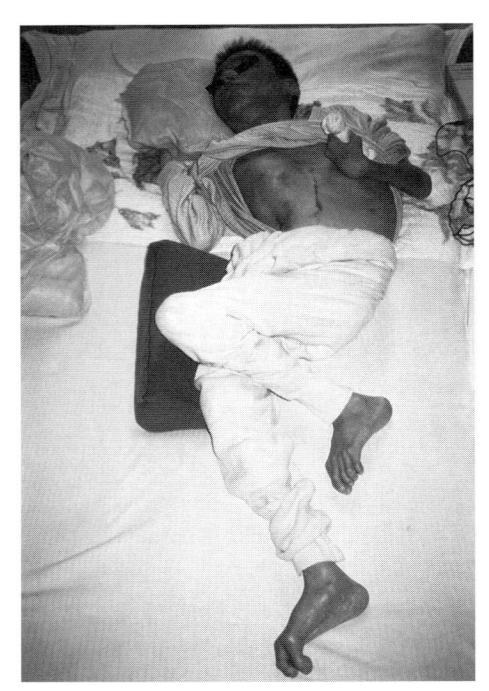

図3 緊張型アテトーゼ（dystonic athetosis）の成人．背柱の側彎が著しい．休むことのない捻転のある過緊張によるストレスで胃潰瘍を患った

で広い範囲の不随意運動である．出現方向を予測しがたく，四肢が屈曲・伸展，内旋・外旋，回内・回外，上げ下げといったように交互の運動を繰り返すスパズムである．アテトーゼダンス，あるいは虫の這うような運動（writhing movements）やひっかくような運動（pawing）と表現されるように，リズミカルである．これは立位・歩行の獲得に支障をきたすのみでなく，座位バランスの発達をも妨げる．このスパズムを分析すると，現れているのは四肢にみえるが，スパズムはまず体幹，とりわけ腰背部に短縮を起こし，その転移で四肢にも出現している．

（3）一過性攣縮（fleeting spasms）

全身に起こらず，一部の筋群に起こる小さい一過性の攣縮である．不規則でパターンや方向を予測しがたい．口や顔面にみられるしかめ面（grimacing）や，手指の不随意運動として観察される．舞踏病様アテトーゼではこの攣縮が突発的に，純粋型アテトーゼでは緩やかに出現する．

実際には，以上の攣縮が混合して出現すること

が多々みられる．

2）アテトーゼ児の治療原則
（1）姿勢緊張の安定

特に正中位での頭頸部と肩甲帯，そして上肢が動こうとするとき，また動いているときの姿勢緊張の動揺を安定化するために，持続的な抗重力の同時活動が必要である．このために治療はゆっくりと進める．頭頸部と体幹および骨盤の配列を整え，対称姿勢を獲得する．対称姿勢が両側の手と目といった機能的な協応動作獲得の背景をなす．

（2）立位の活用

ディスカイネティック型では，動揺する姿勢緊張を安定化するために，体重を利用した立位での抗重力姿勢，ないしは立位と類似したパターンの両肘位の腹臥位で治療を開始するとよい[42]．純粋型アテトーゼと舞踏病様アテトーゼでは平均的な姿勢緊張が低いゆえ，姿勢緊張を積み重ねて同時活動を維持させる．ただし間欠的攣縮の出現を防止する用意が必要である．中等度痙直を伴ったア

テトーゼでは，攣縮を防ぐとかなり正常に近い姿勢緊張をもつゆえ，実際には促通の要素が多くなる．

立位を利用する理由として，対称姿勢と安定化した姿勢緊張を獲得しやすいことがある．この結果，頭頸部の正中位でのコントロールを発達させやすく，両上肢手と両足に十分な体重を負荷させやすい．安定した手足への体重負荷は，四肢の移動性攣縮のみでなく体幹の攣縮の出現を予防しやすくする．股関節脱臼をもった年長児(者)では，両膝立位を用いて体幹を前傾位でテーブルにもたれかけさせ，両上肢をテーブル上において，骨盤・体幹・頭頸部の対称姿勢をつくるように誘導するとよい．また立位困難なときには，立位とパターンが類似している腹臥位での両肘位を利用するとよい．

ただし姿勢を固めてしまう緊張型アテトーゼでは，何らかの臥位姿勢にて重力の影響を少なくし，まず身体の中枢部である胸郭・体幹・骨盤へ動きを出し，捻転を修正し対称姿勢を得ていくことから治療を始める．

端座位や椅座位では股関節と膝関節の屈曲があるゆえ，上半身の抗重力伸展を崩しやすい．したがって立位にて体幹と骨盤の抗重力伸展活動を十分に高めてから，端座位や椅座位の練習に入るとよい．

乳児期のアテトーゼ児の場合，体幹の同時活動に欠けるゆえ背臥位では異常運動が出現しやすい．視覚や上下肢の跳躍運動(jerky movements)がきっかけとなり，頭頸部と体幹に反りと捻れを生じやすい．よって立位や腹臥位での治療とともに，背臥位では頭頸部と体幹の同時活動を高めたうえで両手による正中位運動を発達させる．立位や腹臥位での上肢手の支持の高まりのみでなく，背臥位や支座位のなかで上肢手を使うときの動揺を極小化していく．個別性のある座位保持いすも有用である[43]．

(3) 刺激の与え方

機能的動作を達成する前に，姿勢の保持が必要である．刺激の与え方は，姿勢緊張の状態により変えていく．動揺のなかでも弛緩傾向の部分へは，刺激を多く入れる．スパズムを出現しやすい部分へは，刺激を少なめに徐々に入れていく．ただし後弓反張を恐れてその減弱のみに終始していると，いつまでも子供は後弓反張から抜け出せなくなり，むしろ逆に弛緩で不安定なときのほうが問題となる．弛緩を少しずつ改善し，頭頸部や四肢が機能的運動を遂行できる体幹の安定性の維持が課題となる．

スパズムが多く出現する場合は，原則的に後述する近位部のキー・ポイント・オブ・コントロールを使用する．スパズムが弱く少ない場合は，より遠位部のキー・ポイント・オブ・コントロールを使用する．強いスパズムの出現を防ぐため，いつも抑制の手技を用意しておく．

アテトーゼ児全般にいえることは，有効な刺激は重力だということである．初めから抗重力位で，体重を刺激として活用する．このために療法士は立位や端座位等で体幹を対称にし，体幹をやや引き伸ばすように上げてから体重を下ろして圧迫刺激(compression)を与える．抗重力姿勢が安定したか否かを再評価して，刺激の強さや間隔を変えていく．

(4) 運動性の導入

アテトーゼ児の治療では，安定性を与えるというイメージが強く表現されがちである．しかし反面，上肢手の正中位での随意的動作中に外転方向への動揺が出現し妨害されるのを，アテトーゼ児は肩関節の内転や内旋で代償性に固定し止め続けることが多い．また歩行しているアテトーゼ児は，頭頸部や肩甲帯から出現する攣縮が下肢に転移してアテトーゼダンスを起こすのを，過剰な腰椎前彎でスパズムを止めて防止している．過剰な腰椎過伸展による代償は上肢をいっそう後退させ，正中位での両手の協応動作の発達を妨げるゆえ，腰椎過伸展を減少させてから胸椎と肩甲帯の運動性を改善する．さらに，上腕と鎖骨と肩甲骨のアライメントを整えつつ運動性のある選択運動を高めることも必要とされる．このうえで両上肢手の中間の範囲での協応動作を練習する．

(5) 四肢の運動

姿勢コントロールが準備できたら，四肢の運動を発達させる．四肢の運動は中間位での狭い範囲から，幅を徐々に広げる．さらに上肢の到達(リ

ーチ）運動ができても手の把握と把持機能が乏しく，上肢の伸展位で持続した把握ができない子供が多い．リーチをしたら必ず手の把握・把持の機能を練習する．到達運動をする前に上肢手の支持をし，肩甲帯周囲の同時活動を高めて，リーチ運動中の動揺を極小化する．また上肢手への体重支持で，過敏な手掌を脱感作し物の把握をしやすくできる．

把握を練習する過程で，未熟な尺屈パターンから背屈位での機能的な把握へと発展させる．また物を握ることで肩周囲の同時活動を高めることができ，上肢の動揺を予防しやすくする．物を把握した後，肘の屈伸を段階的に入れ，機能的な上肢手へと目指す．事前の準備として，上肢手の前方での体重支持のなかで，肘に屈伸を入れておくとよい．空間での肘の屈伸運動のとき，体幹の捻れが生じないように，療法士は後述の姿勢緊張調整パターンのなかで誘導する．

下肢の屈伸の段階運動も誘導する．立位や歩行の立脚相で，代償性に膝を過伸展していることが観察される．また立位からいすに座るときに，下肢の段階性に乏しく虚脱し尻もちをつくことが多い．機能的な歩行と立ちしゃがみをとるために，膝に屈伸の入った下肢の段階運動を取り入れる．段階運動を通じて下半身の支持性を高め，骨盤の安定が向上し，結果として上体の動揺を防いでいくことにもつながる．

ディスカイネティック型のアテトーゼ児の治療では，反復運動が有効である．究極的には正中位での運動のみでなく，諸動作の過程で適切な四肢の配列をつくることが最も難しいゆえ，左右上肢手の非対称性使用の治療プログラムを作成する．

（6）情緒の安定化

アテトーゼ児の情緒の特徴である集中力の乏しさと喜怒哀楽の激しさへの対応は，安定した抗重力姿勢の維持のもとで上肢手の機能的な操作を獲得させることにある．集中力を高めるために，静寂な部屋や，部屋のコーナーや壁際といった環境の利用も求められる．成功感をもたらすことで，情緒の安定化を図る．またアテトーゼ児では呼吸や発語器官の障害を受けやすく，意思を表現できぬゆえ欲求不満を起こしやすい．よって意志疎通手段の確立のために，早くからコミュニケーションシンボルや自助具付きのパソコン等を導入することも歓迎される．

4. 運動失調症

脳性麻痺の運動失調症児の評価と治療を中心に述べる．運動失調症（ataxia）はディスカイネティックグループ（dyskinetic group）に属し，特定の姿勢を保持してそのなかで動くことが困難な障害である．「tax」とは語源的に「秩序」を示し，運動失調症とは秩序がないことの意である．脳性麻痺児で純粋に運動失調症（pure ataxia）のみを示す場合はまれで，痙直やアテトーゼと混合していることが多い．よって治療で痙直やアテトーゼの要素を取り除くと運動失調症の要素が顕在化し，運動失調症による動揺が表立ってきやすい．小児で早期に診断される失調症では，低緊張症候群と眼振で判明されやすい．家族性のものも少なくないゆえ，療育に携わる療法士は両親から次子出産の希望の相談を受けたときに，主治医と連絡をとるなどして慎重に対応すべきである．また小児の運動失調症では知的障害・筋肉疾患・視聴覚障害など多くの症状が含まれることがあるゆえ，この点でも療法士は医師との連携を重視する．

1）姿勢緊張の特徴

基本的な姿勢緊張は低く，乳児期は特に低い．動揺は，運動時に正常な姿勢緊張から低緊張（low tone，mild hypotonia）の範囲内で起こる．子供は姿勢を変換することを好まず，制限された比較的安定した範囲，恐怖感の起こらぬ範囲内でのみ動いたりとどまったりする．重心が高くなる起立位，支持面が狭くなる場面や，支持面の外側へ重心を移すときすなわち回旋運動が加わるときに動揺が起こる．動揺は主働作筋と拮抗筋を交互に収縮させてしまい，持続的な同時活動が続かぬゆえ生じやすい．

姿勢緊張が低く身体中枢部と近位部の同時活動の持続に欠けるため，運動の開始時に遅延と動揺が生じる．運動開始の遅延と動揺は，より高いバランス反応を要求される立位や歩行時に著しくみ

られる．姿勢セットが間に合わず先行しないので，運動の開始が遅れることになる．またリーチ運動後の手の巧緻運動，すなわち運動の終了時にも肘や前腕での安定した同時活動に乏しいゆえ企図振戦が出現し，手の操作機能が妨げられる．

運動失調症児の動揺は原則的に安静時にはみられず，動作をしようと意図したときに出現する．これに対しアテトーゼ児では動作をせずとも情緒の変動によって動揺が出現する．動揺の方向は，失調症児では前後左右の比較的直線的な傾向にあり，アテトーゼ児では捻転が加わり跳躍するような要素がみられる．局所的な攣縮（スパズム）は純粋型失調症児にはなく，アテトーゼが加わった運動失調症児に観察される．視覚によるバランスの代償は失調症児に強く，アテトーゼ児にはみられない．

2）運動発達の遅れ

運動経験を妨げられることでの運動発達の遅れは，立位化のみでなく，それ以前の姿勢運動にもみられる．四つ這い位から横座位，またその逆の運動は，骨盤に大きな動揺が出現し，崩れを生じやすい．また座位までの発達は比較的早く，1歳半から2歳くらいまでに到達するが，これ以上の高いレベルの運動発達が遅延する．つかまり立ちからの膝の屈伸の入った滑らかな段階運動（graded control）や，物をもって肘を円滑に屈伸する上肢の円滑な段階運動が困難である．手指の巧緻運動は発達しにくく，未熟な全体的把握が残存しやすい．歩行を獲得した子供では，重心を動かさぬように身体を力ませ，一見あたかも上部上体の頸部・肩甲帯・上部胸郭に痙直があるかのごとく固定して，ぎこちなく緩徐に歩く．したがって歩行している子供でも，円滑でバランスのよい歩行を獲得させるために治療の必要がある．

立ち直り反応であるが，低緊張ゆえ遅れて出現する．しかし一度立ち直り反応が出現すると，今度は過剰に出てしまう．揺れながら過剰なバランスを繰り返しつつ，揺れ幅を狭めて止まろうとする．

年長になると，知的に高く，運動中の動揺をある程度調整できる子供では，みずから大きく動くことを制限し体幹の屈曲肢位をとる傾向がある．バランスを崩すことに恐怖感をもち，バランスのとれる範囲内に動作を限定し，特に回旋運動をみずから制限してくる．歩行を始める第一歩を慎重に出そうとする．理由は，低緊張であることに加え，重心の移動の幅や時間を感じ取るのに遅れが生じるからである．低緊張により脊髄小脳路のフィードバック機能が低下するためと考えられる．

平衡速動反応（stato-kinetic reactions）は痙直型では運動性に欠け，アテトーゼ型では留まる静的要素に欠けるが，運動失調症ではこの両者に低下が起こる．したがって，同時活動が高まり抗重力姿勢をとるようになったら，すぐに回旋や段階性の入った運動を誘導することが療法士に求められる．

3）治療の原則

痙直やアテトーゼと混合しているときには，運動失調症よりもそれらの治療を優先する．失調型両麻痺児（ataxic diplegia）では両下肢の伸筋痙性パターンが優位で，ステップを出そうとしても前に下肢が出ず，頭頸部や体幹が動揺する．失調型両麻痺児では下肢の痙性を減弱するのは比較的容易であるが，痙性のない体幹部分の同時活動と抗重力活動の持続に難しさがあるゆえ，治療では運動時の動揺を軽減するために，体幹の同時活動を運動中にも積み重ねていく．

以下に運動失調症を主症状とする子供（mainly ataxia）への治療原則を述べる．

（1）姿勢緊張の積み重ね

四肢を動揺させず自由に動かすためには，骨盤・体幹・肩甲帯の持続した同時活動が前提となる．抗重力姿勢での平均化した姿勢緊張は低く，運動時に動揺するため，たえず高める姿勢緊張を維持していく．このことが身体の中枢部や近位部へ姿勢セットを安定的に出現させ，四肢は円滑な運動を遂行しやすくなる．

（2）刺激の与え方

運動失調症では，重心の移動が引き金となり，動揺し転倒しやすい[44,45]．よって治療は，重心の移動の幅を狭くし，動揺の出現を防ぐことから開始する．このためには主に固有感覚刺激を適切に

導入する．初めから一度に幾種類もの刺激を多重に入れると，動揺が出現し恐怖感を起こしてしまう．また視覚や聴覚刺激を優先してはならない．固有感覚刺激を基礎にして，それに視覚，聴覚，表在感覚刺激を補強的に一つずつ加え，感覚間の統合を図る．主体は，固有感覚刺激による脊髄小脳路を介したフィードバックを確実なものとし，運動時の姿勢緊張の動揺を少なくすることである．

固有感覚刺激の主たるものは体重であり，体幹のキー・ポイント・オブ・コントロールで子供を若干引き上げるように操作し，それを軽く外し，足底に圧迫（compression）をかける．立位やステップ姿勢，また回旋運動が加わった抗重力姿勢で姿勢緊張が崩れ落ちなくなったら，高度に統合された諸感覚刺激を大量に同時に与えていく．例示すると，ステップを進めるときに療法士は身体中枢部の安定を確認したうえで，後述の姿勢緊張調整パターンを用意し，明確な言葉がけで「一歩出して」と指示する．なお，言葉がけはアテトーゼ児の場合には姿勢緊張を安定させるために静かで穏やかにするが，運動失調症児ではよいタイミングを学習させるために，アクセントをつけることも必要である．

治療姿勢はいくつも変えずに，一つのなかで安定性と円滑な運動をじっくりと誘導する．治療肢位は患者（児）の最高レベルを選ぶとよい．例をあげると，四つ這いはいはいの多い子供でも，立位やステップ姿勢をとる能力があったり，若干でもとっているなら，立位やステップ姿勢を利用する．子供が限界と思っている範囲を徐々に破り，運動範囲を拡大するように援助する．

同じ刺激を同量で単調に与え続けると，馴れが起こりやすい．よって刺激を注意深く細かく変化させる．恐怖感が弱いなら，ときに閉眼での治療を展開する．これは視覚刺激がどれだけ入っているかという評価にもつながる．閉眼にするときには，恐怖感を強めぬためキー・ポイント・オブ・コントロールを徐々に緩めることに注意する．

（3）保持（ホールディング）の手技

上肢を滞空（プレーシング，placing）の手技にて，目標とする到達運動の達成点の壁や卓上に接するように置き，動揺がなくなるまで誘導する．この後，物を把握し保持（ホールディング，holding）させることで，肩甲帯周囲さらには体幹へ影響を与え，それらの部分への同時活動を高める．支持能力を高めるために，上肢の長軸方向へ圧迫タッピングを用いてもよい．肩甲帯の同時活動が高まってきたら，空間で物を運ぶように肘の屈伸や体幹の回旋を入れていく．

なお，タッピングは子供に療法士が手を触れたり放したりすることで，主に固有感覚の導入を図り姿勢の保持や四肢の近位部の同時活動を安定化させる一方，子供自身に活動する機会を与えることができる．

（4）手の巧緻運動の促通

運動失調症児では，上肢手の運動開始時のみでなく，終わりの手の巧緻性にも問題がある．振戦を生じる問題があると同時に，全体的把握にとどまりやすく，手指の細やかな操作と手の把握（持）力の段階性の獲得に欠けることが多い．まずは立位や端座位等で身体中枢部のバランスを高め，体幹から独立した四肢の動きをつくる．さらに物を持って動かしていく．たとえば上肢手のリーチ運動の練習において，前述のごとく初めに手や肘を支持に使い肩甲帯の同時活動を高めてから，物を握ってのリーチをするとよい．握る物は当初はやや固めから，徐々に紙コップなどといった柔らかい素材を使用し，把持力の段階性を学習する．すなわち手掌を使わず手指のみの把持へと発展させ，全体的把握からの脱却を図り，手指の巧緻運動の発達を促す．

骨盤・体幹・肩甲帯が十分な安定性をもっていないことが手の巧緻運動の発展を遅らせるため，キー・ポイント・オブ・コントロールは肩甲帯や体幹におくとよい．

（5）タイミングと速さ

子供が四肢を動作に使うタイミングを，療法士は援助する必要がある．特に重心の移動時には立ち直り反応が過剰に出て崩れやすい．したがって立位からステップを出す前に，療法士は骨盤周囲と立脚相となる下肢の安定した同時活動を確認してからステップを誘導する．崩れてきたらまた体幹や骨盤へ圧迫をかけて，姿勢緊張を安定させる．

ステップをはじめとする諸運動が円滑になるのが観察されたら，子供の意欲を重視し自発的な運動を出させて，療法士の介助を軽減する．

運動能力の限界範囲で治療を展開し続けると，徐々に速さが緩徐になってきやすい．また速くなると運動の協調性が低下する．治療では日常的に子供がしている動作よりも徐々に速くしてゆき，子供をそれに適応させていく．脊髄小脳路のフィードバック機構を有効にする．ただし他動的に速く動かすとバランスを崩すため，あくまで姿勢緊張を高めつつ能動的に，限界範囲を超えて動けるように誘導する．この背景として，平衡反応を発達させる意味をもつ．

一定の同じリズムのみでの重心移動でなく，大きくまた小さく変化し合う範囲での段階運動がうまく実現できるように援助する．速く，遅く，中間の速さの段階性も練習する．運動方向の切り替えの治療も，姿勢セットを円滑に用意するために大切である．

（6）姿勢運動の遅れへの対応

痙直型両麻痺児が飛行機の肢位やターンピボットを経験しないのと異なり，運動失調症児では支持面が少なく重心の高い姿勢，上下の高さを調整する段階運動，支持面の外側に重心を移動し回旋を入れる動作中の円滑さに欠ける．このとき子供は恐怖感を伴いやすい．治療の具体例では，立位での回旋運動を取り入れる．これはまた，言語聴覚士が咀嚼や発語機能の向上のため下顎の回旋運動を誘導するときの準備運動ともなる．また四つ這い位から横座位，腹臥位から体幹の回旋を入れての起き上がり，立位での重心の上下運動などを誘導する．こういった運動の遂行を達成することで，恐怖感を減少させていく．

なお，脳卒中後遺症による運動失調症の治療原則もほぼ同様であるが，咀嚼嚥下障害や顔面麻痺を伴いやすい．この治療については拙著を参照されたい[46,47]．

Ⅵ. 姿勢緊張調整パターンとキー・ポイント・オブ・コントロール

治療と刺激を加えての連続的な評価は，姿勢緊張調整パターンのなかでキー・ポイント・オブ・コントロールを通じて行う．

1. 姿勢緊張調整パターン

姿勢緊張調整パターン（tone influencing patterns, TIPs）とは，中枢神経疾患患者（児）をより正常な活動パターンへと導くために異常な運動パターンを修正し，過緊張を減弱しその出現を予防し，逆に弛緩を高めるために使われる正常な運動パターンである．改称の理由として，古典的には反射抑制肢位（reflex inhibiting posture, RIP）や反射抑制パターン（reflex inhibiting patterns, RIPs）と呼ばれたが，当時でも実際には頭頸部のコントロール，上肢手の運動，歩行などといった機能やADLを追求してきたことがある．しかもヒトの姿勢運動の基本には反射はあるもののヒトは反射で動くわけではないことから，姿勢緊張調整パターンと改称された．

2. キー・ポイント・オブ・コントロール

キー・ポイント・オブ・コントロール（key points of control, KP）とは，姿勢緊張を調整すると同時に，より正常な姿勢反応や運動を促通する身体の一部分である．（再）獲得される機能的目標をつくるために，姿勢緊張が運動パターンに影響を与える身体の一部分ともいえる．治療の効率性から，どのキー・ポイント・オブ・コントロールが有効かの再評価が，促通中なされるべきである．療法士は前記の姿勢緊張調整パターンを設定し，そのなかでキー・ポイント・オブ・コントロールを通じて治療を展開する．

1）体幹中央部のキー・ポイント・オブ・コントロール

体幹中央部のキー・ポイント・オブ・コントロール（central key point of control, CKP）は，療法士の両手によって操作される胸骨下端・剣状突起周囲と第8胸椎である．もしくはこれと同じ高さの胸郭両側方である．端座位でこのCKPを使用して重心を前額面で側方移動すると，体幹中央部，

骨盤，重心移動側の肩甲帯，反対側の肩甲帯と頭頸部の順に変位する．中枢神経疾患患者(児)では正中線を越えての運動時に大きな抵抗を示すことが多いため，療法士はその理由を明確に評価分析することを求められる．患者(児)では下部体幹や骨盤の姿勢緊張や立ち直り運動の低下，左右の腹筋群等の連結した活動に問題のあることが多い．

CKPを利用して，体幹内の相反神経支配の評価と治療を行える．原則的に骨盤を含む下部体幹は持続的な同時活動(sustained coactivation)をとり，頭部を含む上部体幹や両上肢を支える抗重力の姿勢コントロールの作用をもつ．これに対し上部体幹，特に胸郭は，上肢の運動や視覚運動などを有効に発揮するために，背柱と肋骨の回旋・挙上・下制といった分節運動(segmental movement)を行う．下部体幹の動的な安定性(dynamic stability)と分節運動に特徴づけられる上部体幹の誘導は，第7・8胸椎間で区分けされる[48]．

端座位や長座位や横座位にてCKPで運動を誘導することを通して，骨盤に選択的な運動を伴う安定性(selective stability)を高め生理的な支持面をつくることができる．動きのとれる座位の獲得のなかで，座骨結節周辺が支持面として活動できることを患者(児)に知覚認識させ，恐怖心を払拭する．この結果，端(椅)座位から立ち上がるときの骨盤から下肢のアライメントや姿勢セットを準備しやすくなる．体幹中心部のキー・ポイント・オブ・コントロールは，座位から立位，さらに立位から立脚相への体幹・骨盤・下肢の姿勢セットをつくるのに，近位部や四肢のそれよりも多くの影響を与えてくれる．CKPを使うことで，一つの姿勢セットから次への姿勢セットへの移行が容易となる．

背景として腹内側系の姿勢コントロール，特に皮質網様体脊髄路による姿勢コントロールを調整しやすい．体幹の中心部に安定(central stability)と分節運動を与えることで，歩行のパターンジェネレーター，上肢手の機能やズボンなどの着衣動作時などにおける下肢の選択運動といった背外側系の機能を発達また顕在化させやすくする．とりわけ網様体脊髄路は歩行のパターンジェネレーターへの調整作用を多くするため，腹内側系による体幹の姿勢コントロールはこのことに好影響を与えるものと考えられる．中枢神経の正常な回路，より正常な姿勢緊張，効率的な運動を再獲得させやすい．

2) 近位部のキー・ポイント・オブ・コントロール

近位部のキー・ポイント・オブ・コントロール(proximal key points of control, PKP)とは，頭頸部・肩甲帯・上腕・骨盤・太腿部を指す．療法士が上腕をキー・ポイント・オブ・コントロールにしての操作をするときには，胸郭の安定性を引き出せるとともに，遠位の手の操作も誘導できる．療法士が太腿部をキー・ポイント・オブ・コントロールしての操作をするときには，骨盤や下部体幹の安定性を向上させることができるとともに，下腿の振り出しも誘導できる．患者(児)にとり，キー・ポイント・オブ・コントロールの部分より末梢部の運動では，注意力や視覚コントロールを要求される半随意的な運動(semivoluntary movements)の要素が多くなる．

3) 遠位部のキー・ポイント・オブ・コントロール

遠位部のキー・ポイント・オブ・コントロール(distal key points of control, DKP)とは，肘・前腕・手・手指・膝・下腿・足部をさす．末梢の手足のDKPを使用するときには，その手足の運動は半自動的な運動(semiautomatic movements)の要素を多くもつことになる．注意点としてDKPを操作しての運動の誘導は，肩甲帯や股関節周囲といった近位部の安定性や運動性が高まることを確認しつつ行う．

各種のキー・ポイント・オブ・コントロールは，支持面・CKP・PKP・DKPの関連性すなわちより良好なアライメントを求めつつ活用する．

4) 参照点

参照点(reference point, RP)とは，安定した運動を(再)獲得するための一過性の安定点である．例としては，痙直型両麻痺児や中枢神経疾患患者

が立位で治療されるときに，前方に置かれたテーブルに寄りかかるときの骨盤や大腿との面である．下肢の伸筋群の活動が高まれば，立位でテーブルへのもたれは不要となるため，一過性の安定点である．また参照点は，空間における身体部分の位置や，運動の方向に手がかりを与えてくれる知覚的情報源ともなる．この視点において，療法士がキー・ポイント・オブ・コントロールでの操作を緩和することで，それは参照点になりうる．

支持面(base of support, BOS)とは，環境面からの求心性情報と，ヒトが相互に作用することを通じて身体の支えを行う面である．支持面は患者(児)が端座位や立位等で姿勢の変換や運動をするときに，身体の位置関係や運動の方向性を与えてくれるため，その姿勢における参照点としても活用できる．

Ⅶ. 促 通

促通(facilitation)とは能動的な学習の過程であり，患者(児)と療法士との間の関係で機能の達成を可能にし，そして機能的な運動をより容易にさせることである．促通の内容と注意点を以下に述べる．

1. 機能的な運動パターンの促通

現実的な日常生活活動(daily activities)の(再)獲得に向けて，機能としての運動パターンを促通する．機能(function)とは，多様性のある効率的な方法で，ヒトが環境とかかわる目標に向けられた活動である．機能は上肢手の巧緻運動，歩行，発語運動の(再)獲得のレベルから，重症者(児)では摂食機能・呼吸機能[49]・排便運動[50]・循環などの生命維持機能まで広く含むものである．療法士は，これらの機能的な運動が全身の姿勢運動といかにかかわっているかを学ぶ必要がある．これらについてはⅣ.の「正常運動発達とヒューマンムーブメントから何を学ぶか」の項で述べたとおりである．

さらに運動の過程(sequences of movements)と次の運動(future movements)について熟知する必要がある．例をあげると，支座位の乳児がテーブル上のビスケットを取るのに上肢手を到達運動(リーチ運動)する過程は，3カ月前後の乳児が体幹の動きを伴う半円を描くようなリーチ運動(circuitous approach)，4カ月前後の乳児が手根や手背で卓上をすべらせ到達するようなリーチ運動(back hand approach)，さらに5カ月前後の乳児が目標へ真っ直ぐに上肢手を運ぶリーチ運動(straight approach)へと発展する．この過程は骨盤の抗重力方向への立ち直り運動と関連し，骨盤が重力に抗して満足な伸展をとれるにつれ，上肢手も体幹，特に胸郭から独立したリーチ運動を獲得してくる．したがって患者(児)に促通手技を用いる療法士は，骨盤と上肢手の協調したかかわりと，選択性のあるリーチ運動の獲得過程を知っておくとよい．

2. 背景としてのバランスの促通

自律的なバランス(balance，姿勢コントロールは同義語)は巧緻的運動の背景をなし，より随意性の高い運動を安定して遂行させる．また姿勢緊張の低い症例には，姿勢緊張を高め同時活動を維持することを運動のなかで実現させる．骨盤・体幹・頭頸部の適正な直立姿勢・対称姿勢・正中位をとれることが，正しい姿勢セットを起こしやすくする．巧緻性の高い非対称運動は，この正中位姿勢がとれてこそ遂行できる．促通の最中に，機能的な姿勢運動の背景となる自律的な姿勢コントロールのどの部分が欠如しているか，また改善されてきたかを再評価する．

3. 感覚運動(再)経験

促通を通して患者(児)が努力せずに，より正常な感覚運動の(再)経験，すなわち運動という感覚の(再)経験を行いやすくする．感覚の(再)経験を行うには，脳にとり適量の刺激が求められる．低すぎる刺激であったり，逆に患者(児)に痛みを与えるなどの不快な刺激や，連合反応で痙性やスパズムが出現してしまうほどの過剰な刺激であってはならない．この点，事前に引き出すべ

き反応を明確にしておく．過剰な反応を予防するため，促通とともに抑制の手技を用意しておく．このためにキー・ポイント・オブ・コントロールを姿勢緊張調整パターンのなかで使用する．療法士は連合反応や代償運動が極小化するように注意を払う．学習の効率を高めるために，キー・ポイント・オブ・コントロールを軽減して，患者(児)がより能動的にかつ自動的に，かつ随意性の要素が増しても痙性が高まらぬように誘導する．

大脳辺縁系と基底核の特性を考慮した，快感のある求心性刺激を導入する．ただし適度なストレスは効果的であり，軸索流やシナプスの受容器の感受性を促進するものとみられる．残存能力というより，患者(児)の機能的な能力と背景の神経筋の可塑性を促進することが目的である．

Ⅷ．治療効果の継続のために

療法士による機能の促通の効果をどのように維持向上させるか，また日常生活のなかでいかに汎化させるかが課題となる．この治療効果の継続(carry-over)のために，療法士としての働きかけが求められる．

神経回路網やシナプスの可塑性[51]，大脳の病変周辺細胞の代償作用[3]を活かしきるには，治療を反復することである．治療時間と頻度を高めると，その刺激はDNAに作用して新たなタンパクが合成される．シナプスの受容器の構造を変化させ，伝導効率の増強がより長時間，そして永続的に保たれる．これは後期長期増強と呼ばれる[52]．効率の高い抑制も生じ長期抑圧と呼ばれる．

臨床上の観点としては，姿勢コントロールの向上が必須である．姿勢コントロールが不十分であると上下肢の選択的な運動の発達や再獲得は難しく，努力性の運動となり異常な連合反応を出現させる原因となる．

成人患者のみならず脳性麻痺児の知的側面を活用し，自己コントロール(self control)を導入し，運動の認識や自己管理を行う．支持面や参照点を利用し，骨盤や体幹のより能動的な運動を，体性感覚を通じて患者(児)が運動を認識できるように誘導する．四肢を体幹に対して動かす(limbs movement against trunk)のみでなく，四肢に対して体幹を動かし(trunk movement against limbs)，身体の各部位の運動を知覚認識させていく．このとき患者(児)は，過剰な努力による連合反応の出現や代償運動の増大を極力少なくするように，自己コントロールする．このときに療法士が，患者(児)に認識をもたせるタイミングが課題となる．療法士が良好な反応や変化であると感じ取れたときに，患者(児)に賞賛を与え，患者(児)自身が運動の感覚を感じ取れるようにする．たとえ極小な変化であっても，患者(児)自身に考えさせ感じさせるとよい．感覚や知覚の障害のある患者(児)には，じっくりと時間をかけて感知させていく．

目標は生活上の機能として考え，生活を想定した治療場面が求められる．重症者(児)では，座位などでの持久性，呼吸機能，摂食機能なども，治療効果の継続として検討の対象とする．このためには家族や介護者の協力，また病院・施設リハチーム員の共通概念に基づく対応が組織されるとよい．療法士は成人中枢神経疾患者への具体的な日常生活面でのマネジメント[43]や，子供では育児環境や遊びの場の調整を行う[53]．

自己コントロールを通じて，患者(児)の気づきのために自己意識化を高める．この方法として，患者は簡単な日記(日誌)を書く，VTRを見て療法士とともに自己分析を図るといった方法がある．脳卒中後遺症者の手の治療においては，知的側面の高い症例では視覚に訴え，解剖学書を参照させ精確な運動を誘導するとよい．自己意識化の乏しい患者(児)は機能の改善に不利となるゆえ，覚醒や気づきを高める手立てをとる．

Ⅸ．脳性麻痺児の治療の実際

症例は3歳の女児で，脳室周囲白質軟化による痙直型両麻痺児である．在胎28週，出生時体重1,420gで誕生した．アプガースコア6点で，保育器に3日間入っていた．1歳2カ月より当院の外来にてPTを実施してきた．移動はずり這いか，若干の四つ這いはいはいをしているが，両下肢の交互運動にきわめて乏しい．手放しと足部を離床

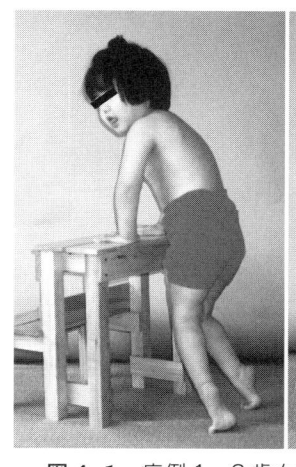

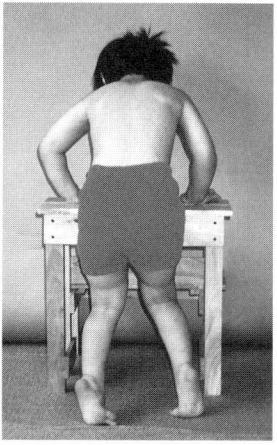

図4-1 症例1．3歳女児．脳室周囲白質軟化による痙直型両麻痺児．つかまり立ちをさせると，両股関節の屈筋と内転筋および両膝関節屈筋に中等度の痙性が出現

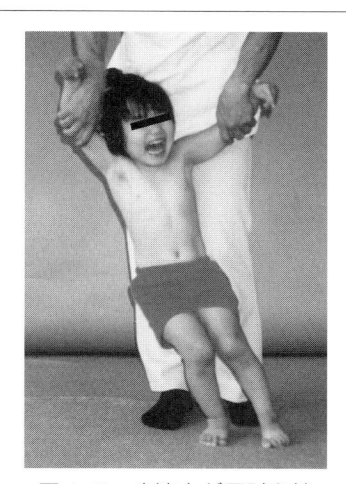

図4-2 療法士が両肘を持って立たせると，右後方へ崩れてしまう

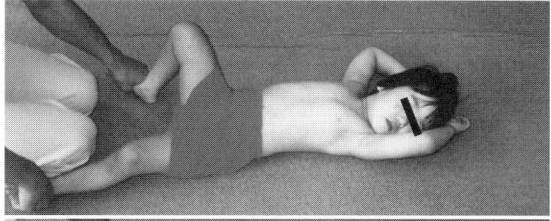

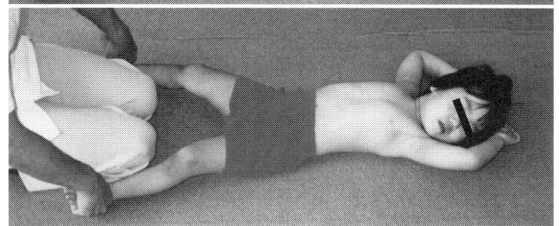

図4-3 背臥位にて両下肢の交互運動を行うとともに，足部の背屈も促す

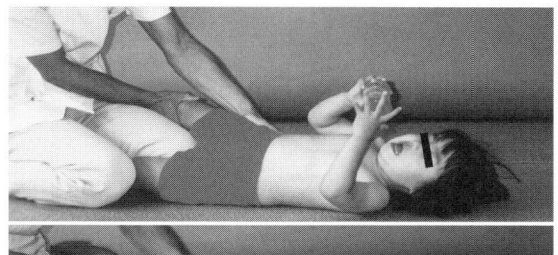

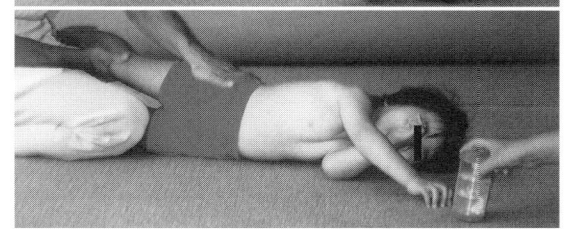

図4-4 背臥位から左方向への寝返りの過程で，右骨盤の前方回旋と右股関節の伸展運動を促す

しての端座位では，弛緩による同時活動に欠けるため下部体幹と骨盤周囲は抗重力位を継続しにくく，ごく短時間可能なのみである．

　つかまり立ちをさせると，両股関節の屈筋と内転筋および両膝関節屈筋に中等度の痙性が出現する．また下部体幹筋群と殿筋の同時活動に乏しいため，重力に抗して十分な伸展運動をとれず，上体を前屈し台にもたれかかっている．両足の尖足は強く，立位に必要な満足な支持面を形成できない（**図4-1**）．

　療法士が両肘を持って立たせると，右後方へ崩れてしまう．理由は，右の股関節屈筋と内転筋の痙性と短縮が左側よりも強いことと，右の股関節伸筋と外転筋が弛緩しその収縮が乏しいためである（**図4-2**）．

　背臥位にて両下肢の交互運動を経験させる．とりわけ下肢の屈筋痙性が減弱した後に，股関節と膝関節の最終可動域への十分な伸展を体験し感知させていく（**図4-3上**）．

　立位をとるための準備を行う．足部の背屈も促

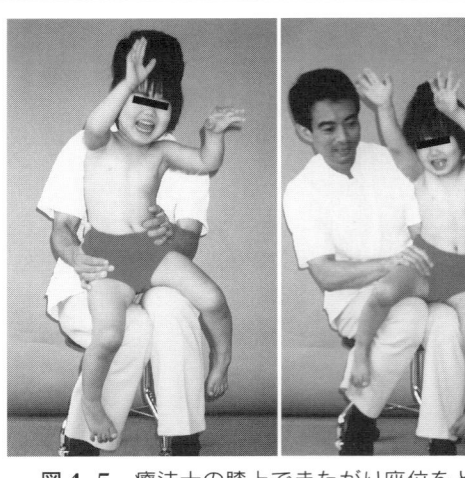

図4-5 療法士の膝上でまたがり座位をとらせる．両上肢を挙上し体幹の伸展を促しつつ，骨盤から左右への重心移動を図る

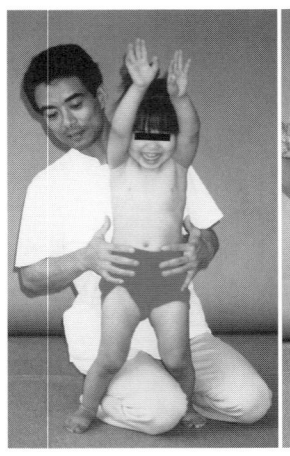

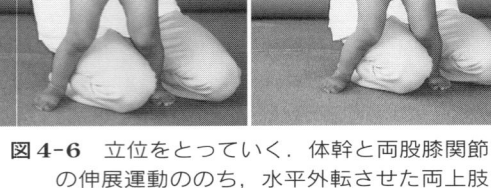

図4-6 立位をとっていく．体幹と両股膝関節の伸展運動ののち，水平外転させた両上肢をもち体幹に軽度の回旋を入れる

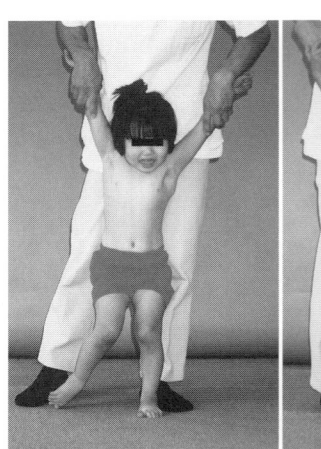

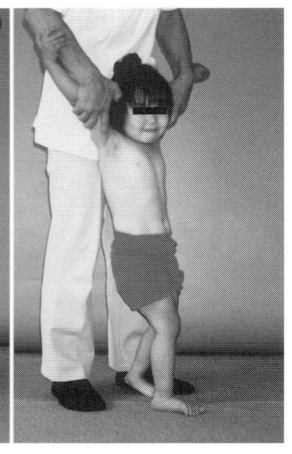

図4-7 立位にて両上肢を肩外旋位で挙上し，両側股関節と体幹の抗重力伸展運動を維持する

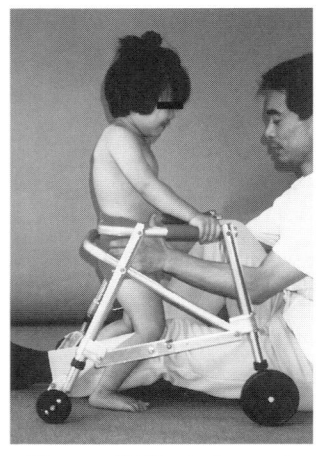

図4-8 姿勢コントロール歩行器を利用して歩行の練習を行う

す（**図4-3下**）．

　立位をとったときに右骨盤が後退し崩れずに立位を保持できる準備として，背臥位から左方向への寝返りの過程で右骨盤の前方回旋と右股関節の伸展運動を促す．姿勢緊張調整パターンのなかで右股関節の伸展・外転・外旋を維持し，絶えず斜腹筋と右股関節伸筋群の同時活動が続くように促通する（**図4-4**）．

　療法士の膝上でまたがり座位をとらせる．両上肢を挙上し体幹の伸展を促しつつ，骨盤から左右への重心移動を図る（**図4-5**）．本児が歩行に必要な骨盤の運動性，下部体幹の動的な状態での同時活動の継続，両下肢の交互運動の向上を目的としている．右骨盤の後方への引き込みに注意する．

　立位をとっていく．**図4-6**左図のごとく，療法士はスウィープタッピング（sweep tapping）で，体幹と両股膝関節の伸展運動を高める．**図4-6**右図のごとく，療法士は水平外転させた両上肢をもち体幹に軽度の回旋を入れる．左骨盤の前方回

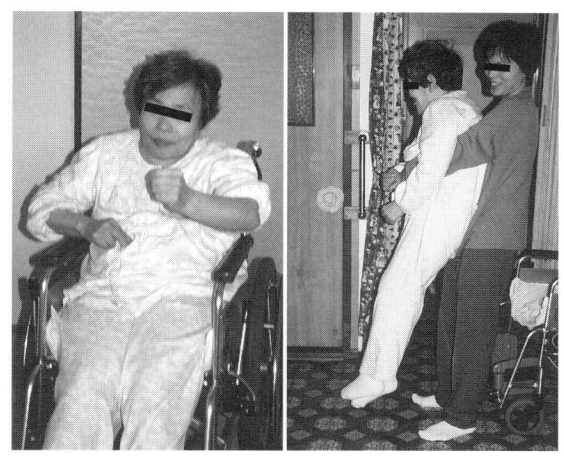

図5-1 症例2. 74歳女性. 頸椎症性頸髄症による痙性不全四肢麻痺. トイレなどへの移乗動作は家人が抱きかかえ持ち上げて実施していた

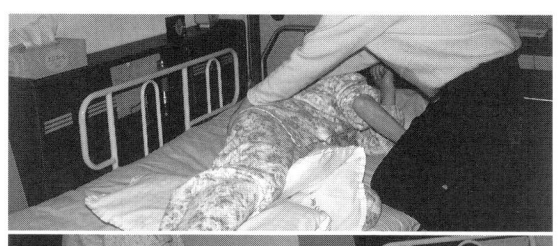

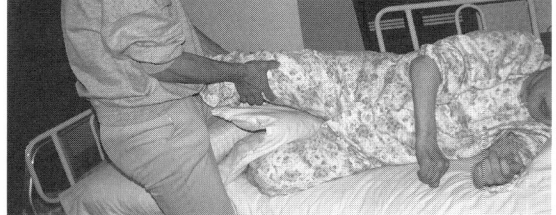

図5-2 寝返りを利用し, 頸部・体幹から骨盤にかけての分節運動を促す. また左側臥位にて, 立位歩行に必要な右下肢の屈伸運動を行う

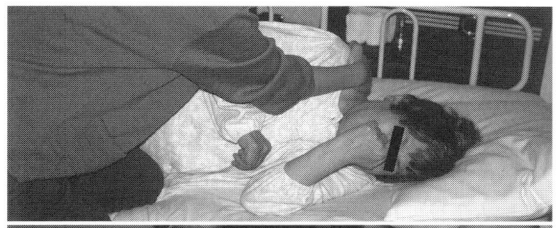

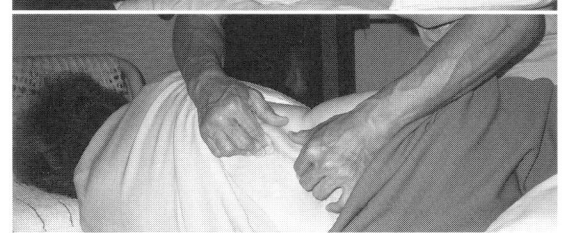

図5-3 左側臥位にて, 右肩甲帯から頸部にかけての選択運動を引き出す. 右腰背部痛に対し, ソフトティッシュモービライゼーションを導入

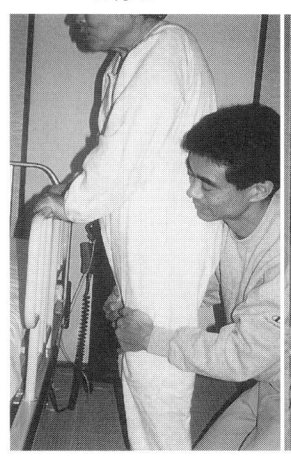

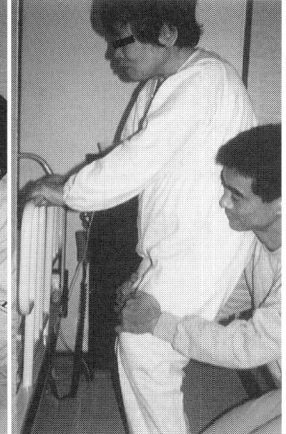

図5-4 両手でベッド柵を持ち, 両下肢に屈伸の入った段階運動を取り入れる

旋のときに, 右骨盤が後退し崩れぬよう留意する.

立位にて両上肢を肩外旋位で挙上し, 両側股関節と体幹の抗重力伸展運動を維持する. このうえで重心を左右に移し, ステップへと移行する. 立脚下肢側の体幹に側屈が起こらぬよう注意する (図4-7).

図4-8は, 姿勢コントロール歩行器 (postural control walker, PCW) を利用して歩行を練習している場面である.

X. 成人中枢神経疾患患者の治療の実際

症例は74歳の頸椎症性頸髄症による痙性不全四肢麻痺の女性である. 38歳頃, 両側痙性尖足が出現してきた. 39歳時に左下腿三頭筋延長術を, 59歳時に第3・4椎弓切除術を受けた. 67歳時, 椎弓切除術実施8年8カ月後から, 訪問看護と在宅訪問リハビリテーション (以下, 在宅訪問

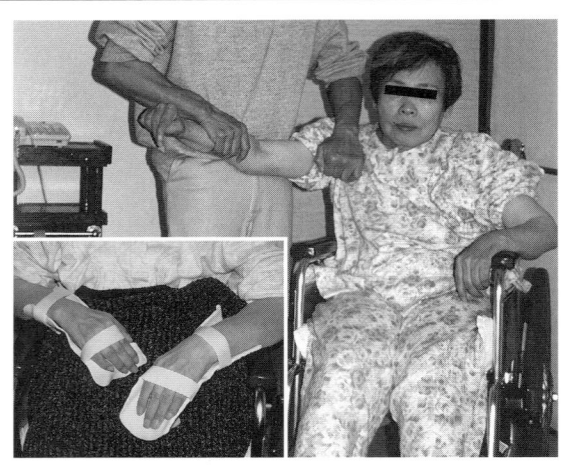

図5-5 右上肢挙上とリーチ運動および手指の開排運動を促す．手関節背屈と手指開排を目的に，作業療法士が両手へのコックアップスプリントを作製

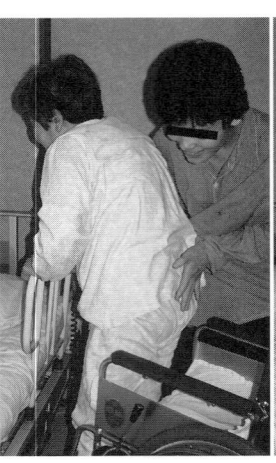

図5-6 車いすからベッドへのトランスファーは軽度の介助で可能となった

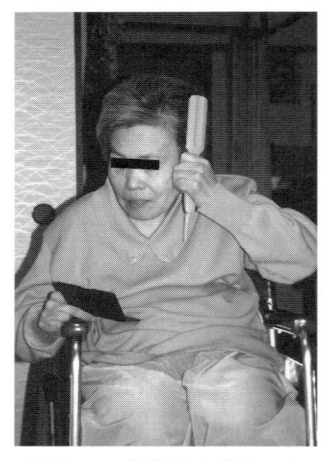

図5-7 普段着を着ることが日常化し，整髪できるようになった

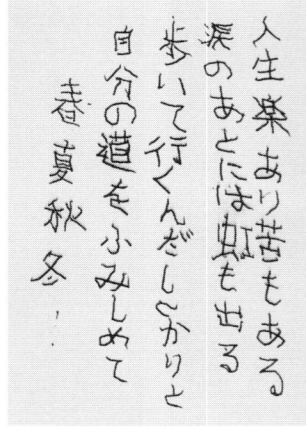

図5-8 左手での書字も可能となった

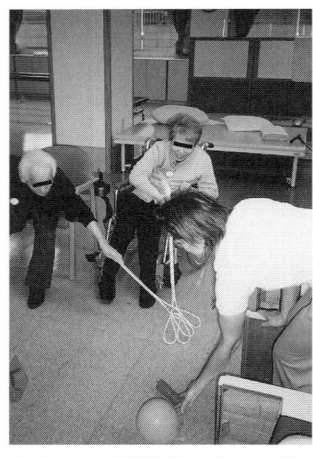

図5-9 電動車いすにて外出．デイケアに週2回通所し，レクリエーションを楽しんでいる

リハ）を開始し今日まで7年間継続している．

在宅訪問リハ開始当初，嘔気とめまいが強く，車いすに座るのは20分間が限界であった．両肩甲帯から頸部，さらに右腰背部に筋・筋膜性の疼痛を訴えていた．右大胸筋と上腕二頭筋に重度過緊張，左のそれらには重度から中等度過緊張が存在しているゆえ両上肢手の操作は困難であった．右手指屈筋群には重度過緊張，左のそれには中等度過緊張があり，手指開排はできなかった．両股関節屈筋と内転筋には重度過緊張があり，両下肢が一本化し交互運動はできず，立位はとれなかった．寝返りと座位への起き上がりは，体幹の分節運動と骨盤からの立ち直り運動が不十分ゆえ全介助であった（**図5-1左**）．

端座位では，右体幹と右胸郭前面の過緊張と，骨盤の右から正中位への立ち直り運動に欠けるため，右側方へ倒れる傾向にあった．

トイレなどへの移乗動作は家人が抱きかかえ持ち上げて実施し（**図5-1右**），家人の健康に不安が予測されていた．機能的自立度（FIM）は，在宅

訪問リハ開始時66点であった．

治療では，寝返りを利用し，頸部・体幹から骨盤にかけての分節運動を促し，これらの部分の過緊張を減弱した（**図5-2上**）．このハンドリングを家人にも伝えた．

左側臥位にて，立位歩行に必要な右下肢の屈伸運動を行った（**図5-2下**）．両下肢の交互運動の準備にもつながる．

左側臥位にて，右肩甲帯から頸部にかけての選択運動を引き出すことで，血行を改善し鎮痛を図った（**図5-3上**）．家人にも治療手技を伝達した．

療法士は寝返りを誘導しつつ，右体幹胸郭の過緊張と短縮を減弱し伸長を図った．右腰背部痛へは運動の途中で，ソフトティッシュモービライゼーションを導入し鎮痛を図った（**図5-3下**）．

両手でベッド柵を持ち，両下肢に屈伸の入った段階運動を取り入れ，立位保持能力を改善させていった（**図5-4**）．特に右足底から正中位方向への抗重力伸展運動を強調した．この後，股関節と体幹からの崩れに留意しつつ伝い歩きを誘導した．これは，立位を通じてのトランスファーでの介助軽減や，トイレで手摺りを使用しての移動を想定した準備運動である．

車いす座位内で，右上肢挙上とリーチ運動および手指の開排運動を促した（**図5-5**）．事前の準備として，胸郭前面を開くように運動させ大胸筋の過緊張と短縮を軽減しておいた．

理学療法士が全身的な運動療法のなかで上肢手へアプローチすると同時に，作業療法士は手関節背屈と手指開排を目的に，熱可塑性プラスチック材料で両手へのコックアップスプリントを作製した（**図5-5左下**）．

以上の介入を通じて，陳旧例である本ケースの車いすからベッドへのトランスファーは軽度の介助で可能となった（**図5-6**）．トイレへ手摺りを取り付けたこともあり，家人が介助しての伝い歩きでトイレへの移乗が可能となった．家屋の他の改修として，風呂場へのスロープを取り付け，洗い場へ入りやすくした．部屋間の段差をなくし，電動車いすでの屋内移動が可能な条件をつくった．

日中パジャマでいたことから，普段着を着ることが日常化した．右手で手鏡を持ち，左手でブラシを持って整髪できるようになった（**図5-7**）．左手でスプーンや柄付きコップを持ち，食事を一人でとれるようになった．左手でボールペンを持っての書字も可能となっている（**図5-8**）．

嘔気がなくなり疼痛が軽減し持久性が向上したことで，電動車いすにて外出できるようになった．デイケアに週2回通所し，レクリエーションを楽しんでいる（**図5-9**）．

7年間の在宅訪問リハの結果として，移乗動作時の介助軽減と社会的交流の向上で，FIMは66点から73点へと変化した．頸部・体幹・腰背部の運動性を回復させることで，過緊張が減弱し血行が改善した結果，自律神経症状が落ち着いたと考えられる．これにより嘔気・めまい・疼痛が緩解したといえる．頸部の血行の改善と姿勢緊張が低下した過剰な固有感覚の入力が減少したことで，頸髄膨大部の固有脊髄路内[31]の抑制機能が改善し，過緊張が減弱できたと考えられる．

陳旧例の在宅の頸椎症性頸髄症者へのボバースアプローチの応用を紹介した．

なお，脳卒中後遺症者へのボバースアプローチについては拙著等[33,46,47,54-58]を参照されたい．

〔古澤正道〕

文　献

1) Schleichkorn J（紀伊克昌監訳）：ボバース夫妻物語．日本ボバース研究会，大阪，1995．
2) Bach-y-rita P：脳損傷後の機能回復．協同医書出版社，東京，1995．
3) Nudo RJ et al：Use-dependent alterations of movement representations in primary motor cortex of adult squirrel monkeys. *J Neurosci*, **16**：785-807, 1996.
4) 大内田裕：脳幹のプロフィル．脳百話（松村道一ほか編），市村出版，東京，2003，24-25．
5) 森　茂美：中枢神経系の階層性と運動．PTジャーナル，**33**：621-630，1999．
6) Shumway-Cook A, Woollacott MH：Motor Control. Williams & Wilkins, Baltimore, 1995, 457-462.
7) 古澤正道：トーヌス．ボバースジャーナル，**25**：75-76，2002．
8) 山本信二郎：深部感覚．生理学体系VI（藤木保次編），医学書院，東京，1979，631-663．
9) 岩村吉晃：タッチ．医学書院，東京，2001，30-31．
10) Stillman BC：Making sense of proprioception, kinaesthesia and related terms. *Physiotherapy*, **88**：667-676, 2002.
11) Jekka JJ：Light touch contact as a balance aid. *Phys Ther*, **77**：476-487, 1997.

12）澤口俊之：意識とは何か．岩波新書/脳から心へ，岩波書店，東京，1995，126-135．
13）Miyai I, Reding M：Antidepressant Effects on Recovery. Advances in Pharmacotherapy, Ed. by Goldstein LB, Futura Publishing, Armonk, NY, 1998, 271-286.
14）Bobath B：Adult Hemiplegia. 3rd Ed, Heinemann Medical Books, Oxford, 1990, 1-5.
15）大築立志：たくみの科学．朝倉書店，東京，1992，134-139．
16）バーン R，レヴィ MN（板東武彦ほか監訳）：生理学．第3版，西村書店，新潟，1996，97-106．
17）松波謙一，内藤栄一：最新 運動と脳．ライブラリ脳の世紀：心のメカニズムを探る（久保田競ほか編），サイエンス社，東京，2000，12-44．
18）森谷敏夫：運動様式と神経適応．運動制御と運動学習，協同医書出版社，東京，1997，297-326．
19）古澤正道：ヘンネマンの漸増の法則・サイズの法則．ボバースジャーナル，23：219，2000．
20）西川和香：運動強度で決まる筋線維のはたらき．脳百話（松村道一ほか編），市村出版，東京，2003，48-49．
21）岩田 誠：脳のしくみ．ナツメ社，東京，1999，130-131．
22）Schmidt RA：Motor Control and Learning. Human Kinetics Publishers, Illinois, 1982, 192-193.
23）松波謙一：感覚と運動の統合メカニズム．実験医学，17：2176-2184，1997．
24）Schultz W et al：A neural substrate of prediction and reward. Science, 275：1593-1599, 1997.
25）塚本芳久：運動の生物学．協同医書出版社，2001，34-37．
26）Frank JS, Earl M：Coordination of posture and movement. Phys Ther, 70：855-863, 1990.
27）古澤正道：ヒューマンムーブメントの学び方．ボバースジャーナル，26：183-184，2003．
28）Lance JW：Disordered motor control. Symposium Synopsis, Ed. by Feldman RG et al, Year Book Medical, Chicago, 1980, 485-494.
29）古澤正道：連合反応の歴史的見方．ボバースジャーナル，26：91-93，2003．
30）Sheean G：Neurophysiology of Spasticity. Upper Motor Neuron Syndrome and Spasticity, Ed. by Barnes MP and Johnson GR, Cambridge University Press, Cambridge, 2001, 12-78.
31）Pierrot-Deseillingny E, Mazevet D：Propriospinal Transmission of Voluntary Movement in Humans. Spasticity, Ed. by Thilmann AF et al, Springer-Verlag, Tokyo, 1993, 40-56.
32）Held JM：Recovery after Damage. Neuroscience for Rehabilitation, Ed. by Cohen H, JB Lippincott Company, Philadelphia, 1993, 388-405.
33）古澤正道：脳卒中後遺症者の歩行の治療．理学療法科学，17：33-37，2002．
34）亀山正邦：血管性障害例における脳障害部位と片麻痺の病態．日本臨床，25：48，1967．
35）勝木司馬之助：脳血管性障害の疫学．内科シリーズ4 脳卒中のすべて（沖中重雄編），南江堂，東京，1976，45-64．
36）厚生省保健医療局生活習慣病対策室：脳卒中対策に関する検討会中間報告書．1999，1-29．
37）Pantano P et al：Prolonged muscular flaccidity after stroke： Morphological and functional brain alterations. Brain, 118：1329-1338, 1995.
38）Miyai I et al：Middle cerebral artery stroke that induces the premotor cortex reduces mobility outcome. Stroke, 30：1380-1383, 1999.
39）ボバース B，ボバース K（梶浦一郎監訳）：脳性麻痺の類型別運動発達．医歯薬出版，東京，1978，31-52．
40）Mayston MJ：Motor learning now needs meaningful goals. Physiotherapy, 86：492-493, 2000.
41）鈴木順子ほか：滋賀県の脳性麻痺の病型別分析：1977-1986．脳と発達，31：320，1999．
42）梶浦一郎，古澤正道，山川友康：脳性麻痺のリハビリテーション．神経疾患のリハビリテーション（平井俊策編），南山堂，東京，1987，202-215．
43）Finnie NR（梶浦一郎，鈴木恒彦訳）：脳性まひ児の家庭療育．第3版，医歯薬出版，東京，2001．
44）曽根政富：失調症合併脳卒中患者の運動療法．理学療法，4：127-132，1987．
45）真鍋清則：基本的運動能力獲得による機能改善．理学療法，5：125-130，1988．
46）古澤正道：咀嚼・嚥下障害を伴う失調症患者へのプレスピーチセラピー．理学療法学，15：126-129，1988．
47）Furusawa M et al：Physical therapy for facial palsy after stroke：A case study. 理学療法学，18：435-443，1991．
48）Mohr JD：Management of the trunk in adult hemiplegia： The Bobath Concept. Topics in Neurology, Alexandria, VA, 1990, 1-11.
49）古澤正道：呼吸訓練．脳性麻痺．第2版，医歯薬出版，東京，2003，228-234．
50）Furusawa M et al：Defecation treatment for constipation in children with severe brain damage. 理学療法学，20：24-32，1993．
51）Bach-y-rita：脳損傷後の機能回復．協同医書出版社，東京，1995．
52）塚本芳久：運動の生物学．協同医書出版社，東京，2001，22-34．
53）ギー ZL，パッサレラ PM（紀伊克昌監訳）：リハビリテーション看護の実際：脳卒中編．パシフィックサプライ，1992．
54）古澤正道：脳卒中後遺症へのボバースアプローチ．臨床理学療法マニュアル，南江堂，東京，1996，347-351．
55）古澤正道ほか：脳卒中発症後の口部ジスキネジアへの運動療法．理学療法学，24：400-405，1997．
56）古澤正道：評価：健康状態の評価．地域理学療法学，医学書院，東京，2003，58-65．
57）古澤正道：誤嚥は防げるか？ 摂食・嚥下障害への理学療法．理学療法のとらえ方 Clinical Reasoning（2）（奈良 勲編），文光堂，東京，2003，66-73．
58）古澤正道：脳卒中とともに生きる：地域の立場から．第6回脳卒中シンポジウム講演録（山口武典ほか編），日本脳卒中協会，大阪，2004，25-32・41-42．

II. 手技別理学療法

2. ボイタ法
―発達運動学的アプローチ―

はじめに

ボイタ（Václav Vojta；1917～2000）は1954年，チェコの"脳性麻痺センター"に赴任した．それまで脳性麻痺を見たことがなかった彼は，初仕事の日，大きな脳性麻痺の子供を驚きと困惑のなかで，ただひたすら眺めているだけだったと述懐している[1]．以来15年，脳性麻痺を徹底的に観察し，特異な緊張とそれに伴う動きを考察し，脳性運動障害とは，生理学的運動発達と協調性運動発達の不全であると推論した．

恩師ヘナー教授の"神経学は運動学"であるという教えを，種々の研究とともに身をもって実証した世にも傑出した小児神経科医であったボイタの，発達運動学的治療における運動学は，事実を具体的で詳細に解析し，運動学の原点である姿勢と筋収縮によって運動方向を決める動点↔固定点の力学的作用の視点から，運動や動作を解明したもので，実にわかりやすい．

その治療効果は，生得的な協調性複合運動体[*1]を反射性移動運動の誘発によって活性化するので，全体の変化を促し，筋活動すなわち筋機能の分化を誘発する．それを規則的に反芻することで，体全体の協調性複合運動体を賦活する．したがって，恣意運動を要求する一般的な機能訓練と比べようもなく，確実に効果をもたらす発達運動学的運動療法である．

[*1] 生得的な協調性複合運動体：生体を構成する諸成分が，2つ以上の機能を相乗的，相加的，相殺的に調整保持し，かつ相互に調整作用しながら複合して一体機能をなす集合運動および移動運動に代表される．

I. ボイタ法による発達運動学的治療の概念

1. 反射性移動運動の概念[2-10,20,21]

1）反射性移動運動の概念に至る経緯

ボイタは，すべての運動や動作の基礎は反射性前進移動運動のなかにあると考えている．

系統発生の下等動物では，運動と移動の能力は等価（同一内容）のものとして出現する．たとえば，サンショウウオ（両棲類）は四肢の交互運動をするが，この運動はそのまま腹這い移動運動でもある．ボイタは，ヒト個体の運動発達の基盤は系統発生の段階に始まり，腹臥位をその基本肢位とし，腹這いから寝返りへと続く発生学的移動運動のムスター[*2]にあると考えている（図1）．すなわち，ヒトの個体発達における移動運動は，反射学的には系統発生に属し，脳幹の運動発達プランがその運動発達に重要な影響を与えるように，運動機能の基本は最も低い段階にある全身を使った移動運動形態であるといえる．しかもボイタは，それは協調された複合運動を示す反射性腹這いと反射性寝返りの反射性移動運動を基盤にしていることを見出した．したがって，新生児や乳児がもっている運動能力は，意図的努力や学習によって獲得するものではない．すなわち，生まれながらの能力つまり協調性複合運動が，ヒト個体の運動発達の基本的な能力として，胎児の段階からすでにDNAに組み込まれているといえるであろう．

[*2] ムスター（Das Muster）：模範，典型，パターン．

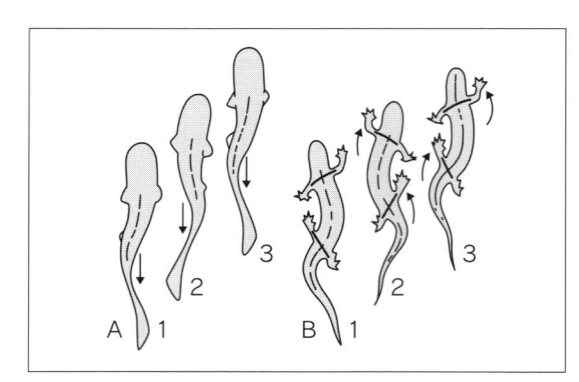

図1 硬骨魚類からの脊椎動物の移動
(Wassermeyer, 1992)

この生得能力(図2)が，交互性二足歩行に至る発達の節目ごとに，乳幼児の遊びを通じ日常生活の場面で表出し発達してくるのである．

運動障害に対し，このメカニズムを臨床で反射性に賦活して，移動運動における体幹の持ち上げ，吊り上げ，起き上がりに必要不可欠な筋活動と筋連結を形成することが可能である．中枢神経の統合作用における基本的な機能単位は反射といわれ，この反射の意味は，無意識，効果性，感覚刺激への規則的反応に当てはまるといわれている．それらは，ある出発肢位のもとで特定の誘発帯，主に固有感覚受容器を刺激して筋収縮を促しながら時間的集積を図ることによって，単筋から複数筋群へと筋収縮を伝播する．この伝播する筋収縮は，さらに複合機能を促進させつつより正確に運動・動作の中心機能である体幹の軸器官を調整し，四肢領域には支持および持ち上げと移動に必要な筋の抗重力活動を賦活するのである．さらに，筋の継続的賦活は，四肢で支えられた体幹を吊り上げ，起き上げていく筋の機能連結を伴って連動し，移動運動の協調性複合運動ムスターの構築を決定づけることができるのである．

2) 反射性移動運動の要素 2-10,20,21)

反射性移動運動は，次の3つの成分をもち，それぞれの関係を前提として完成する．

(1) 姿勢に対する反応能

体幹(体軸)に作用し，姿勢の変換・調整を自動的(反射性)に行って静止状態を保持し，軸器官と四肢の関係を整えながら安定させ，これを保持し調整する重力に対する適応能力の存在．

(2) 支持と起き上がり機構

腹側筋群は四肢を支持器官とし，重力に抗して体幹(軸器官)を持ち上げ，背側筋群はテコ作用によって肩甲帯と骨盤帯を吊り上げ，支持点のほうに起き上がらせる．この規則的で交互性に体重を動かし重力に抗して起き上がりをする鍵関節(肩・股関節)と軸器官およびその関連諸筋群の適応能力の存在．

(3) 相運動

支持や抗重力と起き上がりによって前進する連続性移動ムスターがあれば，他方では合目的的でリズミカルな遊肢運動への相的筋活動と相運動の調節を成しうる能力もある．

3) 反射性移動運動の移動形態 2-10,20,21,22)

反射性に存在する移動運動は，緊張性頸反射や緊張性腰反射そのもののような原始的な反応ではなく，腹這い現象のような調和のとれた協調性複合運動体を示す．そしてそれは，一つのまとまった移動運動の基本的単位をなし，それには反射性腹這い(自発運動にはない)と反射性寝返り(自発運動の寝返り動作と同一視できる)がある．これらはヒトが生まれつきもっている協調性複合運動体を直接応用するものであり，後天的に学習させる移動形態ではない．

この協調性複合運動は，一定の出発肢位と特定の誘発帯に，反応しうる刺激の量と方向の操作によってのみ反射性に活性化することができる．ボイタ法は，理想的な運動パターンに基礎をおいているが，その大きな役割は原存性脊柱固有筋[*3]によって遂行される．乳幼児の自発運動において，移動の動機となるのは誘導であるが，刺激により行為が誘発される心理状態に働きかける視聴覚な

[*3] 原存性脊柱固有筋(Autochthone Rückenmuskulatur)：皮膚が分離した後，脊髄の傍に残った筋板を，背腹方向に伸び上分節と下分節に分離する．上分節は2層に分かれ，椎体筋と横突棘筋として脊髄の傍に残るが，下分節は3層に分かれて胸壁，腹壁，肢の筋を発生させる．これには内側路と外側路があり，内側路には棘間筋，横突棘筋，棘筋の直筋系と短回旋筋，多裂筋，半棘筋があり，外側路には腸肋筋，最長筋，板状筋などがある(三木，1997)．この原存する上分節の筋肉を原存性脊柱固有筋と拙訳した．

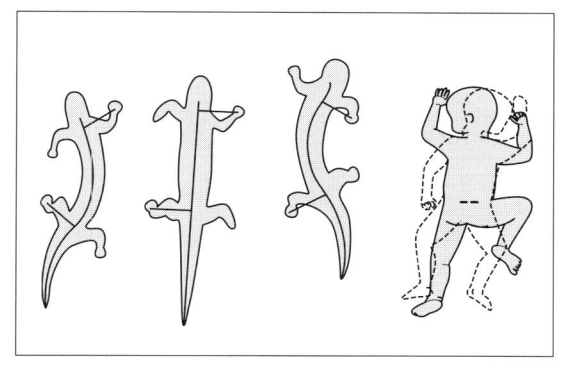

図2 系統発生の移動と反射性移動
（Wassermeyer, 1992）

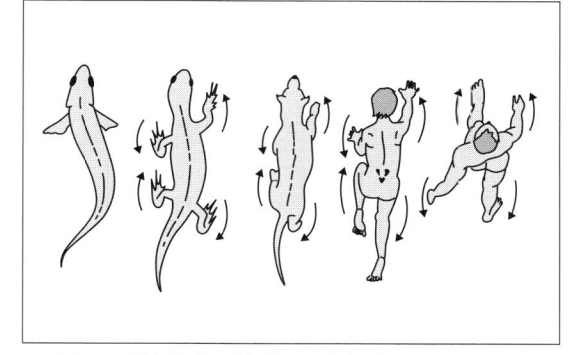

図3 系統発生の移動とヒト個体の移動＝四つ這いと歩行（Wassermeyer, 1992）

どの刺激が必要である．発達障害児には視聴覚の効果器以外に，その刺激への対応手段として反射性移動運動の誘発が不可欠成分となるので，これを賦活し協調性複合運動の活性化を促すことが大切である．反射性移動運動の誘発を通して活性化された神経，筋は，乳幼児が求める欲求に十分応えることができるようになる．治療の本質は，自然回復能力または再生能力が十分にその力を発揮できるように，周辺環境を整備する手伝いと運動発達の基礎メカニズムを活性化することにある．

（1）出発肢位[9]

個体が移動運動をするとき，その移動にふさわしい肢位・姿勢がある．脊椎動物の移動（図2）は，脊椎を体躯の中軸とし体幹を支持する．硬骨魚類では脊柱の側方運動で移動し，陸に上がった両生類，爬虫類，哺乳動物では脊柱と四肢がそれぞれ共通した交互性移動（二足歩行）を行うが，これらは共通する腹臥位の姿勢をとり，腹這い移動が原型である．体躯の高低の違いが連綿と続く進化の時を刻んでいることを証明している（図3）．

出発肢位 Ausgangshaltung（Ausgangslage）は，移動運動を目指して始める背筋を真っ直ぐに伸ばし身構えた四肢と体幹の状態である．

① 移動運動における出発肢位の意義

a．神経学的特性：姿勢反応能

体幹姿勢を自律的調節で調和する能力．体姿勢の不安定を安定に変える生得的な中枢神経の調節能力．

b．関節運動学的特性：求心保持に基づく円滑な交互性回転滑り運動

二肢が交互に支持をするため，動点となる鍵関節では関節の求心位保持と骨頭上を臼蓋が滑る運動を調節する能力[15,16]．また，対側二肢が交互に相運動をするので，固定点となる肢帯の鍵関節（肩・股関節）が骨頭の求心を保持しながら臼蓋内を円滑に回旋させる調節能力．四肢と体幹と軸器官の間の，一定の有角運動を伴う持ち上げ，吊り上げによる起き上がり運動を調節する能力（角度の大きさは移動方法で決まる）．

c．運動学的特性：支持，持ち上げによって対側を交互性に振り出す相運動

固定・支持作用による抗重力運動と，動点作用による相運動を併せもつ協調性複合運動によって，軸器官（体幹）を移動させる能力．体幹の重心移動と重力に抗した起き上がり移動の調節能力．

d．臨床における出発肢位は，他動的にはもちろんのこと，とりうる実際的出発肢位[*4]から始め，筋群を活動させながら自動的に肢位を調整させ，理想的出発肢位でファシリテーションすべきものである．

② 反射性腹這い

腹臥位で顔面を一側に回旋し，顔面側上肢は頭側に挙上，後頭側上肢は内転・内旋で体側におく．両下肢は半屈曲，腹這いの移動姿勢である．

③ 反射性寝返り

仰臥位→側臥位→腹臥位から四つ這いになり移

[*4] **実際的出発肢位**：規定される理想的肢位が何らかの理由でとれないとき，無理に強行すると脱臼や過伸張の疼痛が出現して回避機構が働き，全く別の運動となるので，侵害刺激を与えない範囲でとる肢位のこと．

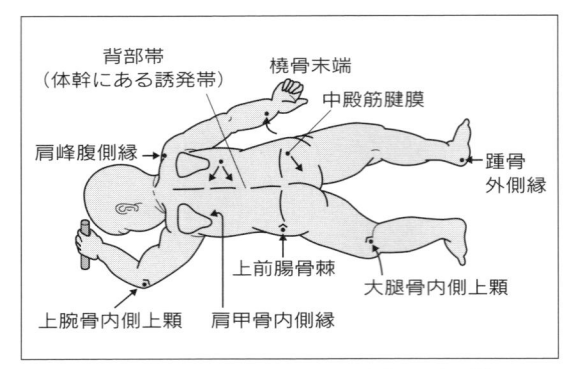

図4 反射性腹這いの出発肢位と誘発帯

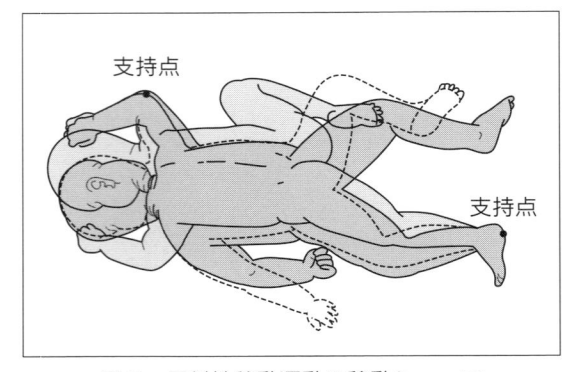

図5 反射性移動運動の移動シェーマ
出発肢位を細線，反応の中間を点線，最終を太実線で表す．肘と膝と踵で支持して前進する

動する，一連の寝返り移動運動のための移動姿勢である．

（2）反射性移動運動の誘発帯

誘発帯とは，あること（刺激）が原因となりそれに誘い出されて他のこと（反応）が起こる他と異なる特定の場所を指し（**図4**），同一刺激が持続的に与えられても，これに応じる生理，特に感覚作用が適切に変化するadaptationがあると言われている．

① 刺激

筋，神経，腺またはその他の興奮性組織に作用（反応）を引き起こすか，あるいは機能，代償過程に促進作用を起こす体内または体外から生じるものの総称である（広辞苑）．生体または器官に働きかけて何らかの反応を引き起こす原因となり，以下のようなものがある．

a．不適当刺激：反応を起こすには弱すぎる刺激．

b．閾値（最小）刺激：限界強度の1つで興奮を起こすのに十分な強さの刺激．刺激として有効となる最小限の強さの刺激．

c．侵害（有害）刺激：生体に害を及ぼす刺激．たとえば，関節に侵害刺激が伝わると関節受容器はすべて侵害対応するといわれている．

② 刺激の方向と量

ニュートンの運動三原則の視点から以下のことがいえる．

a．慣性の法則：初めに静止（固定）反応が起こっていても，誘発帯に方向を与えなければ，出発肢位を保持するだけで移動運動は起こらない．

b．向きと比例の原則：誘発帯へ刺激する方向に対して筋収縮が起こり，その筋収縮に対応して与える刺激の量（最小必要量から）に比例して筋活動は強くなる．

c．作用・反作用の法則：誘発帯への刺激とその刺激で生起した筋収縮の強さが互角であるためには，刺激手が反応の向きの反対に一致し，しかも刺激量は反応量と同じにすべきである．

③ 誘発帯に与えられる刺激の種類

ボイタの試行錯誤の臨床経験により，四肢に主誘発帯が5カ所，体幹に副誘発帯が5カ所にまとめられている．骨膜伸張，臼蓋圧迫などへの各刺激作用は，その部位や器官および全体を刺激して，反射性移動運動の活動を増大する．臨床では，指尖で刺激するのが基本である．

（3）反射性移動運動の反応

① 反応＝移動運動（図5）

誘発帯に与えられた刺激によって筋（腺）活動が起こり，さらに時間の経過に伴って，その空間的位置およびその形態や性状，機能を変化させて移り動く現象である．個体内の局所運動と個体の移動運動があり，刺激に応じて結果的に起こる生得的移動運動現象である．

a．応答：刺激に対する筋肉または他の部位の反応．

b．反応：感覚器官に与えられた刺激が，中枢を経て意識とは無関係に規則的に，特定の筋肉や腺などの活動を起こす現象で，動物やヒトがなしうる動作または行動あるいはその構成成分．

c．運動感覚（身体各部の運動に伴う感覚）：筋肉組織，関節，腱にある特殊な受容器（固有感覚受容器）を刺激することによって起こる．身体各

部に起こった運動に伴う感覚は，筋，腱，関節にある特殊受容器（固有感覚受容器）を刺激し，さらに運動を増強するが，特にそれは四肢の骨格運動において鋭敏である．

② **体幹の軸器官とその機能**[10,15]

交互性の移動運動において，連続的に経過する運動ムスターのどこを起点としても，支持機能として活動する肢があれば，移動を助け次の支持点に向かって相運動をする肢も存在しなければならない．しかし，これらの支持機能と相機能が交互に変換するのは，体幹の調節能力によるものである．体幹の協調能力の状況いかんが，それら四肢の支持・相運動に強く影響する相関関係を有している．

したがって，はじめに体幹ありき，脊柱（軸器官）ありきで，まず体幹が移動運動をするために，軸器官の固定性と安定性の機能性が要求される．軸器官としての脊柱機能は，環椎後頭関節，環軸関節と23対の椎間関節と仙腸関節の機能連結からなっている．腹臥位のとき，各椎間関節面は，水平面に対し腹側へ頚椎45°，胸椎30°と内側（腹側）20°，腰椎0°と外側（背側）45°であり，動きが頚・胸椎とも開放性なのに対し，腰椎は関節内への閉鎖性である．尾側の関節面の上に頭側の関節面を乗せて，棘突起は尾側方向に傾斜し，尾側椎体の関節面を支点にテコ作用で，頭側の椎体を持ち上げられる構造になっている．したがって，原存性脊柱固有筋の活動によって，椎体を尾側方向に引き寄せる（特に棘突起）と，尾側を固定点に椎体を1個ずつ持ち上げ，やがて全体に伝播し1本の柱状軸となる．この関節面の構造が，脊柱の運動に一定の規則性をもたらす[参2]（**図6**）．

脊柱が軸器官として種々の要求に応じるためには，椎体と椎体を直接連結している原存性脊柱固有筋の筋活動と靱帯が重要な機能を構成しこれに応えている．軸器官そのものと，そのどこにでも動点と固定点を形成しうる機能が最重要である．そして，体幹を移動させる力学的・運動学的メカニズムに添った，持ち上げ，吊り上げ，起き上がりの基盤（橋脚）を各四肢節が分担する．このとき，体幹と四肢節の間には相互に協調し合った筋活動の連結・連動が生じていることは論を待たない．

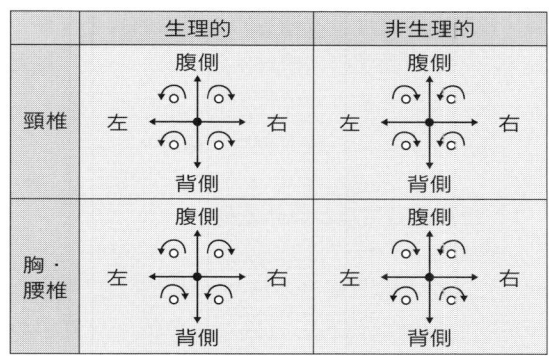

	生理的	非生理的
頚椎	腹側 左　　右 背側	腹側 左　　右 背側
胸・腰椎	腹側 左　　右 背側	腹側 左　　右 背側

図6 脊椎の生理的・非生理的な動き
（EVjenth O et al, 1984[参2]）

③ **反射性腹這い**

対角の肘と踵で体幹を持ち上げることで下肢の屈曲が誘発され，その肘側の膝の支持に続いて鍵関節の最大有角運動で肘のほうに腹這い移動をする．

④ **反射性寝返り**

仰臥位から横臥位となり四つ這いとなる一連の寝返り運動から，四つ這い前進する．

II．ボイタ法の発達運動学的観察

評価とは優劣などの価値を決めるもので，運動障害を理解するのにはふさわしくない．機能障害を改善するために生体のもつ情報を収集し，それを病態生理学的に分析し，解決すべき問題の核心を見極める一連の鑑別行為には，むしろ病像実態を理解すべくよく注意して，患者の気持を理解しながら，詳しく見極める"諒察"のほうが妥当である．

1. 観察の規範

漫然と，ほとんど例外なく実施される関節可動域（ROM）や筋力の測定で，運動機能障害や日常生活活動（ADL）障害を改善する問題の核心が，はたして確実に見極められるのだろうか．関節や筋肉も運動機能を構成する成分には違いないが，障害の常は四肢の関節や主動筋にのみ存在することは稀有の事実である．

何を規範にしての諒察かはきわめて重大である．連綿と続く系統発生期の移動形態から，ヒト

個体の運動発達に至る理想的な運動形式を規範として，比較運動学的に検討する必要がある．見えない部分を見えるように努力し，わかろうとする達観性が何よりも大切である．

1）正常運動発達と自発運動

諒察対象者の行う自発運動は，目的を叶える手段として自ら行う運動や移動形態である．当然，理想的な運動[*5]内容とは異なる異形・異質が多いが，それを質的・量的に正常運動と比較し，何がどのように異なるかを運動学的に識別する．

たとえば，腹這いで肘を支持して前進するか，両肘一緒か，片肘（左右）か，そのとき肘と肩甲帯と体幹の関係はどうか，相違はあるか，それは何か，脊柱，前腕，下肢に関連動作は出ていないか，などである．また，動点と固定点の関係，固定されるべき部分の安定性と支持機能としての筋群の協調性，動く部位の関節求心性などが運動学的根拠に基づいているかを鑑別する．

2）姿勢反応 [参12)]

ヒト個体の運動発達の始まりは系統発生期であり，その基本的共通の肢位は腹臥位である．この体姿勢に対する自律的制御は，中枢性神経機能が示す姿勢反応のなかに，新生児期からすでに存在している．

姿勢反応は，どのような姿勢・肢位にされるか，またはするかによって変化する．常に体姿勢を自律的に制御しながら，その変化に適応する能力つまり中枢の皮質化（corticalization）[*6]の状態を証明するものであり，ある反応が出ているなら，たとえば，コリス（Collis）水平試行で2相を示せば，自発運動では手支持動作が可能である相関関係を示すものである．

詳細は文献を参照されたいが，人工的姿勢を強制し，それに対する中枢神経系の成熟状況を反応から諒察する．正常児の定型反応に比べ，障害のある子どもたちはそれとは異なる姿勢を示すが，単に該当するしないの区別ではなく，全体の質的傾向を判断すべきである．

3）障害の質と量

子どもも成人も目的を遂行するために，その手段として運動や移動方法を選択して対応する．しかし，それは千差万別である．ある運動の嵩つまり分量は大きくても，その動作を成立させている内容を，正常のそれと比較した場合の較差はどうであろうか．たとえば"歩行"をしていても，腰椎前彎，骨盤前傾，股関節屈曲・内転・内旋，膝屈曲，内反尖足として表出する質的障害があれば，量的に独歩のようであっても加齢に伴ってやがて障害が増幅される．したがって，量は手段の拡大として必要かもしれないが，それよりも確実な運動発達の根拠に基づいた質の向上を獲得させるべきで，その分析が重要となる．

4）周囲への接触と社会性

生きていくための心理機能を中心に諒察する．すなわち，人見知りや玩具での遊び，両親特に母親との関係，独り遊び，つもり遊び，環境への反応，話し言葉と返答，その他である．

5）生命活力

生きている機能を中心に諒察する．すなわち，呼吸機能（口・鼻，胸式・腹式），咬合，咀嚼，嚥下，排泄，体温，脈拍，発汗など自律神経系，その他である．

6）形態徴候

形態学的問題も運動機能に大きく関与するので，確認を怠らない．変形，拘縮，側彎，尖足，奇形，傷（手術創），皮膚の色艶，皮膚温，浮腫，その他である．

7）疼　痛

疼痛は，運動に対する気力・体力の低下をきたす．すなわち，持続的疼痛，圧痛，運動痛などと感覚障害，その他を諒察する．

[*5] 理想的な運動：①単純（運動構成が単純），②効率的（運動の目的達成の確実性が高い），③経済的（運動に無駄がなく，必要以上の労力を使わない）な運動をいう．このような成分を内容とする運動が，無意識のうちに行われるのが正常運動発達である．

[*6] corticalization：皮質化，髄鞘化で，神経組織の成熟を表す．

8) 自発運動

運動の内容とやり方について詳細に諒察する．姿勢の頭尾発達，脊柱の発達状況，関節機能の状態，手の使い方，口の使い方，関節運動と求心位の関係，移動の内容と方法，その他である．

2. 病態生理の分析

疾病や受傷などによって起こっている病態の性状や成り立ちが，身体全体に影響している現象を，移動や運動の機能面からその成分，要素を明らかに解釈する必要がある．

1) 比較運動学的諒察

正常運動発達を規範とし，対象者のもっている運動内容を比較して主問題を把握する．

（1）諒　察

病態を理解するために，生体が出すサインを見落とすことなく，正常運動発達と比較しながら注意深く詳細に見極める．

（2）描　写

形態や現象の事実を，単なるコピーではなく，客観的に因果性を解釈し表現する．

2) 主問題の鑑別

比較運動学的諒察から得た情報に基づき，障害の主問題を形成する成分を抽出する．

（1）考　察

機能障害を明らかにするには，核心↔放散性関連の関係を機能的に分析する必要があり，そのためには情報をよく調べて核心について熟慮する．

（2）問　題

推論または討論し，積極的解決を目指して追求すべき機能障害の核心を鑑別する．

3) 臨床推論と試し治療

（1）推　論

核心↔放散性関連に基づき，主問題と関連症状の関係を推論し治療仮説を立てる．この主問題が核となって，体幹や四肢に波及的影響をもたらし，さらには機能障害を増幅していることを見極める．

（2）治療仮説

問題の核心を解決するために，どのような方法を適用するかである．姿勢や運動機能および移動機能を正常規範と比較して，何が不足しているかを運動学的に突き止める．そして，不足している成分をどのような方法で，どのようにして獲得または構築するかを決める．

たとえば，ある肢位を選択し，筋活動を促すための刺激場所を決定する．そして，どこに，どの筋の協調性収縮を促進すれば良くなるかを推理する．

（3）試し治療の施行

仮説プログラムに基づいて，治療手技を選択する．ボイタ法では，反射性移動運動を適用する．仮説的企画に従ってアプローチをするが，もし治療中に予想外の結果が出れば治療中にさっそく修正しなければならない．理想的な正常運動発達の内容と同一化するために，協調性複合運動を賦活すべく，そのつど最高の反応を誘発しなければならない．結果を検証しないかぎり，あくまでも仮説のプログラムにしかすぎないことを肝に銘ずべきである．

（4）結果検証

最初の推論で論理的に導き出された仮説プログラムに対し，試し治療の実際で諒察した事実や追加修正の結果と照合して，仮説の真偽を確認しなければならない．姿勢，動作，移動，筋活動などの分析はもちろんのこと，本人の感想を必ず聞くことが肝要である．結果が得られないか満足すべき結果でなければ，機能障害の分析からやり直さなければならない．試行錯誤の反芻で，効果的な治療プログラムが立案されるようになる．結果の出ないプログラムの継続ほど愚かなことはない．

本来，一治療法の概念には，奥深く，幅広い普遍の適合性をそれ自体もっているものである．したがってセラピストには，自分の目で，手で，体で治療するために，最重要な臨床推理と技術を鋭敏に研ぎ澄ます努力が要求される．さわれない解剖や使えない運動学，役に立たない機能分析など，実のない知識で対応できるほど運動療法は簡単で浅い学問ではない．

III. ボイタによる発達運動学的治療

1. 反射性移動運動

　反射性移動運動とは，人工的に誘発できる協調性複合運動体であり，最も低い段階にある全身を使った移動形態である．移動運動を始める姿勢（構え）を出発肢位とし，特定の誘発帯の固有感覚受容器を刺激して筋収縮を促す．それを時間的集積によって単筋から複数筋群へと筋収縮を連結し全身性に伝播する．なにびとにも生まれながらにして意思とは無関係に存在している協調性複合運動を賦活するものである．

1）反射性腹這い

　四肢の支持を伴う体幹の持ち上げにより前進運動をする．体幹の持ち上げには，脊柱の伸展（真っ直ぐの意）が前提条件である．系統発生期に見られる共通する基本的な移動形態である．この移動運動の全体ムスターは，ヒト個体の自発運動には見られないが，歩行にいたる発達期間のある期の局所に個別的に必ず存在している．肘と踵で対角的に支持して体幹を腹側から持ち上げ，背側はこれに協調して吊り上げ，膝の支持が加わった時点で支持肘のほうに起き上がって腹這い移動をする．

（1）出発肢位[9,11-17]（図4）

　腹臥位にし，頭を一側に回旋（25～30°）する．顔のほうを顔面側，頭のほうを後頭側と呼ぶ．頸は前彎を修正し，脊柱とともに真っ直ぐにし，後頭側の前頭結節をマットにつける．各関節の肢位については，関節求心を第一とするため無理をしないで，実際的な出発肢位から開始し，反応させながら理想的肢位に近づけていく配慮が求められる．

① 顔面側上肢

　肩関節：120°以上135°屈曲，外転30°，肘：屈曲40～45°，前腕：中間位，手関節：中間位で肩と股の結線上，手指：棒を持たせる．

　なお，肩甲帯横軸は顔面側が頭側に上がり，顔面側に回旋（顔面右なら右回旋）する．

② 顔面側下肢

　乳幼児では，股：30～40°屈曲，40°外転，40°外旋，膝：40°屈曲，無理なら外転・外旋のほか特に規定しないが，ほぼ後頭側と同じ．

　成人の場合，若干の内転・内旋を伴って伸展位に置く必要性が生じてくる．

③ 後頭側上肢

　肩関節：内転・内旋，肘：ほとんど0°かやや屈曲，前腕：回内，手：中間か自然な形，指：自然な形．

④ 後頭側下肢

　股：外転・外旋・屈曲40°，膝：屈曲40°，足：底背屈中間・回外位で肩と股の結線上に置く．

　骨盤横軸は，後頭側が頭側へ上がり，後頭側に回旋（後頭左なら左回旋）する．成人の場合，腰椎の顔面側凸と骨盤の後頭側への回旋が強くなるので，顔面側肘と後頭側踵を結ぶ結線が骨盤中央を通るようにする．

（2）誘発帯

　刺激が骨膜や筋紡錘体の固有感覚受容器で受容され，運動生起に最も有効的な特性をもつ効果部位である．主誘発帯と副誘発帯がある．

[主誘発帯]（図4）

① 顔面側上肢

　刺激部位：上腕骨内側上顆．

　刺激方向：背側・内側・尾側へ，上腕骨骨軸に沿って肩関節臼蓋へ．

　刺激方法：骨膜刺激と臼蓋への圧迫刺激．

② 顔面側下肢

　刺激部位：大腿骨内側上顆．

　刺激方向：背側・内側・頭側へ，大腿骨骨軸に沿って股関節臼蓋へ．

　刺激方法：骨膜刺激と臼蓋への圧迫刺激と内転筋の伸張刺激．

③ 後頭側上肢

　刺激部位：橈骨末端，橈骨楔状突起かその1横指近位．

　刺激方向：背側・外側・頭側，前腕軸に沿って肘から肩へ．

　刺激方法：骨膜刺激と臼蓋への圧迫刺激．

④ 後頭側下肢

　刺激部位：踵骨外側縁か踵骨隆起外側突起．

刺激方向：腹側・外側・頭側へ，下腿に沿って膝関節へ．

刺激方法：骨膜刺激と臼蓋への圧迫刺激．

⑤　後頭側下肢

刺激部位：大腿骨外側上顆．

刺激方向：背側・外側で股関節窩．

刺激方法：骨膜と外転・外旋筋伸張と臼蓋への圧迫刺激．反射性寝返りのⅡ相や変法ⅣB相で使用する．

[副誘発帯]（図4）

副誘発帯は，体幹にあって骨膜刺激の他，筋（筋膜）や腱（腱膜）を伸張することで筋紡錘やゴルジ体の固有感覚器官を刺激して運動を誘発する．主に対する副の関係はない．

①　顔面側肩甲骨

刺激部位：肩甲骨内縁＝内側縁の中間と下1/3の間か中下1/3の境界．

刺激方向：腹側・外側・頭側へ，接床している上腕骨内側上顆へ．

刺激方法：骨膜刺激と大・小菱形筋の伸張刺激．

②　顔面側骨盤帯

刺激部位：上前腸骨棘．

刺激方向：背側・内側（ときに外側）・尾側へ．

刺激方法：骨膜刺激と腹斜筋，腰方形筋の伸張刺激．

③　後頭側肩甲骨

刺激部位：肩峰腹側縁．

刺激方向：背側・内側・尾側へ，肘支持の後は内側から外側へ．

刺激方法：骨膜刺激と大・小胸筋と僧帽筋の伸張刺激．

④　後頭側背部

刺激部位：背部，肩甲骨下角の下7～8肋骨間で肋骨角辺．

刺激方向：腹側・内側・頭側で顔面側肘が原則．

変法1：初めは顔面の肘と膝の中間（尾側）．

変法2：顔面側下肢の屈曲が起こったらその膝関節へ．

刺激方法：7～8肋間の筋伸張刺激，肋椎関節への伝達刺激，外肋間筋の伸張刺激，胸膜の内受容器刺激（呼吸の変化による），顔面側肩甲帯と骨盤帯の筋の伝達刺激とおそらく僧帽筋上行線維の伸張．

⑤　後頭側骨盤帯

刺激部位：中殿筋腱膜の中部かその尾側で中殿筋のポケット状部分の縁．近くにトリガーポイントがあるため注意が必要．

刺激方向：腹側・内側・尾側が原則．

変法1：初めは顔面の肘と膝の中間，顔面側上腕三頭筋と大腿内転筋群に作用．

変法2：顔面側下肢が屈曲したらその膝へ（頭側），顔面側大腿四頭筋，ハムストリングス，中殿筋の伸張．

刺激方法：中殿筋腱膜の直接か点描的刺激，中殿筋の伸張刺激．

注1）刺激方向は，すべて基本的にその順序で記載しているが，臨床的には誘発帯周辺の筋収縮に伴う安定性が第一で，続いて持ち上げをさせるためにその方向づけを選択し，起き上がりの移動運動にはさらにその方向への反作用が不可欠となるので，推移する反応を諒察しながら方向を操作しなければならない．

注2）誘発帯の集積は，空間的集積と時間的集積で対応する．

空間的集積：複数の誘発帯を使用して全身の協調性複合運動体の賦活を促進する．複数用いれば，誘発帯からの求心性刺激を加速できる．

時間的集積：誘発されてくる筋肉の収縮活動に抵抗を加えると，等張より等尺性収縮となり，最大収縮は隣接する筋群を伸張して揺さぶり，筋収縮を促す．誘発帯への刺激が続くかぎり，徐々に全身への協調性複合運動体が拡張されていく．

注3）1つの誘発帯への刺激は，直接その局所に反射性応答を引き起こし，それが隣接する筋群に伸張刺激を伝播する．そして全身に広がる協調された筋活動は，反射性移動運動としての反応に発展する．

（3）反応と筋活動（図7～10）

出発肢位をとり，規定された誘発帯（主・副とも）を刺激すると反射性（無意識下で自動的）に中枢神経からその刺激に応答して反応が現れる．それは刺激部位や刺激方法に関係して，明らかな筋活動を伴う局所反応から始まる．時間の集積とともに遠隔反応も出現し，腹這いの移動運動ムスタ

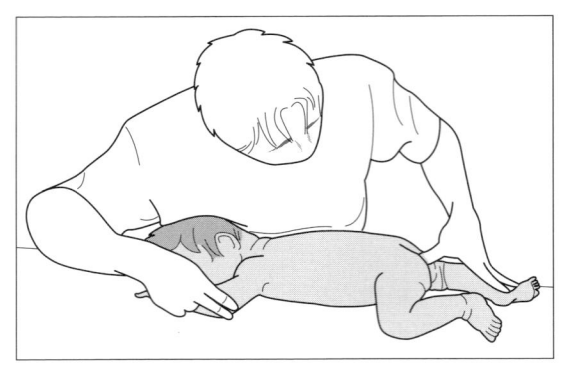

図7 反射性腹這い
顔面側肘と後頭側踵で支持し，顔面側下肢の屈曲相運動．上腕骨内側上顆，踵骨外側縁，中殿筋腱膜の誘発帯使用

ーを形成していく．複数の誘発帯を応用する空間集積は，複数の局所に反応を誘発して遠隔反応を早めるので，全体の移動運動ムスターの出現も早めることができる．

① 顔面側上肢（図7）

この肢の反応は，肘を支持に対側の踵とともに重力に抗して体幹を持ち上げ，同側の膝支持を加えて全体を移動させ起き上がらせる．そのときの強力な橋台に似た役割をもち，移動運動の支持期（立脚）と推進期（蹴り出し）を受け持つ．正常運動発達の4.5～8.5カ月の機能と同じである．

a．上腕三頭筋，大円筋，広背筋，大胸筋の収縮は，肘をマットに押しつけるので支持点が固定される．また，上腕筋，肘筋は，中間位で肘を屈曲し推進を助ける．

b．肩甲骨：支持点つまり固定作用の強いほうに引かれる筋の収縮は，肩甲骨を外転，上方回旋し，大・小菱形筋と僧帽筋，前鋸筋に伸張刺激を与える．これら筋群の数回の相互収縮のやりとりの結果，肩甲骨は内転，下制して胸郭に密着し肩甲胸郭関節を固定させる．また，烏口腕筋の肘方向への収縮は，肩甲骨下角を胸郭から引き離そうとするので，肩甲下筋，広背筋が上腕骨をテコに軸器官（頭，脊柱）をクレーンのように吊り上げる起動的機能を併せもっている．

c．肩関節：棘上筋，棘下筋，肩甲下筋は，骨頭を関節窩に近づけ求心位を保持する．この関節求心は，肩甲上腕関節の動きを保障するので，周辺筋の協調された均衡収縮作用は，移動運動で鍵関節としての有角運動をする．

d．前腕：円回内筋，方形回内筋は回内させる．

e．手関節：長・短橈側手根伸筋により橈・背屈する．

f．手：背側骨間筋，母指外転筋，小指外転筋により中手骨は外転する．

g．指：浅・深指屈筋，短母指屈筋，短小指屈筋は半屈曲で開排する．

② 顔面側下肢（図7）

この肢の反応経過は，歩み運動のムスターを行う．すなわち，屈曲相運動から膝支持の立脚相を経て蹴り出す相運動は，起き上がって前進する重要な成分である．この一連の歩み運動が起こるには，後頭側下肢の支持と骨盤の顔面側回旋を併有する持ち上げが絶対必要な前提条件である．正常運動発達の4.5～8.5カ月の機能と同じである．

a．骨盤：胸筋群から伝播する伸張刺激を受けた外腹斜筋，腹横筋，内腹斜筋は，骨盤のみを後傾するので腸腰筋を伸張し，下肢の屈曲運動に備える．対側下肢の骨盤に対する反応は，顔面側を持ち上げるように回旋し，後頭側を尾側へ強く引き下げる筋活動により，骨盤横軸を水平，頭尾中間位に誘発し顔面側に空間をもたらすが，この空間創成こそが股関節屈曲相運動になくてはならない大切な条件である．

b．股関節：伸張された腸腰筋は屈曲を開始するが，骨盤が水平になるときにすでに伸張刺激を受けている外旋筋群の収縮は，骨頭を臼蓋に求心保持している．大腿直筋，縫工筋は，内転筋（特に恥骨筋）の協力を得て外転，外旋で屈曲を続け，90°を超えると次第に内転し，120°に達すると大腿骨内側上顆は限りなくマットに触れ，この範囲に支持し次の立脚，蹴り出しに備える（図8）．

c．膝関節：膝窩筋は膝の安定，ハムストリングス，腓腹筋や足底筋は膝屈曲に働く．

d．足関節：長趾伸筋，長母趾伸筋は距腿関節を背屈し，長・短腓骨筋と第三腓骨筋は距踵関節を外反する．

e．足趾：長・短母趾伸筋と長・短趾伸筋は足趾を伸展させ，母趾外転筋，小趾外転筋と背側骨間筋は中足骨外転と足趾の開排を行う．

f．骨盤帯の起き上がり：後傾した骨盤は，胸腰筋とその筋膜，広背筋，腰方形筋と腹筋群の共同作業で水平となる．大胸筋や腹側にある筋層が誘発した顔面側下肢が140°に達すると，骨盤は頭側に引き上げられた斜位となる．股関節の最大屈曲は，大腿直筋を上前腸骨棘に巻き込んでいく．この巻き込まれている大腿直筋が，新しくできた膝の支持に向かって強く引かれると，骨盤は螺子が緩むように頭側・背側・外側への動きをするが，同時に股関節の背側に位置したハムストリングスと大内転筋が共同作用として骨盤を前方に押し出す反応によってこの骨盤の起き上がりが起こる．肩の烏口腕筋と同じく，この大腿直筋もまた起動的機能としての重要な役割を担っている（図9）．

鍵関節（肩・股関節）における起き上がり運動では，骨頭の上を臼蓋が回転滑りをしながら有角運動をするが，これは歩行サイクルの接床（接踵）から離床（離趾）のときに出現する事象と同じである．

③　後頭側上肢

この肢は，顔面側上肢の反応に関連して，外転，外旋した上肢は水平に挙上されて，次の顔面側上肢の肢位をとるべく相運動をする．正常運動発達の7週以降にみられる内容と同じである．

a．肩甲骨領域：肩甲骨内転筋群は，両上肢を筋の連結活動で結合し，顔面側の肩関節を回転支点とし僧帽筋，広背筋とともに体幹を引き上げて回旋し，重心を顔面側に移動する反応は後頭側に空間をつくり，上肢の相運動をたやすくする．一側肘支持で対側肩甲帯に空間をつくれる機能は，正常運動発達の4.5カ月である．

b．肩関節：僧帽筋，三角筋，前鋸筋の収縮は，上肢を90°以上挙上する．三角筋，小胸筋，棘下筋は，上腕の内旋，外旋を平衡に求心保持する．上腕骨頭は，肩甲骨臼蓋のなかを回転滑り運動する．

c．肘関節：上腕筋，上腕二頭筋，腕橈骨筋，長橈側手根伸筋と回外筋は，上腕が外旋すると軽度屈曲して前腕を軽度回外する．前腕の回外は正常運動発達で4.5カ月の機能である．

d．手関節：長・短橈側手根伸筋と総指伸筋は

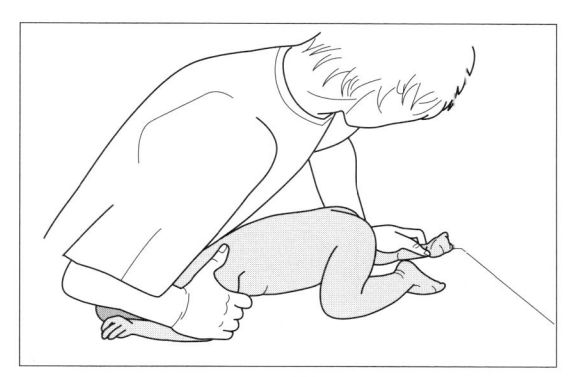

図8　反射性腹這い
体幹（軸器官）の持ち上げと90°を超える屈曲相運動

手を背屈・橈屈する．手の橈・背屈は正常運動発達で7カ月以降である．

e．手指：総指伸筋，長短拇指伸筋は指の伸展を，小指外転筋，背側骨間筋と母指外転筋は外転を，小指から順に伸展反応し第一中手骨の伸展，外転で終わる（図15）．中手骨の伸展，外転は正常運動発達で7カ月以降である．

④　後頭側下肢

この肢の反応経過は，刺激によって発現した足の内反で踵骨の内側縁をマットに押しつけて支持点を形成する．そして，顔面側の肘とともに軸器官の持ち上げ，起き上がりをもって前進移動運動をする重要な固定点となる．

a．踵骨：後脛骨筋は踵骨を内反し，前脛骨筋は回外，背屈して踵骨内側縁をマットに圧迫して固定させ，持ち上げと蹴り出しの重要な支持点を形成する．

b．足関節：後脛骨筋は回外，前脛骨筋は背屈を誘発し，距骨と踵骨の長軸は矢状面で重なり合う．この距骨と踵骨の関係は，正常運動発達で9〜10カ月の横への伝い歩きでみられる．

c．足趾：屈筋群により屈曲する．

d．膝関節：腓腹筋，足底筋は，大腿の内側・中間・外側の各広筋と協力して，膝の伸展をする．外側ハムストリングス，大腿筋膜張筋と内側ハムストリングス，薄筋，縫工筋は相互に均衡して，内・外旋の安定を図る．膝窩筋と足底筋は，固定点のほうに引かれるので，大腿の外旋作用として活動すると，大腿は背側に動いて自重を歓らげ支

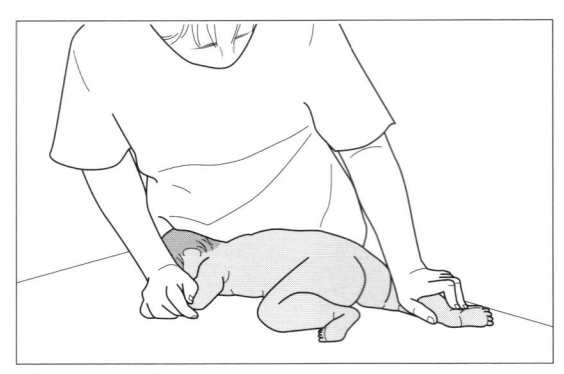

図 9　反射性腹這い
頭の回旋に抵抗して時間集積を図り，より活発な反応を全身に伝播すると顔面側下肢の最大屈曲の後，支持点を形成して起き上がりが始まる

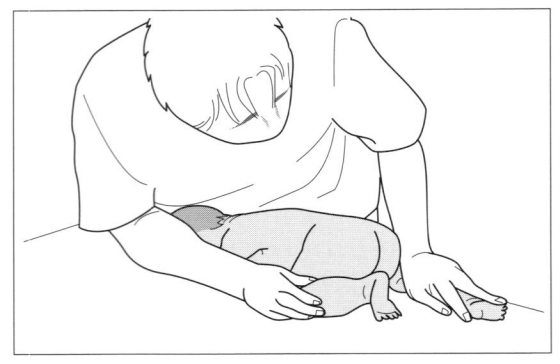

図 10　反射性腹這い
顔面側肘と後頭側踵で支持し顔面側下肢が屈曲したら，その下肢を把持し大腿骨内側上顆の誘発帯を使用して，起き上がり運動を賦活する（Stand から Stossen へ）．また，変法としてこの肢位を先取りして起き上がり反応を賦活する

持しないようにして下肢の伸展を助けている．

　e．股関節と骨盤：縫工筋，中殿筋，小殿筋，大腿筋膜張筋と内転筋群は，前額面上で顔面側尾側になっている骨盤を後頭尾側に引き下げる．大殿筋，梨状筋，上双子筋，内閉鎖筋，下双子筋，大腿方形筋，外閉鎖筋は，水平面で顔面腹側にある骨盤を後頭側股関節を支点にして顔面側に回旋して空間を形成しながら，大腿骨頭を求心保持し臼蓋を回転すべりさせる重要な機能である．

　股関節における伸展，外転，外旋の反応は，骨頭を臼蓋に引き寄せる応力により臼蓋嘴の骨生育を促す．また，この肢位での外転筋群は，大転子を頭側に引き上げるために頸体角が減少する．さらに，伸展，外旋に作用するので，腸骨大腿靱帯が緊張して大腿骨頸部を腹側に強く引き，前捻角を減少させる．この発達要素は，直立二足歩行をするのに必要不可欠な要素であり，正常児は生後3カ月から特に腹臥位で，この重要な姿勢をとって将来の独歩に備えている．この股関節の発達がなければ，立位時には脱臼する．

（4）反射性腹這いの変法

　発達上の主要な問題を臨床的最善の方法で治療するとき，出発肢位や誘発帯を選択しなければならない．そこで，出発肢位の先取りや変法の導入のやむなきに至る年長児や成人において，無理に理想的な出発肢位をとって侵害刺激を与えるよりも，実際にとれる肢位から始め，局所の反応を反復誘発して肢位を改善しながら理想的な出発肢位で反射性移動運動を展開するために実施する．

① 顔面側下肢屈曲（図 10）

　顔面側下肢の反応で屈曲相運動をするとき，股関節は最大屈曲しながら内転して支持機構をつくり，全体として起き上がり前進移動運動をする．この屈曲と支持を先取りする肢位を出発肢位にして行う方法で，他の部位は何も変わらない．しかし，この肢位から反応を全身に拡張し，移動運動のムスター，つまり起き上がりの反応を必ず賦活しなければ，ボイタ法とはいえない．

② 後頭側下肢屈曲（図 11, 12）

　a．出発肢位：後頭側下肢を屈曲してベッド上に置くが，このとき足背がベッド端に接触しないようにする．顔面側下肢は，ベッドから垂れ下げておく．

　b．誘発帯：反射性腹這いのときと同じ．

　c．反応：後頭側下肢の支持を誘発して，特に顔面側下肢の屈曲相運動を反応させる方法である．下肢の分離運動を目的とする．

③ 第1肢位（図 13～15）

　人工的肢位である．第6肢位まである．反射性腹這いの反応を誘発するには，顔面側肘と後頭側踵に支持点を構成しなければならないが，年長児や成人ではこの誘発帯を同時に使用することが困難な場合が多い．また，股関節の状態によってはその肢位がとれないときに適応させ，全身の協調性複合運動と歩み運動を賦活する．

　a．出発肢位：ベッドの端で両下肢の股・膝関

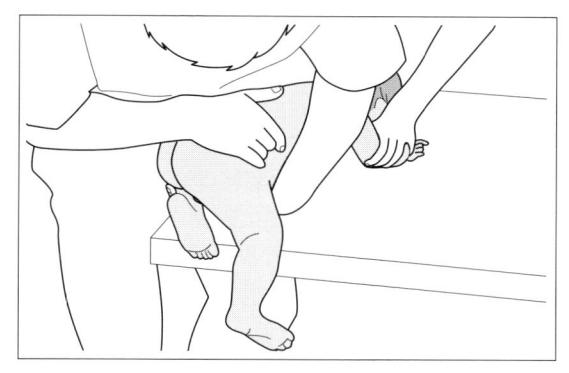

2. ボイタ法―発達運動学的アプローチ―

図11 反射性腹這いの変法
顔面側肘と後頭側下腿に支持させ，特に顔面側下肢の屈曲相運動を分化して賦活する．誘発帯は顔面側の上腕骨内側上顆，上前腸骨棘と後頭側の踵骨外側縁

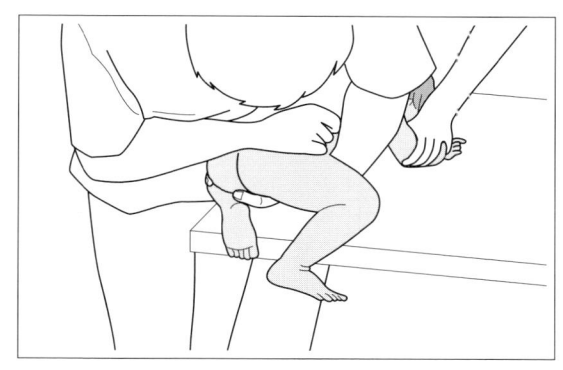

図12 反射性腹這いの変法
屈曲相運動は増大してベッドについた後，膝で支持し起き上がりへと発展する

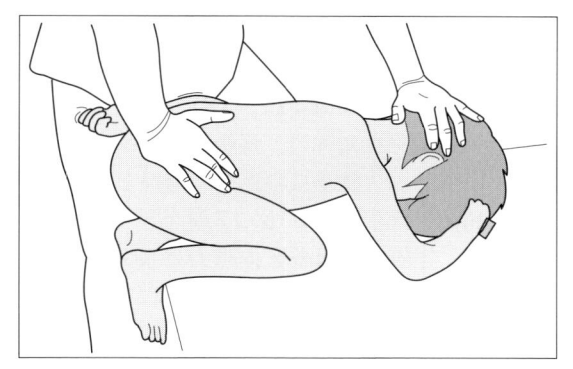

図13 反射性腹這いの変法　第1肢位
顔面側肘，後頭側下肢で支持され，軸器官を真っ直ぐに持ち上げ，後頭側上肢の相運動が開始されたことは，顔面側足部の外反背屈，趾伸展反応から理解できる．頭へは抵抗して時間集積を図っている．誘発帯は上前腸骨棘，中殿筋腱膜が顔面側膝に方向づけられている

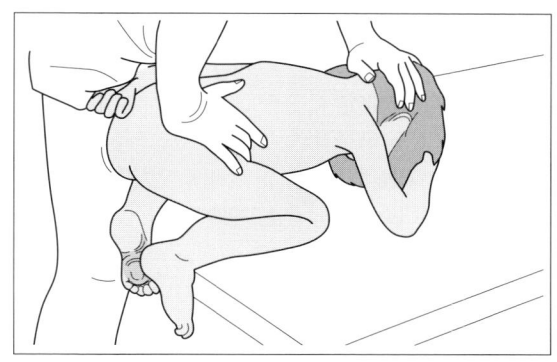

図14 反射性腹這いの変法　第1肢位
顔面側肘からの筋活動が体幹の筋群と筋連結をしているのがわかる．顔面側足部の外反背屈，趾伸展と後頭側足部の内反背屈，趾屈曲は，起き上がり反応を証明している．足部の縦・横のアーチが美しく形成されている

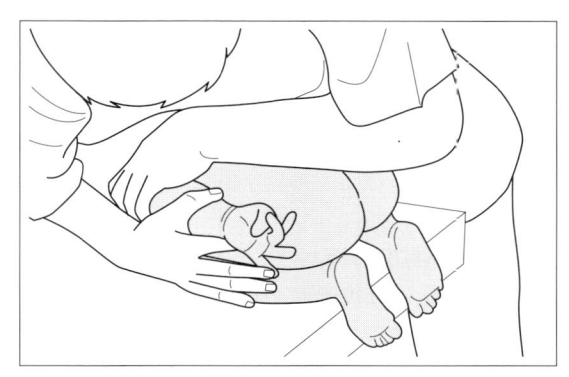

節を屈曲して腹臥位をとる．体幹を大腿の上に乗せるが，両膝の外側半分が見えるようにする．顔面側上肢と後頭側上肢は，反射性腹這いの基本形に同じくし，両踵は座骨結節の下に置き，足背はベッドに接触しない位置に置く．

　b．誘発帯：反射性腹這いのときと全く同じ．
　c．反応：顔面側肘支持は不可欠だが，骨盤帯軸の位置と誘発帯の方向の選択で，後頭側の支持や後頭側の持ち上げに伴う顔面側の相運動や，顔面側支持と後頭側の蹴り出し反応など，むしろ自在に操れる．

　④　その他
　成人の場合，顔面側下肢および後頭側下肢をベッドから垂れ下げた姿勢で行う変法もある．

図15 反射性腹這いの変法　第1肢位
後頭側上肢の反応の賦活が特に必要なとき（たとえば片麻痺や分娩麻痺の患側上肢）誘発帯を患肢に集めて空間集積を図り，確実な反応を賦活する．誘発帯は肩峰腹側縁と橈骨末端．手指の中手骨から外転し始め，第Ⅴ小指から順に伸展する．尺側→橈側の発達原則

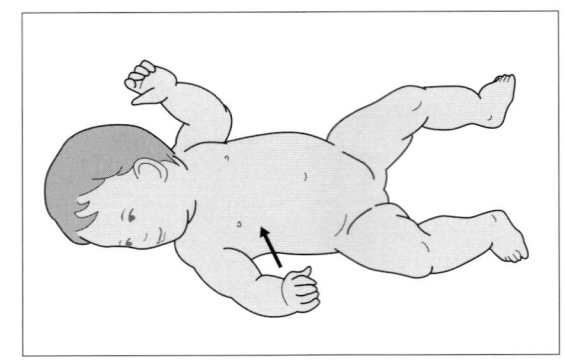

図16 反射性寝返り第Ⅰ相の出発肢位と誘発帯（胸部帯）

2）反射性寝返り

反射性寝返りで誘発される移動運動ムスターは人工的なものであるが，内容はヒト個体の運動発達の自発運動の形態に一致している．仰臥位から側臥位そして腹臥位になり，四つ這い移動をする一連の移動運動である．正常運動発達では，9カ月の寝返り，四つ這い移動運動と同じである．

（1）反射性寝返り第Ⅰ相

この相では，仰臥位から側臥位へ向かう途中までの役割を分担している．

① 出発肢位

仰臥位で頭を一側に回旋（25〜30°）した肢位（図16）．軸器官は真っ直ぐで，上・下肢は対称か非対称か特定しない．

② 誘発帯

胸部帯（図16）．

刺激部位：顔面側乳頭線上横隔膜付着部で，第6〜7の肋骨間．

刺激方向：背側・内側・頭側から後頭側肩への方向で脊柱へ．

刺激方法：多様で，神経学的には以下の効果がある．

a．固有感覚受容性．

b．肋間筋の直接刺激の中心は，第6〜7肋骨の肋間筋である．人体の中でも筋紡錘の割合が最も多いといわれる肋間筋[19]への刺激は，中部胸髄領域後根で受容される．

c．第5〜8肋椎関節（肋骨小頭関節と肋横突関節）への刺激と短・長回旋筋，多裂筋の伸張刺激による固有感覚の求心路は，第5〜8胸神経の後根で受容される．

d．横隔膜の拡張は，顔面側で直接伸張し，後頭側は伝達伸張される．横隔膜神経の求心路は，第1〜4頸髄神経の後根で受容される．

e．肺の圧迫と縦隔洞の偏移は，肺膜，肋膜の内受容器を刺激し迷走神経に影響を与える．この求心路は延髄の迷走核である．

f．顔面側内肋間筋と腰方形筋と後頭側外腹斜筋を伸張刺激する．この求心路は，第12胸神経〜第4腰神経と第5〜12胸神経の後根で受容される．

g．皮膚への外受容器性刺激は，顔面側の胸髄領域へ発射される．

h．胸部帯刺激は腰髄→胸髄→頸髄→延髄へ広く扇状に発射される．

③ 反応と筋活動（図17，18）

体幹の非対称は対称に，長軸の重心は尾側から頭側へ，支持面の狭小は寝返りの前提となり，下肢90°屈曲で持ち上げる（図17）．

a．頸：誘発帯の刺激と体重力により，30°に接する肩甲骨内縁が床に押しつけられると両大小菱形筋は刺激を受けて収縮する．これは，頸長筋の垂直線維と下斜線維の起始部を刺激（第1頸椎〜第3胸椎）して頸の前彎を修正し，さらに上斜線維を収縮させ前→中→後の順に斜角筋を賦活して，頭長筋と前頭直筋が最後に頸に軸器官の機能を与えて回旋に備える．

b．頭：回旋は，支持点を後頭側へ移動させる引き金である．非対称で回転刺激を受けている板状筋，胸鎖乳突筋は，椎体の回旋筋とともに後頭側へと回旋させる．頭長筋，大後頭直筋，下頭斜筋や後斜角筋なども協調して回旋調整する．この回旋に対する時間集積は，胸部帯の肋間が広がったとき，上項線，乳様突起，頬骨（頬骨突起か頬骨弓），口腔底（背側・内側・頭側）のいずれかを使用して回旋抵抗を加える．なお，顎関節は，環椎後頭関節と機能面を同一にするため絶対に使用しない．正中線まで回旋した後は，体幹にこれを引き継ぐ．

c．肩甲骨：両肩甲骨は内転して体幹の支持点を形成する．

d．体幹：下部体幹の屈曲によって重心は頭側

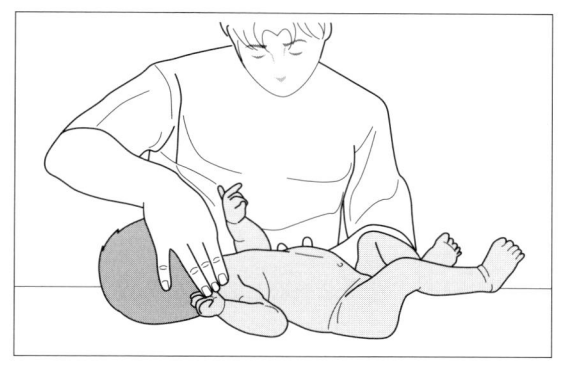

図17 反射性寝返り
体幹を真っ直ぐにし，強い腹筋の収縮は両下肢90°の屈曲と鍵関節の外旋を賦活している．胸部帯と肩峰腹側縁の誘発帯を併用

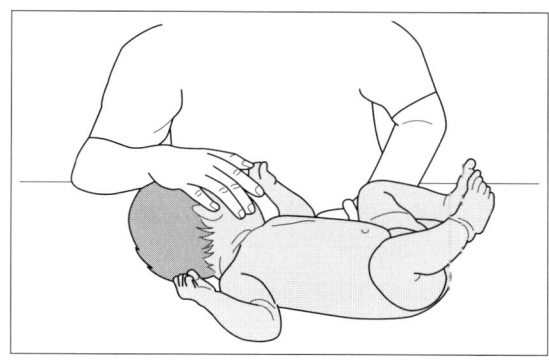

図18 反射性寝返り
頭の回旋に抵抗し時間集積によって，体幹は肩甲帯のほうに引き寄せられ骨盤を後傾し，さらに斜位になっている．第一斜腹筋群の連結の証明で，回旋へと発展する

へ移行し，肩甲帯軸は不動だが骨盤帯軸は平行から顔面側を頭側に引き寄せた斜位となる（**図18**）．横突肋骨筋，上後鋸筋，長・短肋骨挙筋の活動は，短・長回旋筋と多裂筋などの原存性脊柱固有筋を賦活して上部体幹を伸展する．下部体幹の屈曲は，腹筋群の強い収縮によって恥骨が引き上げられて起こる．体幹の回旋は，頭・頸の回旋が頸・胸椎の棘突起を顔面側に動かすので，これに関わる筋肉は後頭側で伸張し，顔面側は逆に緩んで顔面側肩甲帯に動点を形成する．そのため，これら顔面側の筋群は，後頭側支持点に一斉に向かうので，顔面側骨盤がそのほうに引かれて斜位となり，やがて体幹が回旋する．第一斜腹筋群の連結反応である．

　e．顔面側上肢は水平内転（70～80°）する．

　肩：肩甲骨内転筋・僧帽筋・前鋸筋は，retractor（後引筋）として肩の前方突出（protraction）を修正し胸筋を収縮させる．

　上腕：胸筋群は，三角筋，上腕二頭筋の協力で水平内転する．

　肘：肘はわずかに屈曲，前腕は中間か軽度回外する．

　手：橈側手根伸筋，橈側手根屈筋の同時収縮は，中間位と橈屈位を保持する．

　指：総指伸筋は伸展，骨間筋，外転筋は開排する．

　f．後頭側上肢は支持機能を受け持つ．

　肩：菱形筋，僧帽筋，胸筋，前鋸筋で固定する．

　上腕：三角筋，大円筋，上腕三頭筋は水平外転し，肘を床に押しつける．回旋筋は，外旋を保持しつつ外転し，肩から肘への支持を確立する．

　肘：屈曲から軽度伸展する．

　g．下肢は持ち上げ，支持面外での保持機能を受け持つ．

　股：90°屈曲すると大腰筋は外旋，外旋筋群は外転，縫工筋は骨頭求心を保持しつつ屈由・外転作用をする．

　膝：大腿四頭筋は屈曲を阻止し，下腿三頭筋は屈曲に働くが，この作用が足部背屈のコントロールをしている．

　足：中間位のまま背屈保持する．

　h．呼吸は深呼吸や呼吸機能の改善の機能を受け持つ．

　肋間筋，肋骨挙筋，前鋸筋，横突肋骨筋の活性化は，軸器官を支柱にして胸郭を引き上げて拡大し，横隔膜を伸張する．吸息筋（外肋間筋，上後鋸筋，横隔膜）は吸気を高め深呼吸をする．呼息筋（内肋間筋，肋下筋，下後鋸筋，胸横筋）は呼気機能を高めるばかりではなく，肋骨沈下の防止と矯正の役割をもつ．

　i．腹圧は排泄機能の亢進の役割をもつ．胸筋群，腹筋群の収縮は，腹圧を高め骨盤底筋を刺激して肛門括約筋，尿道括約筋の機能を高める．

　j．脳神経領域

　眼：顔面側内側直筋と後頭側外側直筋は，眼球を反対側へ動かす．

舌：特に舌内筋の縦舌筋と垂直舌筋は収縮し，横舌筋の弛緩によって舌は薄く広く後頭に動く．

口角：頬筋，大頬筋，口角挙筋，口角下制筋など表情筋の収縮によって，口角も後頭側の方へ動く．

下顎：咬筋，内側翼突筋などの収縮は，下顎を後頭のほうへ動かす．

嚥下：頸長筋は頸椎を真っ直ぐに，前頭直筋は環椎後頭関節を前屈させ，舌骨上筋と舌骨下筋は舌骨を介して顎を引く．すると，舌骨と喉頭が引き下げられるので，顎舌骨筋や顎二腹筋などが収縮して舌骨を引き上げ，舌根を軟口蓋に押し当て咽頭収縮筋に接触して，パッサヴァン隆起を促しながら一連の嚥下動作へと誘導する．

注）反射性寝返りの第Ⅰ相は，諸筋の活動を伴って頭側に重心を移動させ，鍵関節では外旋，屈曲して対称的仰臥位を完成させ第Ⅲ相から第Ⅱ相へと引き継がれる．鍵関節の外旋機能は，垂直化の発達で外反足，外反膝，骨盤前傾，腹部突出，腰椎過前彎，胸椎後彎，肩前方突出や頸椎過前彎などを矯正するのにきわめて重要である．

(2) 反射性寝返り第Ⅲ相

この相は，反応の推移から第Ⅰ相と第Ⅱ相の間にあって，体幹と骨盤の分化と体幹の回旋が特徴的反応である．

① 出発肢位

上側骨盤（本来の顔面側）の後傾と頭側挙上の斜位にした側臥位．

a. 体幹：頭，脊柱は真っ直ぐ．
b. 骨盤：骨盤と下肢は第Ⅰ相を引き継ぎ，骨盤斜位で下側の腸骨稜をマットにつける．
c. 下側上肢：体幹に上腕を90°に置く．
d. 上側上肢：内転・内旋位で体側に置く．
e. 下側下肢：股・膝関節ともに90°屈曲．
f. 上側下肢：股・膝関節とも90°に屈曲し下側と重ねる．

② 誘発帯

刺激部位：上側肩甲骨内縁か背部帯．
刺激方向：内側・腹側・頭側で下側の肘へ．
刺激方法：骨膜と菱形筋および下側僧帽筋，三角筋，棘上筋，棘下筋，上腕三頭筋の伸張刺激．特に下側の内腹斜筋，腹直筋，外腹斜筋，腰方形筋の伸張刺激．

③ 反応と筋活動

a. 頸：真っ直ぐ正中に保持する．
b. 肩甲帯：上部体幹を安定化する．両肩甲骨は板状，両鎖骨が柱状となって胸郭を安定化する．
c. 肩関節：骨頭を求心に保持し抗重力を受け持ち，臼蓋を骨頭の上で回転滑りさせる．
d. 肘関節：肩から移行する支持を受け継ぐ．
e. 前腕：中間位．
f. 手・指：中間位．
g. 骨盤帯：斜位にある骨盤の下側の側腹筋群は伸張されているため，収縮して頭側に引き上げると腸骨稜が床にシャベルのように食い込み抵抗する．この時間集積が第二斜腹筋群連結を形成し，上側の肩甲帯が腹側に牽かれ回旋する．

(3) 反射性寝返り第Ⅱ相（図19～21）

寝返り移動の支持点は，肩→肘→手，腸骨稜→股（大転子）→膝と立体的に移行するが，軸器官も上腕骨→前腕骨と骨盤→大腿骨をテコにして，支持点の上に高く持ち上がり，四つ這いとなり移動する反応で完成する．この経過には，上・下肢の分化，骨盤と下肢の分化および交互性ムスターの反応を賦活できる．

① 出発肢位[9,11-18]

体幹が床に垂直な側臥位．他動的に肢位をとると下側肩甲骨は外転を強要されるので，菱形筋がすでに伸張刺激を受ける．さらに，肩甲上腕関節は重さで圧迫され，棘下筋，三角筋，大円筋などが伸張刺激を受けていることになる（図19）．

a. 下側上肢：体幹に対し上腕が90°，肘は屈曲か伸展，手は中間位．
b. 下側下肢：股関節30～40°屈曲，膝関節40°屈曲，踵は体軸に平行な座骨結節との結線上におく．変法：低緊張や成人の場合，股・膝関節とも90°屈曲．
c. 上側上肢：肩内転・内旋し体側に置く．
d. 上側下肢：下側より少し屈曲を増やし乗せておく．変法：股・膝関節とも90°屈曲で重ねる．
e. 体幹：真っ直ぐにし軸を整える．

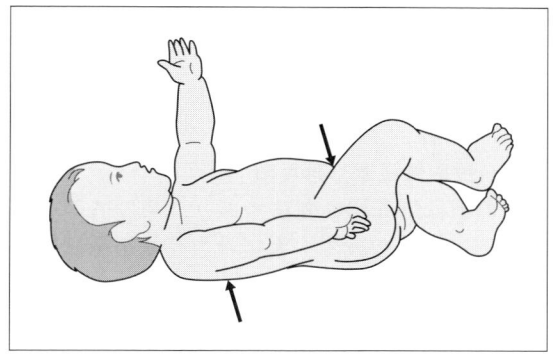

図19 反射性寝返り第Ⅱ相の出発肢位と誘発帯（肩甲骨内縁と上前腸骨棘）

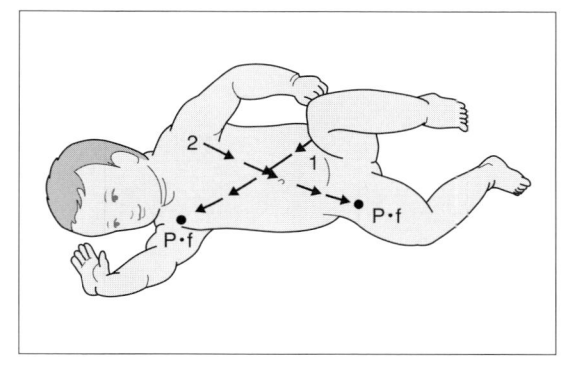

図20 反射性寝返りの回旋
第一斜腹筋群の連結は骨盤帯の回旋，第二斜腹筋群の連結は肩甲帯の回旋．P.fは支持点

② 誘発帯

反射性腹這いで詳述した誘発帯を使用する（図19）．

a．肩甲帯：肩甲骨内縁か背部帯．

刺激方向：内側・腹側・頭側．または外側から始め，菱形筋の応答のあと内側で肘に向かう．

b．骨盤帯：上側上前腸骨棘．

刺激方向：外側（時に内側）・背側・尾側．肩の誘発帯とは平行かつ均等に引き，刺激を重心の移動（回旋）に対して加えるときは，反応への抵抗は内側方向を特徴づける．

c．肩峰：中殿筋との組み合わせで使用する．

刺激方向：外側・背側・頭側．重心移動に伴う体幹の回旋が始まったら，外側を内側に変える．

d．中殿筋：肩峰との組み合わせで使用する．

刺激方向：内側・腹側・尾側．股30〜40°屈曲，膝40°屈曲のときは下側膝（尾側）か肘と膝の中間，股・膝90°屈曲のときは下側膝へ．

e．下側上肢

刺激部位：上腕骨内側上顆．

刺激方向：内側と肩関節（背側）．

刺激方法：骨膜と臼蓋への圧迫刺激．

f．下側下肢

刺激部位：大腿骨外側上顆．

刺激方向：内側と股関節（背側・頭側）．

刺激方法：骨膜と外旋・外転筋群の伸張と股関節臼蓋への圧迫刺激．

g．下側下肢

刺激部位：踵．

刺激方向：膝か股関節（外側・腹側・頭側）．

刺激方法：骨膜刺激．

h．上側下肢

刺激部位：大腿骨内側上顆．

刺激方向：内側・背側・頭側．膝が屈曲したら尾側へ．

刺激方法：骨膜と臼蓋への圧迫刺激．

③ 反応と筋活動（図20，21）

a．頸：上側僧帽筋，斜角筋，胸鎖乳突筋などの収縮で脊柱の伸展に一致する．

b．肩甲帯：肩甲骨内転筋の収縮は，脊椎棘突起を曳きつ牽かれつしながら，やがて1枚の板状の筋連結をし連動する．これに対し，腹側の大胸筋の鎖骨部と胸骨部と鎖骨下筋が，両鎖骨を1本の柱となる筋連結をして体幹に固定する（体幹回旋の前提条件）．この筋連結に時間集積をすると等尺性収縮へと変わり，棘上筋，棘下筋が水平外転に加わって，いまだ動点となっている肩関節を床に強く押し当てる結果，支持点が形成される．肩甲帯の回旋は，骨盤斜位を誘発する第一斜腹筋群連結[7]からもたらされる第二斜腹筋群連結[8]によって賦活される（図20）．菱形筋や前鋸筋は肩甲胸郭関節を体幹に固定し，大胸筋や鎖骨下筋は両鎖骨で胸郭を挟む柱状固定をなし，まるで肩甲帯リングのような働きで上腕骨骨頭の上に関節

---

[7] 第一斜腹筋群連結：内腹斜筋（上側），外腹斜筋（下側），腸腰筋，下後鋸筋，前鋸筋などの結合．
[8] 第二斜腹筋群連結：外腹斜筋（上側），内腹斜筋，腸腰筋，下後鋸筋，中殿筋，内転筋群などの結合．

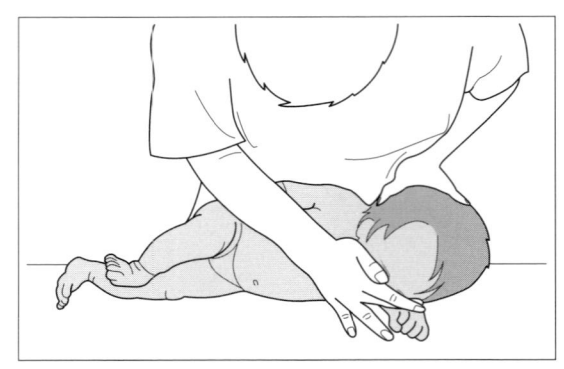

図21　反射性寝返り
下側肩・股関節から大腿で支持している．手関節の橈・背屈と足関節の内反・背屈から証明できる．上側下肢の屈曲相運動が開始されている．頭は必ずしも把持する必要はないがケースによる

窩を滑らせて起き上がっていく．

　c．骨盤帯：この相で骨盤斜位を誘発するには，上前腸骨棘が重要である．第一斜腹筋群の筋連結が，すでに寝返りに属し活性化されないと第二斜腹筋群の連結による寝返りは起こらない．上前腸骨棘の刺激は，第一斜腹筋の連結をもたらし骨盤を斜位にする．この斜位が下側腸骨稜を床に押しつけて，第二斜腹筋群の賦活と肩甲帯の回旋を引き継ぐ．

　d．体幹：体幹の二つの斜腹筋群のベクトルは，体幹を持ち上げて回旋し四つ這い移動へと駆り立てる．体幹は鍵関節で支えられ，この関節骨頭の上を回転して進み，有角度運動とともに起き上がった四肢に支持される．

　原存性脊柱固有筋の収縮により，脊柱は体幹軸として固定する．その体幹を賦活された鍵関節周囲筋が，支持点（肩→肘→手）（股→膝）に向かって抗重力的に強く持ち上げていくと，体幹は側臥位から四つ這いの方向に回旋する．

　e．下側上肢：支持と持ち上げと起き上がり（図21）．手は橈・背屈，指は開排．
　支持面：体幹側面と上腕．
　支持：肩→肘→手根→掌．
　f．下側下肢：支持と持ち上げと起き上がり（図21）．足は回外，足趾は屈曲．
　支持面：股関節と大腿外側面．変法では，上腕と大腿および体幹側面と肘，膝で囲まれた台形．
　g．上側上肢：外旋，外転で腹側・頭側に動き，次の支持への相運動．手は橈・背屈，指は開排．
　h．上側下肢：屈曲を増加させながら腹側・頭側へ動き，次の支持へ相運動．足・趾は中間位で推移．

（4）反射性寝返り第Ⅳ相
　この相は第Ⅱ相の変法であり，第ⅣA相と第ⅣB相に分けられる．大腿骨の誘発帯を刺激して，立脚相と屈曲相の交互性の改善や，股関節の発達促進や亜脱臼の改善に適応される．
　①　出発肢位
　a．第ⅣA相
　上側下肢：股・膝関節90°屈曲，やや外転．
　下側下肢：股関節90〜100°屈曲，膝関節90°屈曲．
　b．第ⅣB相
　上側下肢：股・膝関節90°屈曲．
　下側下肢：股・膝関節90°屈曲，軽度内転．
　②　誘発帯
　a．第ⅣA相：上側大腿骨内側上顆，肩甲骨内縁，下側上腕骨内側上顆．
　刺激方向：内側・背側で関節窩へ．
　刺激方法：骨膜刺激か内転筋の伸張刺激と臼蓋刺激．
　b．第ⅣB相：下側大腿骨外側上顆．
　刺激方向：背側・外側で関節窩へ．
　刺激方法：骨膜と外旋・外転筋伸張と臼蓋への圧迫刺激．
　③　反応と筋活動
　第Ⅱ相に同じ．

3）反射性移動運動と協調性複合運動
　ある誘発帯から与えた刺激が引き起こす反射性移動運動は，四肢，体幹以外の部位にまで広がり，協調性複合運動を展開する．
　（1）頸　部
　①　非対称性の頸伸展
　顔面側の頭板状筋，頸板状筋，頸長筋，頭長筋の収縮による．
　②　頸の回旋
　非対称な頸は，頸部の筋層を伸張する．それは上・下頭斜筋や大・小後頭直筋に深層の原存性脊柱固有筋などの回旋筋において明らかである．

③ 対称性頸伸展
椎前筋の収縮は，頸を真っ直ぐに伸展し回旋の前提条件をつくる．

④ 頸の後頭側への回旋
半棘筋と板状筋は，腹側の筋層の収縮によって，頸に後屈が阻止されたときのみ回旋機能を発揮する．

(2) 口腔顔面領域
① 頸の回旋方向に一致して，眼球の凝視転回が起こる．眼は頭側へ動き再び戻る．これは注視眼球振盪すなわち調節性眼球振盪と同じである．この運動は，瞥見により全体運動に至るのではなく，後頭側に眼は側頭角，顔面側に眼は鼻側角まで動く眼球の運動である．

② 下顎骨が回旋方向に動く．

③ 口角が回旋方向に動く．

④ 舌も回旋方向に動く．このとき舌は円錐状ではなく，平らで口底に押しつけられて，側方に動くとき強い嚥下作用も起こる．

(3) 体 幹
① 非対称性伸展
原存性脊柱固有筋(特に内側の斜筋系と直筋系)の強い収縮は，肩甲骨領域では顔面側に，腰仙椎移行部では後頭側により伸展する．

② 凹 屈
頭の回旋により，顔面側凹の側屈が起こるが，これは顔面の広背筋と腰方形筋の最大収縮による．

③ 起き上がり
背側筋と腹筋群が，相互に筋連結して体幹の軸器官を起き上がらせる．

(4) 胸郭と括約筋
① 呼 吸
誘発された呼吸運動は，偏倚呼吸する横隔膜に影響を与え，胸郭の拡張による深呼吸や肋骨呼吸の機能を改善する．

② 排 泄
腹圧の亢進は，骨盤底筋を伸張刺激して肛門括約筋や尿道括約筋の収縮を促す結果，排泄機能を高める．

(5) 脊柱の回旋
頸から腰に至る長短回旋筋，半棘筋，多裂筋の深層筋=原存性脊柱固有筋に対し，僧帽筋，菱形筋，広背筋，腰方形筋などの表在を占め棘突起に起始部をもつ筋群は，反射性移動運動のとき，その収縮が支持点のほうに引き寄せられるので，棘突起もまた支持方向に引かれ脊柱は回旋する．

(6) 歩み運動
反射性移動運動の反応は，一歩踏み出す歩行位相に近似している．

① 振り出し相
反射性腹這いの顔面側下肢と後頭側上肢の屈曲相運動が振り出しで，反射性寝返りの顔面側上・下肢は同側ながら振り出し運動をしている．

② 支持相
反射性腹這いの顔面側上肢と後頭側下肢と，反射性寝返り第Ⅱ相の肩と股関節の持ち上げ反応は立脚運動をしている．

③ 蹴り出し相
反射性腹這いの顔面側下肢支持のときの顔面側上肢と後頭側下肢の反応と，反射性寝返りの肘→手と膝に向かって起き上がる反応が正に蹴り出し運動である．

(7) 発汗作用
反射性移動運動の賦活中に発汗作用を認めるが，これは血管運動の協力で脊髄の自律神経中枢が共同参加したことを証明するものである．

注) 以上詳述した反射性移動運動の反応に，次のことが見られる．すなわち，運動の順序性や固定点に牽引される筋収縮の変換，さらに筋活動の機能単位としての複合化ならびに協調された集合性を認める．そしてそれらは，少なくとも第Ⅰ期3カ月：1～3カ月の中頃から第Ⅲ期3カ月：7～9カ月の正常運動発達のなかにみることができる．その運動が起こるメカニズムは異なるものの，発達の順序(注視→追視→頭の回旋→玩具に手を出すなど)や筋収縮の変換，複合運動や協調性筋活動による手→目→足→口などの動作と同質のものをみることができる．

正常運動発達では，玩具をとって口に入れる目的の達成や到達の手段として，運動や動作が起こるのに対し，反射性移動運動では出発肢位と誘発帯の刺激によって，人工的に同じ質の反応を賦活するのである．

IV. ボイタによる発達運動学的治療の適応と効果

運動療法とは，本来，運動障害の改善に対し，規範となる正常運動ムスターに限りなく接近し同一化を図るために，満足すべき論理と方法を備えていなければならない．そしてその治療法が適用されて効果を現すなら，運動障害を示す疾患または症候への適応は高いといえる．さらに，障害者がその環境で生活するのに，運動療法＝治療行為により得た運動機能が適合していると判断されなければならない．正常な運動を構成する要素が，質的に量的に損傷されているとき，再構成しようとする運動療法にこれらを十分に改善しうる医学性と技術が要求される．

ボイタの発達運動学的治療法は，誰もがもっている生得的な協調性複合運動体を応用する技術である．正常運動発達の基盤をなす協調性複合運動体を反射性移動運動の誘発を通じて賦活し，規範となる正常運動ムスターを獲得させようとする治療法である．また，種々の疾患または症候に適用されて効果を発揮する治療法であり，ファシリテーション・テクニックであるといえる．この反射性移動運動のなかには，物を持って口に入れたり，吸啜したり，咀嚼したり，嚥下したり，呼吸の調節も，ずり這いや腹這い，四つ這い，座位，伝い歩きや独歩と続く各発達の里程標を越え，その実現に向かって筋機能を変換させたり，必要なムスターに関与する筋肉の連結機能を再現するメカニズムが存在している．

筋紡錘は運動量に比例して高密度に出現するが，錘内線維の直径は生前・生後とも不変なのに対し，錘外線維のそれは太くなる．また，筋紡錘の分化は感覚神経支配に左右され，腱器官も生後2～3週で完成するといわれている．

誘発された反射性移動運動によって，皮膚受容器はその動きに比例して放電する．一方，関節・関節包受容器は，関節位置（角度）を中枢に伝えている．また筋受容器は，感覚終末からの信号が送られると運動命令の随伴放電のタイミングを図る．そしてこれらは共同的に働き，四肢の位置変化によって起こる知覚（一般に運動覚）や空間位置覚および力の大きさに関する知覚である張力知覚などが，ヒトの筋知覚として発達するプロセスに影響を与える．

適応とは，疾患や症候にある者を環境生活に適合させるものであるから，運動療法の適応云々の前に，セラピストが正確な運動療法を適用しているかどうかのほうがむしろ最も重要となってくる．

1. 適 応

ボイタ法は，運動障害ならほとんどの疾患に効果を発揮すると思われるが，残念ながらそのすべてを実証する臨床経験がない．

1）中枢神経疾患

乳幼児，学童はもとより成人にもボイタ法を適用してきたが，コミュニケーション障害，意欲低下，体力低下など意識レベルに問題がある老人の場合など，刺激を与えて反射性に筋活動を賦活するボイタの方法が，非努力性でむしろ最適であるといえる．老人性円背からくるアライメント障害による呼吸不全や，誤嚥問題の改善にも最適である．

成人片麻痺では，反対側が正常のどうの，歩いた経験がどうのの問題ではなく，機能障害の分析でもわかるように，体幹筋の協調性複合機能が正常児の生後3カ月の機能にも満たないことが圧倒的である．このような機能状況にもかかわらず，立位や歩行の練習をすることには，医学的根拠も運動学的原理も見出せない．

2）整形外科疾患

骨折，腱断裂，靱帯損傷，脊髄損傷，関節障害，関節脱臼，関節置換術や疼痛疾患であろうが，病態から起こる障害を正確に分析してボイタ法のプログラムを立てるなら，治療の効率が高くなる．手術創とその周辺組織の改善，関節アライメントの再構築，特に病巣部の機能協調の再獲得，全身の協調性機能獲得による筋ストレスや姿勢アライメントの改善などにきわめて有効である．整形外科疾患ほど微細な機能障害の分析が要求される．

3）呼吸・嚥下障害

中枢性疾患による呼吸障害やレスピレーター使用者に対し，ボイタ法の特に反射性寝返り第Ｉ相を適用することができる．脊柱のアライメント障害からくる呼吸障害には，原存性脊柱固有筋をボイタ法で賦活すれば，頸椎を背側並進して気道を獲得することができる．嚥下障害においても，その病態とメカニズムを機能的に分析すれば，嚥下反射までの機能を改善することができる．

2. 治療効果

治療行為によって得られた結果が期待どおりであるべきで，試行錯誤しながら行う運動療法において，満足のいく効果をもたらす動作の生起や傾向が強められ，他の代用動作の出現が弱められる（ソーンダイクの効果法則）ことが重要である．たとえば，運動療法施行前では，痙直性とそれによる関節運動制限がある症例で，治療後に痙直性が消退し，関節可動域の拡大と自発動作面にも明らかな改善を認め，本人もその結果を良いと評価してくれる場合，それは治療効果であるといえる．

1）幼少児運動発達障害の運動発達促進

ボイタ法で痙性などが弱められ，筋肉の協調性収縮と筋連結によって自発運動が増える．

2）成人中枢神経疾患のADL拡大 [10, 参15,16]

一次元の筋収縮しかしていないか低次元の原始的運動はボイタ法で包括され，代わって体重の支持と移動が円滑になり，歩行サイクルが確立して歩容などが改善する．成人への治療転用は単純ではないが，新生児期にみられる筋活動を観察することができる．しかし，四肢，特に手と足への運動賦活は，新生児のように猛烈に理想的に推移しないが，軸器官を整え四肢の異常肢位を改善することは確実である．さらに，運動の賦活と支持の賦活は断片から全体的になるが，この生得ムスターを成人にも誘発することは可能である．

3）整形外科疾患

関節周辺組織の改善と円滑な関節運動，筋の協調性連結による筋強化と荷重期の促進および歩行開始時期の効率化，疼痛の改善，原存性脊柱固有筋の賦活と姿勢アライメントの改善，脊髄損傷では，体軸機能やクローヌスの消退や知覚領域の改善など，筆者自身の関節症の罹患体験からもその効果を証明できる．

4）老人性円背の改善

老人で変形性円背だから治らないと決めつけず，原存性脊柱固有筋を賦活すればかなりの部分で改善が認められる．姿勢アライメントの改善で，座位の安定や歩行の安定と，円滑的歩行ムスターの改善が得られる．また，円背が原因の頸reclinationと下顎の突出による嚥下障害の改善や，肋骨弓と腸骨稜接触による擦り合う疼痛の改善が得られる．

適応と効果で重要なことは，脳性運動障害や他の運動疾患であっても，生得的な反射性移動運動を誘発することができることである．反射性移動運動を治療法として規則的に反復すれば，子どもや大人の運動回復の基盤，特に姿勢に対する調節能力を向上させる可塑性を賦活することができる．

おわりに

ボイタは，1954年夏から始めた年長の固定した脳性麻痺児への試行期を土台に，1960年には発達運動学的治療としてまとめている．ボイタのこの発達運動学的治療は，刺激によって起こった軸器官と鍵関節との間に生じる反応を拡大して，全体性と交互性をもった協調性複合運動にすることである．すなわち，臨床推論から試行錯誤の試し治療を繰り返し繰り返し実施した，経験的検証の積み重ねが，全く新しい治療形態を樹立したといえる．

筆者が，脳性麻痺など肢体不自由児の療育界に入ったのは1963年である．古典慣習的方法に始まり，Phelpsの手技，Rancho Los Amigos Hospitalの手技，Roodの手技，神経発達学的治療，発達運動学的治療にいたるまで，より良い方法を求めた研鑽を幾度となく変遷したなかで，このボイタ法の成果は，深痼たる運動発達障害の療育界での

治療の様相を大きく変化させたことは間違いのない事実である．

今日なお，漫然と繰り返されるROM指導，筋力強化練習や歩行練習を主体とする訓練は，反省すべき時期にあると痛感している．今後は，不自由に不自由を重ねる付帯物の装着などにも目を向けなければならないと思う．

臨床には，個々の事実や認識の統一的説明と予測可能な普遍の体系的知識と実践的技術が重要だと説かれるが，知識や技術が全てではないと思う．ましてや理論の負荷性が先行しては，実践に適用してその真理性を検証することはできない．臨床には，臨床家の自らを律する"生き方"が投影され，運動療法の方法とその効果に顕在化する．

（渡邉　隆）

引用文献

1) Vojta V：ボイタ法の歴史．ボイタ学会誌，**2**：8-11，1985．
2) Vojta V：Die Zerebralen Bewegungsstorunge Sauglingsalter. Ferdinand Enke, Stuttgart, 1984.
3) Vojta V：Die Zerebralen Bewegungsstorungen im Sauglicheralter（富　雅男ほか訳：乳児の脳性運動障害）．医歯薬出版，東京，1987．
4) Trager E：Entwicklungskinesiologische Behandrung der Zerebralen Bewegungsstorungen nach Vojta. Krankengimnastische Behandrung der Cerebralen Bewegungsstorungen. Richard Pfalm, 1982, 106-135.
5) 渡邉　隆：ボイタによる発達運動学的治療．理学療法ハンドブック（細田多穂，柳澤　健編），共同医書出版社，東京，2000．
6) 渡邉　隆：Vojta中枢性協調障害に対する早期治療．京都理学療法士会誌，**6**：21-33，1976．
7) 渡邉　隆：Vojta中枢性協調障害に対する早期治療．近畿理学療法士集団会誌，**6**：12-20，1976．
8) 渡邉　隆：脳性運動障害の早期治療（Vojta法）．みんなのねがい5，全国障害者問題研究会，東京，1976．
9) 渡邉　隆：正常運動発達と出発肢位－形態学的観点から－．Nachfolge 6，ボイタ研究会，1992．
10) 渡邉　隆：成人片麻痺に対する脊柱機能の再構築．滋賀県理学療法士会誌，**14**：38-40，1994．
11) Kapandji IA：The Physiology of the Joints, Upper Limb. Churchill Livingstone, Edinburgh, London, 1970.
12) Castaing J：Anatomie Fonctionnell de L'appareil Locomoteur（井原秀俊ほか訳：図解　関節・運動器の機能解剖．上肢・脊柱編），共同医書出版社，東京，1986．
13) Kaltenborn FM：Manuale Mobilization of the Joint（富　雅男　訳：四肢関節のマニュアルモビリゼーション）．医歯薬出版，東京，1986．
14) Kaltenborn FM：Manuale Mobilization of the Extremity Joint II．Olaf Norlis Bokhandel, Oslo, 1986.
15) 信原克哉：肩　その機能と臨床．医学書院，東京，1987．
16) Kapandji IA：The Physiology of the Joints, Lower Limb. Churchill Livingstone, Edinburgh, London, 1970.
17) Casting J：Anatomie Fonctionnelle de L'appareil Locomoteur（井原秀俊ほか訳：図解関節・運動器の機能解剖．下肢編）．共同医書出版社，東京，1986．
18) Kapandji IA：The Physiology of the Joints. Vertebral Column. Churchill Livingstone, Edinburgh, London, 1974.
19) 伊東文雄：筋感覚の科学．名古屋大学出版会，名古屋，1985．
20) Vojta V, Peters A：Das Vojta-Prinzip. Springer-Verlag, Berlin, 1992.
21) Vojta V, Peters A：Das Vojta-Prinzip, 2. Auflage. Springer-Verlag, Berlin, 1997.
22) 近藤四郎：足の話．岩波新書，東京，1982，84-88．

参考文献

1) Evjenth O et al：Muscle Stretching in Manual Therapy, a Clinical Manual I．Alfta Rehab, Sweden, 1984.
2) Evjenth O et al：Muscle Stretching in Manual Therapy, a Clinical Manual II．Alfta Rehab, Sweden, 1984.
3) Chusid JG：Correlative Neuroanatomy and Functional Neurology. Maruzen, Tokyo, 1976.
4) 富　雅男：乳児の正常運動発達（脳性麻痺　第2集）．共同医書出版社，東京，1982．
5) 富　雅男：脳性運動障害に対するVojta法によるファシリテーションについて，理・作・療法，**13**(6)：360-376，1979．
6) 富　雅男：脳性麻痺のリハビリテーション．日整会誌，**56**(11)：99-112，1982．
7) 深瀬　宏：乳児のVojta法による診断と治療．小児神経学の進歩，診断と治社，東京，1978．
8) Platzer W：Bewegungsapparat Taschenatlas der Anatomie．Thieme, Stuttgart, 1979.
9) Hoppenfeld S：Physical Examination of the Spine and Extremities. Appeleton-Century-Crofts, New York, 1976.
10) Wassermeyer D：姿勢と運動について．ボイタ学会誌，**2**：4-8，1985．
11) 渡邉　隆：脳性運動障害のVojta法による評価．理・作・療法，**11**：189-195，1977．
12) 渡邉　隆：Idiopathic Scoliosisに対するボイタ法の試み．理学療法学，**5**：327-332，1986．
13) 渡邉　隆：アテトーゼ型児の症例報告．理学療法，**4**：217-223，1987．
14) 渡邉　隆：神経生理学的アプローチ・ボイタ法．臨床理学療法マニュアル，南江堂，東京，1996．
15) 渡邉　隆：成人患者に対するボイタ治療．Nachfolge 12，ボイタ研究会，2002．
16) 渡邉　隆：独歩を獲得した成人CP．Nachfolge 13，ボイタ研究会，2003．
17) Schweizer E：Krankengymnastik, 52. Jg, 2000.

II. 手技別理学療法

3. ブルンストロームアプローチ

I. 治療概念

　Brunnstromは理学療法士（PT）として，カリフォルニア大学のInmanのもとで運動学の研究を行った．その研究をもとに，1956年に上肢の運動パターンを研究，1958年には新しい上肢機能テスト法を提唱し，1961年には上肢の治療テクニックをまとめ，1964年には歩行パターンの分析法，1965年には歩行準備訓練について報告し，1966年に片麻痺機能テストの改訂版を発表し現在にいたっている[1]．

　Brunnstromは，長年の脳卒中片麻痺患者に対する治療経験から，初期の弛緩状態から正常な協調運動が確立されるまでを，下記の6段階に分類している[2]．

　(1) 脳卒中の発作直後には弛緩性麻痺の状態を呈し，その後徐々に筋緊張が亢進し，麻痺側においては随意運動を認めない．

　(2) 共同運動のいくつかの要素が連合反応として出現し，努力によりわずかな随意運動が出現する．

　(3) 共同運動を利用しての随意運動が可能になり，初期から全可動域を動かすことはできず，この時期に痙性が最大となる．

　(4) 共同運動から分離した運動が少しずつ可能になり，痙性も徐々に減少する．

　(5) 共同運動が優位性を失い，より難しい運動の組み合わせが可能になる．

　(6) 痙性が消失し個々の関節運動が可能になり，協調性のある運動が徐々に可能になる．

　この分類がブルンストロームステージの基盤になっている．

　リハビリテーション医学においては，評価と治療は一体であると言われているが，ブルンストロームアプローチは，まさに評価と治療が一体化されている．

　脳卒中片麻痺では運動障害だけが着目されやすいが，Brunnstromは単なる運動障害とはとらえずに，感覚障害を伴っていることを強調している．そのため，評価には表在および深部感覚系についての検査項目が含まれている．

　治療の基本的考え方は，筋緊張が低下している時期には随意運動が出現しにくいため，各種の姿勢反射を利用して筋緊張を高めてから随意運動を誘発する．随意運動が出現すれば（初期には共同運動），共同運動の要素に基づき随意的な可動域を増す．

　特に，上肢では屈筋共同運動，下肢では伸筋共同運動が優位となるため，逆の共同運動（上肢：伸筋共同運動，下肢：屈筋共同運動）の要素をいかに誘発・促通するかが成功の鍵となる．また，脳卒中片麻痺では回復に限界があることを認識し，重症例では麻痺の回復に固執するのではなく住環境等の整備についての対応も必要になる．

II. 評　価

　ブルンストロームテストには，運動機能（ブルンストロームステージ，スピードテスト）と感覚機能（表在，深部感覚）についての検査項目がある[2]．

　各検査項目について簡単に紹介する．

表1 上肢の共同運動

	屈筋共同運動	伸筋共同運動
肩甲帯	挙上と後退	やや前方突出
肩関節	90°外転, 外旋	内転, 内旋
肘関節	鋭角の屈曲	完全な伸展
前腕	完全な回外	完全な回内

□：強い要素　⋯：弱い要素

屈筋共同運動の強い要素は上腕二頭筋,弱い要素は肩関節外転・外旋筋群であり,伸筋共同運動の強い要素は大胸筋,弱い要素は上腕三頭筋である

1. 運動機能検査

1) 上肢のステージ(座位)

ステージⅠ：随意運動はなく,連合反応も出現しない.

ステージⅡ：随意運動は出現しないが,連合反応が出現する.

ステージⅢ：関節運動(随意運動)が出現する.

表1に示した屈筋・伸筋共同運動の部位別に0/4(可動性なし),1/4,2/4,3/4,4/4(全可動域)で判定する.なお,肩甲骨や前腕については可動域が少ないため,0/2,1/2,2/2で判定する.ここでの全可動域の意味は,屈筋・伸筋共同運動の典型的なパターンが完成した場合を4/4と判定するため,肩関節屈曲・外転では90°動けば4/4となる.

ステージⅣ：下記の分離動作(屈筋共同運動と伸筋共同運動を組み合わせた運動)が可能になる.

① 手を腰の後ろへ.

肩関節の伸展,内転,内旋(伸筋共同運動の強い要素)と肘関節屈曲(屈筋共同運動の強い要素)の組み合わせである.

② 腕を前方水平位へ.

肩関節屈曲と肘関節伸展(伸筋共同運動の弱い要素)の組み合わせである.

③ 肘関節90°屈曲位(肘を体側に保持)で回外・回内運動.

屈筋共同運動の強い要素である肘関節屈曲位での回外(屈筋共同運動),回内(伸筋共同運動)運動であり,回外が難しくなる.

完全に動作ができれば4/4,不十分であれば1/4～3/4で判定する.

ステージⅤ：下記の分離動作(屈筋共同運動と伸筋共同運動を組み合わせた運動)が可能になる.

① 腕を横水平位へ.

肩関節外転(屈筋共同運動の弱い要素)と肘関節伸展(伸筋共同運動の弱い要素)の組み合わせである.

② 腕を頭上まで挙上.

肩関節屈曲と肘関節伸展(伸筋共同運動の弱い要素)の組み合わせである.

③ 肘伸展位での回内,回外.

肩関節屈曲または外転位(屈筋共同運動の弱い要素)で,肘を伸展して回外(屈筋共同運動),回内(伸筋共同運動)を行う.外転位のほうが難しい.

動作の完成度により1/4～4/4で判定する.

ステージⅥ：特に運動としては記載されていないが,ステージⅤの3つの動作がすべて4/4であればステージⅥと判定する.

スピードテストは,ステージⅣ～Ⅵが対象となり,下記の動作を非麻痺側,麻痺側で5秒間に何回できるかを検査する(筆者は,10回を何秒で行えるかについて検査している).

① 手を大腿から顎へ.

② 手を大腿から他の膝へ.

2) 手指のステージ

Brunnstromは,手指の機能の重要性からADLに関連しての評価を行っている.また,手関節の動きについての検査もあるが,ここでは手指のステージについてだけ述べる.

ステージⅠ：弛緩性麻痺の状態で,連合反応も出現しない.

ステージⅡ：連合反応による運動が出現する.

ステージⅢ：全指同時握り,鈎形握りが可能になるが,手指の伸展は不可.

ステージⅣ：横つまみが可能となり,なおかつ離すこともできる.不随意的な伸展も可能.

ステージⅤ：対向つまみ,筒握り,球握りが可

能になり，部分的な伸展も可能．
　ステージⅥ：手指の完全伸展が可能になり，非麻痺側に比較し正確性は劣るが巧緻性も改善する．

3）下肢のステージ

　ステージⅠ～Ⅲは背臥位で行い，Ⅳは座位，ⅤとⅥは立位で行う．なお，共同運動の要素については表2に示す．
　ステージⅠ：弛緩性麻痺の状態で，連合反応も出現しない．
　ステージⅡ：連合反応による運動が出現する．Raimiste現象による内転が出やすい．
　ステージⅢ：座位または立位での股関節，膝関節，足関節の随意屈曲が可能．
　ステージⅣ：座位で検査する．
　① 膝関節を90°以上屈曲するまで足を床の後方にすべらす．
　② 踵を床から離さずに随意的な足背屈可能．
　ステージⅤ：立位で検査する．
　① 股関節伸展位で，膝屈曲を分離運動として可能．
　② 膝伸展位で足を少し前方に出し，足背屈が分離運動として可能．
　ステージⅥ：立位での股関節外転．なお，外転は骨盤の挙上を越えて行える．立位が保持できなければ，座位で内側および外側ハムストリングス交互運動による下腿の内外旋が，足内反（内がえし）と外反（外がえし）を伴って可能．
　歩行が可能になれば，歩行分析を行う．

2. 感覚機能検査

　下記の検査については，まず非麻痺側でデモンストレーションしてから検査する．なお，高度の認知症（痴呆）や意識障害がある場合には実施しても信頼性は低くなる．

1）他動運動感覚

　いわゆる位置覚についての検査であり，上肢，手指，下肢について行う．
　目隠しした状態で麻痺肢を動かし，ある肢位で

表2　下肢の共同運動

	屈筋共同運動	伸筋共同運動
股関節	屈曲，外転，外旋	伸展，内転，内旋
膝関節	屈曲	伸展
足関節	背屈，内がえし	底屈，内がえし
足指	背屈	底屈（母指は伸展することもある）

□：強い要素　　┆┆：弱い要素

保持し非麻痺側でコピーさせる．各関節について5回実施し，すべて一致すれば5/5，一致しなければ0/5～4/5と記載する．なお，手指の検査では，指の横をはさむようにして行う（指腹と爪をはさんで行わない）．

2）指先認知

　手指の他動運動感覚と同様に手指を把持し，何指であるかを答える．5指ともに正しければ5/5，すべて誤っていれば0/5と記載する．

3）足底感覚

　舌圧子を2枚重ねたものを用意する．座位で床においた舌圧子が足部のどの位置にあるかを答えさせる．具体的には舌圧子が前方（指先），後方（踵），内側，外側にあるかを判定させる．
　なお，検査時には膝を押して足底に圧が加わるようにする．4カ所での判定であれば4/4（すべて正解）～0/4で判定する．

Ⅲ．治療技術

1. ポジショニング

　急性期にはベッド上で臥位の状態が続き，たとえ移動動作が可能になったとしてもADLの大部分はベッド上になるため，臥床期におけるポジショニングは，予測される変形や拘縮および褥瘡などを防止するために重要である．
　予測される変形や拘縮は，脳卒中の典型的肢位を考慮して行う（図1）．脳卒中に対するポジショニングの目的[3]は，下記に示すごとくである．

頭頸部：麻痺側への側屈
　　　　非麻痺側への回旋
体　幹：麻痺側への側屈
　　　　上部体幹の麻痺
　　　　側への回旋
肩甲帯：後退・下制
上　肢：屈筋共同運動
　　　　パターン
骨盤帯：後退・挙上
下　肢：伸筋共同運動
　　　　パターン

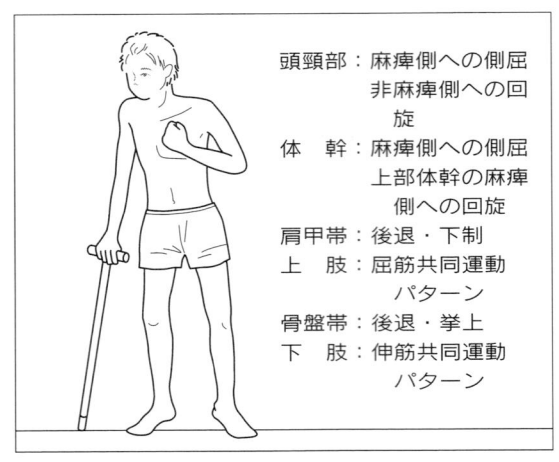

図1 脳卒中片麻痺の典型的な姿勢（左片麻痺例）

① 麻痺側への注意・認知を促す．
② 正常な感覚入力を与える．
③ 痙性パターンを抑制する．
④ 軟部組織の過伸張を防ぐ．
⑤ 痛みを軽減し快適さを与える．
⑥ 褥瘡を予防し進行を防止する．

2. ステージ別運動療法

Brunnstromは，初期のいわゆる弛緩性麻痺の状態では，連合反応や姿勢反射を利用し筋の緊張を高めたり，共同運動パターンを利用して随意運動の獲得を目指している．随意的に共同運動が可能になれば，分離動作を考慮した運動を行い，できるだけ正常な巧緻動作を獲得すべく，種々のアプローチを用いている[4]．

脳卒中ではすべてステージⅠからⅥまで順調に回復することは少なく，脳損傷が重症度であればステージⅠから，軽度であればⅣ程度から始まることもあり，前者ではⅢで回復が停止し，後者の場合にはⅥまで回復することもある．なお，上下肢のステージがステージⅥであったとしても正常とは限らないことを考慮しておく．

一般的な回復は，近位の関節から遠位へと進むが，比較的まれに近位の随意性は低下しているにもかかわらず，手指の動きが正常に近い症例も認める．しかし，このような症例は手指の動きだけを見ると実用手であるが，近位の固定性がないため上肢全体を機能的に使用することは困難なことが多い．

ここでは上下肢とも同一ステージとして解説するが，実際には下肢の回復が比較的良好なことが多く，上下肢とも同じステージで回復することは少ないことを考慮しておく．

1）ステージⅠ

発作直後は麻痺側の随意運動はもちろん連合反応も認めず，他動的に動かしたときの筋緊張も低下し，一見弛緩性麻痺の状態を呈する．伸張反射は，発作直後に低下または消失しているが，発症から24～48時間経過すると腱反射が亢進し，末梢関節の屈筋群に他動運動による抵抗が増大する[3]．

（1）短期ゴール
① 治療への参加

急性期には，意識障害やコミュニケーション障害などのため，治療への参加が困難な場合もある．意志疎通が可能になれば，現在の障害や今後の理学療法プログラムについて患者や家族に説明する．許可が得られれば，車いすやベッドで治療場面を見学させることは，意欲の向上や治療に対する導入にも役立つ．

② 身体の認知

脳卒中患者は，寝返りをしたあと麻痺側の手が自分の体の下になっても気づかなかったり，麻痺側の手がどこにあるかわからないなどの症状が出現する．早期から視覚や非麻痺側を利用し，麻痺側や身体がどのような状態になっているかを確認させる．

③ 筋緊張の増加

随意運動を行うには，目的に応じ筋の緊張が高まる必要がある．この時期には筋緊張が低下しているため，これをいかに高めるかが重要なポイントになる．

（2）治療上のポイント

この時期において最も重要なことは，正しいポジショニングと，軟部組織の損傷を防止することである．随意運動を行うには筋緊張を増加させる必要があるため，各種の姿勢反射を利用して刺激する．

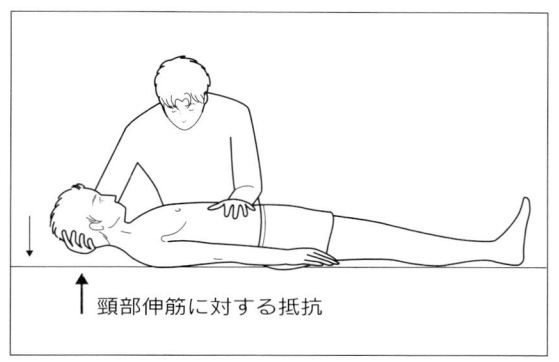

図2 頸部伸筋に対するアプローチ
後頭部に手を置き、頸部を軽度屈曲位から伸展するように指示し、抵抗を加える

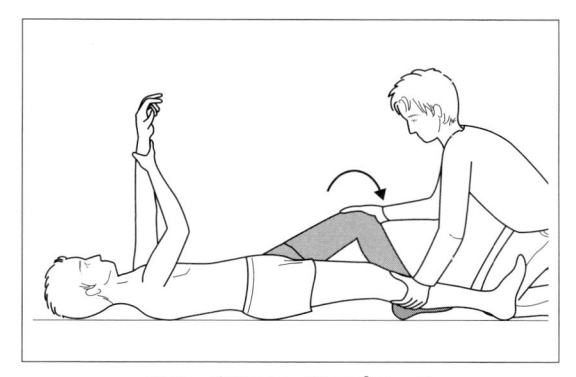

図3 寝返りへのアプローチ
患者に非麻痺側で麻痺側の手関節部を握らせ、麻痺側膝を介助しながら非麻痺側へ体幹を回旋させ、側臥位をとらせる

① 頭部に対するアプローチ

　頭部を正中位に保持することから始める．枕が高すぎると頭部前屈位になり，座位保持において体幹も前屈位（円背）になりやすいので，なるべく低い枕に慣れさせるようにする．

　頸部に対する治療は患者の残存能力を最大限に利用するが，急性期には医師の指示に従い慎重に行う．前屈（屈曲）は可能なことが多いが，非麻痺側の筋力だけで行うこともあり，なるべく正中位での前屈を指導する．背臥位で後屈（伸展）を行うことは困難であるが，早期から伸筋の緊張を高めると頸部の安定性を高めることにもつながるため，背臥位で後頭部とベッドの間に手を置き，それを圧迫させるようにする（図2）．

　頸部の動きは寝返りにも必要なため，側臥位になるときに頸部の回旋が少なければ他動的に介助する．非麻痺側の体に作用する頸の立ち直り反応（neck righting reaction acting on the body：NOB）は，早期に出現することもあるが麻痺側では遅れる．ベッドアップの許可があれば，徐々に長座位の練習を行う．ベッドアップすると頭部の不安定性が増すため，最も頭部を調節しやすい角度で行い，頭部の調節や耐久性が増せば徐々にベッドアップの角度を増やす．

　座位の耐久性が向上すれば，テーブルを利用しての食事や作業をできるだけ早期に行う．

② 体幹に対するアプローチ

　頸部と同様に，可動性の維持および増大と，正中位の保持が重要になる．背臥位では両膝を屈曲位に保持し，両膝を麻痺側および非麻痺側へ倒し，体幹の回旋を誘発する．体幹の動きに関与する姿勢反射には，NOBや体に作用する体の立ち直り反応（body righting reaction acting on the body：BOB）などがあり，非麻痺側では比較的早期に再獲得される．これらは「寝返り」に重要な立ち直り反応になるため，積極的に誘発する．上肢に対する介助は，麻痺側の肩甲骨部に手を置いて行う．麻痺側上肢を引っ張るように行うと，亜脱臼の原因になる．両手を組み両上肢を挙上位（90°程度）で行うことで，麻痺側上肢への認知を高め肩の障害も防ぐことができる（図3）．

　麻痺側への側臥位は，指導しなくても可能になることが多い．麻痺側を下にしても次の動作に結びつかないため，非麻痺側への側臥位を積極的に行う．

　座位は体幹の動きを誘発しやすいので，全身状態が良ければ早期に保持させる．頭部が正中位になるように口頭指示や介助を行いながら，体幹を前後・左右に動かし，静的バランスから動的バランスへと進める[5]．

③ 肩甲帯・上肢に対するアプローチ

　上肢では屈筋共同運動が優位であるため，まず屈筋共同運動の要素に対し連合反応の誘発手技を用いて筋緊張を増加させる．

　肩甲骨の挙上に対しては，非麻痺側の肩甲骨挙上に対して抵抗を加える．僧帽筋も肩甲骨の挙上に作用するため，1回だけの抵抗ではなく，数回繰り返し挙上筋群の緊張を高める．肩甲骨挙上筋

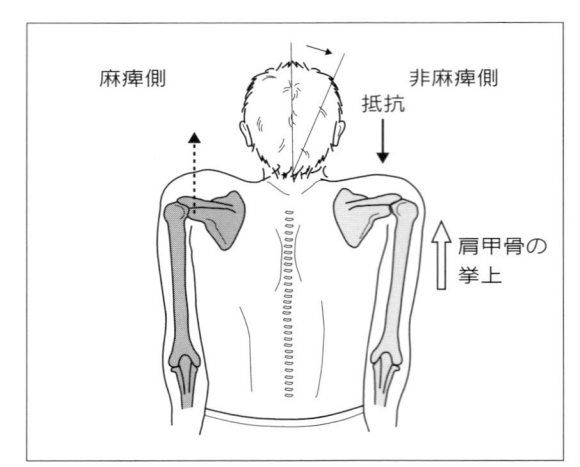

図4 肩甲骨の挙上に対するアプローチ
非麻痺側の肩甲骨の挙上に対し抵抗を加える．緊張が高まらなければ，頸部を非麻痺側に側屈し，肩甲骨の挙上筋群の張力を高めながら連合反応の誘発を行う

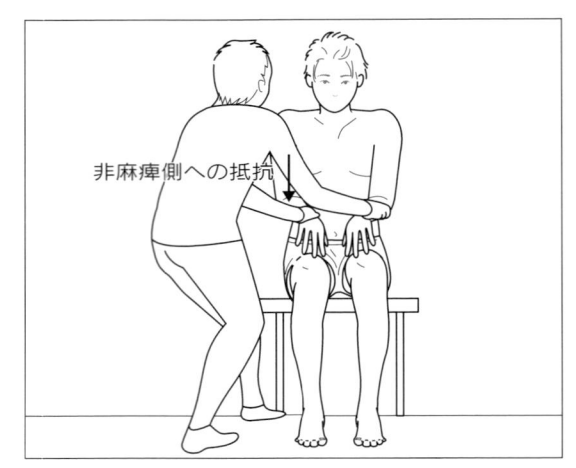

図5 上腕二頭筋に対するアプローチ
非麻痺側の肘屈曲に対して抵抗を加えると，麻痺側の上腕二頭筋の緊張が促通できる

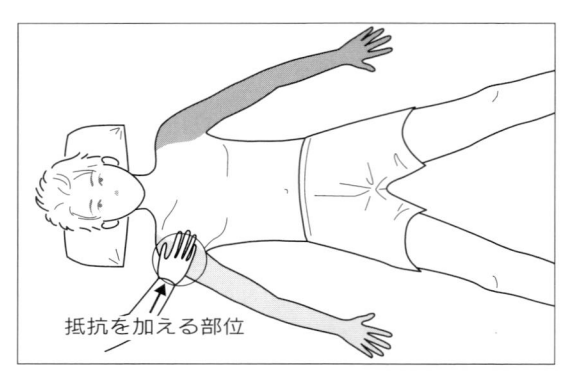

図6 大胸筋に対するアプローチ
非麻痺側の肩甲骨の外転に対し，前胸部または上腕近位部へ抵抗を加え，麻痺側の筋緊張の変化をみる

群への抵抗は，麻痺側同筋群の緊張を高めるとともに肩関節周囲筋群の緊張も高め，肩亜脱臼の防止にもつながる（図4）．

上腕二頭筋は屈曲共同運動の強い要素であり，非麻痺側の屈曲に対し抵抗を加えると，連合反応により緊張を高めることができる（図5）．

大胸筋の緊張を高めるには，両肩関節を軽度外転位に保持し，肩甲骨の外転に対して抵抗を加える（図6）．

④ 下肢に対するアプローチ

下肢では伸筋共同運動が優位になり，特に内転（伸筋共同運動の強い要素）については早期に連合反応が出現することが多い．内転筋群の緊張を高めるには，Raimiste現象[2]を利用する．左右の踵部を保持し，非麻痺側の内転に抵抗を加えると，麻痺側の内転筋群の緊張が高まるのが本現象である（図7）．

これを膝屈曲で行うと，伸筋共同運動の強い要素を少なくしての誘発が可能になる（図8）．

ブリッジは，体幹筋群および下肢筋群の緊張を高めるだけではなく，足底荷重にも有効な方法である．この時期には麻痺側の支持性が低下しているため，介助がなければ外転・外旋方向に倒れたり，骨盤が下がった状態でのブリッジとなりやすいので，介助して正しい骨盤の位置を教えながら実施する（図9）．

下肢の緊張がなかなか高くならないときには，ティルトテーブルを利用し足底部に荷重が加わるようにすると，下肢の伸筋の緊張が高まりやすくなる（陽性支持反射）．患者をティルトテーブルに移してベルトで骨盤部を緩く固定し，麻痺側膝窩部に砂嚢を置き，膝が軽度屈曲位になるように固定する（図10）．非麻痺側の筋力が強ければ麻痺側だけ固定し，非麻痺側下肢を持ち上げたりして麻痺側への荷重を積極的に行う．

なお，座位の練習を行っている症例では45°程度から，臥床している症例では30°程度から徐々に角度を増やす．

3. ブルンストロームアプローチ

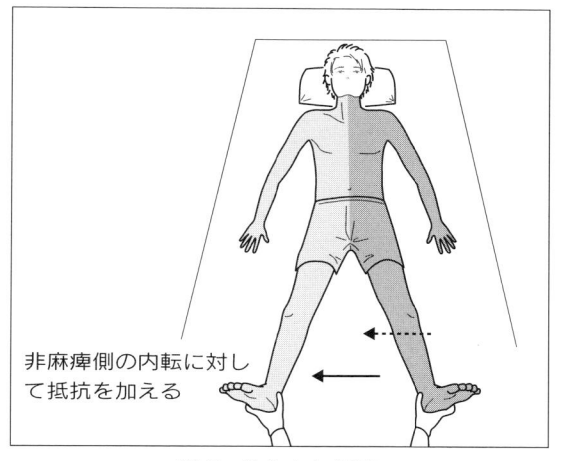

図7　Raimiste現象
左右の踵部を持ち，軽度外転位から内転するように指示し抵抗を加え，麻痺側の内転筋群の緊張を判定する．外転よりも内転のほうが出現しやすい

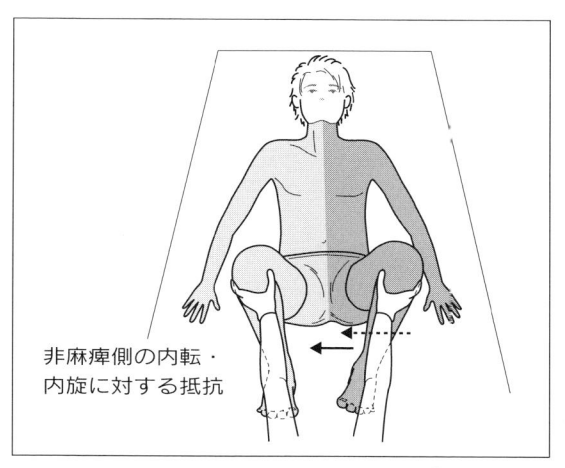

図8　股関節内転・内旋筋群へのアプローチ
両膝を屈曲位（膝を立てた肢位）に保持し，両膝部をセラピストが保持し非麻痺側の内転・内旋に対して抵抗を加え，麻痺側の緊張を高める．筋緊張の変化は，麻痺側の膝を外転・外旋方向に動かすことにより判定できる

図9　大殿筋・背筋群に対するアプローチとブリッジによる足底荷重
両膝を固定し，骨盤を持ち上げるように指示する．この時期には麻痺側骨盤を介助し，骨盤が水平になるように保持させる．さらに足部に荷重が加わるように介助する

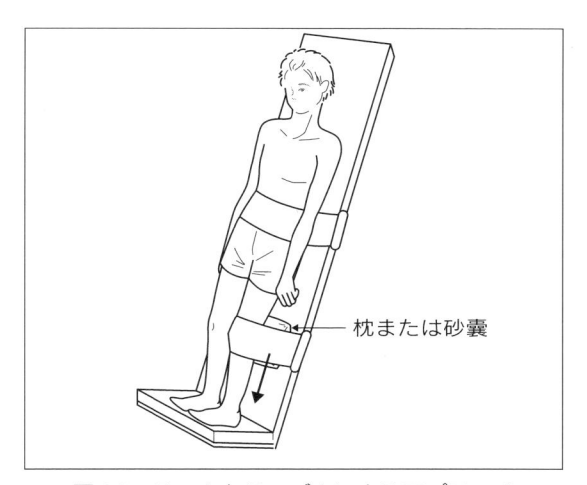

図10　ティルトテーブルによるアプローチ
ベルトによる固定は最小限とし，麻痺側下肢に荷重が加わるようにする．麻痺側膝窩部に枕等を置き，膝が伸展しないように注意する

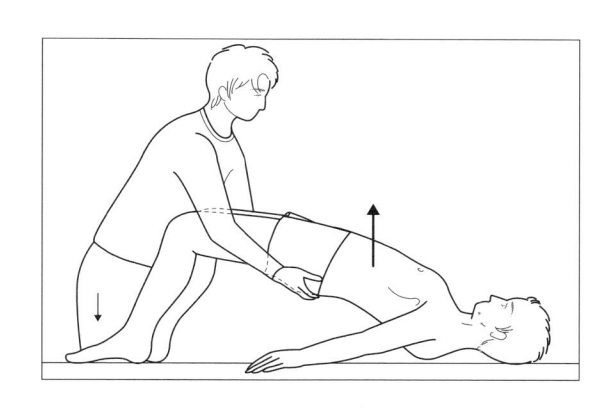

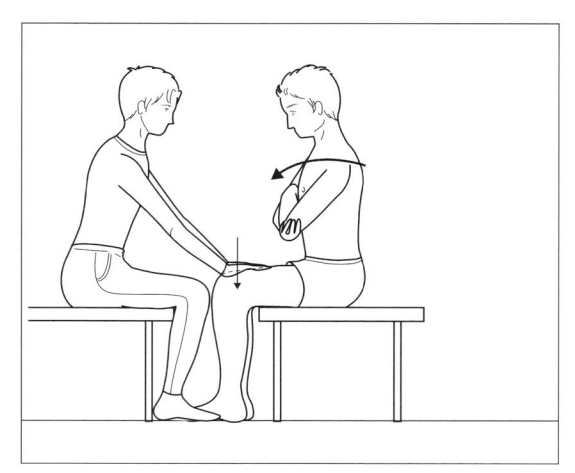

図11　座位での足底荷重
麻痺側膝が外に倒れないように保持し，体幹を前方に傾けながら麻痺側への荷重練習を行う

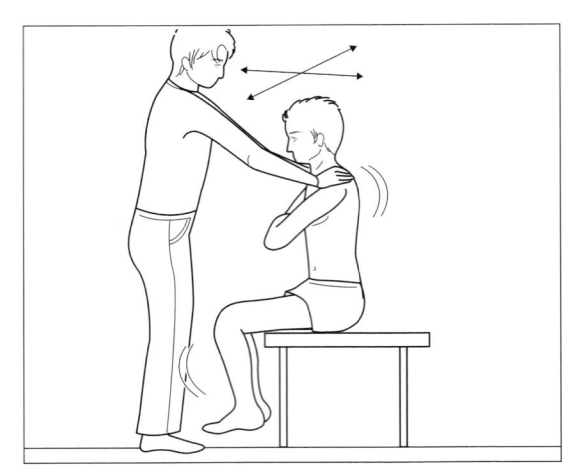

図12　座位バランス向上へのアプローチ
足部が床に着かない程度のベッドに座り，体を前後，左右に他動的に動かし，正中位まで戻るように指示する（静的座位バランス練習）．正中位まで戻ることができるようになれば，患者自身で動的な座位バランス練習を行う．なお，セラピストが患者の正面に立って対応すると，視野が狭くなるため患者の恐怖心を軽減することができる

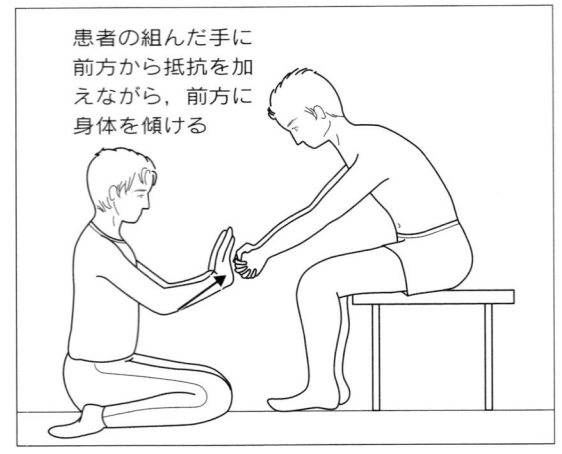

図13　前方への体重移動
前方への傾斜は恐怖心が高まるため，前方からセラピストが患者の手を押しながら床のほうへ手を導く．患者の押す力が弱くなれば，再度手を押すように指示して重心を前方に移動させる．これが立ち上がり動作の準備運動になる

　座位が可能になれば両足部を床につけ，両足への荷重訓練を行う．患者をベッドの端に腰掛けさせ，体幹を前屈しながら荷重を促す．麻痺側の支持性は低下しているため，セラピストの膝で麻痺側膝が外側に倒れないように固定する（図11）．
　この時期には，立ち上がりを目的とするより，体重移動と支持性を高めることを目的に介助を行う．体幹が十分に前屈すると，重心が前方に移動し殿部が持ち上がりやすくなる．
　⑤　歩行に対するアプローチ
　Brunnstromは，歩行練習の目安として，背もたれや肘掛に頼ることなく座位保持が可能であることを述べている[2]．
　この時期は，下肢の緊張は低く支持性が低下しているため，そのままでの起立は困難であり，装具を利用する．一般的なものは長下肢装具であるが，両側支柱のため重く装着にも時間がかかることから，初期には簡易式の膝装具が便利である．
　平行棒内では，骨盤が後方に引けるのをセラピストが介助して防ぎ，立位保持が可能になれば非麻痺側前のステップの練習を行い，非麻痺側への体重負荷を促し支持性を高める．股関節の支持性が悪ければ，体重を麻痺側へ移動させる訓練から行う．

体幹のバランスが悪く（介助レベル）座位保持が困難なときには，この動作が確立（監視レベル以上）されるまで歩行を待つ．

2）ステージⅡ
下記の現象が出現する．
① 伸張反射の亢進．
② 他動運動に対する抵抗．
③ 促通刺激または連合反応による反射性運動．

（1）短期ゴール
① 共同運動による随意性の獲得．
② 自律的な筋収縮と弛緩．

（2）治療上のポイント
・麻痺側の一部に連合反応が出現しているため，拮抗筋の緊張を高める．
・主働筋の緊張が亢進すると拮抗筋は相反神経支配により抑制され，拘縮や共同運動が完成するため，拮抗筋の緊張をいかに促通するかが重要なポイントである．
・拮抗筋の緊張を促通するには連合反応，外的刺激としてタッピングやバイブレータなどを利用する．主働筋の筋緊張を高めるには，同筋の筋腹または筋腱移行部に100Hz以上の振動刺激を加

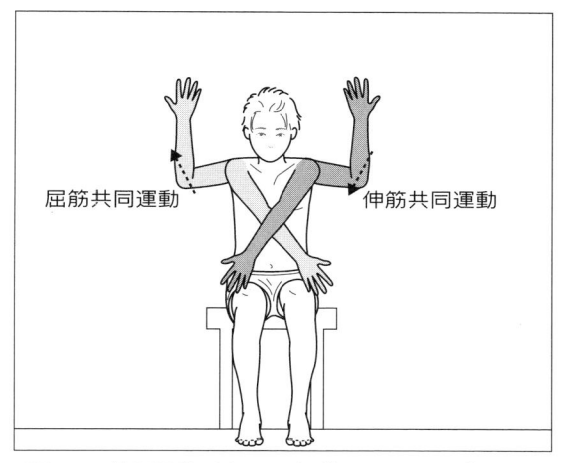

図14 共同運動パターンを利用してのアプローチ
セラピストが両手を保持し，非麻痺側の屈筋共同運動の動きに抵抗を加え，麻痺側の屈筋共同運動の要素を促通する．逆に非麻痺側への伸筋共同運動パターンに対する抵抗は，麻痺側の伸筋共同運動の要素を促通する．
座位が困難であれば，臥位で同様に行う

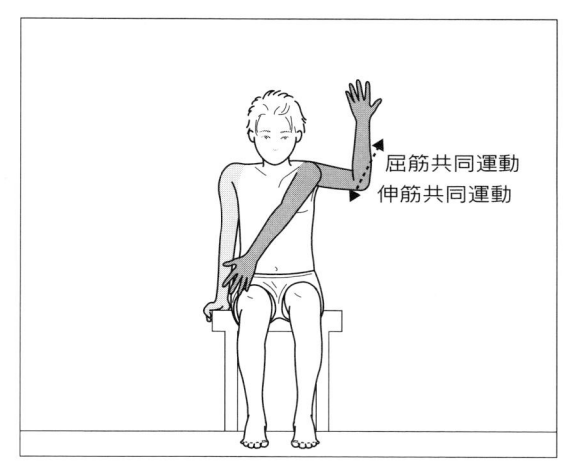

図15 屈筋・伸筋共同運動に対するアプローチ
上腕二頭筋（強い要素）に随意運動が出現したら，屈筋共同運動のパターンを利用し，肩関節外転・外旋筋群（弱い要素）の随意性を促通する．随意運動が弱ければ，非麻痺側への抵抗を利用する．

える[6]．

① 体幹に対するアプローチ

この時期には短時間の端座位が可能かもしれないが，そのときの肢位は体幹を麻痺側に側屈し，麻痺側殿部への体重移動が不十分な場合が多い．口頭指示または他動的により，抗重力正中位を保持させる．鏡などを利用し，姿勢のフィードバックを行うことも有効である．

座位が監視レベルになったら，動的座位バランス獲得のため体幹の前屈，後屈および麻痺側・非麻痺側への側屈や回旋を行わせる．個々の動きが悪ければ介助する（図12）．特に，前屈は立ち上がりに重要になるため，座位で両手が床につく程度まで十分な動的バランス能力の獲得を目指す[7]（図13）．

② 上肢に対するアプローチ

初期には上腕二頭筋または僧帽筋に連合反応が出現しているので，これらの筋群の緊張を高めながら随意的な筋収縮を促す（図14）．

上肢では屈筋共同運動が優位なため，屈筋共同運動パターンの各要素の随意性を促通するように行う．筋緊張が低い場合には，非麻痺側へ屈筋共同運動パターンと同一パターンを用いながら抵抗を加え，連合反応により緊張を高める（図15）．

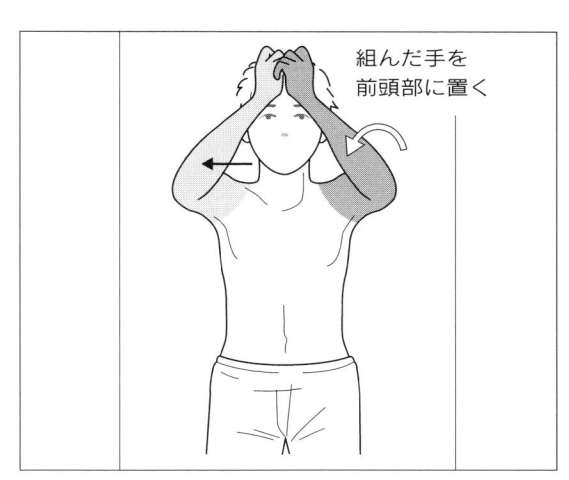

図16 臥位での大胸筋，外転・外旋筋群に対するアプローチ
大胸筋の連合反応の誘発と随意運動の促通のため，指を組んだ手を前頭部に置き，非麻痺側の内転・内旋に対し抵抗を加え，麻痺側の大胸筋の緊張を高める．緊張が高まれば両方の肘をくっつけるように指示し，随意性を誘発する．逆に非麻痺側の外転・外旋に抵抗を加えれば，麻痺側の外転・外旋筋群の誘発になる

また，伸筋共同運動の強い要素である大胸筋や，弱い要素である上腕三頭筋にも，同様なアプローチを行う（図16）．

③ 下肢に対するアプローチ

初期には，伸筋共同運動の強い要素である内転筋群の連合反応が出現する．

麻痺側内転筋の随意性を高めるには，両下肢を屈曲位にし，連合反応を利用しながら麻痺側の内転を行い，随意性が出現したら非麻痺側への抵抗を少なくする（図17）．外転に対しても同様なアプローチ（外転・外旋に対する抵抗）により随意性を促通する．

ブリッジは，下肢および体幹の緊張を誘発するのに有効な方法である．麻痺側の膝が倒れないように介助して行い，麻痺側の骨盤が下がるときは介助や促通により骨盤の正しい位置を教える．ヒップアップに対し抵抗を加えると，股関節伸筋群に対する連合反応の誘発や足底感覚の再教育にもつながる（図18）．

座位が可能になれば立ち上がりの練習を行う．初期には高い台やベッドを利用し，立ち上がりが可能になれば通常の高さのいす（40～45 cm）や台に替える（図19）．両手を組み，体幹を前方に傾けるように指示する．前屈が困難な場合には介助し（図20），患者の恐怖心が強ければ組んだ手をセラピストの肩に置いて立ち上がらせる．

④ 歩行に対するアプローチ

立位では，麻痺側の足部が床に接地すると陽性支持反射が誘発されるため，伸筋共同運動の各要素の緊張が高まる．そのため膝折れすることは少なく，逆に膝を過伸展（またはロック）した状態になりやすいため，膝を軽度屈曲位にして行う必要がある．膝屈曲が不十分であると反張膝（back knee）となり異常歩行の原因にもなるため，セラピストが徒手的に調節したり，コントロールが難しければ装具を利用する．

立位時には，下肢だけではなく体幹の麻痺側への側屈や前屈などにも注意する．膝を軽度屈曲位に保持することができれば，体重を麻痺側へ移動させる練習を行う．患者の恐怖心が強ければ，平行棒内で患者の骨盤を介助し，ゆっくり麻痺側へ体重移動させる．このとき膝が過伸展しないよう注意する．体重を麻痺側に移動することが可能になれば，非麻痺側のステップ練習を行う．これが可能になれば，麻痺側のステップ練習を行う．

麻痺側に陽性支持反射が著明に出現するときには，膝の軽度屈曲位からの屈伸運動を行い，反射を抑制する．立位時に麻痺側の屈筋緊張が高くなり足底を床につけない症例では（陰性支持反射），歩行のため膝装具または長下肢装具が必要になる．

3) ステージⅢ

① 痙性が著明となる．
② 初期には体幹近位部に随意運動が出現する．
③ 随意運動は屈筋または伸筋共同運動として出現する．

(1) 短期ゴール

① 初期には近位部の随意性を促通する．
② 近位部の安定性を促通する．
③ 共同運動を利用し可能な運動範囲を広げる．
④ 弱い要素の随意調節を促通する．

(2) 治療上のポイント

随意運動は体幹近位部，屈筋または伸筋共同運動として，出現する．過度の努力は異常な同時収縮を増強するため，患者の反応に注意しながら行う．近位部の関節は各動作における固定筋（stabilizer）としての役割があり，いくら遠位部の随意運動が可能であったとしても近位部の安定性がなければ協調性のある運動は困難になるため，近位部の安定性を向上させるアプローチが必要になる．

初期には屈筋または伸筋共同運動の強い要素のみの運動となるが，その後徐々に弱い要素を含んだ動きになるため，共同運動を利用し可動範囲の拡大に努める．

弱い要素の随意性が高まれば，共同運動パターンから分離した運動を行う．上肢では屈筋，下肢では伸筋共同運動が優位になるため，それらと逆パターン（拮抗共同運動パターン）を積極的に強化する．

① 体幹に対するアプローチ

骨盤の支持面内の静的座位バランスはほぼ確立されているが，動的バランスについては未獲得なことが多い．体幹の緊張も著明になり，痙性によ

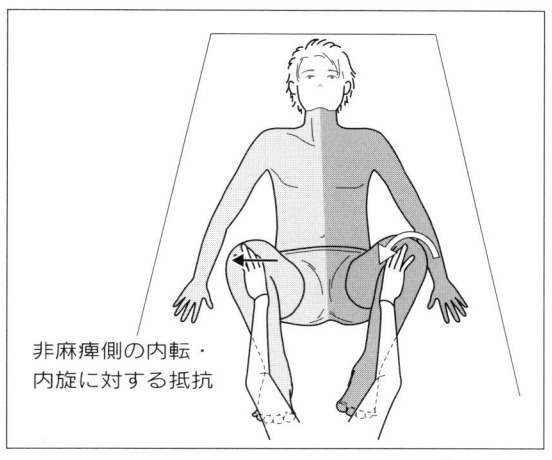

図17 下肢内転・内旋筋群に対するアプローチ
非麻痺側の内転・内旋に抵抗を加えながら、麻痺側の内転・内旋の随意性を誘発する

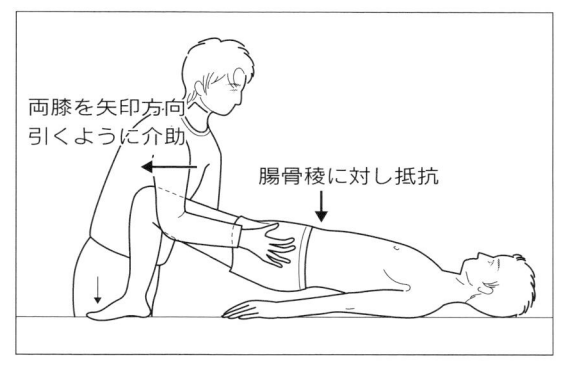

図18 股関節伸筋群に対するアプローチ
麻痺側股関節伸筋群の緊張を促通するため、ヒップアップを行うときに腸骨稜へ抵抗を加える。ヒップアップが困難な場合には、両膝を矢印方向に引きながら行うとブリッジがやりやすくなる。さらにこの手技により、足底感覚に対する入力も促通される

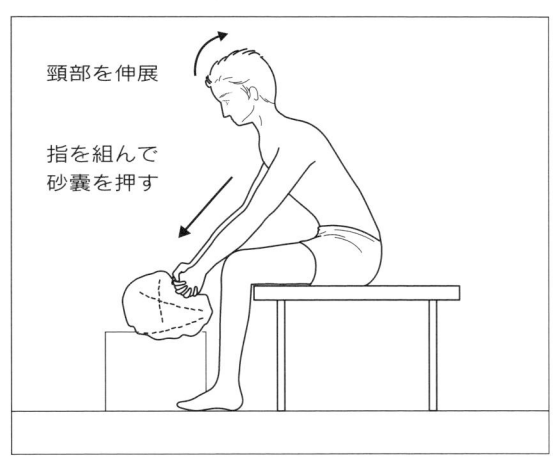

図19 重心の前方移動に対する練習
頸部を伸展しながら、正面においてある砂嚢を押す。これにより、上腕三頭筋の緊張を高めることもできる

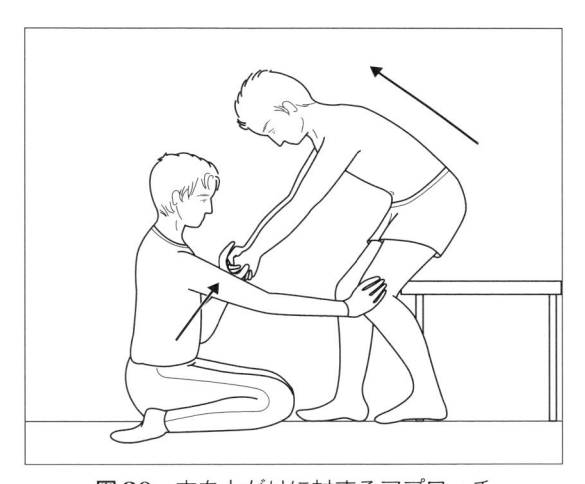

図20 立ち上がりに対するアプローチ
足部をなるべく後方に引き、組んだ手を押しながら殿部を持ち上げさせる。麻痺側下肢が外転・外旋しやすいので、セラピストの手で固定しながら行う。立ち上がりが困難な場合には、高めの台で試みる

る可動域制限が出現することにより拘縮へと移行することもあるため、体幹の可動域に十分注意する。

体幹筋の緊張性要素が強ければ寝返りを行うとき丸太様の回旋となるため、非麻痺側の動きを利用し分節性の回旋を積極的に誘発する。立ち直り反応は非麻痺側で出現し、麻痺側では痙性のため出現することは少ない。

体幹伸筋群の緊張が過度になると座位において後方へ傾いたり倒れるため、頸部を前屈するように指導する（他動的に行っても可能）。体幹の緊張が低ければ前屈するため、頸部を後屈するように指導すると体幹伸筋の緊張が高まりやすい。

② 上肢に対するアプローチ

近位部（肩甲帯）に随意性を認めるか、共同運動の強い要素による動きが出現する。近位部の随意性を高めるには肩甲骨の可動性が要求されるが、特に大・小菱形筋は短縮を認めることが多く、

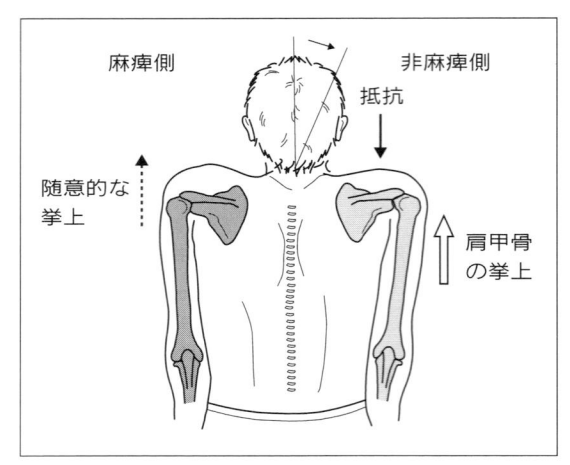

図21 連合反応を利用しての肩甲骨挙上
非麻痺側の挙上に抵抗を加え、麻痺側の随意的な挙上を促す。反応が弱ければ、非麻痺側への抵抗を強める

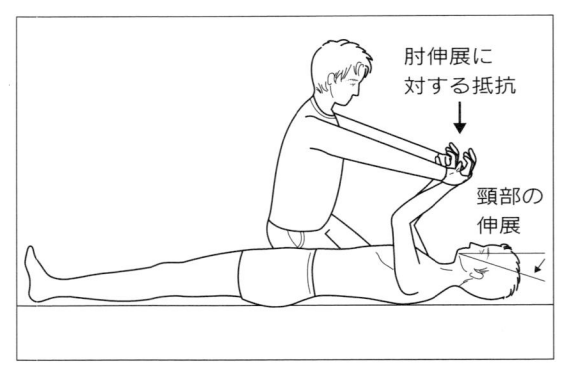

図22 上腕三頭筋に対するアプローチ
非麻痺側の肘伸展に対して抵抗を加える。麻痺側の緊張が増加しなければ、頸部を伸展させて試みる

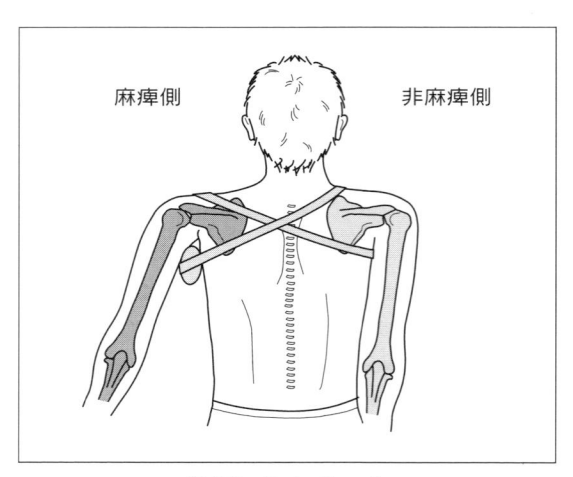

図23 Bobath roll
肩関節亜脱臼の防止にはボバースロールを使用する。軽度の亜脱臼であれば、腋下のロールを太くして対応する。弛緩性麻痺が持続し亜脱臼が完成している場合には、三角布を使用する

改善のためのアプローチ（ストレッチ）が必要になる。

肩甲骨の挙上を行い、収縮が弱ければ非麻痺側に抵抗を加え、連合反応を利用しながら積極的に強化する（**図21**）と肩周囲筋群の緊張も高めるため、肩関節亜脱臼の防止にもつながる。

上腕三頭筋は伸筋共同運動の弱い要素であるため、屈筋共同運動に随意性が認められたら、伸筋共同運動に対するアプローチも行う（**図22**）。

亜脱臼の防止には、種々の装具やスリングが用いられる[8]。一般的なものは三角布であるが、これは肘関節屈曲位・肩内転・内旋位となり、それぞれの共同運動の強い要素に短縮が起きやすい。そのため筆者はBobath rollを使用している（**図23**）。材料は骨折時に使用するストッキネットとオルテックスで、簡単に作ることができる。長所は、一日中装着でき、上着をそのまま着用することも可能なことであり、短所は、ずれたり高度の亜脱臼には効果がないことである[3]。

③　下肢に対するアプローチ

原則的には立位が可能であれば立位で行い、立位が困難なときには臥位または座位で行う。

側臥位で、麻痺側を介助し屈伸運動を行い、可能であれば非麻痺側を交互に動かし、歩行のリズムも再学習させる[9]（**図24**）。

ブリッジは非麻痺側下肢を麻痺側の上に組み、麻痺側でのヒップアップを行うと麻痺側の支持性を促通させる（**図25**）。筆者の経験では、麻痺側のみでブリッジができる症例は自立歩行が可能になる。

立ち上がり動作は、下肢の支持性を高め重心移動にも役立つ。高い台からの立ち上がりが可能になれば、台を低くする。台が低くなればなるほど体幹を大きく前屈することが必要となるため、十分な前屈が可能になる。

足関節背屈へのアプローチとして、屈筋共同運動を利用して誘発する方法もある[2]（**図26**）。

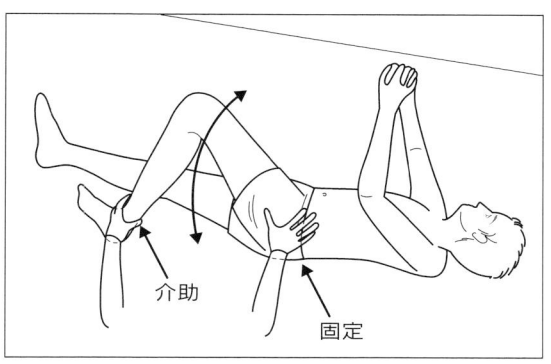

図24 麻痺肢を介助しての股屈伸運動
側臥位で麻痺肢を介助して屈伸運動を行う．可能であれば，非麻痺側に麻痺側の動きと逆運動（交互運動）を行わせる．歩行準備運動として活用する

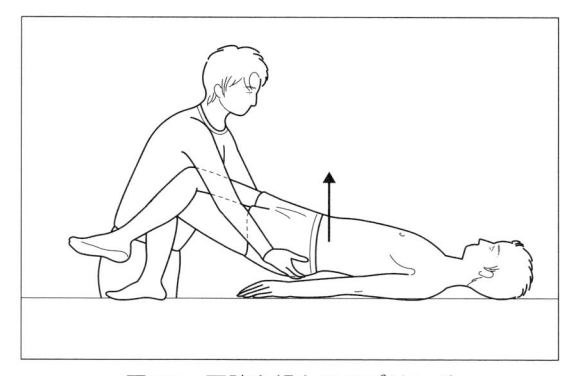

図25 下肢を組んでのブリッジ
非麻痺側を麻痺側の上に置き，ブリッジを行う．随意性が低ければ介助して行い，麻痺側の支持性を促通する

④　歩行に対するアプローチ

　伸筋の緊張が高まり，下肢の支持性は向上するが，正常な同時収縮は未発達なため，不安定な状態になっている．立位で膝の屈伸運動や，麻痺側の膝を軽度屈曲位に保持し台を利用してのステップ訓練，また可能ならば階段昇降なども試みる．運動中に共同運動が上下肢に強くみられるときは，疲労によるものか，患者がそのレベルに達していないかのどちらかであり，前者なら休息し，後者では歩行練習を少なくして下肢の支持性を高めるような運動を行う．

　共同運動が出現し，筋の選択的調節は困難であり，足関節背屈と膝の安定性を得るため短下肢装具が必要になる．

　多くの患者はこのステージでとどまり，自立歩行獲得のため杖と装具が必要になる．これらを利用し，ゆっくりした歩行の獲得を目指す．可能なら，屋外歩行や階段昇降などの訓練も行う．歩行スピードを増すと下肢の緊張が高くなり，異常歩行が増強するので，安全性のある歩行を獲得させる．

4）ステージⅣ
①　痙性の減少．
②　共同運動は優位性を失い，分離運動が可能．
③　個々の関節の動きは不十分．

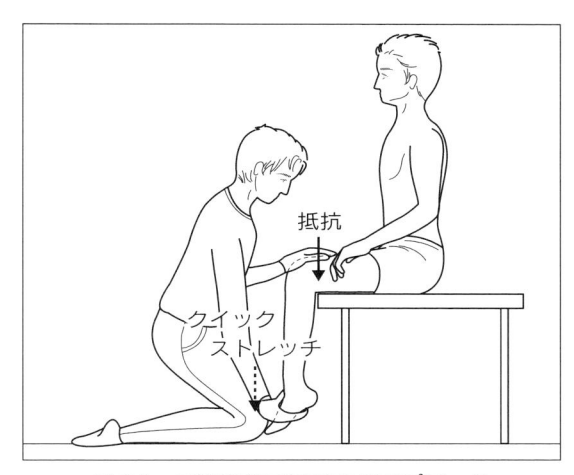

図26 足関節背屈に対するアプローチ
麻痺側股関節の屈曲に対して抵抗を加え，屈筋共同運動により背屈が生じれば，背屈筋群へクイックストレッチを加えながら背屈を促通する

（1）短期ゴール
①　基本的共同運動から逸脱した動きの獲得．
②　主働筋と拮抗筋間のバランスを正常な同時収縮に近づける．
③　座位，立位での動的立ち直り反応の誘発．
④　上肢を補助手として利用する．
⑤　選択的な筋調節を進める．

（2）治療上のポイント
　過度な努力，疲労および不安などは筋緊張の増加を促し，不必要な筋群の収縮を惹起して共同運動パターンへと逆戻りする．患者の反応を正しく

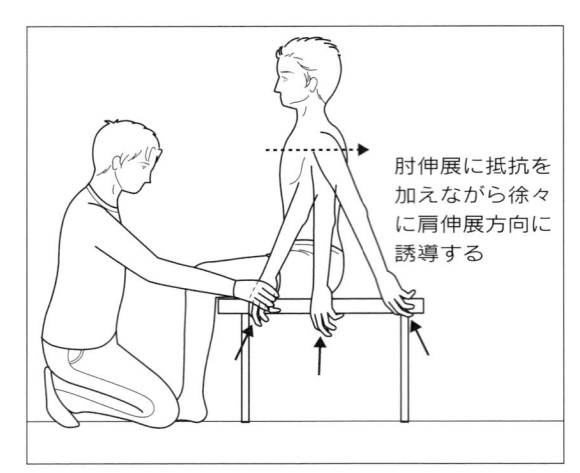

図27 腰の後ろに手をもっていくためのアプローチ

肩関節伸展の随意性を促通しながら，肘伸展に対して抵抗を加え，手を後方に誘導する

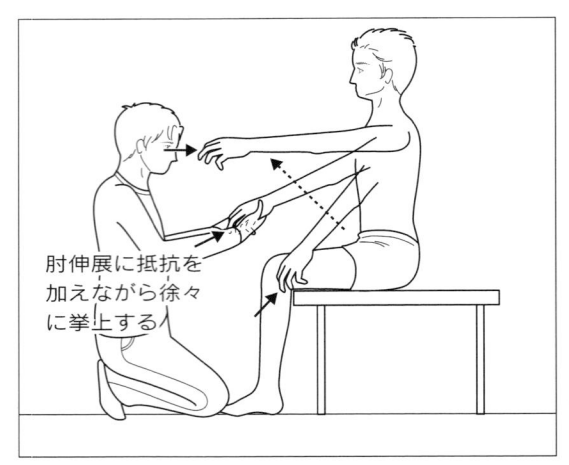

図28 前方水平位に腕を挙上するためのアプローチ

肘の伸展に抵抗を加えながら徐々に挙上し，それぞれの肢位で上肢を保持するように指示する

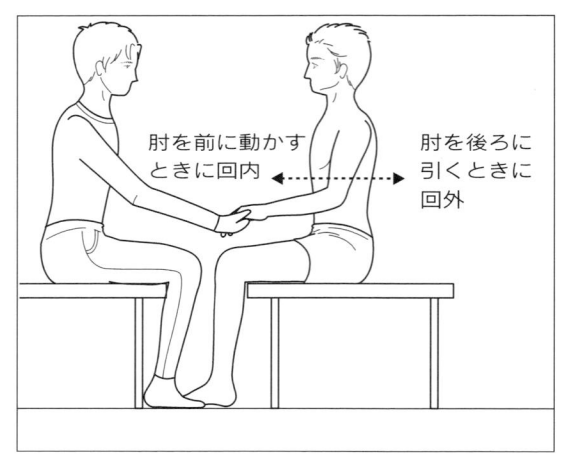

図29 回内，回外に対するアプローチ

セラピストが患者に正対するように座り，患者の麻痺手を握手するように握り，前方に押すときには回内，後方に引くときには回外させるように指示する．徐々に肩と肘の動きを少なくしながら回内外を誘導する

評価し，過度の努力や疲労などを認めたら運動を中止または休息させる．

分離運動が可能となるのは高位中枢（大脳皮質レベル）からの調節（抑制）が部分的に可能になっていることを示唆しているので，積極的に分離運動の獲得を目指す．そのことが痙性をさらに抑制し，関節の選択的調節を可能にする．しかし，意図的運動は皮質レベルからの指令に基づく運動であるため疲労を伴いやすく，治療においては運動量および内容について十分検討する．治療が終了した後に患者が意図的運動を練習することは学習の効果を高めるために重要であり，間違った運動を行うと逆効果になるため，どのような場合には続けまたは中止するかを十分説明する．

① 体幹に対するアプローチ

静的立ち直り反応は発達し，動的立ち直り反応は不十分な場合が多い．体幹の分節性回旋は，非麻痺側では十分に発達しているが，麻痺側では部分的な回旋がどうにか可能な状態である．動的立ち直り反応獲得のため，座位における体幹の回旋や側屈を積極的に行う．立位での体幹運動は困難なことが多く，介助が必要である．

② 上肢に対するアプローチ

この時期には，下記の分離運動が一つ以上可能である．

① 腰の後ろに手をもっていく．
② 前方水平位に腕を挙上する．
③ 肘90°で回内，回外．

①では，肩関節伸展，内転，内旋および肘屈曲が必要になる．肩の動きは屈曲共同運動の拮抗運動パターンとなるため，肩甲骨の下方回旋筋群（大・小菱形筋，広背筋，大円筋など）の促通が必要になる．肘を伸展させながら上肢の長軸方向

3. ブルンストロームアプローチ

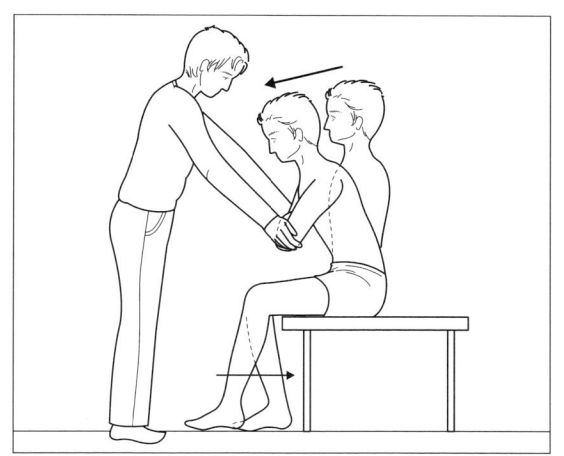

図30 膝屈筋群に対するアプローチ
膝屈筋群の緊張を高め，随意運動を促通するために，体幹を前方に傾けながら膝屈曲を指示する．前方へ傾けることが難しければ，セラピストが組んだ両手を介助しながら前方に誘導する．なお，膝は軽度伸展位から行う

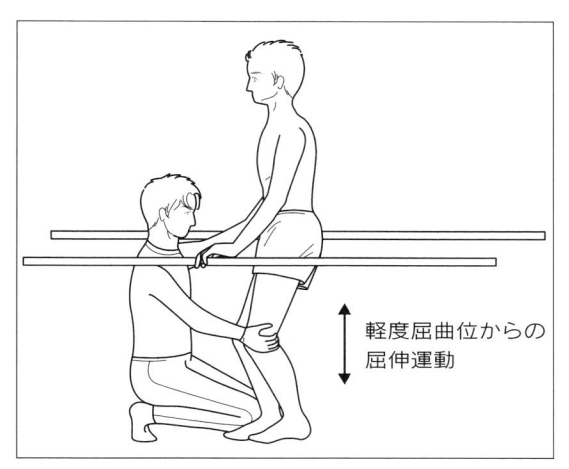

図31 陽性支持反射抑制へのアプローチ
平行棒などを利用し，軽度屈曲位からの膝屈伸を行う．麻痺側への体重負荷が不十分なときは，介助して体重を麻痺側に移動させる

に圧迫を加え，前方から側方へ徐々に外転し，最終的には後方へ移動させながら行う（**図27**）．

②では，伸筋共同運動の強い要素である大胸筋と弱い要素である上腕三頭筋との分離が必要になる．伸筋共同運動の影響が強ければ肩は内転位になり，屈筋共同運動が優位であれば外転・外旋位となる．それぞれの肢位で保持させることを繰り返し，上肢を伸展位にして肩への圧迫刺激を加え，肩周囲筋群の緊張を高める（**図28**）．肘伸展は，上腕二頭筋の緊張が高ければ完全に行うことは困難であり，伸筋の緊張を高め抑制する．

③では，肩関節中間位，肘90°屈曲位で行い，肘を屈曲位に保持するので，回外は屈筋共同運動のため容易である．しかし，回内は伸筋共同運動の要素であるため困難な場合が多く，努力して行うと肘が伸展する．治療は，肘を伸展しながら回内を行い，屈曲するときには回外するように介助し，徐々に肘の動きを少なくして行う（**図29**）．

③　下肢に対するアプローチ

この時期には，下記の動作が一つ以上可能である．

①　座位で膝を90°以上屈曲して，足を床の後方にすべらす．

②　座位で踵を床から離さずに，随意的足背屈が可能．

①では，足底を床から離さないことがポイントになる．ステージⅢからⅣへの移行期にある症例では，膝を屈曲させると股関節も屈曲し，いわゆる屈筋共同運動を利用するため足底が床から離れる．伸筋共同運動が優位になるため，膝屈曲の練習を積極的に行い，座位では体幹を前屈させながら膝屈曲を行い，屈曲できるようになれば前屈を少なくし，単独の膝屈曲を行う[2]（**図30**）．

②では，足関節を底屈位に保持して下肢の屈曲に抵抗を加えながら背屈を誘発する．背屈が誘発されるようになれば抵抗を少なくし単独運動へと導くが，この手技では前脛骨筋の緊張が高まり，内がえしになることが多い．正常な背屈を行うには長・短腓骨筋の随意運動が必要になり，腓骨筋を誘発するには股外転に対する抵抗を用いることもある．腓骨筋の誘発は困難なことが多く，80 Hz以上のバイブレータで足指の3～5指に刺激を加えると，腓骨筋の収縮が誘発される[10]．

④　歩行に対するアプローチ

股・膝関節の随意的調節は部分的に可能になるが，足関節の調節は不十分である．特に立位における足関節の調節は，下腿三頭筋の緊張が優位になるため困難である．装具なしでは踵接地や振り出しが困難になるため，装具が必要になる．

下腿三頭筋の緊張を抑制するには，まず麻痺側

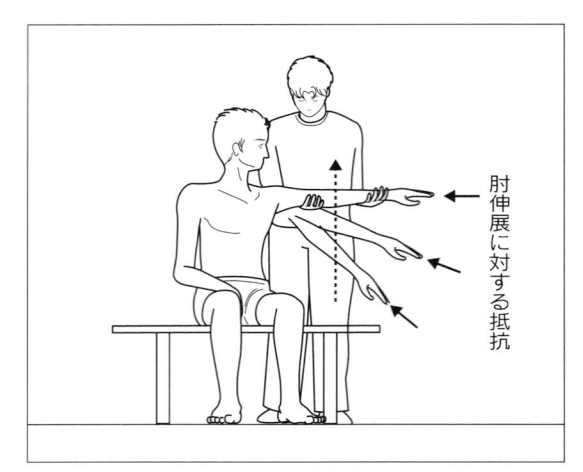

図32　肩関節外転に対するアプローチ
肩関節挙上に対するアプローチと同様に，肘伸展に抵抗を加えながら徐々に外転位に誘導する．
回内回外は，屈曲または外転位を肘できるようになってから行う．外転位での回内外は屈曲に比べ困難な動作である

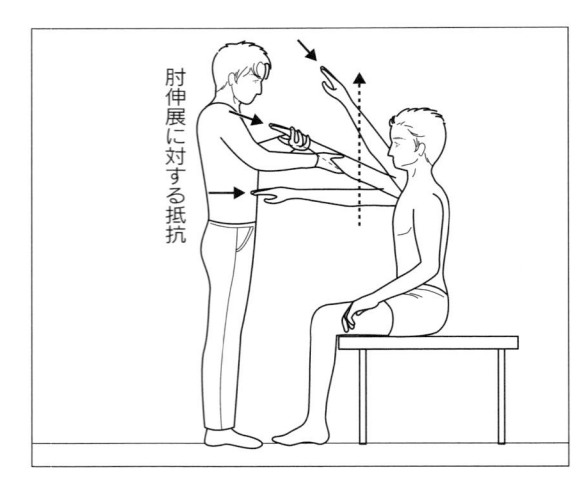

図33　肩関節90°以上の挙上に対するアプローチ
肘伸展に対して抵抗を加えながら徐々に挙上し，できるだけそれぞれの挙上位で保持するように指示する

に体重を移動し，膝の屈伸運動を行う．もし筋の緊張が高ければ膝屈曲に伴い踵が持ち上がるため，麻痺側への十分な体重移動を行い，荷重しながら膝の運動を行う（図31）．膝屈曲により踵が上がらなくなれば下腿三頭筋の緊張が抑制されていることを意味し，歩行パターンも改善する．

5）ステージⅤ

痙性は減少し，基本的共同運動からの分離運動が比較的容易に行えるようになる．近位の関節の動きは独立し，遠位の関節ではかなりの集中力が要求される．脳幹・脊髄レベルの反射は統合され，皮質レベルからの調節が徐々に可能になる．

（1）短期ゴール
① 共同運動から分離した複合運動の獲得．
② 個々の関節運動の確立．
③ 上肢を機能的補助手として使用．
④ 歩行速度とパターンの正常化．
⑤ 発症前における生活様式の再獲得．

（2）治療上のポイント
個々の機能は再学習が進んでいるため，各関節の動きを動作に結びつけ，巧緻性の獲得を促す．個々の運動が可能になると，正常なスピードと協調性による運動を行う．

麻痺側手指で物をうまく取り扱うことを除けば，身体活動を発症前のレベルまで回復させるように励ます．

① 躯幹に対するアプローチ
体幹の動きは正常に近づいてくる．個々の動作のなかで不十分なところがあればそれについて評価し，原因となっている問題を解決し，正常な動きに近づける．

② 上肢に対するアプローチ
この時期には，下記の動作の一つ以上が可能である．
① 横水平位で腕を挙上する．
② 前方頭上に腕を挙上する．
③ 肘伸展位で回内・回外．

①では，屈筋共同運動の二つの要素（肩甲帯の後退と肩外転）と，伸筋共同運動の二つの要素（肘伸展と前腕の回内）とが結びつく必要がある．前者の影響が強ければ肘屈曲や肩外旋などの動きが出現し，後者では肩外転が十分に行えない．治療では，優位な共同運動の要素を抑制し，拮抗する動きを促通し（図32），それぞれの動きがADLに結びつくように行う．

②では，ステージⅣの運動が必要になり，肩甲骨の安定性と肩関節の可動性が要求される（図33）．

③では，ステージⅣの前方水平位に腕を挙上す

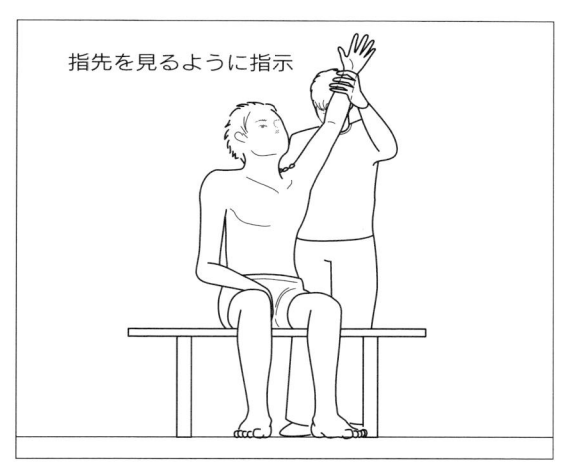

図 34　手指伸展に対するアプローチ
麻痺肢を挙上すると手指の伸展が誘発されるため，この肢位で手指の伸展運動を行う

ることが必要であり，肘伸展位では伸筋共同運動のため回内は容易であるが，回外は困難になる．Brunnstromは，この運動を前方水平位と横水平位で行うように述べているが，臨床的には横水平位での回内・回外が困難になる．

肩・肘関節の機能的調節は可能になり，手指については「対向つまみ」，「筒握り」および「球握り」が可能で，手指の伸展も部分的に可能になる．小さな対象物を操作することは困難であり，固定は可能なことが多いので，機能的に使用することを訓練する．ただし手指の巧緻動作は皮質レベルからの調節になり疲労を伴いやすいので，訓練時間については考慮する．

手指伸展に対するアプローチとして，挙上位で手指伸展を行わせると，手指は伸びやすくなる（図34）．

この頃には退院も可能になるため，発症前の生活様式を考慮し社会復帰に向けての指導も行う．

③　下肢および歩行に対するアプローチ

この時期には，下記の動作の一つ以上が可能である．

①　立位で，股伸展位で膝屈曲が可能．
②　立位で，膝伸展位で足を少し前方に踏み出して足背屈が可能．

①では，股関節を伸展位に保持することが必要であり，膝屈曲は屈筋共同運動になるため，分離運動が不十分であれば股関節の屈曲・外転・外旋のいずれかの共同運動が出現する．この動きは歩行の立脚中期以降における膝屈曲に関与し，歩行の正常化に重要である．

②では，伸筋共同運動からの分離が必要になり，歩行の遊脚期および踵接地時に重要な役割を有するため，積極的に強化する．

足関節背屈は，立位で骨盤を後方に引くようにすると足関節の背屈が誘発され（姿勢固定反応），動的立ち直り反応は歩行により徐々に出現し平衡反応も改善する．

保護反応も麻痺側に認められるようになり，精神的緊張があるとその出現は遅れる．この時期の異常歩行は矯正することが可能であり，異常歩行の原因を考察しそれぞれの問題点について対応する．

歩行における体幹回旋は麻痺側上肢を振って歩くように指導するが，患者は麻痺側を振ることに集中すると手と足のタイミングがずれたり体幹の分節性回旋が困難になる．そのため，上肢の振りを強調するよりも肩甲帯の回旋を指導するほうが，分節性回旋を引き出せる．

歩幅が一定しないときや，立脚時の骨盤帯～股関節の安定性が悪ければ，麻痺側での片脚起立，横・後方への歩行を行う．もし走行をゴールとする場合には，つま先歩行や踵歩行を試みる．

この時期には社会および生活環境に適応することを目的としたプログラムも必要になる．生活環境（特に家屋構造や交通手段など）について調査し，可能なら実際に訪問することも必要になる．

6）ステージⅥ

動きは正常に近づき，他動運動による痙性の微候は出現しないが，スピードや努力を要する運動を行わせると協調性やタイミングなどに問題が出現する．

（1）短期ゴール
①　協調性とタイミングを最高に活用．
②　正常な両手動作の獲得．
③　応用動作の獲得．

(2) 治療上のポイント

正常な日常動作をまねることにより，さらに正常な動きに近づける．

① 体幹，下肢，歩行に対するアプローチ

毎日の活動を通じて正常なバランス，協調性およびタイミングの獲得を目指す．階段昇降，でこぼこ道や坂道歩行，込み入った場所や人混みの多い場所に出かけたり，エスカレーターへの乗り降りの練習なども経験させる．

② 上肢に対するアプローチ

麻痺側の協調性は向上しているので，正常な両手動作を促し，患者の家庭内における役割を考慮して負担にならない程度の作業を課題として与える．

一般的に，女性は家庭内における役割はある程度明確にされているが，男性は役割が少ないかもしれないので，患者の趣味や興味のあることを見つけて対応する．

この時期まで入院していたり頻回に通院している患者は，特殊な問題がないかぎり少なく，定期的に診察を受けたり運動機能について評価することは疾病の管理および機能の維持・改善に不可欠であり，患者および家族に十分説明する．

3. その他

Brunnstromアプローチは，運動学的分析と神経生理学に基づいた治療法であり，筆者も活用している．特に，筋緊張を高めるためには利用できるものは何でも利用し，目的とする反応を導き出すことは理にかなっている[11,12]．

共同運動パターンを利用しての運動は，効率的であり，随意運動を獲得させるには重要である．ただし，共同運動だけを練習すれば，分離動作の獲得は困難になるので，分離動作を考慮しながら治療を行う必要がある．

評価については，感覚系の障害も伴っているため，感覚系についての検査も重要である．Brunnstromステージは6段階であり，簡便な方法ではあるが，変化をとらえにくいとの観点から上田らが本ステージを補足・細分化した12グレード法を発表し，広く利用されている[13,14]．

おわりに

Brunnstromアプローチについて述べてきたが，筆者自身，直接Brunnstrom女史に指導を受けたことはない．そのため，どの程度正確に紹介できたかは心もとないが，筆者の経験を踏まえて紹介したものであることをお断りしておく．

（吉元洋一）

引用文献

1) 上田　敏ほか：ファシリテーション・テクニック（その1）．理学療法と作業療法，**2**(2)：38-43，1968．
2) Brunnstrom S（佐久間穣爾ほか 訳）：片麻痺の運動療法．医歯薬出版，東京，1974．
3) 吉元洋一（山元総勝ほか 編）：成人片麻痺．動療法II，神稜文庫，神戸，1999，1-45．
4) 伊藤直榮（細田多穂ほか）：Brunnstromアプローチ．理学療法ハンドブック，協同医書出版，東京，1986，307-328．
5) 吉元洋一：片麻痺の姿勢反射機構と体幹立ち直り反応が歩行に及ぼす影響．PTジャーナル，**25**：95-100，1991．
6) 山中　力：緊張性振動反射の臨床応用．臨床脳波，**13**，464-469，1971．
7) 吉元洋一：脳卒中片麻痺患者の視覚性立ち直り反応と歩行能力．理学療法学，**18**：413-419，1991．
8) 田村　茂：装具療法の現状と検討．理学療法学，**13**：127-130，1986．
9) 奈良　勲：片麻痺患者の歩行訓練．理学療法，**1**：27-32，1984．
10) 吉元洋一：痙性に対する運動療法．理学療法学，**15**：105-108，1988．
11) Gowland C et al.: Neurophysiology and Treatment Principles for Disturbances of Movement and Posture Following Stroke. Neurophysiological Aspects of Stroke Management, Oct. 11, 12, 13, 1979, Canada.
12) 吉元洋一ほか：脳卒中片麻痺患者に対する姿勢反射機構検査．理学療法学，**15**：321-328，1988．
13) 上田　敏：脳卒中リハビリテーションの再検討．理学療法と作業療法，**21**：716-726，1987．
14) 上田　敏：脳卒中リハビリテーション研究の25年—リハビリテーションの効果と障害学を中心に—．リハ医学，**25**：466-473，1988．

II. 手技別理学療法

4. 生態心理学的な概念を応用した運動療法

I. 概略

　急いで部屋に入ろうとして，ドアノブを回して押したが，ドアは開かず顔をぶつけそうになった，というような体験はどなたでもおもちではなかろうか．なぜノブを回して押したのだろう．押すか引くか，私たちはいちいち意識してドアを開けているだろうか．

　ドアに近づいたらごく自然にノブに手が出て，回して押す，あるいは引いて，ごく当たり前にドアを開けられる．引くか押すかはドアと建物の関係で決まっており，その関係を私たちはいちいち考えなくてもわかるから，当たり前のこととしてドアを開けられるのである．ときどき，当たり前のことが当たり前でないように作られたドアにでくわすと，当然開くと思ったドアが開かなくて戸惑うのである．

　最近，建築やデザイン関係では生態心理学的な概念がかなり普及して，ドアノブの形が押すほう，引くほうで変えられている．押すほうには平らな板が張ってあるものも多くなっている．平らな板が張ってあればそこは押すのであり，引く人はまずいないのではなかろうか．このように目の前にあるドアノブは，一般的ないわゆる名詞としてのドアノブとは違って，人がドアを開くという行為をしようとしたとき，押させるか，引かせるかを誘導する特別な意味をもっているのである．

　このように，人の行為との関係で物や環境にたち現れる特別な意味や価値のことを，"アフォーダンス"と呼んでいる．私たちが行為をするときには自分が自分の力で行うのではなく，環境が教えてくれるアフォーダンスに導かれて行っている．行為は，自分の力が半分，環境の力が半分で行っているので，環境からアフォーダンスを入手しなければ行えない．そのために私たちは，能動的に環境に働きかけて探索することが重要になる．アフォーダンスに導かれて動くことで，さらに多くの情報を入手して知覚でき，引き続きその情報に基づいて動くことを繰り返して目的が完遂するまで継続するのが，私たちの行為である．

　行為は働きかけることと知覚することが循環して可能になるというこの考えを，ナイサーは知覚循環[1]と呼んでいる．このことは，行為が変えた環境の変化が，引き続く行為を導くと言い換えることも，私たちは行為の環境に及ぼした結果に，次の行為の可能性の幅を見るということもできる．

　鈴木は，健常者の課題遂行（インスタントコーヒーを入れるという系列動作）の過程で，マイクロスリップという現象を観察している[2]．行為者には自覚されないが，食事などの日常タスクで，ほぼ1分間に1回，きわめて短い時間幅で手に起こっている躊躇，軌道の変化，無意味な接触，手の形の変形の4種類に限定できる微小行為である．マイクロスリップは，系列の一つのサブ行為から他のサブ行為に移行するときに出現しやすい．コーヒー入れでは，サブ行為の順序をいかように変更しても，目的は実現する．したがって，次の行為の可能性は必ずしも一つではない．いくつかあるなかから行為を探索し，選択するということは，行為が人と環境の触れ合う挟間にあり，それは自然界の属性であって，人が脳でプラン・プログラムするものではないということになる．

一つの行為目標が設定されるとき，あらかじめすべての作業手順がプログラムされているわけではないようだ．

これまでの私たちのものの見方は，このような生態心理学的な見方とは全く違っていた．自分が行為をするということは，自分の力で，自分が考え，自分で動くことであると考えられてきた．脳ですべてのプログラムが作られて，その命令を実行するための器官として身体があると考えられてきた．身体は，リンクモデルの概念で，てこがたくさん集まった機械として理解され，パーツである個々のてこが命令どおりに機械的に動ければ，動作はできると考えられてきたのである．このような見方に立てば，重力がある世界で動くためには，抗重力的に動くだけの力と，動ける可動範囲がなければならないことになる．そのために，問題が起これば筋力や関節可動域が評価され，力源の確保と可動性の確保が最も基本的な治療と考えられてきたのである．

このように，私たちを動かすのは力であると考え，力以外の情報をほとんど省みない治療であっても，筋力がつき，可動域が増えて，力学的な可動性が回復すれば，知覚循環の過程もスムーズに流れるようになる例は少なくない．そのような患者では，従来の治療でも十分な効果があげられた．しかし，力や可動域の低下とは関係の緊密でないところで知覚循環不全になっている患者，特に少し重症な中枢疾患の患者では，力学的には動けるのに，目的行為としてはやらない患者が出てしまうなど，新たな問題が起こっている．

障害を，筋力や関節可動域のような身体的な要素の不全ととらえるのではなく，知覚循環の過程がうまく流れなくなること，つまり知覚循環の不全と考えてみたい．そうすれば，治療はセラピストが介入して障害を元どおりに治すとか正常に近づけることではなく，障害をもった身体で，患者が環境に働きかけることで環境のもつアフォーダンスを自分なりに探索し，入手できるように学習することだと理解できる．治療の目的は障害をなくすことではなく，たとえ障害が残ったままであっても，環境に働きかけることで，自分がわかり，環境がわかって，基礎的な定位ができて，環境に適応できるように学習することなのである．このような発想の転換が，生態心理学を応用した運動療法の基本になると考えている．

II. 基礎的な定位のシステムとダイナミックタッチ

1. 基礎的な定位のシステム

定位とは，「体節の相互関係および身体と環境の関係がわかり，適正に保持する能力である」と定義されている．特に，地球や私たちを支えてくれるようなものとの接触は特別な意味があり，基礎的な定位と呼ばれている．基礎的な定位とは，重力の方向がわかり，重力に抗して自分を支える支持面あるいは大地の位置や，環境内の主要な情報源の方向，自分との距離，位置など，自分と環境や物との基本的な接触がわかることである[3]．

人は，支持面あるいは環境の局所的な表面に接触することで，体重を支え，バランスを維持するための力を入手しないかぎり，いかなる動きも姿勢も維持できない．したがって，基礎的な定位は他のあらゆる機能的活動の必要条件である．自分を定位するための基準を作り上げているのは，前庭器官が感知している重力の加速度の方向にとどまらず，重力によって構造化された視覚的レイアウト，重力によって身体を通して感受できる体性感覚情報など，さまざまな知覚システムである．私たちの身体は常に環境と多重に接触し，こうした知覚システムを重複させ，協調・統合させて，重力のもとで自分の制御を可能にしている[4]．

一例として，座るという姿勢を考えてみたい．従来からの静止の姿勢論では，"座る"という姿勢は"重力に抗した体幹・四肢のアライメントの保持"であるが，生態心理学では，"私たちは何もない真空の場所に座っているのではなく，重力以外にも周りにたくさんの情報のあるところで座っている"という現実を重視する．私たちは自分のチカラ（機能）だけで座っているのではなく，座位を持続するための情報，たとえば"視覚的な立ち直り"という言葉があるように，環境には重力によって構造化された視覚的な配列がたくさん

あり，その情報を受け取ることによって，座ることを持続している．つまり，座るという姿勢は一定の視覚情報の抽出を持続して可能とする"定位のための行為"である．"座位姿勢"は重力へのリアクションではなく，環境に向かい私たちがとっている能動的なアクションである．座ることは，一定の見えを保持し続けるための，知覚情報に導かれた定位の行為なのである[5]．

佐々木[5]は，次のように述べている（1990）．「姿勢をこのように能動的な行為として位置づける生態心理学的な見方では，身体の動態である"運動"に特別の意義を認めない．動きは"姿勢から姿勢への変化"と定義され"姿勢"に還元される．運動は一定の知覚情報を抽出するための行為としての"姿勢"の連続した変化なのだと考える．したがって生態心理学では"良い姿勢"とか"悪い姿勢"という価値づけは意味がなく，姿勢は変化することに価値があり，感情，動機や構えまで含めて変わるものである．」ある文脈のもとにこのように構えた姿勢を図式と呼び，行為はこの図式をもって対象に働きかけることと働きかけることで生じた変化を知覚することの循環（知覚循環）である．

ある目的を達成しようとする動機が湧いたとき，私たちは目的を意識して構えた図式を整える．図式に基づいて対象に働きかけ，探索して情報を受け取り，知覚して，情報に基づいて対象を変化させる．このとき自分や対象に起こった変化に気づいて，やり方だけでなく図式も変えてさらに働きかけることを，目的が達成できるまで繰り返す．これが行為である．

目的は意識するが，目的を遂行するための手続き的な探索や対象への働きかけに関しては，意識することがほとんどない．行為をするたびに私たちは，動いて変化することで対象がわかり，自分がわかって，対象との関係を更新するというすごいことを，意識することなく自律的に行っている．だから日常的に行っている行為に関しては，いつ行っても当たり前に無自覚にできてしまう．人は多数の知覚システムを重複して働かせ，多重にすることで，個々バラバラでは達成できなかったようなきわめて精度の高い，しかも冗長性のある知覚システムを作り出している[6]．

環境のなかにおける自己も，通常は複数の情報を重複して入手し，特定しているが，これらのどの情報をとってみても同じ自己が特定できる．これが，知覚システム間の協調ができている状態である[7]．このシステム間の協調は，一度完成すればいつでも同じように機能できるというわけではない．身体の状況を反映して，環境から入手できる情報の質や量が知覚システム間でかなり変動するものと考えれば，行為のたびに自律的に更新できるメカニズムの価値が一段と高いものになる．

繰り返すが，姿勢をこのように定位のための行為として考えたとき，重力の支配する陸上で生活する生物は，支持面や身体に接触するものを拠り所に姿勢を維持するための定位を能動的に行っていることになる．重力によって，身体を通して感受できる体性感覚情報に基づいて行われる定位は基礎的な定位と呼ばれ，地球と自分の関係を知覚させるものであり，すべての定位の基準となっている．

2. ダイナミックタッチ

基礎的な定位という概念を理解し運動療法へ直接応用できるようにするために，ダイナミックタッチという理論が役に立つ．

行為をするためには，探索し，身体内部がわかり，外部の環境や対象との関係がわかることの重要性を述べてきた．多くの患者は麻痺して身体の一部が動かなかったり，感覚が脱出していることが少なくない．しかしこのような障害は動く（あるいは動かす）ことで乗り越えられ，局所の状態が感じられなくても知覚はでき，かなりのことがわかるようになる可能性があると考えている．その基本となる概念がダイナミックタッチである．

私たちは，手に持った棒を振ることで，棒の先端がどこまで届くかわかる[8]．だから，手の届かないところに触れるのに，いちいち長さを計る必要はない．周りを見回して，適当な棒を見つけるだけでよい．長さだけでなく，形や向きまでもわかるといわれている[9]（図1）．

これは，振るという行為を通して物体のもつ固

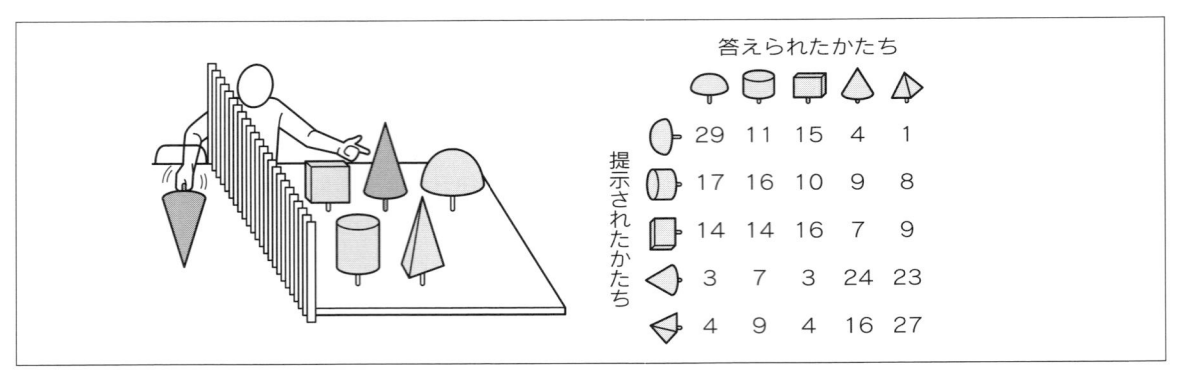

図1 ダイナミックタッチ
振ることで長さだけでなく形も知覚できる(佐々木正人,1994[9])

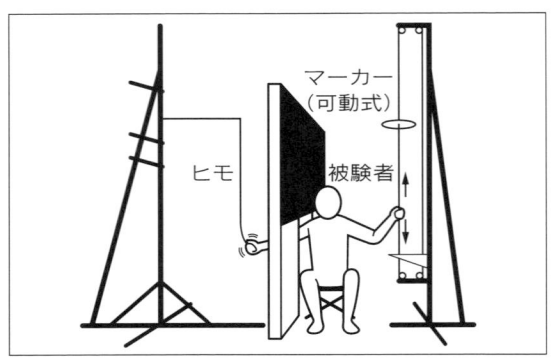

図2 紐のダイナミックタッチ
柔らかく,グニャグニャしたものでも,動かし方を工夫すれば長さや太さがわかる(三嶋博之,2000[10])

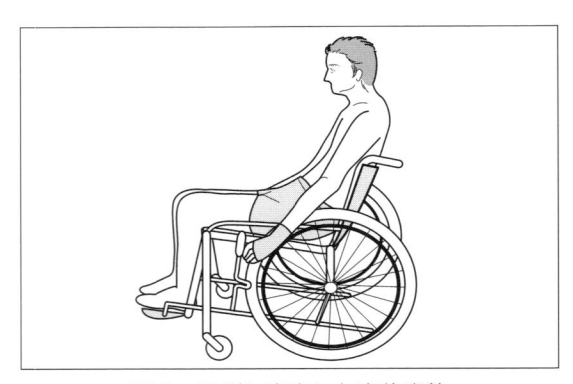

図3 過剰に安定した座位姿勢
骨盤が後傾し,背もたれによりかかった姿勢で,自立して安定できているわけではない.そして,この姿勢から身体を起こすことは,頸部体幹の筋活動だけではできない.上肢で押したり引いたり,下肢を持ち上げる,膝を伸ばすなどの支援活動がなければ動けない.力学的にそれほど安定した状態である

有の慣性モーメントを探索しているのではないかといわれている.だが三嶋は,硬い固形物ではなく紐のように柔らかくぐにゃぐにゃしたものであっても,動かし方を変えることで長さや太さがわかると述べている[10](**図2**).複雑な環境になれば,それに合わせて私たちは動かし方を多様に変化させることで,さまざまな情報を探索できるのである.

外部のものの状態がわかるだけでなく,身体内部の相互関係がわかるのも,ダイナミックタッチである.身体内部の相互関係がわかり姿勢を持続的に維持するためには,常に身体の内部を動かして探索する必要がある.同時に,外部である支持面や物との接点も常に変化させ,探索して相互関係がわかるようにしておく必要がある.このような相互関係の変化を継続的に作り出すことで,筋の緊張が維持されているのである.

健常者では,呼吸や心臓の拍動などのリズミカルな動きで,無自覚にこのような目的を達成している.私たちは精神的に緊張したりストレスで不安になっていると変化を感じにくくなるので,座っていても足を組み直したり,落ち着きなく動いて,何とか変化を感じ取ろうとしているのではないかと考えている.反対に,痛みや不快感があるときには,筋を緊張させて動きの自由度を下げることで,不快なことを和らげようとする.身体を硬くして,動きにくくすることで安定感は増すかもしれないが,自然に備わったリズミカルな動き

では身体を定位できるだけ揺することができず，身体知覚がはっきりしなくなり，筋緊張のバランスが崩れて二次的，三次的な痛みが加わってしまうことも少なくない．身体を意図的に動かして，身体知覚を取り戻し，外部の接点との関係もわかるようにしておくことが重要になってくる．

身体の一部が麻痺して，重力に抗してアライメントが維持できず動きにくい状態，つまり過剰に安定した状態に強制されてしまうと，そこから脱出するために強い力や大きなカウンターウエイトが要求され，何をするにも基本的にがんばらなければ動けない固定的な状態になってしまう(**図3**)．外部との関係がこのように過剰に安定した姿勢では，身体内部に備わった自発的なリズミカルな小さな動きでは支持面との間に変化をつくることができず，身体知覚が曖昧になってしまうので，筋緊張のアンバランスを強めてしまう[11]．

物理的に過剰に固定された姿勢を避け，小さな力でいつでも動けるような状態にすることが，シーティングやポジショニングである．動きやすい姿勢をとったら，小さな力で，いつでも身体を揺することを指導して，身体内部あるいは外部との接点の体性感覚を主体としたダイナミックタッチで身体知覚を蘇らせ，接触するものとの関係や自分自身の身体図式を気づかせて，バランスのとれた筋緊張を持続して維持できるようにしておくことが大切である．身体を硬く，一つの固まりにして前後左右に動かすことが目的ではなく，身体内部を細かく知るために，細かく揺する，あるいは脊柱の椎体一つひとつを動かすような感覚で揺することが大切である．

このように考えると，人は本来自発的，自律的に動いているのである．動くことによって環境のさまざまなものに触れ，変化を感じることで筋緊張を整え，さらに動くことを持続しているといえるのではなかろうか．過剰に安定し，自発的，自律的に動きにくくなり，身体内部の相互関係および支持面との間に変化をつくることができないために，全身的な筋緊張のバランスを維持できなくなっている患者には，意識的に揺すって，身体の軸に気づき，明確な身体図式を維持させるように指導する必要がある．このとき，身体を大きく屈曲，伸展，側屈，回旋するような動かすというイメージではなく，余分な力を抜いて個々の椎体をさまざまに揺するようにしたほうが，ダイナミックタッチでより細かな身体内部のアフォーダンスを入手できると考えている．姿勢は，重力に対する身体の受け身的な反応ではなく，積極的に環境を探索し持続的にその肢位を維持する定位のための行為であることを忘れてはならない．

今まで私たちは，このような自己管理の仕方を指導しなかったため，治療してもバランスのとれた筋緊張を持続することができず，また元に戻ってしまうことを嘆くだけで終わっていたように思っている．

III. 空間的な定位のシステムと光学的流動

1. 空間的な定位のシステム

重力のもとで，固有感覚や触覚を中心に，直接触れ，動いて力の方向を探索して定位するダイナミックタッチに対して，私たちはごく軽く触れるだけで，あるいは直接触れずとも，周りの空間に起こる変化と自分の関係がわかり定位することもできる．

ギブソンは，環境に働きかけられる知覚のモードとして，基礎的な定位のほかに，視覚システム，聴覚システム，触覚システム，味覚・嗅覚システムなどの空間を定位するシステムをあげている[9]．触覚システムは手の届く近い空間の情報を，他のシステムは大気を媒介として近い空間を含め直接手の届かない遠い空間の情報まで受け取ることができる．

生理学では，体性感覚のように身体内部の状態を知覚する感覚を自己受容感覚，空間情報のように外部の情報を受け取り知覚する感覚を外受容感覚と区別している．しかし視覚は，光という環境にある特殊な波に反応し，外部にある対象の色や細かな解像度を要求される形・特徴などの識別が可能なだけでなく，自分と環境，自分と対象の位置や方向，距離の変化を実際に触れなくても知覚し定位できる．視覚でとらえる光学的な変形は外

部の環境に起こっている変化だけでなく，それを観察している自己の変化をも特定できるのである[6]．定位後の奥行き知覚や距離感のさらに細かな解析には，両眼の視覚像差や眼の輻輳による運動情報を用いる方法もある．自分の手と物体を見ながら操作する，近くの人や物体を見る，地面をよく見ながら意識的に物をよけて歩くなど，静的な距離を視覚的に識別する機能を担うと考えている．

私たちには，複雑な環境に合わせて大気の振動，個体の振動，大気や物に含まれる科学物質などさまざまな情報に基づいて対象を識別できる受容器が発達してきた．そのために対象と対象の関係がわかり，私たちに対象を操作するという行為も可能にしている．しかしそこには，視覚でみたように，自分と対象の関係が定位できるという基本的な知覚が，すべての知覚システムに含まれているということがきわめて重要である．発生・発達的に見るならば，定位するという知覚があって，そこから必要に応じて知覚システムが分化，独立し，さまざまな情報が識別できるようになったと考えるべきである．つまり多くの感覚が統合してわかるのではなく，もともとわかっていた，わかっていたことがあるからそれを基準にして統合，協調することができ，統合，協調することでさらに多くのことがわかるのである[12]．

まとめてしまうと，基礎的な定位のシステムと空間の定位のシステムが協調して自分と対象の関係がわかり，姿勢をつくり目的の方向に向かって，あるいはものに向かって身体を移動する起居移動動作などの基本的な移動動作を可能にしている．空間の定位のシステムは自分と対象の関係がわかり移動を可能にするだけでなく，対象の特徴や対象と対象の関係もわかり私たちに対象を操作するという行為も可能にしている．対象を操作するレベルになると識別することが重要になり，大脳皮質の関与が大きくなるが，移動を中心とした定位のレベルはすべての鳥類が行っているレベルであり，皮質はあまり発達していなくても行える．片麻痺患者で問題となるのは，ほとんどの場合，意識して識別することではなく，手続き的に無自覚に行う環境に定位する部分，特に筋緊張のバランスを整えて持続させ運動の準備状態を維持する部分であることはしっかりと認識しておく必要がある．つまり，きちっと定位して，自由に動けて，運動が学習できる筋緊張を自律的に準備できる身体づくりが重要である．

2. 光学的流動

人混みを避けながら歩いたり，目標物のすぐ手前で止まる，あるいは歩く道筋を決めるような空間的に自由な移動が主となる起居移動動作では，両眼視差に基づく距離のような奥行きの知覚だけを拠り所に行為をしているのではない．両眼的な要因以上に，運動的要因が空間の構成に重要な役割を演じている．

現実の移動動作のなかでは，物の恒常性を基準とし，視覚像の大きさの変化を通して距離を特定することもできる[4]．近いものは遠くのものを隠すが，この逆はありえない．近いものは遠いものより大きく見える．物の表面の微細な部分は肌理になる．肌理は距離が遠くなるにつれて密になる．肌理の勾配や肌理の拡大率，収縮率の変化が光学的流動と呼ばれ，自分と対象の距離の変化（移動）や移動の方向，速さ，ぶつかるまでの残り時間のようなタイミングなどの情報になる．対象物との接触を「接触する前」に調整してぶつかることを避けるだけでなく，ちょうどよいタイミングでちょうどよい力で手やバットを移動させ，ボールを受けたり，バットで打つことができるのも，静的な距離を知覚できるからではなく，光学的流動で衝突までの残りの時間がわかり，タイミングを合わせることができるからである[13]．

壁の前に人が立っている．その壁は床から離れており，立っている人が全く気づかない間にゆっくり，小さく前後に揺れだしたとする．立っている人は自分では気づかずに，壁の揺れに同期して前後に揺れ始める．立っている人が見ているのは光学的流動による目の前の壁の表面の肌理の変化である[9]（図4）．壁への接近や後退は光学的変数である肌理の拡大や縮小といった変化を引き起こす．立っている人は壁が動いているとは思っていないので，実際に肌理の変化が起こっては困ると

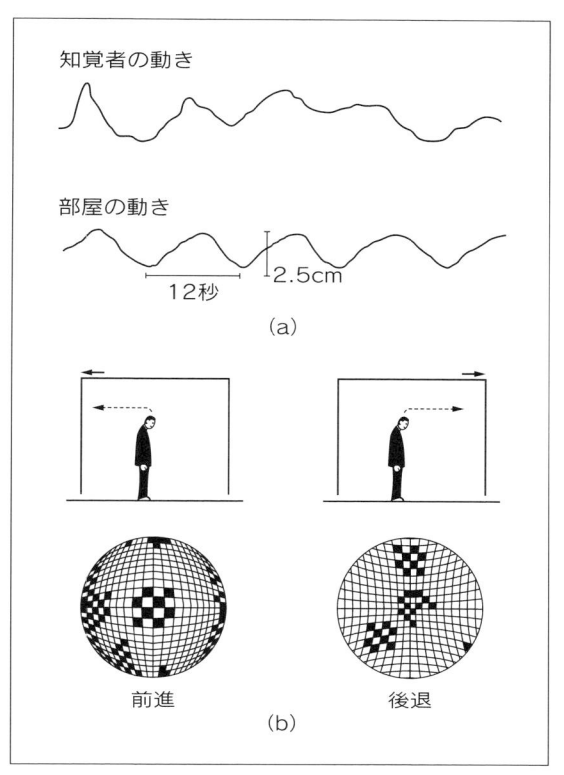

4. 生態心理学的な概念を応用した運動療法

図4 光学的流動
(a) 壁の揺れに同期する姿勢
(b) 壁の動きから生ずる光学的流動による姿勢のコントロール
（佐々木正人，1994[9]）

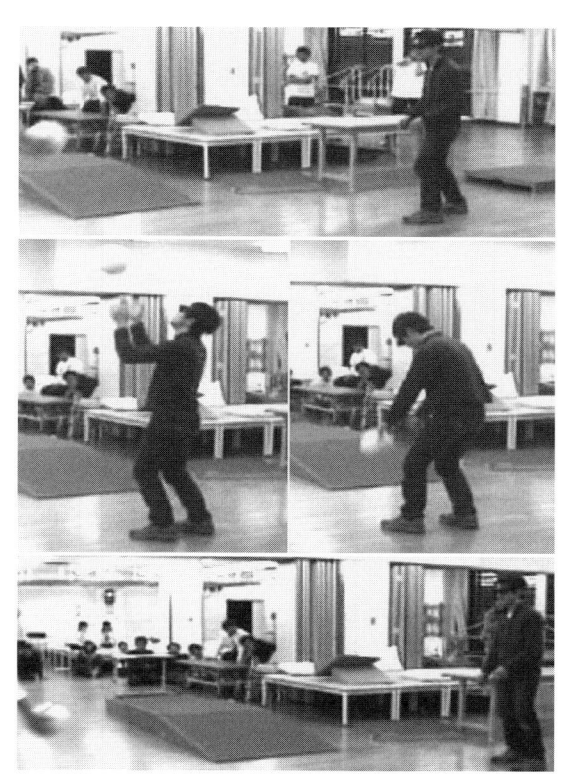

図5 視覚と体性感覚の協調不全
アイマスクをかけ右目を塞ぎ，左目は小さな穴を空け中心視約5度の視野狭窄の状態にした．この状態でキャッチボールをする．ボールの軌跡がうまく視野に入ると受けられるが，視野から外れると受けられない
上段：視野から外れると受けられないので，この人はボールを一生懸命見て見失わないように構えている．それでも受けられないときが多い．固定的に構えているので，他の知覚システムも機能できず，落としたボールを追いかけることもできない
中段：キャッチボールでは，本来ボールの軌跡を中心視で追跡するようなことはしていない．相手のいる位置と自分のいる位置の関係や，ボールが飛び出す速さ，方向，自分にぶつかるまでの残り時間など，ボールと自分の相互関係をつかみ，リズムとタイミングをとっている．静的によく見ようとするのではなく，ボールを受けられる高さに自分で投げ上げる，ボールを床につく，など今の視野でダイナミックに動きながら環境，ボールとの相互関係を再構築する
下段：リズムとタイミングをつかむ練習をした後は静的に構えることが減り，ボールをよく受けられるようになっていた．部屋とボールと自分の関係を光学的な流動でとらえ，リズムやタイミングをつかむ知覚の仕方は，普段無自覚にやっている．できなくなったとき意識して，分析的に考えることは，普段無自覚にやっていることと全く違う．無自覚にやっていることは本人にはわからないので，セラピストは患者に何を探索すればよいのか指導する必要がある

感じ，変化しないように壁の動きに同期して自分が動くのである．立っている人は，壁が揺れていることも，自分が動いていることも気づかずに行っている．立っている人の身体の運動と，光学的流動によって特定される環境にある事物の時空間的配置との間に，無自覚に起こる「緩やかな協調」なのである[10]．

このように，人の動きを変えるのにいつも力が必要となるわけではない．情報があればよい．歩き始めたばかりの赤ちゃんを倒すために，力はいらない．わずかな光学的流動をまわりに起こすことで，赤ちゃんはバランスを失い倒れてしまう．まだ慣れない重力によって，足部を通して感受できる体性感覚情報と光学的流動による視覚情報がうまく協調できないためであろう．本来周辺視で無自覚に機能する，光学的流動によって特定される環境の時空間的配置の変化に対する身体運動の協調が不全になり，混乱すると，意識してよく見

ようと構える患者は少なくない．よく見ようとすれば中心視になるため，固定的な身体の定位を強いられて構えを崩せなくなり，他の知覚システムで探索することまで制限されて，すべての知覚システムが有効に機能できなくなってしまうことはきわめて多い[14]（図5）．

IV．身体の正中軸の成立

1. 前庭器官と固有感覚

人の場合，空間知覚で特に発達しているのが視覚である．私たちは，見てわかることと，実際にやって動いてわかることとが一致している．見えるものと，見えるものに連動した自分の動きが協調できるからである．

見てわかることとやってわかることが一致するためには，第一に，頭部のまっすぐな軸と身体のまっすぐな軸が一致していなければならない．前庭と固有感覚，前庭と目と固有感覚，頸部と体幹の固有感覚，それらが頭部と身体の体軸の一致ということを通して，支持面を一つの基準とした協調性を実現している．

重力が陸上の1/6しかない水中で浮いている魚は，自分の存在を参照する系として前庭器官を優位に発達させている．羊水の中の胎児も，胎児期8週ですでに内耳の平衡感覚器官が機能を始め，揺れ動く羊水内環境に適応した粗大運動をし，姿勢を保ち始める．粗大運動は，上下肢の屈曲・伸展を中心としたびっくり反射様のスタートル，体幹と四肢を悶えるようにくねらせるジェネラルムーブメントなど，命令されたり刺激されたりしなくても自然に動き始める運動である．このような運動を自発運動と呼んでいる．自分と重力加速度との関係に変化を生み出し，平衡感覚と抗重力抵抗の発達（身体軸の成立）を促し，身体図式を獲得するための働きをしているものと考えられている[15]．水の中という，自分を定位するために限られた情報しか得られない環境で，前庭器官で入手できる重力の加速度の方向という不変の方向を手がかりに，顔面，頭頸部の位置がわかり，口を水平にするように調整することが姿勢調整の始まりであると考える．

新生児に見られるジェネラルムーブメントは胎児期のムーブメントとほとんど変わらない．この動きは，手足の屈曲，伸展を含んだ全身的な屈曲，伸展というマスムーブメントというイメージの動きではなく，脊柱の内部をくねらせ回旋させて個々の椎体を別々に感じられるような動き方であるということがきわめて重要である．頭頸部の筋で始まった前庭－固有感覚の連携で姿勢を調整する機能を拡大し，全身的な姿勢調整機能を自己組織化するために，頭部と体幹をくねらせて，胸背部から腰背部へと広げ，頭部から殿部まですべての脊柱を固有感覚でつなぐという活動である．このような動きをすることで，頭部と身体が初めて機能的に一つの連続体となり，頭部と身体の軸が一致して全身の軸が成立するのである．羊水のなかで身体軸が成立し，体幹の筋緊張が維持できるようになることで，胎児は私たちが可能な運動はすべてできるといわれるような高度な運動機能を発達させることが可能となる．

出生と同時に，水に浮いた状態に変わって，支持面で支えられるようになる．水中の6倍という力で，重力に押し潰されて，はじめは支持面との間に自分で変化をつくることは難しく，重力によって身体を通して感受できる体性感覚情報で支持面を知覚することはできないと考える．重力の加速度の方向を知覚する前庭器官と固有感覚を協調させること，つまり頭を回すような動きをすることは，比較的小さな力で自分と新しい環境の相互関係に変化をつくることができるので，胎児期の体験を十分に生かし，最も容易に自己を定位できるのではないかと考えている．

頭を動かすことと見ることが密接に関連し合って前庭動眼反射や頸反射が引き起こされるようになり，平衡感覚－固有感覚－視覚の協調が成立すると，見て動くため積極的に頭を起こすようになり，頸部と体幹が固有感覚で統合できるようになって，身体を鉛直に保つ軸ができてくる．この過程が，頸が据わることから腰が据わることへの発達であると考えている．

発生・発達的に見ると，支持面がわかって，そこに接する身体部分を土台として，その上に他の

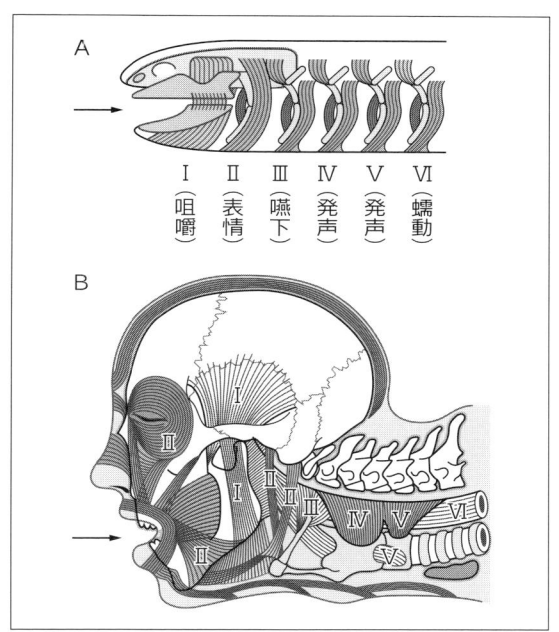

図6 顔面，咀嚼・嚥下，発声筋の発生
鰓の前面から分化発達する平滑筋に近い横紋筋である（三木成夫，1982[17]）

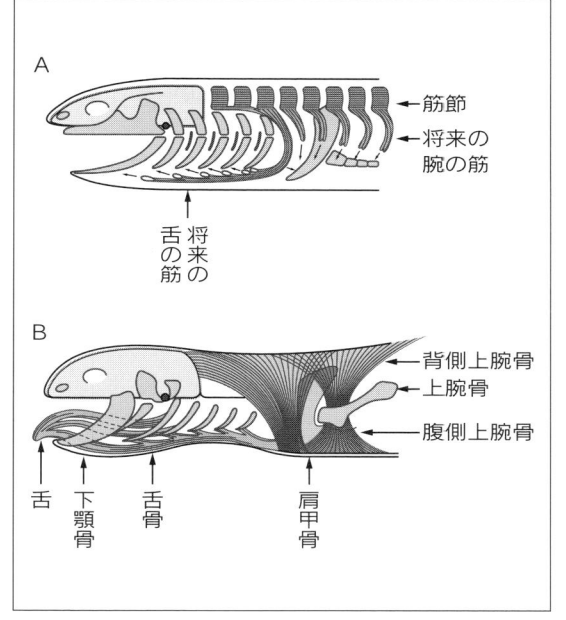

図7 舌，頸部肩甲帯の筋の発生
鰓の背面から発生する横紋筋（三木成夫，1982[17]）

身体部分を積み上げるようにして正中の軸が決まってくるのではない．前庭器官で，重力の加速度の方向がわかる．それをもとに体軸が決まり，体重を支える支持面からの床反力と体軸の関係を調整できるようになってくる．両者が平行になるように軸を鉛直にすることが，まっすぐな姿勢を維持することである．体軸と床反力の方向や大きさなどの相互関係がわかり，調整できるようになることが，基礎的な定位ができることである．

軸は床反力とは関係なく，絶対的にどこに行っても変わることのない重力の加速度を基準にして決まる．土台である支持面に身体部分を積み重ねることで軸ができるという発想は，物の安定性の基づいた逆転した発想である．大きな重力にうち勝ち，わずかな力で頭部を動かすことができるようにしてこのような発達を可能にしたのが，頸の可動性ではないかと考えている．私たちが最も少ない力で動くためには，常に正中の軸が定位できている必要がある．

2. 筋緊張調整

発達的に，頭頸部が全身の姿勢コントロールの要となり，全身の筋緊張を整える役割をもつようになったのはなぜだろう．

栄養源を自分で作り出すことのできない動物は，外部に働きかけるための感覚・運動を発達させた．そして，容易に外部の栄養源を発見し，そこに移動して，口を使って獲物を捕獲する能力を発達させたものが，生存競争に勝ち残ってきた[16]．水中でより多くの獲物にありつくために，口を前にして進むようになり，体内にとり込まれた食物が，吸収されるまでの間に慣性で腸を口から引き離す力を作用させた結果，肛門が後ろに下がって，動物は共通した縦長の形になってきた．

口は，腸が延長して外部に開いたところで，腸の先端にあたる鰓の一部が顔面，咀嚼，嚥下，発声の筋に変化してできた，触覚のきわめて敏感な部分である．顔面，咀嚼，嚥下，発声の筋は横紋筋で構成されるが，身体の他の部分の横紋筋とはやや役割を異にする．この部分は横紋筋ではあるが，外部に対して強く速く働きかけ，捕えた獲物を噛み砕いて飲み込むための動物機能としての横紋筋と，飲み込んだものを消化吸収し生命を維持するために持続して活動する植物機能としての平滑筋との橋渡しをしている．

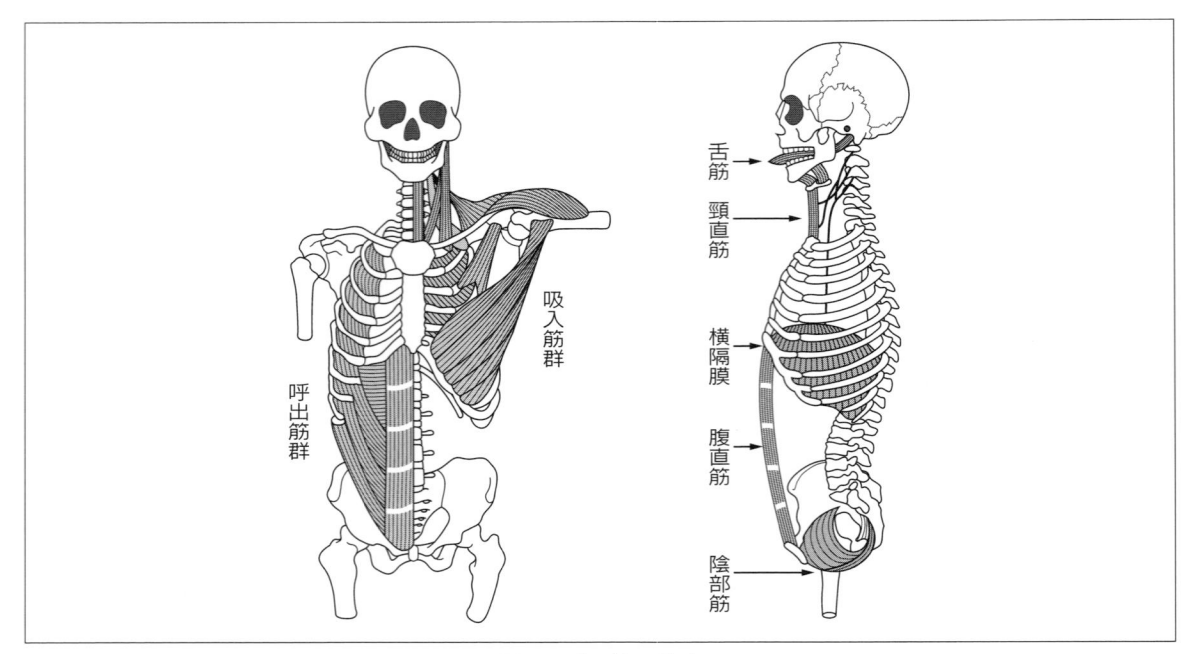

図8 呼吸筋の発生
呼吸専門の筋は横隔膜だけ．横隔膜は横紋筋である（三木成夫，1989[18]）

　顔面筋は，植物機能的な情動が表情という形で最も外に現れやすい部分である．咀嚼・嚥下では，嫌いなものは食べる意欲が涌かないばかりか，無理に食べると吐き気がする，好きなもの嫌いなものに対しては声の質も違ってしまうなど，この部分の横紋筋はきわめて植物機能的な情動で外部と接し，そこで得られた情報で筋緊張を調整することになる（**図6**）．

　植物機能を反映した顔面，咀嚼・嚥下，発声の筋緊張は，口の中にありながら，発達的に背部の筋と関係の深い舌の横紋筋によって直接頸部，肩甲帯の筋に伝えられ，姿勢調節されることで正中軸，つまり体幹の筋緊張がコントロールされることになる．顔面，頭頸部は横紋筋の筋緊張を作り出し，その筋緊張を全身に広めるうえで重要な役割を担っている（**図7**）．個体発生が系統発生を繰り返し，後から獲得した機能ほど容易に損傷されるといわれている．それが正しいならば，生きるか死ぬかの瀬戸際から，何とか生き延びて植物機能が回復してくれば，平滑筋に連続し，平滑筋に最も近い横紋筋である顔面，咀嚼・嚥下，発声筋の筋緊張が回復することから，動物機能も蘇ってくるのではないかと考えている．

　以上のように見てくると，定位の原点は口をえさに近づけて保持するための活動である．逆転したように聞こえるかもしれないが，口の周りの筋が活動し，身体を口につなぎ止めることが定位の始まりであった．えさという身体の外部にあるものに口を安定して保持するために前庭で重力の加速度の方向がわかるようになったことが，確実な定位を実現するうえできわめて重要であったと考えられる．このように重力に対する定位が頭頸部で行われているということは，その後発達して支持面に定位できるようになるまで，身体を安定させることは頭頸部に身体をつなぎ止めることだということになる．

　赤ちゃんは出生すると，重力のもとに出てジェネラルムーブメントのような無垢な自発的な動きを利用して，頸が据わってそこから体軸が成立し，初めて支持面に定位できるようになる．ところが重症な患者では，頭頸部から体幹に体軸がつながらず，頸が据わっただけであったり，頸の据わりも不十分であったりする．つまり，支持面に定位していない．このような患者では，身体を頸につ

なげて安定しようとする反応は起こっても，支持面に対しては，私たちが側面にしているのと同じように，気づいたところは押したり引いたりして点として支えに使うことはあっても，定位してそこから全身の緊張を整えるような反応は起こらない．

V. 問題だらけの呼吸筋

上陸に伴って平滑筋から横紋筋に移行してしまったもう一つの機能に，呼吸がある．呼吸も，生物が生きるために，植物機能として休みなく継続すべきものである．

哺乳類では，呼吸専門の筋として準備された頸髄神経で支配される横隔膜が，横紋筋である[18]（図8）．そのために，夜間眠りに入り，覚醒レベルが低下して，能動的な活動性が低下すると横隔膜も機能を低下させ，休んでしまう．このとき呼吸は，魚のときと同じレベルである延髄の呼吸中枢で監視され，酸素不足にならないように，ときどき眠りを浅くして横隔膜を働かすようなコントロールがされている．中枢神経に障害をもつ片麻痺患者では，急性期，特に夜間に，活動性が低くなったとき呼吸に問題が起こりやすい．

さらにこの問題を大きく，複雑にしているのが，呼気のシステムである．呼気時には，横隔膜が下がって胸腔内圧が陰圧になることで，空気が取り込まれ肺が膨らむ．このあとに続く呼気は，吸気筋の緩みと吸気時に引き伸ばされた肺や周囲の軟部組織の弾性による収縮を利用して行われる．つまり，呼気専門の筋は用意されていないのである．通常は，腹筋群や骨盤底の筋群が呼気の補助筋として働いているが，横隔膜の機能が低下すると，呼吸補助筋が働いて上部胸郭を引き上げた上部胸式呼吸になる．この状態では，息を吐き切ることはできない．息を吐けないので，吸気補助筋を使ってさらに努力的に吸うようになり，頸部肩甲帯の筋を持続的に収縮させ，肩甲帯を引き上げることになる．その結果，片麻痺患者の多くは慢性的に，胸郭が吸気位に固定されたところで，浅く速い効率の悪い呼吸をするようになる（図9）．片麻痺患者には拘束性の呼吸障害が多いといわれてい

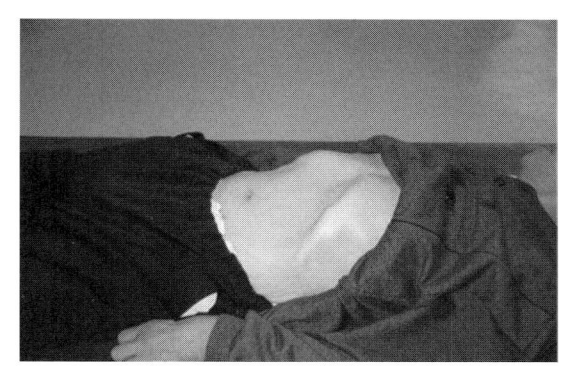

図9 吸気位に固定されてしまった胸郭
頸部肩甲帯の筋緊張が強く，胸郭が引き上げられて，腹部の筋は機能しにくくなっている

るが，私は，このような構造的問題に起源があるのではないかと考えている．

このように，片麻痺患者の多くは，呼吸の問題から頸部肩甲帯の筋活動が過剰になりがちであるが，頸部肩甲帯は，ほかにも幾つもの問題が集中するためにきわめて治療の難しいところになっている．ゆっくりと深い呼気をしながら，体幹の筋の遠心性の収縮を引き出し，緩めながら筋を働かすことができるようにアプローチする必要がある．特に片麻痺患者に対する呼吸機能の改善を目指した治療では，横隔膜を十分働かせ，深く吸い込んでからゆっくり緩めながら深く吐く腹式呼吸と鼻呼吸をできるようにすること，および腹部の強い筋活動で息を吐き切ることができるようにすることが重要である．

呼吸に関して問題はさらに深いものがある．すでに述べたように，呼吸筋はすべて体幹や上肢を動かすための動筋である．外部に対して強い力を出すとき，速く動くとき，あるいはきわめて細かな操作を正確に行うときなど，体幹の合目的的な筋活動が要求されるときには，このような目的動作と呼吸を同時に行うことはできない．そのため，動作を行うときは息を止めるようになる．息を吸ってから止めるため，結果的にいつでも吸気位にとどまりがちになっている．

このように，息を本当にしっかりと吐き切ることは，健常者でもほとんどなくなっている．そのために，吸気補助筋や体幹の伸筋群は，十分緩めて遠心性に活用することが困難になり，感受性の

低い硬い筋になってしまう．鳩尾が上前方に引き上げられ，肩甲骨も引き上げられ，胸郭が過伸展された姿勢に強制されて，腹部の筋は働きにくい状態になりやすい．

　持続した腹部の筋活動を可能にすることが，胸郭の過伸展を矯正し，腰の安定性を高めて，支持面にしっかりと定位したまっすぐな正中の身体軸を提供する．軸が安定することは，四肢の動きの自由度を高めるだけでなく，速く，強く動かすことにもつながってくる．あらゆる呼吸法で横隔膜を遠心性にゆっくり緩めること，および腹部の筋を強く活動させて息を吐き切る工夫が重視されるのも，このような構造的欠陥を補うためであると考えている．物事を学習するときや，よりよい適応を図るときにも，筋の感受性を高めるために必ず深くゆっくりと長く息を吐くことができ，無自覚な状態で腹部の筋緊張を維持できる身体づくりが要求されている．

Ⅵ．実際の治療への応用

1．パーキングファンクション

　パーキングファンクションは，クラインフォーゲルバッハの提唱した概念である．背臥位では，5つの身体部分が直接支持面に接し，独立して支持面から支えられている（**図10**）．身体部分を結び付ける筋が力を抜き，リラックスできれば，5つの身体部分それぞれに独立した重心を仮想することもできる．完全に力を抜き，休む状態になるときである．一般に治療場面でこのような状態になることは少なく，そのときの文脈に応じた筋緊張が保たれる．必要な筋だけが最小限緊張し，余分な力が抜けたとき，潜在的な動く可能性（ポテンシャルモビリティー）は最も高くなる．私たちの目的は，高いポテンシャルモビリティーの状態をつくり，それを維持できるようにすることである．

　背臥位は，重力に抗して身体部分を筋活動でつなぎ止めておく必要がない．だから力を抜きやすい姿勢であると表現することは，間違いではないと考える．しかし支持面が広く，そこに接する可

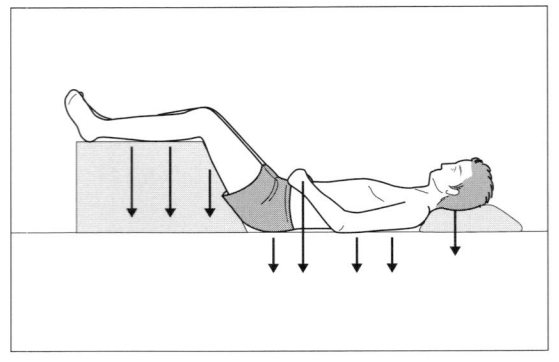

図10　パーキングファンクション
背臥位における全身的なパーキングファンクション

能性の高い身体部分が多いだけに，問題も出やすくなっている．全身的に筋緊張のバランスがとれていて，支持面に全面的に接触して全体が平等に支えられれば，問題は少ない．ところが筋緊張にアンバランスがある場合，全面的な接触ができないで，緩められる筋と緩められない筋の相対的なアンバランスが強くなり，負担のかかる筋ができてくる．背臥位は側臥位と違ってとれる肢位が限られており，自分の身体の都合で変化できる範囲が狭いために，苦痛でこの姿勢を維持することが容易でない人も少なくない．下肢を安定した台に載せ，頭に枕を当てるなど，上面になった筋の緊張を緩めるような対応が必要である．

　患者だけでなく，健常者でも呼吸が問題になることが多い．頸部肩甲帯の筋が過剰に働いて，腹部の筋の活動が制限された状態も，その一例である．腹部の筋が働きにくいと腰の据わりが悪くなり，腰が抜けた状態で，正中の軸が崩れてしまう．片麻痺の患者では，それに加えて麻痺側の身体が支持面に定位されずに頸部から釣り上げられている人も少なくない．頸部肩甲帯の筋緊張のバランスを整えながら脊柱をさまざまに揺すり，あたかも波が伝わるように動かして固有感覚を活性化させることで，脊柱のアライメントを整え，柔軟に動けるようにすることが大切である（**図11**）．さらに肩甲帯の上部内側縁が十分に下制外転できるように，胸郭と肩甲骨の間でも滑らすように揺すって，セラピストの動きに抵抗しないで任せられるようにする（**図12**）．背臥位で力を抜き，胸郭

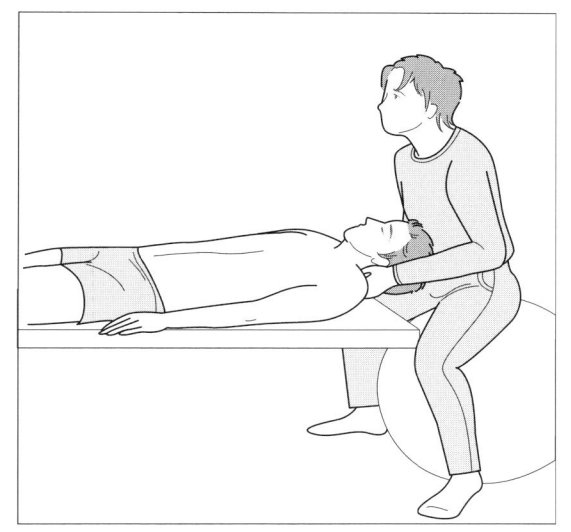

図 11 頸部肩甲帯から胸郭を揺する
マニュアルなモビライゼーションのテクニックを使って頭頸部の筋を緩め，頭部肩甲帯，さらに胸郭へと揺らしていく．患者には，セラピストに任せて揺れを楽しんでもらう

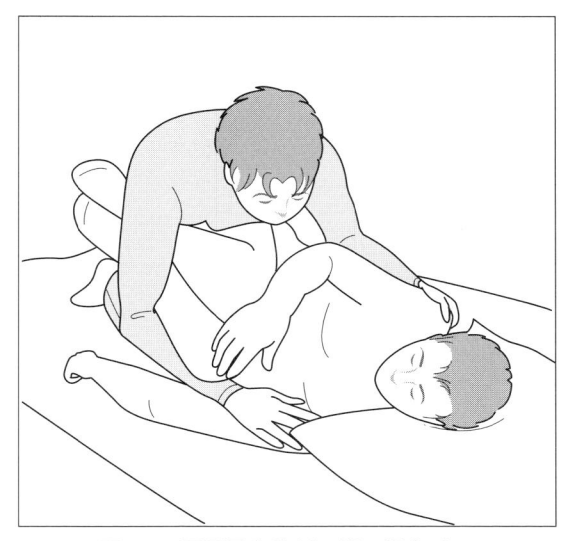

図 12 肩甲骨と胸郭の間で滑らせる
肩甲骨が支持面に平らにつくように体幹を屈曲回旋し，胸郭と肩甲骨の間を滑らせるように動かす

や骨盤を左右に揺すっても抵抗しないようにする．

　セラピストが揺すれるようになったら，患者自身に，自分でも骨盤から，あるいは胸郭，頭から揺すって，全身が柔らかく波が伝わるようにする．左右両側へ無理なく揺すれているときには，正中の軸が整っていることが多い．背臥位で，自分一人でも揺すれるようになると，余分な力を抜く意味できわめて大きな価値がある．揺すれたらさらに力を抜いて揺する工夫を続け，全身をより細かく，できれば一つひとつの椎体を別々に揺すれるようにして，より明確な身体図式を作るようにする．揺することの意味や効果は，ダイナミックタッチの概念に基づいている．

2. 端座位や車いす座位で骨盤や胸郭を揺する

　まだ歩けない患者は多くの場合，車いす座位をとっている時間が長いので，車いすに座ったままで少しでもポテンシャルモビリティーが高い状態を維持したい．また，歩ける患者でも座ったときには，筋緊張のバランスを整えるような活動を自発的に行えるようになっているとよい．

　現実は，端座位になると骨盤を後傾し，物理的に安定した休む姿勢になってしまう．とりわけ車いすや背もたれのあるいすに座ると，すぐに後ろに寄りかかり，意識するかしないかは別として，骨盤を後傾させて休む姿勢になってしまう．健常者も，休むときには骨盤を後傾させて座るが，立つときや動作をするときにはいつでも姿勢を変えられる．重力に対するリアクションの結果が座位姿勢なのではなく，何らかの形で環境に能動的に働きかけ，定位のための行為をしているから，休んでいるときにでもある程度の動く準備状態ができているためだと考えられる．片麻痺の患者では，座位から何かをしようとして姿勢を変えるとき，目的に応じて姿勢を変えられないことが問題で，それは支持面に定位して，身体の動く準備状態が整っていないためであるということもできる．

　人が安定できるのは，静止した物とは違って，常に動くことで調整できるためである．つまり，前庭で知覚できる重力の加速度の方向と体重を支持面で支え，得られる床反力の方向との相互関係がわかり，正中の軸をまっすぐにできるからである．動きながら安定させるというメカニズムが，支持面との間にわずかながらも変化をつくり，私たちの筋緊張を維持させている．健常者では，呼

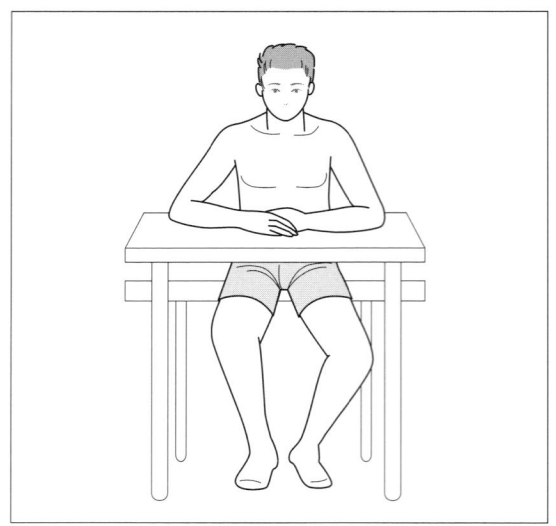

図13 テーブルに両腕を載せて座る
治療の前後,あるいはテレビを見るときなど,テーブルが利用できるときにはいつでも後ろによりかからないで座る習慣をつける

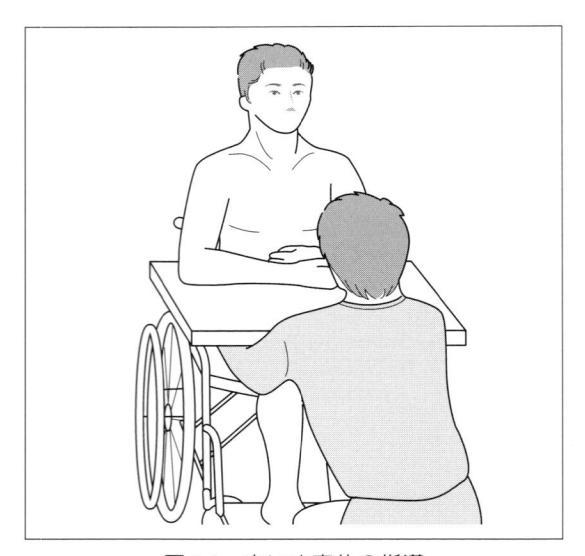

図14 車いす座位の指導
テーブルを利用して,背もたれに寄りかからずに座り,ときどき身体を揺らす習慣をつける

吸や拍動のような生きるために備わった自律的でリズミカルな動きが,大きな役割を果たしていると考える.

患者では,このような小さな動きでは変化に気づいて定位のための行為ができないために,姿勢筋緊張も維持できない.自律的な動きで筋緊張を維持することができないのであれば,維持できるだけの能動的な働きかけをする必要がある.それが揺することで,ダイナミックタッチにより自分の身体内部がわかり,環境との相互関係がわかって正中の軸を安定させることである.

テーブルに両肘をついて,骨盤が後傾しないように体重を座骨の前方に載せ,背もたれに寄り掛からずに,いつでも動ける体勢でいられるように慣れることが大切である(**図13**).この状態が保てれば,骨盤や体幹は揺らしやすく,筋の緊張も維持しやすい.単にテーブルを与えるだけでなく,車いすの中でこのように身体を揺らすことをしっかりと指導する必要がある(**図14**).

現実には,テーブルがこのような形できちっと利用されていることはきわめてまれである.上肢や体幹の側方への傾きを矯正するために,後ろに寄り掛かるので,体幹の筋緊張が落ちて姿勢が崩れやすくなる.それを物理的に支えるために使う

という,最も嫌な利用のされ方になっていることが多い.物と同じメカニズムで安定することは,私たちには有害で,全く必要のないことである.

3. さまざまな姿勢で全身を見て,触って,揺らす

片麻痺患者では,非麻痺側で行う行為まで拙劣になっている人が少なくない.見てわかることと,実際にやって動いてわかることが一致できなくなっているからではないかと考えている.知覚システムは,情報をとるために動かす身体部分や,情報のとり方がそれぞれの感覚モダリティーで異なっているために,身体機能に変化があったとき受ける影響も違って当然ではないかと考えている.

前庭器官と頸部の筋の固有感覚を通して相互関係を築いた視覚,頸部の筋の固有感覚と体幹の筋の固有感覚を通して体幹と相互関係を築いた前庭や視覚は,重力の方向という一つの座標系で統一されていたが,すべてに共通しまとめ役となっていた頸部の筋の緊張が変異するので,原点が微妙にずれてしまう可能性がある.個々の感覚様式の感受性も,バラバラに変化してしまうことが予測できる.このようにバラバラに崩れてしまった知

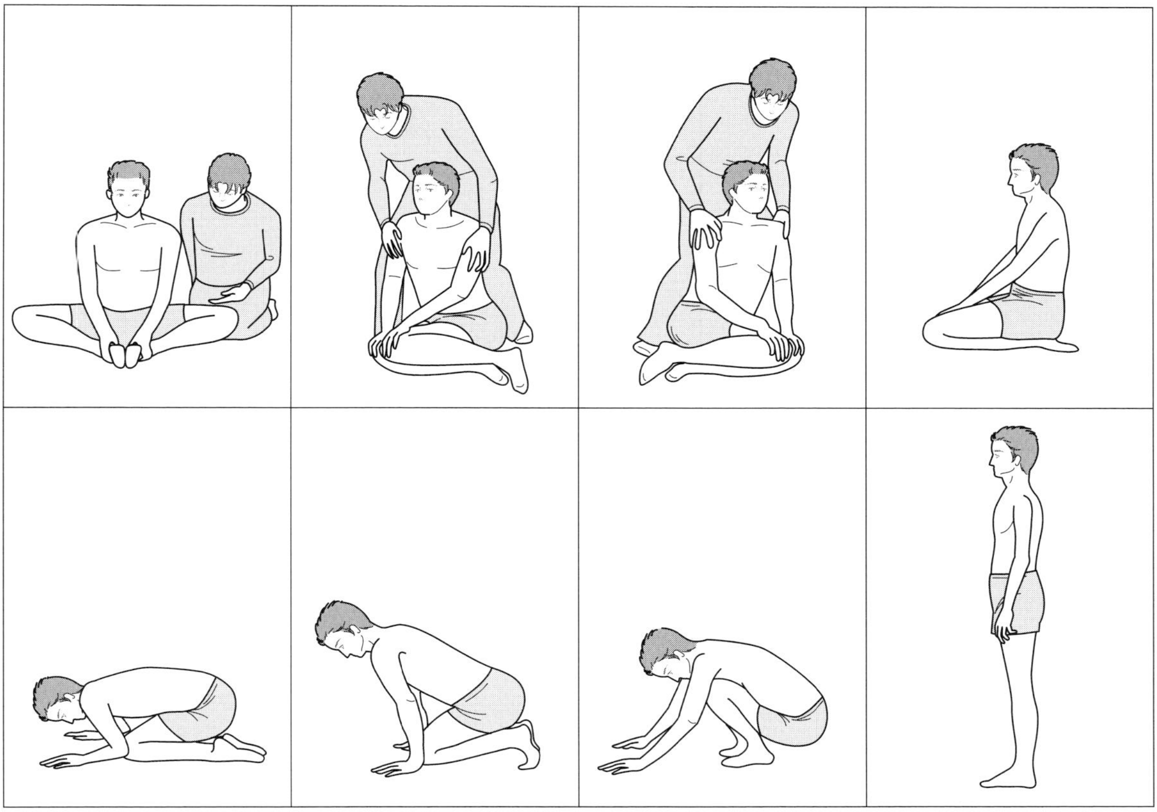

図15 一連の床上動作
胡座から立位まで個々の動作を練習するだけでなく，全体を通してやることもよい．特に失調症の患者では，支持面の上に自分の身体を収束させる練習は重要である

覚システム間の原点や感度をもう一度設定し直して調整するためのキャリブレーションを，何らかの形で行う必要がある[20]．今までの私たちの治療行為のなかで，全く忘れられていたところである．

基準をしっかりさせないまま動作だけ練習しても，正しいフィードバックがなされないので効果的な学習は望めない．光学的流動と身体運動および他の知覚システム間のキャリブレーションをするためには，すべての定位の原点となる支持面および全身を視覚的にとらえられる姿勢で，すべての知覚システムを動員して，多感覚的に正中の軸に気づけるような動きをする必要があるのではないかと考えている．

新生児期からずっと私たちは，このように環境に働きかけることで，自分の身体のサイズを尺度として，行為との関係で方向や位置，大きさなどを確認してきた．前か後ろか，手が届くか届かない範囲か，くぐれる高さか跨いだほうがよい高さかなどは，無自覚のうちにすべての知覚システムを動員して決めているもので，物理的な単位や知識を用いて意識して計測しているわけではない．だから，それが狂ってしまったときにも，無自覚に環境に働きかけるなかから再構築していくべき性格のものであると考えている．

私たち大人の身体のサイズで，大人の身体の硬さでこのようなことが可能なのは，座位を中心とした床上動作に限られるのではないかと考えている．筆者は，**図15**のような床上動作を一連の重要な治療動作として考えている．昔から治療場面でこのような動作はとられていたが，動作ができること，形をつくることを目的にしていたので，

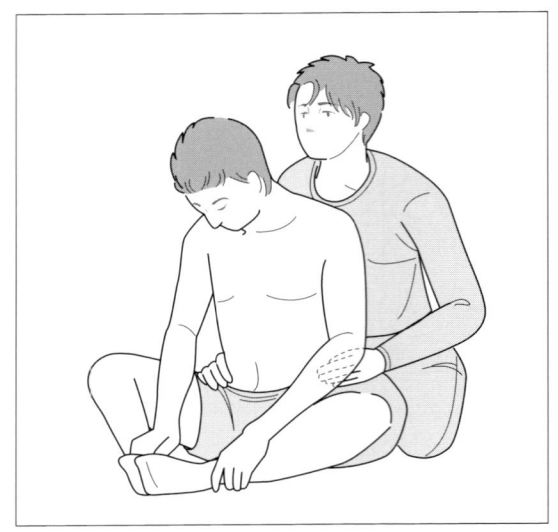

図16 胡座，後ろから手を当てて揺する
セラピストが後ろからできるだけ患者に密着して座り，自分が左右に揺れる．その動きを，両手を介して患者の骨盤に伝える

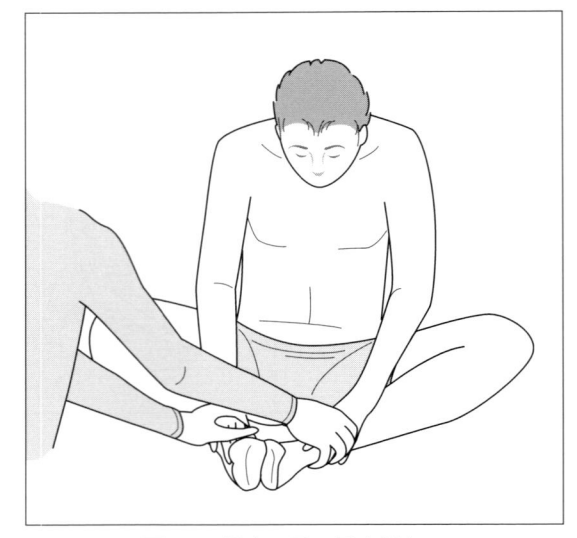

図17 胡座，手で足を触れる
体幹背部の筋や肘の屈筋を遠心性に緩めながら，手のひらで下腿をさすり，足まで伸ばしていく．手のひらで足部をよく触り，動かしてやる．可能であれば手を床にまで伸ばしていく

知覚システムのキャリブレーションという効果は少なかったと考えている．

　ここにあげている一連の床上動作は，目的動作としての行為ではない．いつでも合目的な動作を環境に適応した状態で実現可能なように，あるいは練習できるように身体を整え，準備しておくための行為である．運動を学習できる身体づくりの行為ということができる．私たちは，治療を開始したそのときからこのような動作を取り入れて，患者が一人でできるようにする．私たちが患者についてマンツーマンで治療するとき，すでに患者は動作の準備ができているように，少し早めに来て自主トレをしておくようにするとよい．病棟でも患者は一人でこのような動作を行って，いつでも動くための準備を整えておくように心がけるべきである．

　一人でできるようになったこのような動作は，家に帰ってからも続け，機能を維持できるようにする．ホームプログラムは退院間際に与えるものではない．完全にできるようになっていることを家でもできるように工夫して，実際にできることを確認して渡すものである．運動を学習できる身体づくりは健常者においても重要で，肩や腰のこり，痛みに悩む人はもちろん，自覚できる問題がない健常者も，同じ動作をやってみることを勧めたい．力が抜けて，末梢の情報に基づいて動けたときの爽快な気分を味わえるようになってほしいと願っている．

1）胡　座

　身体の前面で足を合わせた胡座を基準にしている．両足を合わせるとそこは正中で，目の前に常に正中が確認できる状態があるということは，視覚的に無自覚に正中に気づきやすくなると考えるからである．

　足部が目に入り，見ながら手で触れられることも重要である．骨盤が後傾し，この姿勢をとるのが大変な場合は，殿部の下にマットを敷いて高くすると座りやすくなる．股関節の力を抜いて骨盤を揺らし（図16），体幹の遠心性の筋収縮を促して身体を前に倒すようにする．手を下肢に沿って滑らせて足部に触れ，足部をしっかりと動かして視覚，下肢の体性感覚，手の体性感覚，そしてそのときの支持面との変化を多重の知覚システムで同時に知覚する（図17）．同じ現象を異なった感覚モダリティーで，同時に，全く同じものとして

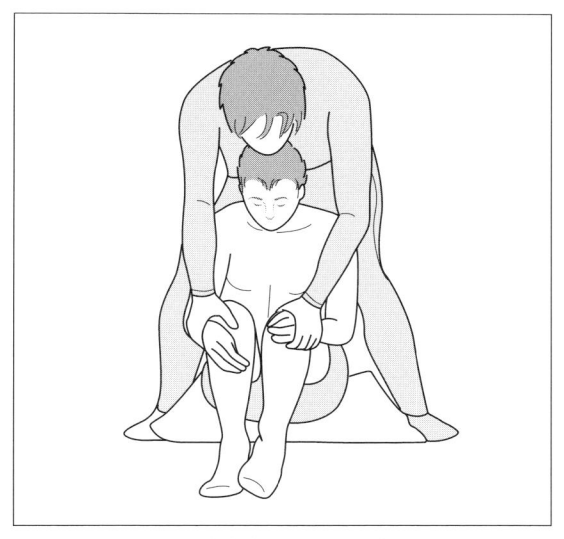

4. 生態心理学的な概念を応用した運動療法

図18 体育座りで身体を揺する

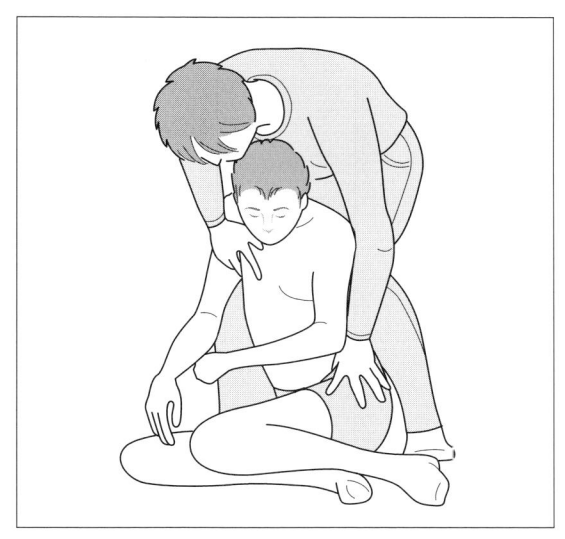

図19 横座りになる
膝を重さで落とすつもりで倒す．膝を内転させるのではなく，骨盤を前に誘導する．横座りになったら，股関節の外側で圧の中心を大きく移動させることができるように，体幹をコントロールする

知覚できるようになることが，キャリブレーションをするということの意味である．他動的に足部を手で触るというより，触られている足の感覚と触っている手の感覚を感じながら目で見て確かめるという多感覚的な行為を，力を抜いて丁寧にじっくりと行う必要がある．

骨盤を揺らし，股関節内転・内旋筋の緊張を緩めることで体幹の前傾が大きくできれば，足部の前の床についた手を床に触れた状態で，さらに前方へ滑らせていく．あらゆるところで体幹を揺らし，あるときには内部を変異させるような動きをして，ダイナミックタッチによる身体図式を整える．

片麻痺の患者が自分の足を見たり，触ったりする機会は，本当に少ない．セラピストは立位や歩行の場面では麻痺側の足部に体重をかけることや，足部をまっすぐ前に振り出すことを要求するが，身体図式として足部をしっかりととらえるようにする治療は，ほとんど行っていない．足部は臥位や立位では視覚に入らず，能動的に動かすことが制限された状態で感覚も低下している患者では，頼りのない身体図式になっている可能性が高い．身体図式の再構築という点からも，自分の身

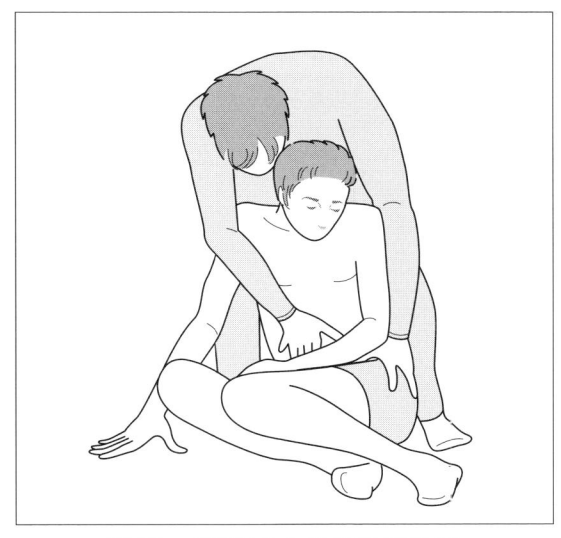

図20 横座りから体育座りに戻る
下肢を起こそうと誘導しても，難しい．骨盤を後傾させると，下肢はひとりでに起きてくる

体を触りまくることは重要なことである．

2）体育座り，横座り

胡座で少しでも体幹が緩み，力が抜けてきたら，骨盤を大きく移動させて体幹の動きを引き出す．

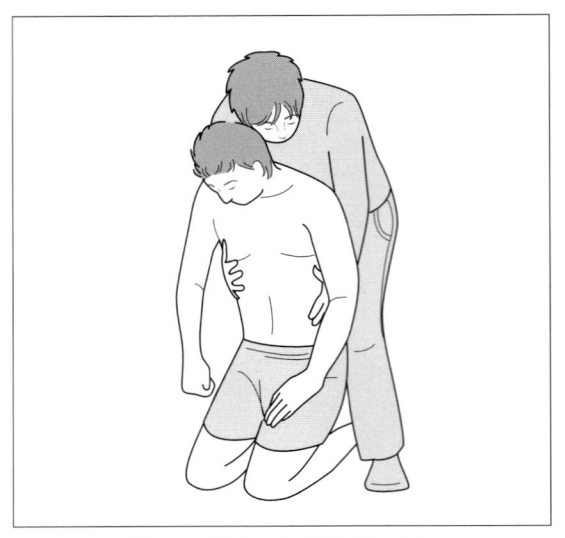

図21 膝立ちから正座になる
膝,足関節の可動性,痛みには十分配慮する

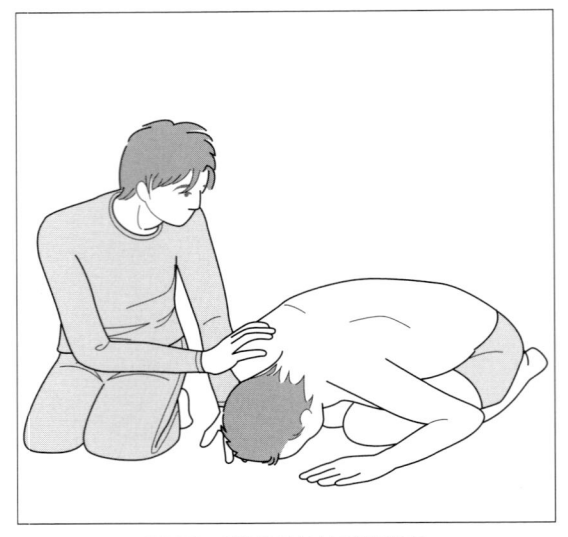

図22 正座でおじぎをする
体幹を曲げようとするのではない.体重で落としていく感じで背部の筋を緩めるように工夫する

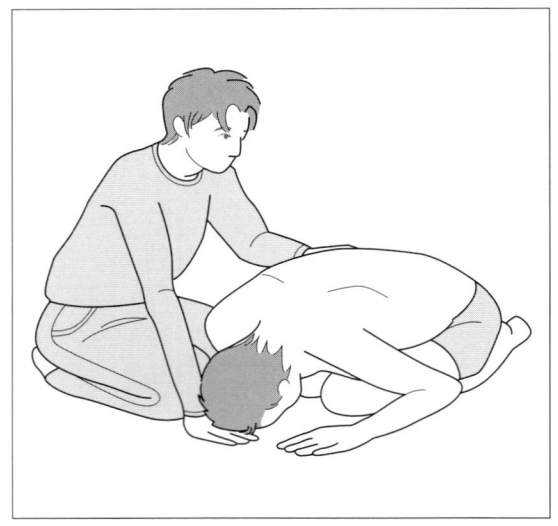

図23 おじぎをした状態で揺する
突っ張りを感じるところを緩めるように意識してもらいながら,セラピストは身体を軽く揺する.あるいは背中を軽くさすって筋の緊張を緩める

左右対称な動きで正中の軸に気づけるように,横座りに挑戦したい.横座りで骨盤を前後左右,そして回旋するように動かして,支持面の中で圧の中心をさまざまに移動させ,その上に身体を積み上げて,力を抜いた状態でアライメントを保てるように,自分で自分の身体を探索する.両側に同じような感覚で横座りができるように,体幹だけでなく股関節や下肢の力も抜くように試みる.

横座りになるには,体育座り(**図18**)から両膝を一方向に倒していく.力で床につけようとするのではなく,下肢の重さで倒すようにする.上になったほうの下肢は股関節の内転が制限されて床につかないことが多いので,下になったほうの股関節の前方に体重がかかり,その上に胸郭や頭部が載るように骨盤を前傾回旋しながら,体幹を伸展すると横座りになりやすい.横座りになったら,下になったほうの股関節を十分に動かし,さまざまに体重がかかる位置を変えて,体幹の柔らかい動きを誘導する(**図19**).胸を水平面で大きく回すように動かすのも,よい動きである.

横座りから体育座りに戻るときには,骨盤を後傾してから両膝を起こすようにする(**図20**).

3) 正 座

正座は,足部の上に座り,支持面に接する身体部分から揺れるうえに,体幹がまっすぐにアライメントしやすい姿勢である.足関節や膝に可動域の制限があると痛みを引き出す可能性もあるの

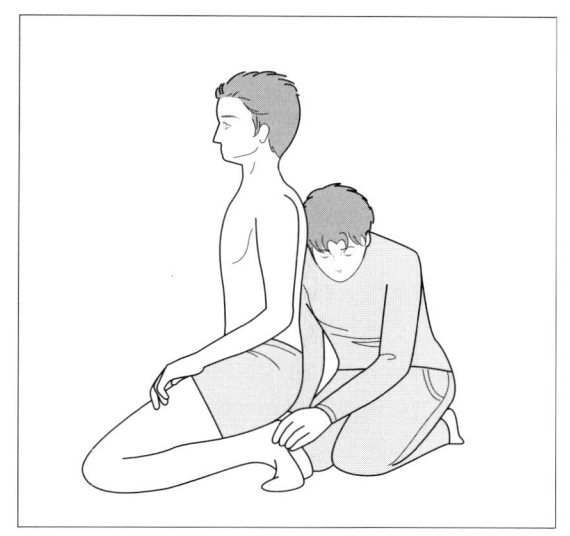

図24 踵の上に座骨を載せて座る
座骨の2点がきわめて明確に感じられ、その上に身体をまっすぐに積み上げるというイメージがわかりやすい．まっすぐ座って殿部を揺する

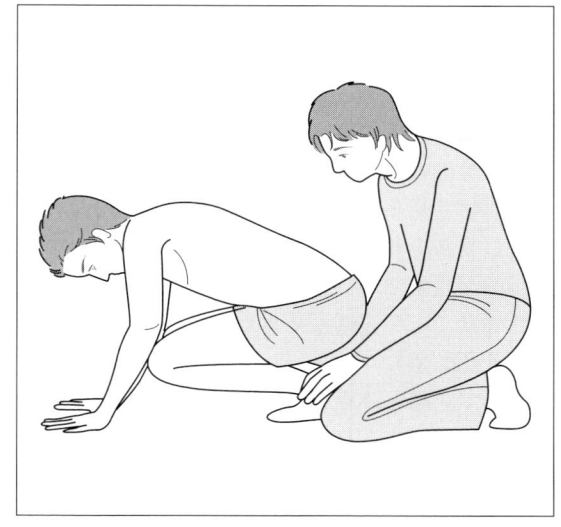

図25 踵をつけしゃがむ
両手で身体を少し後ろに押しながら、ゆっくり踵を床につけていく．足部の力を抜くように殿部を軽く揺することもよい．踵が支持面につかない人は、はじめの間、重錘バンドのようなものを踵の下に入れてよい．つま先から踵へしっかりと体重を移動させる

で，横座りから膝立ちになり，十分気をつけてゆっくりと腰を下ろし，正座になっていく（**図21**）．下ろしていく途中で不快感を訴えればいつでも止まり，膝立ちに戻るようにする．このような場合でも，下腿の上，足の下，つまり足と床の間に枕を入れて負担を軽くすると正座になれることが多い．手を前方についておじぎをすることや，さらに前方にすべらせて体幹を前傾することで，目が床に着くところまで移動しやすいのが，この姿勢の特徴である（**図22**）．目が床に接する，つまり物と接する間際の最大の肌理の膨張率の変化を体験できる姿勢である．

おじぎは，光学的流動を意識した知覚システム間の協調を再獲得するための治療に欠かせない，重要な動作であると考えている．おじぎをした状態で，身体を左右に揺すって股関節や下肢を緩めて力を抜く．力が抜ければさらに上肢を前方に滑らせて，胸郭や肩甲帯を緩めるようにする（**図23**）．骨盤を前・後傾させて，圧の中心となる点を足部で感じながら動かすことができる．骨盤を揺すって支持面に接する下肢や足部から動かせるなど，できることの多い治療的に価値の高い姿勢である．

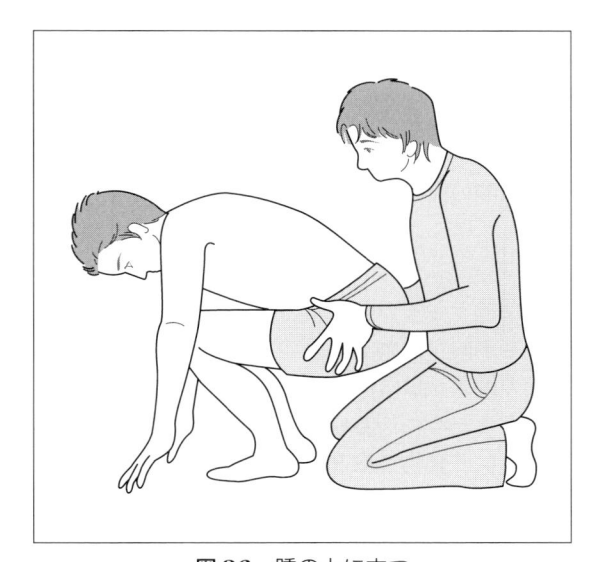

図26 踵の上に立つ
踵を意識して，踵の上に身体を積み上げるように立ち上がる

4）つま先を立ててしゃがむ

正座から両手をついて，腰を浮かしつま先を立てる．膝をついたまま踵の上に座骨を載せ，その上に座ってまっすぐな姿勢になる（**図24**）．柔らかく身体を揺らし，座骨と踵のごつごつしたぶつ

かりを感じ，股関節の揺れる動きなど，ほかの姿勢では感じにくい動きを引き出せる．膝を浮かして，ゆっくりと踵を床につけていく（**図25**）．両足がしっかり床に着いたら足部の上で身体を動かして，足部の縁をたどるようにじっくりと圧の中心を移動させる．正中に戻り，踵を意識して，その上に身体を積み上げるようにして立ち上がる．光学的な流動で，視覚的に床から遠ざかる感じと，体性感覚で床から離れていく距離感を感じ，協調させる（**図26**）．

立位で，踵に体重をかけたまま腰を揺する，上下に身体を揺するなど，さまざまな身体内部の動きを試みる．踵に体重をかけたまま膝を曲げ，床に手を付くようにしてしゃがむ．

VII. 急性期ベッドサイドでの理学療法

急性期がどんどん短くなっていくなかで，私たちは何をしなければならないか，筆者なりに考えてみた．繰り返しも多くなるが，ここにまとめておきたい．

口から頸にかけての身体部分は，最も原始的な意味での定位の原点であると同時に，植物機能と動物機能の接点でもあり，横紋筋の緊張をコントロールしている．発病し生きるか死ぬかの境界をさまよい，何とか頑張って生き延びられた患者が，植物機能としての生きる力から，動物機能として最も基本的な活動を自分の力で行えるように，環境への働きかけを開始する場でもある．

生きるために最も原初的な動物機能としての活動は，口で食物を取り込み，咀嚼して飲み込むことである．つまり，生きるための最低の活動としての植物機能が回復したら，その力を借りて，植物機能に最も近い動物機能としての顔面筋，咀嚼・嚥下筋，発声の筋の活動を回復させる．横紋筋である顔面筋，咀嚼・嚥下筋，発声筋の活動性は，食道や咽頭など直接つながった平滑筋の活動性を反映し，舌や頸部，肩甲帯の横紋筋へと広げ，動物機能を促進するという役目も大きいのではないかと考えている．顔面筋，咀嚼・嚥下筋，発声筋は最初に機能を回復した横紋筋として，さらに多くの機能が低下している横紋筋の緊張を回復させようと努力するために，本来食物を取り込み，咀嚼して飲み込む活動に必要な筋緊張以上の緊張を高めてしまうと考えている．

横紋筋活動が舌から頸部肩甲帯そして全身へとスムーズに広がっていけば，定位の原点も口から頸の周辺にとどまらず，支持面に接する身体部分へと移行でき，口から頸の筋のよけいな緊張もなくなって安定する．頸が据わった状態からさらに腰が据わってくる過程が，これである．しかし，横紋筋活動が頸から体幹へなかなか広がりきれない重症な患者の場合，定位の原点もいつまでも移行できない．食物を取り込み，咀嚼して飲み込む横紋筋は，他の横紋筋にさらに強く働きかけ，活性化するために，緊張をますます高くしてしまう．この発達レベルでは，自分の存在を参照する系として，支持面はほとんど関係していない．この状態で安定して存在するために，患者は，魚と同じように前庭器官を優位に働かせて，重力の加速度の方向をとらえ，頭部の位置を定位しているものと推察できる．

成人の場合，すでに重力によって構造化された視覚的な配列がわかっているので，実際には視覚が優位になっていると考えている．本来は，前庭器官と視覚を協調させる前庭眼反射や，目の動きをコントロールする顔面や頸部の筋の固有感覚で空間情報と身体知覚の協調を図っている．しかし重症の患者の場合，これらの筋が過剰な活動をした状態なので，機能的な協調ができているとは考えられない．固有感覚と協調のとれない前庭系の情報は目眩のような不快な身体状態を招く可能性があることを考えると，前庭系の働きは重力の加速度の方向と頭の向きを変化させないように，つまり頭を固定してあまり動かさないようにするために働く可能性が高いのではないかと考えている．

体幹や中枢の大関節周囲の筋が機能して支持面と身体の間に変化をつくれるようになり，支持面を知覚できるようになれば，重力によって身体を通して感受できる体性感覚情報を利用できるようになる．床反力のベクトルの方向と前庭系でとらえた重力の加速度の方向を一致させ，頭部と身体の座標軸を一致させることができたとき，正中の

軸がまっすぐになったと感じられるのではないかと考えている.

頸が何とか据わっただけで定位の原点を頸におき，身体を頸で釣り上げている状態の患者に対して，土台は支持面なのだからと一般的な概念を押しつけて，筆者が長い間ずっと行ってきたような支持面をわからせようとする治療をいくら行っても無駄である．わからせようとする前に，筋活動を顔面から舌，頸部へ，さらに肩甲帯から体幹へ広げて腰が据わるように発達を促すことが，セラピストの重要な役割である．そのヒントが，新生児に見られるジェネラルムーブメントにあるのではないかと考えている．

頸から体幹にかけて脊柱をくねらせ，波のように動かすことである．植物機能の活動性や情動をもろに反映した顔面，咀嚼・嚥下，発声の筋を外部から活性化させることで，植物機能に働きかけると同時に，舌と協調させ，頸部・肩甲帯，体幹背面の筋を活性化することが重要である．実際にできることとして，顔面筋の緊張を整えさまざまな表情をする，さまざまな声を出す，舌を積極的に動かす，いろいろなものを指で味見する，歯ブラシを口に入れて動かす，特に舌で動かしてみる，しっかりと物を見てそれに顔を近づけたり，擦り付けたり，口に入れてよく舐める，ハーモニカを吹いてみる，タオルをよく見てそれで顔を拭く，寝たままでよいから身体を揺する，座位をとれればそこでも上体を揺らすなどなど．支持面を自覚できるところで，顔面・頸部の筋活動と視覚，特に光学的流動に配慮した活動で多感覚的な働きかけを行い，知覚システム間の協調を再構築し，しっかりした身体軸を整えていくことが重要ではないかと考えている．頭の長軸と体幹の長軸を一致させるような身体内部の固有感覚を促通し，光学的流動と協調を図り，身体図式を現在の障害のある身体で再構築するためには，大きな動きよりも，脊柱起立筋が細かく分離して動くように，力を抜いて揺する動きが必要であると考えている．

身体の軸は，支持面で支えられてつくられるのではない．頭部でつくられた軸を身体につないでいくのである．つなぐためには動くことが必要で，そのために筆者は，モービライゼーションのテクニックを利用している．

呼吸も難しい問題で，吸気の補助筋が慢性的に活動し緩められなくなっている．頸部体幹をつないで柔軟性のある体幹を取り戻す過程でゆっくり長く息を吐き，十分に息を吐き切ることで早期より横隔膜，腹部の筋の活動を高める工夫も，きわめて大切である．嚥下・咀嚼の治療に合わせて鼻呼吸ができるように早くから取り組むことも，気道管理のうえから特に重要なことであると考えている．今までの急性期のアプローチでも，これらのことは部分的に何となく行っていたかもしれないが，明確に植物機能と動物機能の繋ぎ，頸の立ち直りから体幹の立ち直りを促通し，定位の原点を変えるという意識をもって総合的にアプローチする必要がある．

おわりに

筋が最小の遠心性収縮で動くことは，環境によく適応した動作のなかでしかできない．速く動こうとして，少しでも予測的な力が入ると，十分に探索できなくなるので，倒れないようにするために，必ず少し余分な力を出すようになる．そのために，曲げるための筋活動と倒れないように支えるための筋活動が同時収縮になり，余分なエネルギーが必要になるだけでなく，筋の感受性を鈍くし，結果的に動作も遅くなる．

他の人よりも強く，速く，たくさんやること，つまり量的な尺度でしか評価されない競争社会では，いつでも予測的に速く，強く動こうとするので，健常者でも筋の緊張が抜けなくなり，肩こりや腰痛に悩まされるのである．四十肩，五十肩，椎間板ヘルニアなどは，加齢による避けられない現象のように考えられているが，十分に力を抜いて感受性の高い筋を維持できていれば，本当に避けることができないのであろうか．筋を緩めることができて身体内部を動かすことで，片麻痺患者のボディーイメージは改善できないのだろうか．私たちが，自律的なリズムで身体を揺することで筋緊張を維持しているように，患者にも，いつでも身体を揺する習慣をつけてもらったら，治療後のバランスのとれた筋緊張が維持できることはな

いのだろうか．そのようなことを考え，身体を揺すること，筋を緩めながら遠心性に働かすこと，そして床上動作を見直して感受性の高い身体をつくることがきわめて重要であることを述べた．

　私たちは，脊柱のさまざまな関節を他動的に動かすためのモービライゼーションテクニックはよいものを身につけた．しかし，呼吸法を含めそれらを能動的に動かすことに関して，理学療法士はいまだによい指導法を探せていないことを痛感している．

（冨田昌夫）

文　献

1) Neisser U（古崎　敬，村瀬　旻共訳）：認知の構図．サイエンス社，東京，1978．
2) 鈴木健太郎，佐々木正人：行為の潜在的なユニット選択に働くタスク制約：日常タスクに観察されるマイクロスリップの分析．認知科学，**8**：121-138，2001．
3) Reed ES（細田直哉訳，佐々木正人監修）：アフォーダンスの心理学．新曜社，東京，2000．
4) 塚本芳久：運動の生物学(2)．協同医書出版社，東京，2003．
5) 佐伯　胖，佐々木正人：アクティブ・マインド．東京大学出版会，東京，1990．
6) Gibson JJ（古崎　敬，古崎愛子ほか訳）：生態学的視覚論．サイエンス社，東京，1985．
7) 冨田昌夫：基礎的な定位と自己定位の原点の再構築．ボバースジャーナル，**26**：112-119，2003．
8) Turvey MT：Dynamic touch. *American Psychologist*, **51**：1134-1152, 1996.
9) 佐々木正人：アフォーダンス－新しい認知の理論．岩波書店，東京，1994．
10) 三嶋博之：エコロジカル・マインド．日本放送出版協会，東京，2000．
11) 冨田昌夫：痙性に対する理学療法．*MB Med Reha*, **43**：13-21，2004．
12) 下條信輔：まなざしの誕生．新曜社，東京，1988．
13) 佐々木正人：知性はどこに生まれるか．講談社現代新書，東京，1996．
14) 内山　靖：環境と理学療法．医歯薬出版，東京，2004．
15) 多賀厳太郎：脳と身体の動的デザイン．金子書房，東京，2002．
16) 三木成夫：ヒトのからだ．うぶすな書院，東京，1997．
17) 三木成夫：内臓のはたらきと子どものこころ．築地書館，東京，1982．
18) 三木成夫：生命形態の自然誌．うぶすな書院，東京，1989．
19) 冨田昌夫：クラインフォーゲルバッハの運動学．理学療法学，**21**：571-575，1994．
20) 冨田昌夫：起居移動動作障害に対する運動療法の基礎．PTジャーナル，**38**：741-748，2004．

II. 手技別理学療法

5. 認知運動療法

はじめに

イタリアの神経科医 Carlo Perfetti により提唱されている「認知運動療法(esercizio terapeutico conoscitivo)」は，「認知理論(cognitive theory)」に基づく運動療法である．

認知運動療法は「脳機能の再組織化(reorganization of brain function)」による「運動機能回復(recovery of motor function)」を目的としている．認知理論では，運動機能回復は脳の認知過程(知覚，注意，記憶，判断，言語)の活性化と密接に関係しており，回復の質は，これがいかに正しく実現されたかにかかっていると考える．したがって，認知運動療法の特徴は，患者が脳の認知過程を適切に活性化できるように導き，損傷からの広範囲な回復を図ることにある．

本章では，脳卒中片麻痺や脳性麻痺などの中枢神経疾患に対する認知運動療法について，理論と実際を解説する．

I. 認知理論

1. 認知理論とは何か？

認知理論は，運動機能回復としての学習過程を促進するうえで有効な「知識」，「概念」，「仮説」からなる総体である．「認知理論」は言語化された定義であると同時に，各種疾患の「病態のとらえ方」と治療的な「介入方略」の決定にも直接かかわっており，具体的な「治療方法」を導く思考上のツールとなる．

2. 認知理論の基本概念と仮説

認知理論には「あらゆる運動機能回復を病的状態からの学習とみなし，学習が脳の認知過程の発達に基づいているのであれば，運動療法もまた認知過程の発達に基づいていなければならない」という基本概念がある．また，認知理論では「脳の認知過程(知覚，注意，記憶，判断，言語)を活性化することにより運動機能回復が促進できる」と仮説づけられている．

3. 従来の運動療法理論との違い

認知理論は，従来の運動療法理論である筋力増強理論(muscle strength theory)や神経運動学理論(neuromotor theory)とは異なる．

筋力増強理論は主として整形外科疾患に対する運動療法において応用されている．しかし，実は神経疾患に対する運動療法とも無縁ではない．たとえばHirshbergは早期離床と早期リハビリテーションを提唱し，廃用症候群の概念を構築したことで有名だが，同時に片麻痺の運動療法における健側筋力強化法を提唱している．

Hirshbergの主張によれば，脳卒中によって損傷した中枢神経細胞は再生せず，片麻痺の運動機能回復は急性期の自然回復を除いて生じることはない．したがって，両下肢麻痺をきたす脊髄損傷患者が両上肢を使って日常生活動作の自立を目指すように，片麻痺患者も残存する健側を強化して日常生活動作の自立に取り組む必要がある．患側の上下肢には関節拘縮の予防を目的として関節可

動域練習を行う．上肢には利き手交換，下肢には起立練習，階段昇降，歩行練習，杖と下肢装具の処方を適用する．こうした一連の単純な動作の反覆によって健側の筋力強化が図られ，可及的かつすみやかなリハビリテーションが円滑に進むとされている．

この健側筋力強化法は1950年代のアメリカにおいて確立され，その思想的影響は現在の日本の臨床にも強く及んでいる．特に，片麻痺の運動療法としては，最も簡単かつ治療効果が高いと評価される傾向にあり，多くのセラピストがこの健側筋力強化法と起居移動動作練習や身の回り動作といった日常生活動作練習を組み合わせて，日々の臨床における運動療法プログラムを作成している．しかし，この健側筋力強化法の目的は残存機能による代償的な日常生活動作の獲得であって，片麻痺の運動機能回復ではない．

神経運動学理論はFay，Kabat，Bobath，Brunnstrom，Roodらに代表されるファシリテーション・テクニック（神経生理学的アプローチ）の基盤である．ここでは，脊髄レベルの伸張反射，脳幹レベルの姿勢反射，中脳レベルの立ち直り反応，大脳皮質レベルの平衡機能といったJacksonによる中枢神経系の階層説に準拠して随意運動の異常を観察したうえで，いかに適切な感覚入力と運動出力の調和を図るのか，あるいは患者の姿勢を安定させて動作や行為の遂行を可能にするかということが問題にされている．

ファシリテーション・テクニックには各種の方法があり，それぞれの技法には違いがある．しかし，理論的には行動主義的な刺激－反応理論に準拠するものが多い．具体的には手足の運動技能の向上や背臥位から座位，立位，歩行へといたる起居移動動作の向上を目的に「姿勢の保持」，「動作中のバランス保持と誘導」，「難易度を考慮した動作の反復や行為の遂行」などを行う．そして，それを達成する手技には，身体をmoving（動かす），supporting（支える），stabilized（固定する），resistant（抵抗する），Stretching（伸張する），tapping（叩く），pressure（圧迫する），pushing（押す），tipping（傾ける），rocking（揺らす）といった種類があり，セラピストの徒手刺激（感覚入力，sensory stimulation）や徒手操作（ハンドリング，handling）を動作中に加えて姿勢変換や動作パターンを誘導したり，支持基底面の変化と姿勢保持の難易度を考慮しながら目的とする動作や行為の遂行を患者自身に反復練習させることが基本となっている．これによって適切な視覚，聴覚，前庭覚，体性感覚が入力され，その可変性に応じた正常な運動出力を経験させることで運動機能回復を図ることができると仮定されている．

これに対して認知理論では，動作や行為の再獲得は結果であると解釈されている．つまり，認知運動療法では動作や行為を治療手段として適用しない．認知（cognition）とはknowing，すなわち「知ること」を意味するが，そうした動作や行為の反覆や遂行よりも，患者が身体を介して世界をいかにして知るのかという脳の認知過程の改変を最重視する．

ここでは，筋力増強理論や神経運動学理論が積み上げてきた運動療法の常識が覆されている．脳の認知過程は，運動のプランやプログラミングに参加している．それゆえ，認知理論では「運動機能回復は筋力増強や反射の促通や抑制といった治療的介入ではなく，学習の基盤である認知過程への治療的介入によって達成される」と解釈されている．

認知理論の目的は，脳の認知過程に治療的に介入することにより，随意運動の認知スキーマ（schema；身体と環境との相互作用を意味的に解釈する基本的な知識構造）を再組織化することにある．つまり，認知運動療法は，各種の動作や行為の練習そのものではなく，各種の動作や行為が遂行できるようになるための，中枢神経系の準備状態（readiness／前提条件）を作り上げる運動療法なのである．

II．認知運動療法の基本的な考え方

1．身体と環境との相互作用

神経疾患を有する患者は，損傷の結果，身体と環境との適切な相互関係を構築する能力が制限されていると解釈しなければならない．

身体と環境との適切な関係を作り出すために，中枢神経系は情報を収集しなければならない．中枢神経系は，ある状況下で与えられた課題を達成するために，知覚情報を得る必要がある．そのために，必然的に患者は筋収縮を起こす必要がある（図1）．

しかし，筋収縮の必要性は環境に含まれる知覚情報を引き出すためにあるのではなく，身体と環境との相互作用に意味を与えるのに必要な知覚情報を作り出すためにある．知覚情報というものは物体自体，あるいはその形態のなかにあるものではない．つまり，「抽出する」ことより「解釈する」ための筋収縮が，学習においては重要なのである．したがって，認知運動療法では，筋収縮自体を治療における最優先の要素としては求めない．すなわち，末梢からの機械的刺激によって生じる反射的な筋収縮や，口頭指示による随意的な筋収縮を強要しないのが特徴である．それよりも，環境と身体との相互作用を解釈することが優先される．

身体と環境との相互関係は体性感覚（触覚，圧覚，関節覚，重量覚など）によって認知することができる．セラピストは，認知運動療法における各種の訓練器具（道具）を用いた課題が，こうした患者の体性感覚を介した，身体と環境との相互関係を構築するための媒体であることを把握しておく必要がある．

2. 脳の可塑性

認知運動療法とは，患者の「認知過程（cognitive process）」を徐々に複雑化させてゆくことによって，「随意運動（voluntary movement）」の制御能力を高めようとする治療法である．しかし，随意運動を制御する認知過程の複雑さや洗練度は，経験のあり方と中枢神経系の組織化能力により変わってくる．

長い間，大脳皮質の組織化は遺伝的にあらかじめ決定されており，生得的な変化はきわめて少ないと考えられてきた．その典型がPenfieldによる運動野や感覚野の「ホムンクルス（homunculus）：脳の中の小人」であった．これは，大脳皮

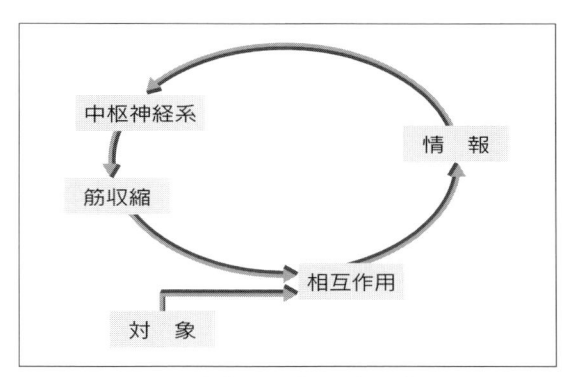

図1　身体と環境との相互作用
環境世界との関係をつくりだすために，中枢神経系は情報を収集しなければならない．そのためには，物体との段階的な相互関係に準じた運動シークエンスの組織化が要求される．中枢神経系が必要とする情報は身体と物体との相互作用を通して入手される（Perfetti C, 1998）

質の運動野から発せられる運動指令が手足を制御するという単純な考え方を生んだ．しかし，脳科学の進歩は，大脳皮質の運動野や感覚野における「身体部位再現（representation）」が経験によって変化することを明らかにした．神経生理学者のMerzenichとKaasの研究にも，その事実がよく現れている．サルの手指に対するトレーニングによって，感覚野の身体部位再現が変化することが明らかにされたのである．この研究では，手指の3本の指（示指，中指，環指）で回転する円盤に触れる課題が用いられている．円盤を数千回回転した後，3本の手指に対応する体性感覚受容野が拡大した．外部世界での手指へのトレーニングが，内部世界である脳のニューロン・レベルの可塑性を引き起こした（図2）．

運動野や感覚野の身体部位再現の地図は，定常的ではない．現在では，身体部位再現は複数あり，それは身体と環境との相互作用のあり方によって可変的であることが判明している．これは「脳の神経回路網が，その形成の過程において自己組織性をもち，環境との相互作用によって適応的に神経構成を変えてゆく能力を有している」ことの反映である．脳は可塑性のある組織であり，大脳皮質の組織化は経験によって作り出されるもの，言い換えれば結果であって原因ではないと解釈されるようになった．

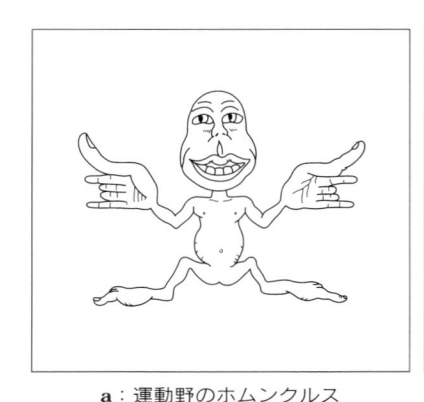

a：運動野のホムンクルス
（Penfield WG, 1951）
大脳皮質の運動野における身体部位再現は一度であり，マップは手指や唇といった感度の高い部位が広いとされている

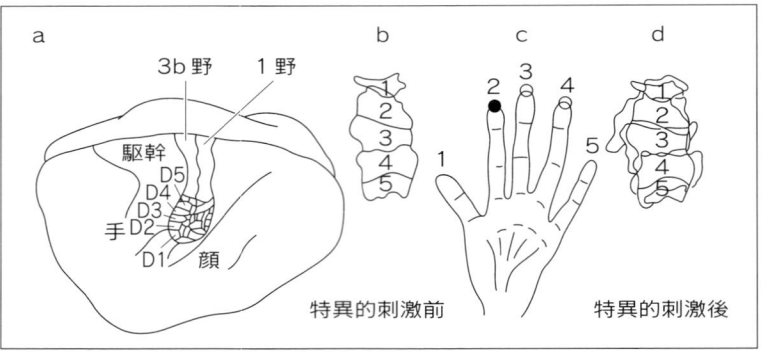

b：感覚野における可塑性（MerzenichとKaasらによる，1979）
ヨザルの手指はaのように体性感覚野の3b野と1野に再現されている．その領域における訓練前（b）と訓練後（d）の結果が示されている．ヨザルは1日に1時間，第2指，第3指，ときどき第4指を用いて円盤を回転するように訓練する．3ヵ月後，刺激された指を再現する領域が拡大した

図2 運動野と感覚野の身体部位再現

3. 情報の受容表面としての身体

認知運動療法では身体を「情報の受容表面」としてとらえている．身体としての皮膚，関節，筋などは，その総体が繊細な情報を脳に送り届けている．身体の各領域からはさまざまな情報が大脳皮質に投射されている．そのなかでも，表在感覚としての触圧覚や，深部感覚としての関節覚や筋覚が，認知過程の改変には最も重要である．皮膚の感覚受容器の作用のみならず，一般的には運動器とされている関節や筋も含めて，身体の総体が情報の受容表面なのである．

Bernsteinが「運動の自由度」の問題として提起したように，身体運動における関節の動きと筋収縮の組み合わせは無限にある．しかし，随意運動には目的があり，その目的を達成するために，脳はこれらの情報のなかから自己にとって最も興味ある情報を選択する必要がある．身体を介して得ることができるすべての知覚情報のなかから，その時点で遂行する動作や行為に必要な情報を選び出しているのである．これは解釈するという作業であり，あるものを選択すると同時に，いくつかの可能性を排除することでもある．随意運動にかかわる認知過程とは，この身体と環境との相互作用によって生じる情報を選択的に解釈して意味づける営みである．脳が，感覚ではなく情報を受け入れていることに着目しなければならない．

人間は環境や物体との関係を築くにあたり，そのすべての情報を把握するわけではなく，その状況下で重要なものだけを把握している．物体が変化しなくとも，それに対して何をしたいかに応じて，同じ物体に異なった意味が与えられる．これを可能としているのが，最も適切な運動形態に身体を変容させてゆく認知過程である．手でベルを押して音を出すのと，そのときにバネの抵抗を確かめるのと，何ミリ下がったかと感じることは，すべて異なる行為である．この異なる行為を通じての筋収縮により，同じ物体に異なる意味が与えられている．

この環境や物体の意味を作り出すということ，換言すれば「身体を使って世界に意味を与える」ということが学習の本質であり，認知とは，その無数の意味を自己組織化することにほかならない．そして，それを支えているのが情報の受容表面としての身体であり，身体が受容する情報は体性感覚（somatosensory）を介して得られる．体性感覚は，視覚や聴覚といった他の感覚器と同様に，状況に応じて情報を細分化し変容させる形で運動課題の遂行に利用されるという特性を有している．したがって，身体のどの部位の体性感覚情報に注意を向け，それを知覚し，記憶し，判断し，

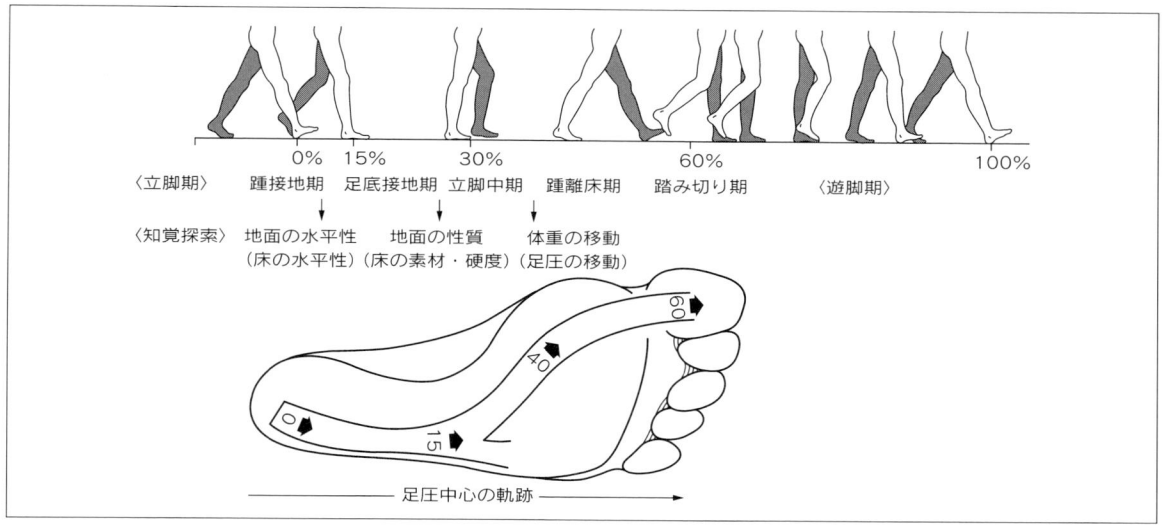

図3　歩行における足の知覚探索

言語化して運動学習を達成させてゆくかという内容が，認知運動療法の基本構造に含まれていなければならない．

4. 外部観察から内部観察へ

セラピストによる運動分析（評価）は，外部観察と内部観察に大別できる．身体の動きを「筋収縮によって生じる関節運動の時間的・空間的・力量的変化」ととらえる運動分析を外部観察（通時的分析）という．一方，身体を単なる運動器ではなく情報の受容表面と解釈し，身体の動きを「身体を介して環境との相互作用を時間的・空間的・力量的に知覚探索することの連続」ととらえる運動分析を内部観察（共時的分析）という．つまり，外部観察は身体の動きを「時間の経過とともに生じる関節運動や筋収縮の連続」ととらえる神経運動学的視点であり，内部観察は身体の動きを「時間の経過とともに生じる知覚探索の連続」ととらえる神経心理学的視点である．

認知運動療法の評価では内部観察が重視されており，この共時的分析はセラピストに新たな運動分析の可能性を投げかける．すべての患者の運動分析と治療方略に変革が求められることになる．ここでは，その意味を歩行時の「足」に着目して説明する．

足を関節運動学的にとらえるのではなく，知覚探索する器官として，すなわち，歩行を成立させるために必要な情報を収集する器官としてとらえ，その役割を明確にする必要がある．足は，身体が地面との相互関係を構築するための最も重要な部位である．リハビリテーション専門家は，人間が足を使って地面をどのように知覚探索して歩行周期（立脚期60％，遊脚期40％）を構築しているかを分析しなければならない．

足の運動による知覚探索は，a) 地面の水平性，b) 地面の性質，c) 体重移動（足圧変化）に区分することができる（図3）．

この3つの知覚探索は，立脚期（踵接地期－足底接地期－立脚中期－踵離床期－踏み切り期）のそれぞれの時期により異なる．まず，「地面の水平性」は，踵接地期（0％）から足底接地期（15％）において知覚探索される．足底の触圧覚や足関節（距腿関節・距骨下関節）の位置覚によって，地面の傾きが抽出される必要がある．「地面の性質」である床表面の素材や硬さは，足底接地期から立脚中期（30％）の間において知覚探索される．足底全体が接床すると，体重の垂直・水平分力の反力比率が変化して摩擦が発生する．したがって，この時期は体重を前足部に移動してよいかどうかを決定するうえで非常に重要な局面となる．「体重移動」は足圧中心の移動であり，正常歩行では

踵接地から足外側を前方に移動した後，立脚中期から踏み切り期（60％）にかけて内側に移動し，拇指球へと抜けてゆく．この体重移動時における床反力は一定ではなく，足圧は初め地面との確実な接触を探索するためにゆっくりと上昇し，全体重が負荷された直後に急激に上昇する．

こうした視点から歩行分析を行えば，あらゆる疾患における足の運動障害を，歩行という空間的，時間的，強度的な変化を伴う文脈下における知覚探索の障害として観察することが可能となる．歩行周期の各時期は，中枢神経系が歩行に必要な情報を能動的に知覚探索してゆくための「場」と考えることができるのである．

足の運動は，歩行という運動形態の実現を目的としているのではなく，歩行の実現に必要な知覚情報を探索するという目的に対応して組織化されている．足が身体の支持や前方への推進力を生み出すためには，床との関係を抽出することが前提となる．足の筋収縮は，歩行に必要な知覚情報を探索するために動的に制御されていなければならない．つまり，歩行周期の各時期における足の運動は，地面との関係をより細分化する手段ととらえることができるのである．

そして，この視点の導入により，従来の足部への運動療法（関節可動域訓練，筋力増強訓練，立位バランス訓練，歩行訓練など）とは全く異なる認知運動療法を考えてゆくことができる．たとえば，足が「地面の水平性」を知覚できていない場合，座位で水平角度を変化させることが可能な不安定板を用いて，その傾きを識別させる方法がある．高さの異なる2つの物体を足底と床との間に介在させて，どちらが高いかを識別させてもいいだろう．足が「地面の性質」を知覚できていない場合は，足底と床の間に表面の異なる素材や固さの異なるクッションを介入し，その差異を識別させる方法がある．「体重移動」が知覚できていない場合は，バネ付プラットホームと呼ばれる器具を用いて体重移動（足圧変化）の知覚探索を目的とした訓練を構築することができる．

セラピストは，すべての神経疾患の運動分析と治療において，身体がその総体として情報の受容表面であると解釈しなければならない．手は知覚探索の器官と見なすが，体幹や足を知覚探索の器官と見なさないのでは，身体がその総体として情報の受容表面であるととらえているとはいえない．また，ある疾患の運動障害を能動的な知覚探索の障害ととらえても，別の疾患の運動障害を筋力低下ととらえたり，反射異常や協調不全ととらえるのは，あらゆる随意運動の障害を運動によって情報を作り出すことができない状態ととらえていることにはならない．ここで提起しているのは，すべての運動障害を能動的な知覚探索の障害と解釈することの普遍性である．

認知運動療法においては内部観察（共時的分析）が不可欠である．セラピストは，身体の能動的な知覚探索能力を評価しなければならない．

5. 運動学習

神経疾患における運動機能回復は「運動学習（motor learning）」であり，運動学習とは「経験によってもたらされた行動上の適応変化」と定義される．この行動上の適応変化をもたらしているのは「脳（中枢神経系）」である．決して，関節や筋肉が学習するわけではない．したがって，神経疾患に対する認知運動療法は，身体を動かしている脳のシステムを治療対象とすべきである．

神経疾患によって随意運動が遂行できなくなった場合，それを埋め合わせるために主体が見出す手段が代償である．この場合の代償とは，目で見える運動様式の変化に限定されない．運動の様式は同じでも，そこで用いられる筋の作用が異なる場合も決して少なくない．さらに，その代償は，エネルギー消費の観点からというよりも，目的とする運動課題の遂行に対して正常な学習過程の手順を利用しなくてすむという点に着目した結果の，いわば中枢神経系における情報処理の簡略化に応じた選択の結果であることに注意する必要がある．

中枢神経系は，知覚情報に基づいて筋に出力指令を出す．そして，その認知過程もしくは結果から生じる環境と身体との相互作用としての知覚情報を獲得しながら，より適切な運動を行ってゆく．学習とは，このサイクルのなかで知覚情報と筋出

力の組織化が完了し，運動の自動化が起こることである．しかしながら，運動経路に損傷がある場合には，運動課題の達成のために正常とは異なった運動シークエンスが出現する．すなわち代償の発生である．問題は，代償で生じた知覚情報をもとに運動の組織化が行われることである．代償の組織化が完了すると，患者はもはや認知過程を働かせることはない．それを避けるためには，運動療法には正常な認知過程を踏まえた手段が求められる（**図4**）．

6. 認知問題－知覚仮説－解答

認知運動療法では，患者に対し「認知問題（cognitive problem）」の解決を求めることを要求する．問題という言葉を使う理由は，現在行使できる能力だけでは環境と身体との相互作用が解釈できないと患者が意識するような状況が作り出されるからである．知能の発達から身体運動能力の向上にいたるまで，あらゆる学習は問題（課題）－仮説（予想）－解答（検証）の過程を経て成立してゆく．運動療法を問題として展開することにより，患者の中枢神経系は一定の方式に従ってみずからを組織化する必要に迫られる．これが認知運動療法の基本構造である．

問題は，認知にかかわるものでなければならず，連続的な起居移動動作を要求したり，複雑な筋収縮シークエンスを呼び起こすものであってはならない．そうした運動連鎖の獲得は最終的な目的ではあるものの，環境と身体との相互作用の解釈という点ではきわめて難易度が高く，学習の内容という点では動作の成功や失敗といった粗大な結果の知識を与えるにすぎない．一方，認知問題は算術計算のような純粋に観念的なものであってもならない．

セラピストは，認知運動療法の実際が単なる運動課題ではなく問題として構成されている点を理解しておく必要がある．たとえば，認知問題の実際例として，患者を閉眼させ，セラピストが患者の上肢を保持し，手指でタブレットにはめ込まれたパネルを他動的になぞらせた後，異なる図形のなかからどれであったかを識別する片麻痺に対す

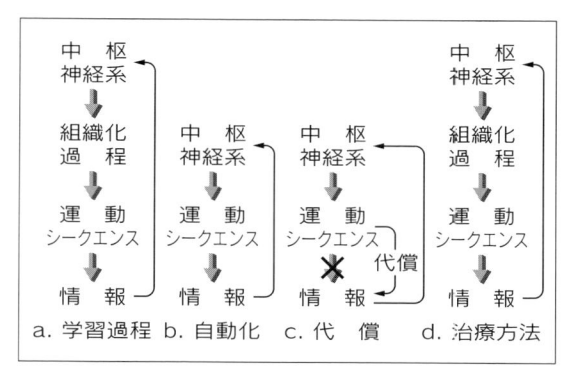

図4 運動学習と代償

中枢神経系は，知覚情報に基づいて筋に出力指令を出す．そして，その過程もしくは結果から生じる環境や身体よりの情報を獲得しながら，より適正な運動を行っていく（a）．学習とは，このサイクルの中で知覚情報と筋出力の組織化が完了し，運動の自動化が起こることである（b）．しかしながら，運動器の障害がある場合には，課題の達成のために正常とは異なった運動シークエンスが出現する．すなわち代償の発生である．問題は，代償で生じた知覚情報をもとに運動の組織化が行われることである（c）．代償の組織化が完了すると，患者はもはや学習過程を働かせることはない．それを避けるために，運動療法は正常な学習過程を踏まえたものを考案する必要がある（d）

る治療を考えてみよう（**図5**）．

この認知問題に解答を与えるために，患者は触覚と運動覚に注意を集中しなければならない．問題に対する解答は，常に体性感覚を介して得なければならない点が重要である．セラピストがパネルに指先を接触させずに患者の上肢を動かした場合には，運動覚によってのみ解答することを求めることになる．患者は予想としての「知覚仮説」を立てなければならない．つまり，異なる図形を区別するためには，どのような情報を上肢の運動に結び付いた特定の認知過程の活性化を通じて知覚することができるかを想定しなければならない．患者は，物体との相互作用から生じる情報のうちどれが優先され，どれを無視することができるかを予測する必要がある．同時に，異常な伸張反射を制御してセラピストが適切な身体各部の移動を行えるようにし，予測したことが正確に知覚できるようにしなければならない．

このように，認知運動療法では，外界とそこにある物体に意味を与えることを認知問題として提言してゆく．意味を与えるという作業は，外界の

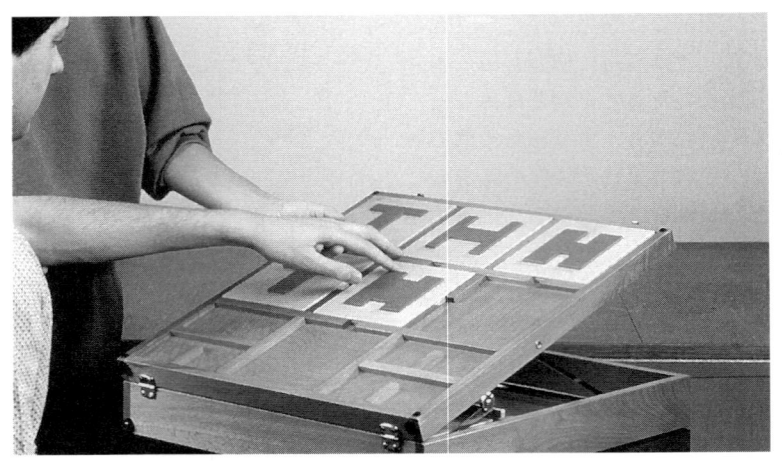

図5 認知問題－知覚仮説－解答
認知運動療法では，患者に身体を介して物体に意味を与えるという作業を要求する

複数の部分間，あるいは患者の身体各部位に，通常，空間的あるいは接触による相互作用を選定してゆくことから可能となる．したがって，訓練を選択するということは，適切かつ一貫性のある知覚予想（仮説）の形成へと導く認知問題を選択することである．運動機能の回復という点からしてこれが意味をなすのは，問題により設定された要求に応えるために不可欠な要素を知覚しようとして，患者が運動の組織化過程を実行に移すからである．認知問題－知覚仮説－解答のプロセスは，運動学習のための問題解決型の教育ストラテジーなのである．

認知問題には「空間問題」と「接触問題」とがある．「空間問題」は「方向」，「距離」，「形態」などの情報を組織化させるものであり，「接触問題」は「表面素材」，「圧」，「摩擦」，「重量」などの情報を組織化させるものである．また，これは「どこの空間」と「何の空間」の認知に対応している．

　空間問題：方向・距離・形態………どこの空間
　接触問題：表面素材・圧・摩擦・重量…何の空間

そして，こうした認知問題を作成するために活用する道具が数多く考案されており，認知問題にさまざまなバリエーションと難易度をもたせることができる．セラピストには，随意運動を創発するために必要不可欠な認知問題を選択する能力が，常に求められる．

7. 認知過程の活性化

脳の認知過程（知覚・注意・記憶・判断・言語）は，「認知問題－知覚仮説－解答」という問題解決型の教育ストラテジーを適応することによって活性化することができる．

認知問題とは何か．それは「患者が身体を介して解決しなければならない課題」である．知覚仮説とは何か．それは「開眼で視覚的に知覚したものを，閉眼で体性感覚を用いて当てる時の予想」である．解答とは何か．それは「知覚仮説と結果との照合」である．つまり，認知過程を活性化させるために，治療の原理が「認知問題－知覚仮説－解答」に準拠して構造化されている．

ここでは，片麻痺患者の手の訓練が実際に展開されている臨床風景をイメージしてみよう．

セラピストと患者は向き合っている．セラピストは認知問題を提示するにあたり，まず患者が何を「知覚」すべきかを考慮しなければならない．具体的には，タブレットを用いた小型パネルの図形のみでなく，手で物体表面のさまざまな素材を識別させたり，手の角度を識別させたり，運動軌道を識別させたり，重さを識別させたりする方法がある．これによって，知覚探索に利用する感覚のモダリティが異なってくる．患者にとって，何の体性感覚によって物体を知覚すべきかをセラピ

ストは考え，それを選択して認知問題として提示する．

次に，セラピストは，どの身体部位に患者の「注意」を集中させるかを考える．たとえば，ある運動軌道を手指でなぞって，複数の運動軌道のなかのどれであったかを識別するとき，肩関節の運動によって識別させる，手関節の運動によって識別させる，上肢全体の関節を巻き込んで識別させるといった方法がある．このとき，患者に対して，どの関節の動きに注意を向けるべきかが口頭指示される．

続いて，セラピストは，何を「記憶」させるかを考慮しなければならない．たとえば，不安定板の上に手を乗せ，どの場所に重錘を置くかという認知問題をつくる．このとき，重錘の重さを識別させる，重錘が置かれている位置を識別させる，不安定板が水平状態であるかを識別させる，軸の位置を識別させるといった方法がある．患者に対して，物体の何を記憶すべきかの選択が最も重要となる．

さらに，セラピストは，結果をどのように「判断」すべきかを考慮しなければならない．たとえば，異なる硬さのスポンジを能動的に識別するとき，複数の硬さの異なるスポンジのなかのどれであったかが識別できなかった場合，単に結果の知識を与えるのみでなく判断させること，つまり，他の複数の硬さの差異を確認させる方法がある．それは，最初2種類の顕著に硬さが異なるスポンジから始め，最終的に中間的な固さを含めた5種類のスポンジの識別に移行すれば，判断そのものに複雑さ，つまり判断に難易度が求められる状況をつくることができる．このとき，患者にとって圧という筋収縮と抵抗との関係をどのように段階的に価値づけるかが最も重要となる．

また，そうした判断を経た結果の知識を正確に「言語」によって表現することが，患者には求められる．

これらは片麻痺患者の手に対する認知運動療法のバリエーションの一端にすぎないが，大切なことは，認知過程を活性化するために，「認知問題－知覚仮説－解答」という問題解決型の教育ストラテジーに準拠して治療の基本構造が成立している点である．もし，運動機能回復が得られたら，セラピストはさらなる運動機能回復を獲得するために，より難易度の高い認知問題を患者に適用してゆく．セラピストには，常に適切な認知問題を設定してゆく高い創造力が求められる．

III．認知運動療法の治療方略と組織化

1. 認知運動療法の規範

認知運動療法の治療方略には「注意の集中」－「閉眼での訓練」－「物体とのかかわり」－「動作を強要しない」－「意識経験への問いかけ」という5つの規範がある．

1) 注意の集中

特に強調されているのが，患者の注意を集中させることである．学習は，患者が自己の体内や外的世界からの特定情報を識別する能力を再び得ることによって初めて起こりうるものである．そうした運動を再組織化するのに重要と考えられる情報に注意を集中させることが重要と考えられる．

2) 閉眼での訓練

認知運動療法は，ほとんど目を閉じたまま行う．これにより触覚，運動覚，圧覚，摩擦，重量などの体性感覚情報へと，患者の注意を向かわせる．

3) 物体とのかかわり

情報を収集するには，物体とのかかわりが基本的に重要となってくる．このため，一般的な治療用器具とは異なる，認知運動療法のために開発された訓練器具（認知運動療法キット）を使用する．これらは，それぞれが現実の一面を単純な形で表しており，環境と身体との相互作用の難易度や，患者があらかじめ設定された認知問題の解決に向かうような教育的ストラテジーに基づく訓練計画を，非常に厳密に設定することができる．

4) 動作や行為を強要しない

患者が，あからさまに随意運動を要求されることはない．治療経過の適当な時点で，訓練の内容

1. 身体部位	上肢・下肢・体幹		
	セグメンタル・グローバル		
2. 運動の異常要素	伸張反応の異常		第一段階
	放散反応		第二段階
	原始的運動スキーマ		第三段階
	運動単位の動員異常		
3. 感覚モダリティ	視覚		
	体性感覚	触覚 圧覚 運動覚	
4. 認知問題	空間問題	方向	
		距離	
		形態	
	接触問題	表面素材	
		圧力	
		摩擦	
		重量	

図6 認知運動療法の組織化
認知運動療法を適切な形で組織化するためには，治療を構成する4つのコンポーネントが重要となる

や難易度に変化を加えるなど，患者が少しでも的確な運動単位を動員できるよう，しかし，それが患者の可能性に見合ったもので，決して運動の異常要素の誘因とならぬよう治療を試みることが大切である．

5）意識経験への問いかけ

患者が自己の身体をどのように感じているのか，外界や物体をどのように認識しているのか，運動イメージを想起することができるのか，訓練という経験をどのように思考しているのかといった，主観的な意識経験を言語によって表出させ，その一人称記述（感覚質，クオリア）の解釈を行い，運動学習における認知過程を意識化させる．

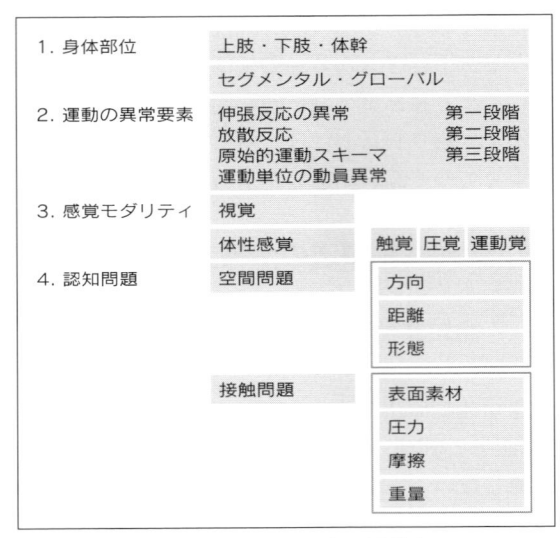

2. 認知運動療法の組織化

認知運動療法の組織化においては「身体部位」－「運動の異常要素」－「感覚モダリティ」－「認知問題」という4つの要因を考慮する必要がある（図6）．

1）身体部位

身体はその総体が情報の受容表面であり，さまざまな部位で環境（物体）との相互作用を行うこ

とができる．したがって，まずどの身体部位を移動させることによって知覚探索させるかを選択しなければならない．上肢（肩・肘・前腕・手・手指），体幹（前面・側面・後面），下肢（股・膝・足）のどこなのか，あるいは上肢全体や下肢全体（グローバル）なのか，個々の関節なのかといった，認知運動療法を適用する身体部位を選択する．

また，治療の対象となる身体部位の決定とともに，どのような肢位で行うのかという点も考慮しておく必要がある．同じ身体部位に対して認知問題を提示しても，それが背臥位なのか，座位なのか，立位なのかによって，難易度は異なってくる．

2）運動の異常要素

認知問題は身体部位の移動によって解答させる．その際，身体部位の移動をセラピストが全面的に介助するのか（第1段階／他動的），部分的に介助するのか（第2段階／部分介助的），患者自身が行うのか（第3段階／自動的）を選択する必要がある．この選択は，制御すべき運動の異常要素に対応して決定する．

たとえば，脳卒中片麻痺に特有な運動の異常要素は，「伸張反応の異常（abnormal stretch reaction）」，「異常な放散反応（irradiation）」，「原始的運動スキーマ（schema of synergy）」，「運動単位の動員異常（dificient of recruitment）」の4つに仮定することができる．この運動の異常要素に対応させて，訓練を第1段階，第2段階，第3段階に分類して適用する．

第1段階：患者が制御すべき運動の異常要素は「伸張反応の制御」である．この段階では患者に筋収縮を要求しない．患者は閉眼し，セラピストによって他動的に動かされた四肢で物体の形態や運動軌道を識別する．

第2段階：患者が制御すべき運動の異常要素は「放散反応の制御」である．この段階で患者は非常に単純な筋収縮を要求される．患者はセラピストにより部分介助されて認知問題に解答する．

第3段階：患者が制御すべき運動の異常要素は「原始的運動パターンの制御」と適切な「運動単位の動員」である．この段階では物体と身体との

相互作用が複雑となる治療方略が立てられ，患者は運動連鎖の形をとった運動課題を遂行する．自動運動の頻度が高まり，セラピストの介助は減少してゆく．

3）感覚モダリティ

認知運動療法においては，認知問題を通じて，患者の注意が知覚仮説の作成と照合に向けられるように訓練を構築する．その場合，最も適切な感覚はどれかを，つまり，体性感覚を使うのか視覚を使うのかというように，識別に利用する感覚のモダリティ(modality)を選定する必要がある．体性感覚の場合は，患者の注意を「触覚情報」，「運動覚情報」，「圧覚情報」，「摩擦情報」，「重量情報」のうちのどれに向けるかを選択しなければならない．

- 触覚による相互作用
- 圧覚による相互作用
- 運動覚による相互作用
- 摩擦による相互作用
- 重量による相互作用

また，セラピストは認知運動療法の実施に際して，感覚の「情報変換(transformation)」の重要性を理解しておく必要がある．たとえば，患者に形態の異なる三つの運動軌道を見せてから，閉眼させ指でなぞらせ識別する課題を考えてみよう．患者は視覚的に分析した後，視覚と運動覚との情報変換を行う．識別すべき運動軌道を見せずに識別する場合には，感覚情報の変換作業は必要ではなくなる．また，患者の四肢をセラピストが他動的に動かした後，それがどのような動きであったかを複数の写真から選択させるという課題では，運動記憶を視覚に変換しなければ照合できない．こうした情報変換は，空間認知の基礎であり，治療方略の立案において常に考慮しておく必要がある．これは，特に失行や失認を合併している症例においてきわめて重要な選択要因となる．

4）認知問題

認知運動療法では各種の「道具(tool)」を活用して認知問題を作成する．この道具の選択は空間問題(方向，距離，形態)や接触問題(表面の素材，圧，摩擦，重量)を具体的に作成するために不可欠なものである．しかしながら，その本質は単なる物理的な道具の概念ではなく，心理的な道具という意味をも含んでいる点を理解しておく必要がある．

この道具という言葉の本来の意味は，日常生活で使用する道具の概念とは異なる．脳の認知過程の改変を促すのは「心理的道具(instrument)」である．日常生活で使用する道具は自然に向けられた「外的活動の手段」であり，これに対して心理的道具は記号であり，「世界を細分化して理解するために思考する手段」となる．心理的道具は言語，文字，数，数式，図表，地図，設計図といったあらゆる種類の「記号としての道具」と，身体運動による具体的な操作を必要とする「物体としての道具」に区分されている．前者は主として知能の発達を促し，後者は随意運動の発達を促す．そして，心理的道具の活用は道具そのもの(客体)を変化させるのではなく，自己(主体)に働きかける手段となる．つまり，心理に対して働きかける手段なのであって，道具に直接働きかける手段ではない．こうした心理的道具の活用によって，客体ではなく，自己という内的な主体に対する「認知(cognition)」が発生する．

人間の知能の発達，あるいは随意運動の発達は，心理的道具の産物であると考えることができる．認知運動療法ではさまざまな道具(治療器具)を活用する．しかし，その治療器具は日常生活で使用する道具ではなく，身体と環境との相互関係を構築するための道具であると解釈しなければならない．つまり，治療器具自体に使用目的が内蔵されているのではなく，治療器具の活用形として作成される認知問題に，運動の空間性，時間性，強度にかかわる規則が内蔵されている．規則とは，治療器具の活用形として作成された認知問題において患者自身が認知すべき基準である．それは空間の方向や距離であったり，物体の形態や材質であったり，重量や摩擦であったりする．すなわち，その規則性が後の多彩な随意運動を遂行する際の基準値となるのである．

認知運動療法で活用する道具は，患者に随意運動の認知的制御に不可欠な情報を解釈させるための「心理的道具」なのである．

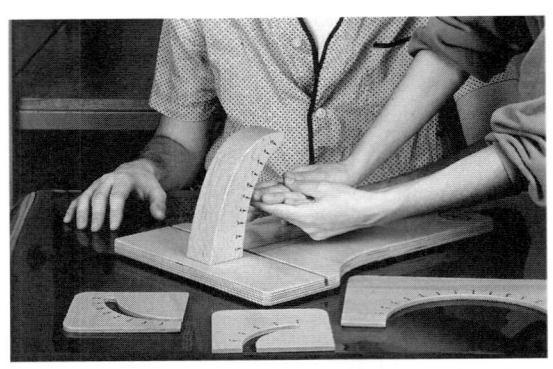

図7 ボーゲンを用いた手関節の運動方向の識別訓練

患者を閉眼させ，手関節をゆっくりと他動的に背屈させる．患者は手指の先端がどの方向にあるかを識別しなければならない

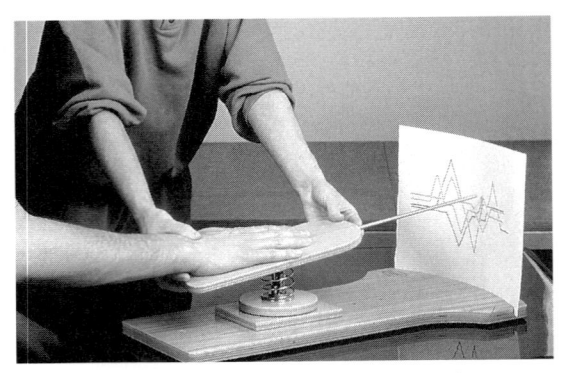

図8 手関節の運動方向の識別訓練

手関節の複合運動を識別させる場合は，回転プラットホームを用いてスクリーン上の運動軌道を識別させる

Ⅳ. 認知運動療法の実際

認知運動療法は独自の治療方法を有する．セラピストは，認知問題に対する患者の学習能力を観察しながら，認知問題の難易度，解答精度，回数などを考慮しつつ，認知問題を徐々に複雑性の高いものに変更してゆく．患者がより難易度の高い認知問題に正確に解答できるようになってゆくことが，運動機能回復の指標となる．

ここでは，脳卒中片麻痺や脳性麻痺に対する認知運動療法の実際をいくつか提示する．

1) 手関節の運動方向の識別
認知問題：空間問題（方向）
身体部位：手関節（セグメンタル）
治療段階：第1段階－第2段階
感覚モダリティ：運動覚
訓練器具：ボーゲン

手関節の背屈・掌屈運動を識別させる場合には，ボーゲンと呼ばれる訓練器具を用いる．セラピストは患者を閉眼させ，患者の手指の先端をボーゲンの内側に沿わせながら，手関節をゆっくりと他動的に背屈させる．患者は手指の先端がどの方向にあるかを識別しなければならない．ボーゲンにはさまざまな角度の基準点（目盛）が刻まれており，到達すべき位置を正確に把握することができる．目盛は10段階に区分されているが，最初は3方向の区分（高さの差異）から始める．他動的な背屈により手関節屈筋群や手指屈筋群の伸張反応が生じないよう注意する必要がある．他動的な背屈運動時に筋収縮による抵抗を感じる場合は，運動速度を下げるか運動範囲を狭めて識別させる（図7）．

2) 手関節の複合運動の識別
認知問題：空間問題（方向）
身体部位：手関節（セグメンタル）
治療段階：第1段階－第2段階
感覚モダリティ：運動覚
訓練器具：回転プラットホーム

手関節の背屈・掌屈・橈屈・尺屈などの複合運動を識別させる場合には，回転プラットホームと呼ばれる訓練器具を用いる．患者の手を回転プラットホームの上に乗せ，傾斜する基板に差し込まれた指針（棒）を起点として，前方のスクリーン上に描かれた運動軌道をセラピストが基板を他動的に動かしてなぞる．この場合，スクリーン上に描かれた運動軌道は，上下が背屈と掌屈，左右が橈屈・尺屈，そして斜めの運動軌道は複合運動を意味する．どの運動軌道であったかを識別させるが，その差異はさまざまな運動軌道を描くことで調整できる．また，基板の位置や指針の長さは調節可能であるため，運動範囲の調整も自由自在である（図8）．

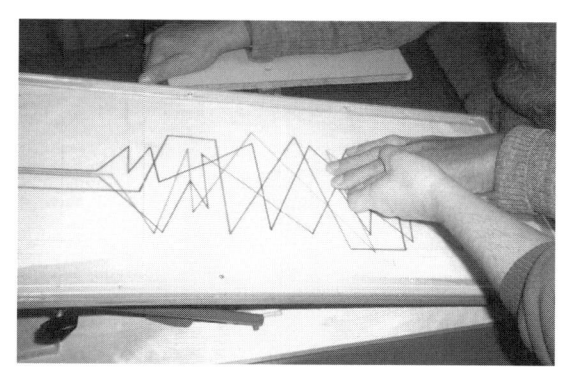

図9 上肢での運動軌道の識別訓練
セラピストは，患者の手指の先端を複数の運動軌道のうちの一つに沿って他動的に動かす．患者は開眼して，たどった運動軌道を識別する

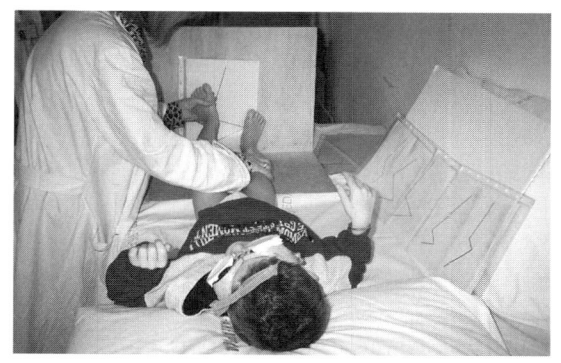

図10 下肢での運動軌道の識別訓練
患者を閉眼させ，足部をある運動軌道に沿って他動的に動かす．患者は開眼して，たどった軌道と紙に描かれた軌道とを照合する

3) 上肢での運動軌道の識別
認知問題：空間問題（方向）
身体部位：上肢（グローバル）
治療段階：第1段階－第2段階
感覚モダリティ：運動覚
訓練器具：運動軌道板

セラピストは患者を閉眼させ，手指の先端を複数の軌道のうちの一つに沿って他動的にゆっくりと動かす．四肢の末端を接触させるかどうかで，使用する感覚モダリティが運動覚のみになるか，触覚がそれに加わるかの違いが生じる．運動軌道を追跡した後，患者は開眼して，たどった軌道がどれであったかを当てる．運動軌道は，シンプルなものから複雑なものまで用意する（図9）．

4) 下肢での運動軌道の識別
認知問題：空間問題（方向）
身体部位：股関節（セグメンタル）
治療段階：第1段階－第2段階
感覚モダリティ：運動覚
訓練器具：運動軌道板

セラピストは患者を閉眼させ，足部をある運動軌道に沿って他動的にゆっくりと動かす．この場合は股関節の動きが運動軌道に反映されている．知覚仮説の検証は体性感覚と視覚の照合であり，運動軌道をコピーしたもののなかから選択させる（図10）．

5) 手の位置の識別
認知問題：空間問題（方向と距離）
身体部位：上肢（グローバル）
治療段階：第1段階－第2段階
感覚モダリティ：上肢の運動覚
訓練器具：ボードと色紙

机上のボードを正中で2分割し，左右に異なる色の紙を対称な位置におく．セラピストは，患者の患側の手をある位置のパネルのところまで誘導し，患者はそれと同じ位置（色）のパネルのところに健側上肢をもってゆき，開眼してそれを検証する．ボードを碁盤の目状に区画し，そこに左右対称に番号を振っておいてもよい．パネルや区画の位置としての方向は，X軸×Y軸の方向ベクトルによって決定されるため，患者の識別能力に応じてパネルや区画の大きさと数を適切に設定する必要がある．ボードを傾斜すると，これにZ軸方向（奥行き）の識別要素が加わり，距離が変化する（図11）．

6) 足の位置の識別
認知問題：空間問題（方向と距離）
身体部位：下肢（グローバル）
治療段階：第1段階－第2段階
感覚モダリティ：下肢の運動覚
訓練器具：ボードと足型

知覚仮説の検証を，両足の相対的な位置関係を描いた足型で視覚的に行わせている．この認知問

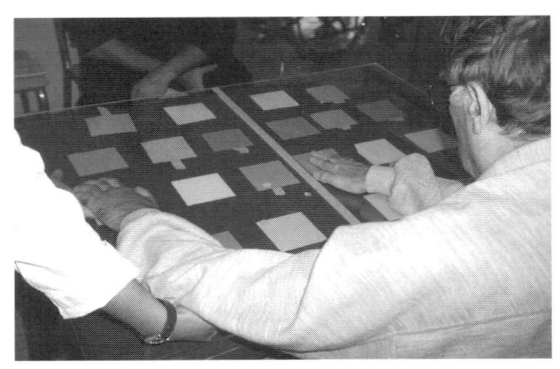

図11 手の位置の識別訓練
身体正中線で二分割した机上のボードに，異なる色の紙を左右対称におく．患者は閉眼して，患側の手を誘導された紙と対称の位置にある紙に健側の手を動かし，開眼してそれを照合する

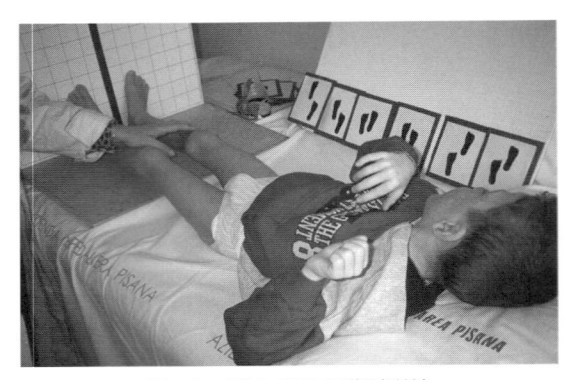

図12 足の位置の識別訓練
ボード上に下肢背面を当て，その方向と距離を，両足の相対的な位置関係を描いた紙の足型で照合させる

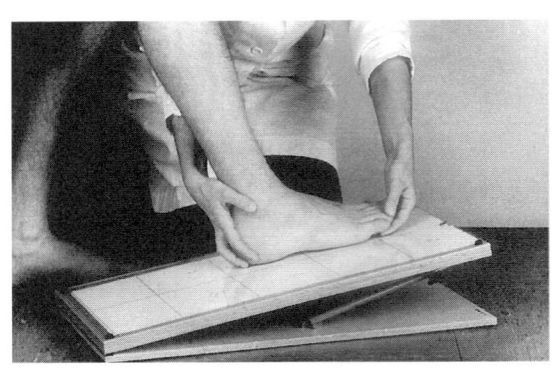

図13 下肢の位置の識別訓練
傾斜板を用い，閉眼した患者の足部を，傾斜板上の線や目印のところまで他動的に動かす．患者は，膝が動いた距離を踵位置で識別する

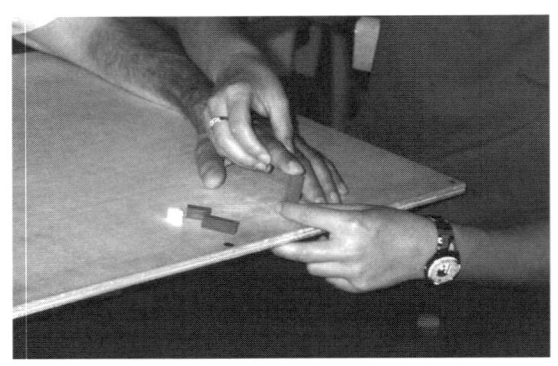

図14 手指での高さの識別訓練
長さの異なるブロックや木片を用い，手指MP関節の関節覚でその高さを識別する

題の場合，下肢の方向と距離に関する体性感覚情報を，両足の相対的な位置関係を示した足型の視覚情報と照合させている（**図12**）．

7）下肢の位置の識別

認知問題：空間問題（距離）
身体部位：膝関節（セグメンタル）
治療段階：第1段階－第2段階
感覚モダリティ：膝の運動覚
訓練器具：目印のついた傾斜ボード

セラピストは，閉眼した患者の足部（たとえば踵の後端）を，傾斜ボード上に記載されたある目印（目盛や番号）のところまで他動的に動かす．患者は，膝が動いた距離を番号で答える．失語症のような言語障害がある場合は，番号の書かれたカードを使用するとよい．この認知問題における距離の識別は，膝関節のみならず足関節の動きによっても可能である．患者に，どの関節に注意を集中すべきか，口頭指示する必要がある（**図13**）．

8）手指での高さの識別

認知問題：空間問題（距離）
身体部位：手（セグメンタル）
治療段階：第1段階－第2段階
感覚モダリティ：運動覚
訓練器具：長さの異なるブロックや木片

長さの異なるブロックや木片を用い，手指MP関節の関節覚でその高さを識別する．これを単な

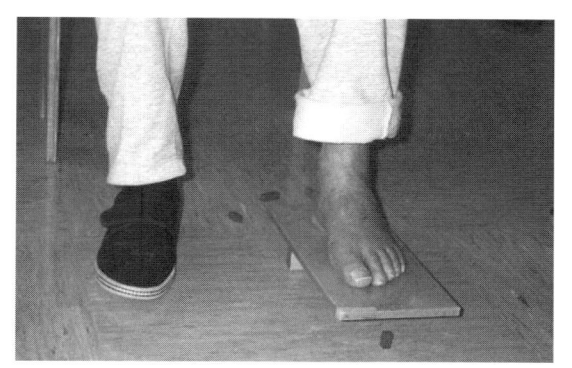

図15 下肢での高さの識別訓練
単軸付きのプラットホームと高さの異なるピンを用いて，関節の動いた距離を識別させる

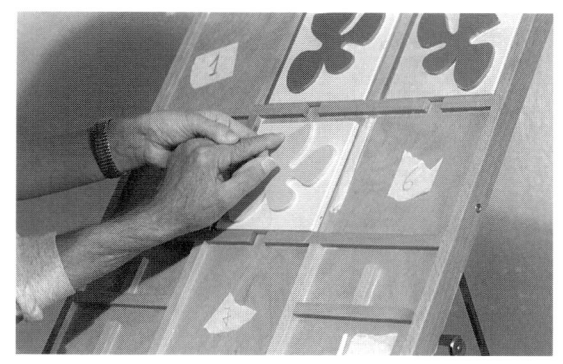

図16 上肢での図形の識別訓練
タブレットに，図形や文字が浮き彫りになった小型パネルをはめ込む．患者の上肢を支持しながら，手指の先端を図形の縁に沿って他動的に動かして識別させる

る感覚再教育と考えてはならない．運動覚を用いて対象物の高さを知る，すなわち「知覚しえた事柄に意味を与える」課題なのである（**図14**）．

9）下肢での高さの識別
認知問題：空間問題（距離）
身体部位：足関節（セグメンタル）
治療段階：第1段階－第2段階
感覚モダリティ：足関節の運動覚
訓練器具：単軸プラットホーム

足関節に対しては，単軸付きのプラットホームと高さの異なるピンを用いて，関節の動いた距離を識別させることができる．図では，横軸のプラットホームを用いて底・背屈方向の移動距離を識別している．内外反方向の認知問題を作成するためには，縦軸のプラットホームを用いればよい．このような訓練は立位・荷重下で行うこともできるため，第1段階から第3段階まで実施することができる．片麻痺の場合には，伸張反射が発現しない荷重量と速度で実施しなければならない（**図15**）．

10）上肢での図形の識別
認知問題：空間問題（形態）
身体部位：上肢（グローバル）
治療段階：第1段階－第2段階
感覚モダリティ：運動覚と触覚
訓練器具：タブレットとパネル

タブレットと呼ばれる区画付きの傾斜板に，アルファベットや幾何学的な図形が浮き彫りになったパネルをはめ込む．セラピストは，患者の上肢を支持しながら，手指の先端を図形の縁に沿って他動的にゆっくりと動かす．図形は形状の特徴が少しずつ異なるものを複数用意し，患者の識別能力に応じて，差異が明確に異なるものから微妙に異なるものまでを適切に選択する．タブレットの位置や傾斜，患者からの距離を考え，運動に巻き込まれる関節を調節する必要がある．また，患者の運動の回復に応じて，上肢を支持する部位や支持の程度を減らしてゆく（**図16**）．

11）手指での物体表面の識別
認知問題：接触問題（表面素材）
身体部位：手指（セグメンタル）
治療段階：第1段階－第2段階
感覚モダリティ：触覚
訓練器具：表面素材の異なるパネル

表面素材の異なるパネルを複数用意する．使用する素材は，布，サンドペーパー，コルク，ゴムなど何でもよい．同じ素材で触感が異なるものを用いてもよいし，素材の異なるもの同士を組み合わせて用いてもよい．識別能力が低いケースでは異なる素材を組み合わせ，感触の差異を大きくした状態で訓練するほうがいいかもしれない．示指，中指，母指を中心に適用する（**図17**）．

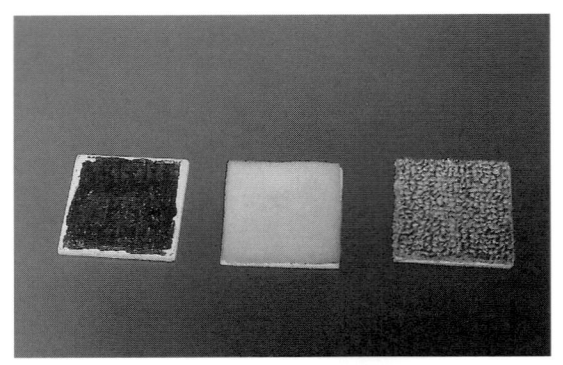

図17 手指での物体表面の識別訓練
表面素材の異なるパネルを複数用意して，示指，中指，母指を中心に識別させる

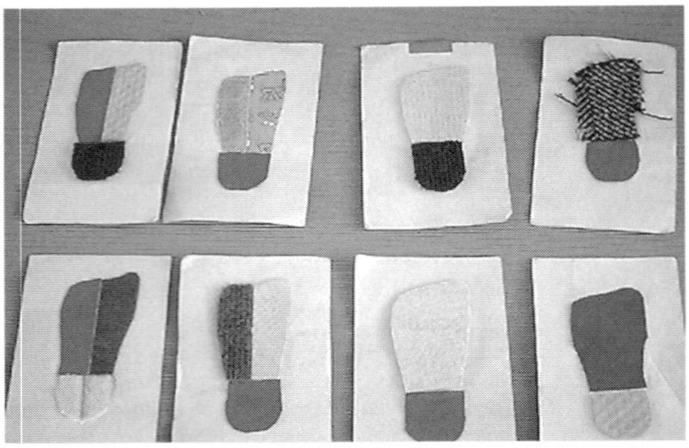

図18 足底での物体表面の識別訓練
表面素材の異なる足型を用意し，前足部－後足部，内側部－外側部などに細分化した状態で識別させる

12）足底での物体表面の識別

認知問題：接触問題（表面素材）
身体部位：足底（セグメンタル）
治療段階：第1段階－第3段階
感覚モダリティ：足底の触覚
訓練器具：表面素材の異なる足型

表面素材の異なる足型を用意する．足底部に関しては，感覚情報の収集部位とそれに対応した筋出力の組織化が高度に細分化されていることが指摘されているため，前足部－後足部，内側部－外側部などに細分化した状態で訓練を行う（図18）．

13）体幹でのスポンジの硬さの識別

認知問題：接触問題（圧）
身体部位：体幹（セグメンタル）
治療段階：第1段階－第2段階
感覚モダリティ：体幹の圧覚
訓練器具：硬さの異なるスポンジ

異なる硬さのスポンジの硬度を肩甲帯の動きで識別する課題．当初は，患側の該当部位にセラピストが他動的にスポンジを押し付けて，硬度を当てさせる．次いで，両側でどちらが硬いか（柔らかいか）を比較させる．それが識別できれば，患者自身がスポンジの当たっている部位を随意的に動かせて，硬度を当てる．このような課題は，体幹の訓練にも頻繁に適用される．使用するスポンジは同じ素材の布で包み，識別への触覚の介入を防いでおく必要がある（図19）．

14）足底でのスポンジの硬さの識別

認知問題：接触問題（圧）
身体部位：足底（セグメンタル）
治療段階：第1段階－第3段階
感覚モダリティ：足底の圧覚
訓練器具：硬さの異なるスポンジ

硬度の異なる複数のスポンジを踵部で識別する．セラピストは，前後に傾斜するシーソーの上に患側の足を乗せ，他動的に踵を下げてスポンジの硬度を識別させる．シーソーの代わりに，前後に傾斜する横軸の不安定板を用いてもよい．自動運動が行えるようになれば，放散などの異常な運動要素の出現や動員能力（筋出力）を考慮したうえで，スポンジの硬さを決める必要がある．なぜなら，硬いスポンジの識別にはそれだけ多くの筋出力が要求されるため，片麻痺患者の場合には異常な運動要素が出現しやすいからである．逆に，筋出力が低い場合にはスポンジを圧縮することができないため，識別そのものが不可能となる．立位で圧の識別を行う場合には，一歩前進位で，足底に置かれた硬度の異なる2つのスポンジを別々に識別する．歩行周期に鑑み，踵→前足部の順に荷重しておのおのの硬さを当てる（図20）．

15）前腕での重錘の識別

認知問題：接触問題（圧・重量）
身体部位：前腕（セグメンタル）
治療段階：第2段階
感覚モダリティ：圧覚と運動覚

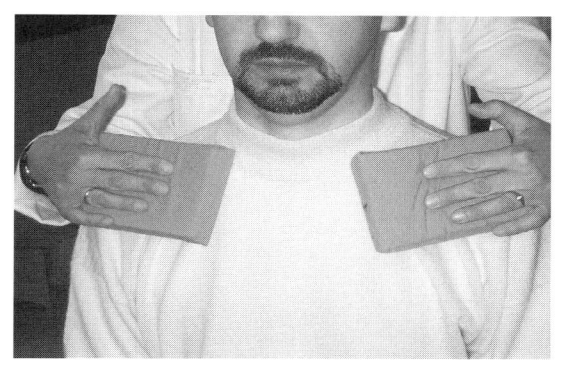

図19 体幹でのスポンジの硬さの識別訓練
異なる硬さのスポンジを用意し，まず患側の肩甲帯に他動的に押し付けて硬度を当てさせる．次いで，左右側の硬さの違いを比較させる．さらに，患者自身が肩甲帯を随意的に動かし，硬度を当てる

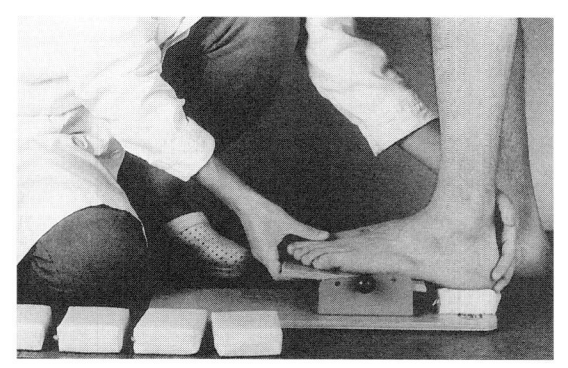

図20 足底でのスポンジの硬さの識別訓練
硬度の異なるスポンジを複数用意する．前後に傾斜するシーソーの上に患側の足を乗せ，踵の下にスポンジを置く．他動的に踵を下げてスポンジの硬度を識別させる

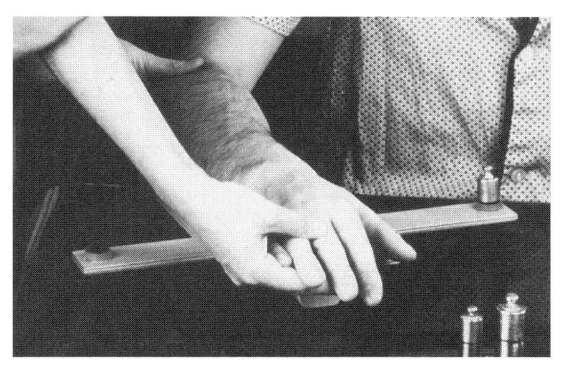

図21 前腕での重錘の識別訓練
左右に傾斜するシーソーと重錘を用い，前腕の回内外方向に対して負荷された重量の識別を行う

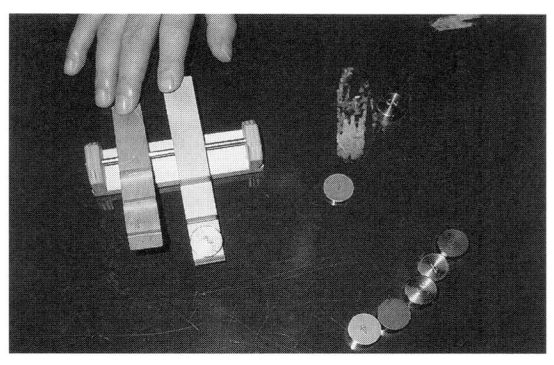

図22 手指での重錘の識別訓練
小型のシーソーと重錘を用意する．最初は示指に対して，次いで中指を加えて重量の識別を実施する．この課題は，手指の回復がある程度進んだ段階の患者に適用する価値が高い

　訓練器具：シーソーと重錘

　手での重量の識別は，シーソーと重錘を用いて行う．左右に傾斜するシーソーを用いて，前腕の回内外方向に対して負荷された重量を識別している．この場合の識別に要求される感覚モダリティは，重錘が負荷されることにより傾斜しようとするシーソーを水平に保つための，筋の固有感覚と手掌の圧覚である(**図21**)．

16）手指での重錘の識別
　認知問題：接触問題：(圧と重量)
　身体部位：手指(セグメンタル)
　治療段階：第2段階

　感覚モダリティ：筋感覚と圧覚
　訓練器具：シーソーと重錘

　小型のシーソーを用いて，手指で重量の識別を行う．最初は示指に対して，次いで中指を加えて実施する．その場合，示指と中指に異なる重さの重錘を負荷し，各指を交代に動かせてその重量を当てる．片麻痺患者では原始的な運動スキーマによって手指の分離した運動が困難である場合が圧倒的に多いが，この課題は，手指の回復がある程度進んだ段階の患者に適用する価値が高い(**図22**)．

17）下肢での重錘の識別
　認知問題：接触問題(圧と重量)

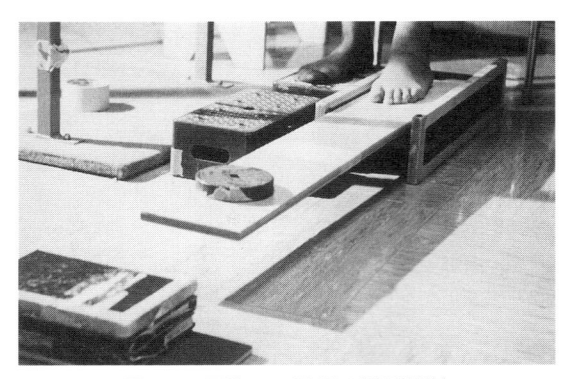

図23 下肢での重錘の識別訓練
ローラーボックスの上に置かれた板の先端に，重錘を乗せる．患側の下肢を板に乗せ，下肢を振り出して重錘を前方へ水平に移動させる

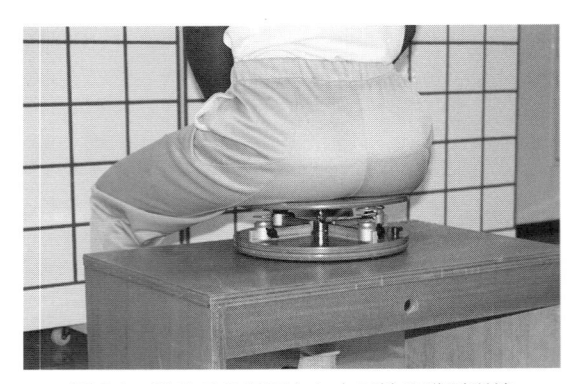

図24 座位での床反力と水平性の識別訓練
患者がバネ付不安定板の上に座り，体幹を垂直に保持する課題．閉眼したり，上肢を挙上しても不安定板の水平位を保持することが求められる

　身体部位：下肢（グローバル）
　治療段階：第2段階
　感覚モダリティ：圧覚と筋感覚
　訓練器具：ローラー板と重錘

　高度に組織化された重量の識別課題．ローラーボックスの上に置かれた板に患側下肢を乗せる．板の先端には重錘が乗せられており，これを，下肢を振り出して前方へ水平に移動させる．板の前方にローラーボックスと同じ高さの箱を置き，移動させた板の先端を箱の上に到達させるよう指示してもよい．板が前方に移動するに従ってレバーが長くなり，重量は次第に増加していく．そのことを足底の圧感覚と筋の固有感覚の変化から察知しつつ，目標に向かって板を水平に移動させるよう筋収縮を調整しなければならない．この訓練は，立位・荷重下でも行われる（**図23**）．

18) 座位での床反力と水平性の識別

　認知問題：接触問題（摩擦）
　身体部位：体幹（グローバル）
　治療段階：第2段階
　感覚モダリティ：圧覚と筋感覚
　訓練器具：バネ付不安定板

　バネ付不安定板の上に座り，上肢を挙上しても不安定板の水平位を保持できるようにする．左右の下肢の足底には体重計を置き，左右均等に下肢を荷重しておく（**図24**）．

19) 立位での床反力と水平性の識別（1）

　認知問題：接触問題（圧・重量）
　身体部位：下肢（グローバル）
　治療段階：第2段階
　感覚モダリティ：下肢の運動覚と筋感覚
　訓練器具：バネ付プラットホーム

　荷重によってバネ付プラットホームが傾斜すれば，バネの反力圧足底圧の変化として感じることができる．バネ付プラットホームは，複数のバネが挿入されたボックスに，足底部位に応じてバネを分配して設置できるようになっている．患者はその圧変化の"意味"を理解し，体重移動を調節してプラットホームの水平性を保つという高度に組織化された筋収縮が要求される（**図25**）．

20) 立位での床反力と水平性の識別（2）

　認知問題：接触問題（圧・重量）
　身体部位：下肢（グローバル）
　治療段階：第2段階
　感覚モダリティ：下肢の筋感覚
　訓練器具：バネ付不安定板

　各種のバネ付不安定板を用いて，床反力の識別課題を行うこともできる．ただし，この種の課題はスポンジの硬度を当てるほど単純なものではない．バネ付不安定板は，四隅に取り付けられたバネの位置を内外方向にスライドさせることで，圧の強さや分布を変更できるようになっている．バネ付不安定板に荷重して水平位を保つためには，

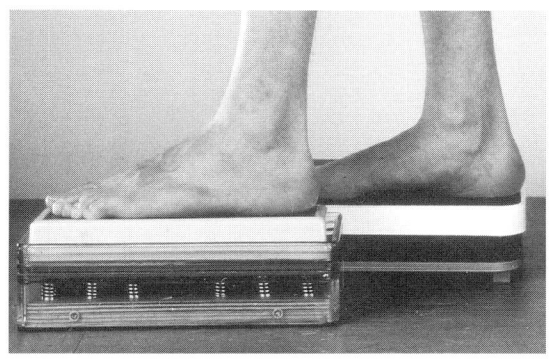

図25 立位での床反力と水平性の識別
バネ付きプラットホームを用いた，立位荷重時の足部の水平性を保持する課題．バネの位置や数によって難易度が変わる

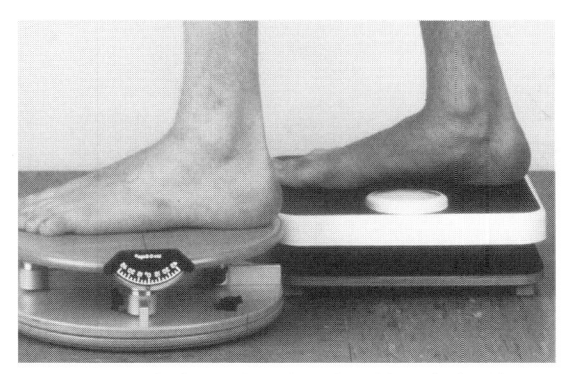

図26 立位での床反力と水平性の識別訓練
バネ付不安定板を用いて，床反力の識別を行う．不安定板は，四隅に取り付けられたバネの位置を内外方向にスライドさせることで圧の強さや分布を変更できる

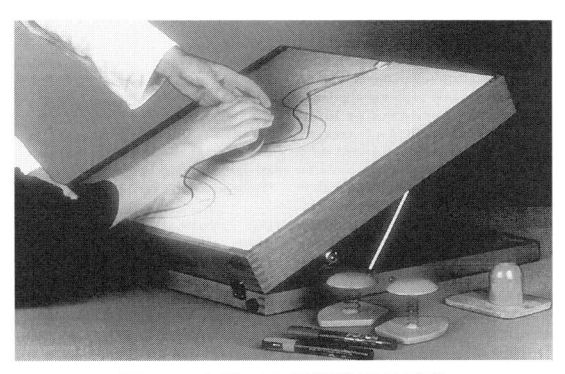

図27 上肢での運動軌道の追跡
患者は開眼し，抵抗調節可能な小型ローラーや小型バネ付きプラットホームを把持して，複数の運動軌道を追跡する

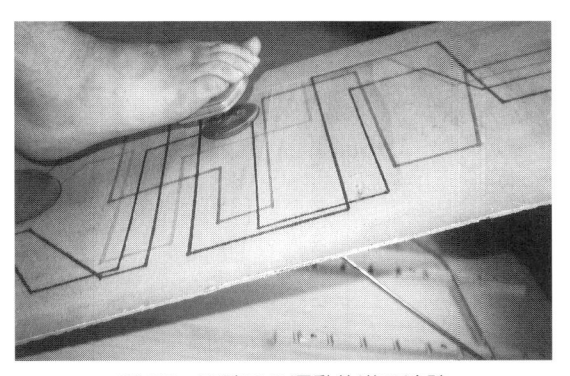

図28 下肢での運動軌道の追跡
患者は開眼し，抵抗調節可能な小型ローラーや小型バネ付きプラットホームを把持して，複数の運動軌道を追跡する．座位または立位で実施する

足底の高度に細分化した圧情報の識別能力と，床反力に対応する筋収縮の調整能力が要求される（図26）．

21）上肢での運動軌道の追跡
認知問題：空間問題＋接触問題
身体部位：上肢（グローバル）
治療段階：3段階
感覚モダリティ：視覚・体性感覚
訓練器具：タブレット，小型ローラー

タブレットの裏側に運動軌道を描いて上肢の随意運動によって追跡させる．最初はセラピストによる若干の保持がなければ，小型のバネ付きプラットホームを移動させてゆくことが困難な場合が多い．上肢の各関節は運動連鎖の形をとる（図27）．

22）下肢での運動軌道の追跡
認知問題：空間問題＋接触問題
身体部位：上肢（グローバル）
治療段階：第3段階
感覚モダリティ：視覚・体性感覚
訓練器具：タブレット，介在物体

傾斜板に運動軌道を描いて下肢の随意運動によって追跡させる．最初はセラピストによる若干の保持がなければ，小型のバネ付きプラットホームを移動させてゆくことが困難な場合が多い．下肢の各関節は運動連鎖の形をとる（図28）．

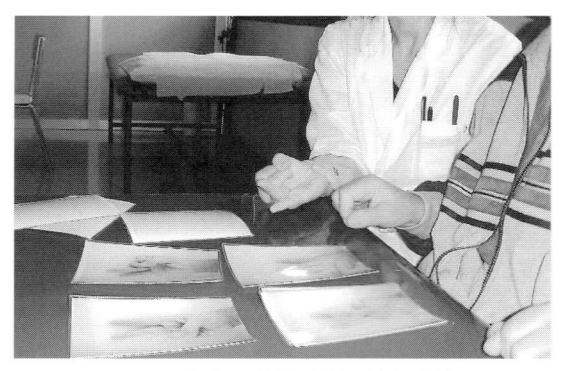

図29 視覚と体性感覚の情報変換
失行患者には視覚情報と体性感覚情報の解離が認められる．写真での手の形（2次元）と実際の手の形（3次元）を照合させて摸倣能力を向上させる

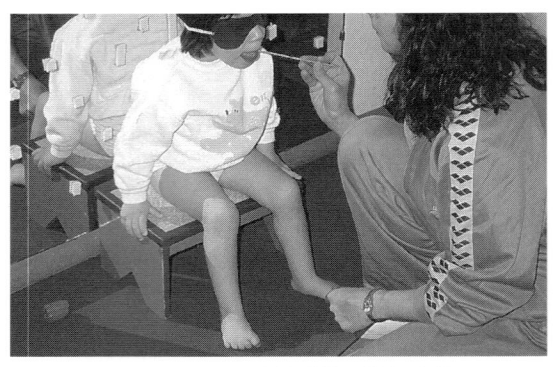

図30 視覚と体性感覚の情報変換
口腔内での物体識別を向上させるためには，リンゴ，イチゴ，バナナといった複数の模型のひとつを口腔内に挿入し，その体性感覚と視覚的な形との照合を試みる．最初はセラピストが物体を他動的に口腔内で動かし，最後は舌や下顎の能動的な運動によって識別させる

23）視覚と体性感覚の情報変換（1）

認知問題：空間問題
身体部位：上肢（グローバル）
治療段階：第1段階－第3段階
感覚モダリティ：視覚・体性感覚
訓練器具：複数の写真や絵

失行症状が認められる患者の場合は，複数の身体ポーズの写真や絵（視覚）と実際の身体の動き（体性感覚）とを照合させる（**図29**）．

24）視覚と体性感覚の情報変換（2）

認知問題：空間問題＋接触問題
身体部位：口腔・舌（グローバル）
治療段階：第1段階－第3段階
感覚モダリティ：視覚・体性感覚
訓練器具：複数の模型

嚥下機能や舌の動きに問題がある場合は，複数の模型（リンゴ，イチゴ，バナナなど）を口腔内に挿入し，能動的に照合させる（**図30**）．

おわりに

認知運動療法の実際には，これ以外にもさまざまなバリエーションがある．セラピストは，認知問題の難易度が認知過程の複雑性と相関していることを理解しなければならない．

認知問題の選択に際しては，患者の解答精度を考慮しておく必要がある．簡単すぎる認知問題や難しすぎる認知問題を適用するのではなく，解答精度が50％程度の認知問題を適用してゆく．実際の臨床では1日に3～5つの認知課題を適用し，その解答精度の向上を確認しながら段階的に認知問題の難易度を上げてゆく．それが，認知運動療法の治療効果を確認してゆく指標となる．

また，認知運動療法は神経疾患のみならず整形外科的疾患に対しても適用可能である．

セラピストは，決して運動機能回復をあきらめてはならない．運動療法のパラダイム転換に挑戦すべきである．

（宮本省三）

文　献

1) Perfetti C，宮本省三，沖田一彦（小池美納 訳）：認知運動療法－運動機能再教育の新しいパラダイム－．協同医書出版社，東京，1998.
2) 宮本省三，沖田一彦：認知運動療法入門－臨床実践のためのガイドブック－．協同医書出版社，東京，2002.
3) Pante F（小池美納 訳，宮本省三 編）：認知運動療法講義．協同医書出版社，東京，2004.
4) Perfetti C, Pantè F. Rizzello C：Esercizio Terapeutico Conoscitivo, Sussidi, Fumagalliriabilitazione, 2004.
5) 宮本省三：認知運動療法．アドバンス版 図解理学療法技術ガイドより深く広い理学療法技術の習得をめざして－（細田多穂，中山彰一編），文光堂，東京，2005.

索引

和文索引

あ
アテトーシス型　165
アテトーゼ　201
アテトーゼ型　165
アフォーダンス　257
アルツハイマー型痴呆　188
アンダーソン・土肥の中止基準　16
亜脱臼　19
圧迫　206
圧迫刺激　203

い
医療モデル　49
易疲労性　87
異所性仮骨　19
移乗　75
移動　75
移動運動　220
移動性攣縮　201
意識障害　11,54,176
維持期リハビリテーション　49
一過性脳虚血　13
一過性攣縮　202

う
うさぎ跳び　200
うつ病　188
運動コントロール　194
運動の異常要素　288
運動の過程　209
運動の自由度　96
運動学習　284
運動機能回復　279
運動失調　94
運動失調のステージ　102
運動失調症　204
運動神経伝導速度　113
運動年齢テスト　101
運動年齢(下肢)検査表　160
運動発達　205
運動分解　95
運動療法　106
運動療法理論　279
運動(再)学習　193

え
エコロジカル・モデル　5
柄澤の認知症患者の人格変化　187
遠心性収縮　277
嚥下機能　47
嚥下困難　54
嚥下障害　47

お
起き上がり　30
応答　220
横隔膜　267
横断性脊髄炎　154
横紋筋　265
重り負荷法　105

か
カフアシストマシーン　69
カールアップ体操　135
下位運動ニューロン徴候　146
下肢のステージ　241
下方への下肢の保護伸展反応　163
可逆性　16
可逆性虚血性神経脱落症候群　13
可塑性　3,16
仮説　279
過緊張　199,200
課題遂行　257
介護サービス計画　56
介護保険サービス　57
介護保険制度　55
介護老人保健施設　57
回復期　23
回復期病棟　42
外因性　175
外部観察　283
概念　279
核上型膀胱　148
核・核下型膀胱　148

覚醒　195
覚醒障害　16
片膝立ち位　32
肩関節亜脱臼　250
肩手症候群　54
活動制限　168
割座　200
間欠的緊張性攣縮　201
寛解　85,92
寛解・増悪反復期　86
感覚モダリティ　288,289
感覚の(再)学習　193
感覚運動(再)経験　209
感覚質　288
感覚神経伝導速度　113
感覚統合　262
感受性の高い身体　278
感知　195
関節運動学的特性　219
関節可動域　46,98
関節可動域運動　18,19
関節拘縮　15,52
環境整備　109,170
観念運動失行　11
観念失行　11
眼振　95
顔面側下肢　226,228
顔面側上肢　226

き
キー・ポイント・オブ・コントロール　206,207,208
キャリブレーション　272,273
ギブソン　261
ギラン・バレー症候群　115
気づき　195
気管切開を伴う陽圧換気　71
気分(感情)障害　177
肌理　262
肌理の膨張率の変化　275
記憶障害　176
起立性低血圧　15,53,153
基礎的な定位　258
基本的動作検査表　126

期待推進型評価過程　6
機能異常期　121
機能解離　3
機能障害　46
機能的運動　198
機能的肢位　20
機能的自立度評価法　48
球麻痺　63
共同運動　241
共同運動障害　95
協調性　100
協調性複合運動体　217
協調性複合運動　234
協調不全　263
胸郭捻転　73
胸腰椎持ち上げ　73
競合　198
局在徴候　177
筋萎縮　15,53
筋萎縮性側索硬化症　63
筋機能の分化　217
筋強剛　78
筋強直性ジストロフィー　123,133
筋緊張　98,149,194,261
筋緊張の低下　95
筋緊張調整　265
筋原性疾患　123
筋疾患　123
筋短縮　126
筋無力症候群　138
筋力　65,98
筋力トレーニング　50
筋力増強　106
筋力増強理論　279
筋力低下　95
緊張型　201
緊張型攣縮　201
緊張性迷路反射　162

く
クオリア　288
グリア細胞　1
くも膜下出血　12
躯幹協調機能検査　100
空間での頭部の立ち直り反応　162
空間的な定位　261
空間的集積　225
空間問題　286
屈筋共同運動　243
車いす・電動車いす期　131

け
ケアアセスメント　49
蹴り出し相　235
軽度弛緩　201
軽度認知機能障害　187
痙性　199
痙直型　165
血液供給路　146
血管攣縮　12
血腫除去術　11
血清 creatine kinase　124
血栓性静脈炎　15
肩甲帯リラクゼーション　73
検査　6
原存性脊柱固有筋　218
原発性側索硬化症　63

こ
コックアップスプリント　215
コーディネーター　76
呼気終末二酸化炭素分圧　67
呼吸　65,267
呼吸管理適応期　131
呼吸機能　129
呼吸筋　266,267
呼吸理学療法　151
呼吸・嚥下障害　237
固縮　78
固有感覚　195,264
固有感覚システム　195
固有受容性神経筋促通法　105
固有脊髄路　199
胡座　272
誤飲　55
誤嚥　55
誤用症候群　15
巧緻性　96
交互性二足歩行　218
光学的流動　262,275
拘束性肺胞低換気　63
後退性ニューロパチー　111
後頭側下肢　227,228
後頭側上肢　227
後方保護伸展反応　163
後方立位平衡反応　164
厚生労働省特定疾患研究班による重症度分類　65
高緊張　199
高次脳機能スクリーニング検査　47
高次脳機能障害　11,47

構音障害　95
国際疾病分類　176
国際診断分類　176
骨粗鬆症　16
根性疼痛　147
混合神経伝導速度　114

さ
座位　32
座位の開始基準　21
再組織化　279
最大吸気圧　71
最大強制吸気量　69
最大呼気圧　71
最大呼気流速　67
在宅サービス　56
参加制約　168
参照点　208
酸素飽和度　67

し
シーティング　261
シナプス　1
シュワン細胞　111
ジェネラルムーブメント　264,266
ジスキネジア　80
しかめ面　202
支持基底面　97
支持相　235
支持面　209
矢状面での体幹の立ち直り反応　162
弛緩　200
姿勢　258
姿勢コントロール　194
姿勢コントロール歩行器　213
姿勢セット　199
姿勢運動パターン　197
姿勢筋緊張　264
姿勢緊張　194,204
姿勢緊張調整　207
姿勢緊張調整パターン　207
姿勢固定反応　255
姿勢調整　197,264
姿勢調節　266
姿勢反射障害　78
姿勢反射評価　159
姿勢反応　222
姿勢変換　102
姿勢保持　95
思考と知覚　180

思考障害 176
施設サービス計画見直し 58
自我意識障害 177
自己コントロール 210
自己練習 8
自動調節能 21
自発運動 222
自発的運動 197
自律神経症状 79
自律神経障害 120
自律膀胱 148
持久性運動 106
持続的な同時活動 194
持続的抑制 200
時間的集積 225
時間的分散現象 114
軸器官 221
軸索変性 111
失語 11
失調型両麻痺児 205
実際的出発肢位 219
手指のステージ 240
集団体操 61
住環境整備 52
住宅改修 52
柔軟性のトレーニング 50
重症筋無力症 138
重心の変位 197
重心線 97
出血性梗塞 13
出発肢位 219, 224
小脳 93
小脳疾患 93
小脳性運動失調 94
小脳性企図振戦 95
障害モデル 5
障害構造モデル 165
障害老人の日常生活自立度(寝たきり度)判定基準 48
上位運動ニューロン徴候 147
上肢のステージ 240
冗長性のある知覚システム 259
情動表出 180
情報の受容表面 282
静脈血栓症 53
植物機能 265
褥瘡 16, 53, 153
心因性 175
心不全 54
心理的荒廃 54
伸筋共同運動 244
身体軸 264

身体部位 288
身体部位再現 281
神経運動学理論 279
神経筋活動 195
神経筋接合部疾患 138
神経原性筋疾患 123
神経原性要素 199
神経膠細胞 1
神経根症状 146
神経細胞 1
神経生理学的アプローチ 166
神経伝導検査 113
神経伝導路 146
神経発達学的治療 192
振戦 78
振戦麻痺 78
振動覚閾値 119
深部静脈血栓症 15
進行期 86
人工呼吸器装着 72

す

スクイージング手技 72
スタートル 264
スパズム 201
すくみ足 83
睡眠障害 54
錐体路徴候 63
随意運動 281
髄鞘 85
髄節症状 146
髄節性感覚障害 147
髄節性支配 145

せ

世界保健機構(WHO)による国際疾病分類 174
正座 274
正常圧水頭症 13
正常運動 198
正常運動ムスター 236
正常運動発達 222
生活モデル 49
生活の質 49
生活環境 103
生活環境調査 68
生活評価 62
生態心理学 258
生物医学モデル 4
生理的失調 201
性的障害 86
精神疾患 173

精神症状評価尺度 181
精神障害 173
精神障害の分類 174
静止時振戦 78
脊髄横断障害 148
脊髄空洞症 155
脊髄血管奇形 155
脊髄血管障害 155
脊髄梗塞 156
脊髄疾患 145
脊髄小脳変性症 103, 108, 109
脊髄小脳変性症の重症度分類 102
脊髄症状 147
脊髄性進行性筋萎縮症 63
脊髄前部障害 148
脊髄中心性障害 148
脊髄半側障害 148
接触問題 286
節性脱髄 112
舌咽頭呼吸 132
剪定 199
潜伏期 86
線維自発電位 64
線維束自発電位 64
線維束性収縮 63
選択運動 197
選択的な運動を伴う安定性 208
全身運動 197
全身持久力トレーニング 50
前角細胞徴候 63
前脊髄動脈症候群 156
前庭器官 264
前方保護伸展反応 163
前方立位平衡反応 163

そ

ソフトティッシュモービライゼーション 215
咀嚼 276
組織変性時期 121
早期座位 21
相運動 218
相互関係 258
相反神経支配 196, 198
巣症状 177
装具歩行・起立期 130
増悪 85, 92
足潰瘍 121
足底感覚 241
足底把握反射 162
促通 209

側方保護伸展反応　163
側方立位平衡反応　164
測定　6
測定異常　94

た

タイミング　206
タキザワプログラム　51
タブレット　286
ダイナミックタッチ　259,269,270
ダングリング　15,22
他動運動感覚　241
立ち上がり　34,74
多発性筋炎　123,124
多発性硬化症　85
多発性神経障害　110
多発性脳梗塞　13
多発単神経障害　110
代謝異常期　121
体位交換　18
体位排痰法　69
体育座り　273
体幹運動失調　94
体性感覚　281
体力　48
対称性緊張性頸反射　162
退所前家庭訪問　58
滞空　206
大脳基底核　78
大脳－基底核ループ　200
代償　3
代償機能　16
代償性過活動　200
第1肢位　228
第一斜腹筋群の連結反応　231
第二斜腹筋群連結　232
脱髄疾患　85
脱抑制　200
試し治療　223
単神経障害　110
短期ゴール　7,242
段階運動　196,205
弾性緊迫帯法　106

ち

治療効果の継続　210
知覚システム　258
知覚システム間のキャリブレーション　271
知覚システム間の協調　259
知覚システム間の原点や感度　270
知覚仮説　285
知覚循環　257,259
知覚循環不全　258
知覚障害　177
知識　279
知能障害　176
痴呆　46,53,187
痴呆性老人　46
注意　195
注意の集中　287
注意障害　176
長期ゴール　7
跳躍運動　203
跳躍伝導　111
沈下性肺炎　15

つ

つま先を立ててしゃがむ　275
通所リハビリテーション　60

て

ティルトテーブル　244
デイケア　60
ディスカイネティック型　201
データ限定型評価過程　6
データ推進型評価過程　6
デュシェンヌ型筋ジストロフィー　123,126
デンバー式発達スクリーニング検査　159
手続き的な探索　259
定位　258
定位の原点　266
転倒　55
伝導　1
伝導ブロック　115
電気生理学的検査　112

と

トリガーポイント　153
ドパミン　78
徒手的呼吸介助　73
閉じこもり　54
疼痛　48
統一パーキンソン病評価スケール　81
統合失調症　184
糖尿病性神経障害　119
糖尿病多発神経障害　120
頭蓋内出血　11
同時活動　208
同時収縮　277
動作様式　169
動的な安定性　208
動物機能　265
道具　289
特定疾患　56
特定病因論　4
動点↔固定点　217

な

内因性　175
内部観察　283

に

ニューロパチー　110
ニューロン　1
日常生活活動　102,158
認識　195
認知　180
認知運動療法　279
認知過程　279,281,286
認知症　16,46,53,187
認知症患者の行動障害　187
認知問題　285,288,289
認知理論　279

ね

寝返り　25
熱非耐性　87

の

能動的触覚　195
能力障害　48
脳の可塑性　281
脳血管障害　11
脳血管性うつ病　54
脳血管性痴呆　186
脳血栓　13
脳梗塞　13
脳室周囲白質軟化　200
脳出血　11
脳神経　99
脳性麻痺　157
脳性麻痺の分類　164
脳塞栓　13
脳卒中　11
脳動静脈奇形　13

は

バイアス　199
バランス　96,100
バランス保持の方略　97,98

索　引

バランストレーニング　50
パーキングファンクション　268
パーキンソン病　78
パーキンソン病の重症度分類　80
パワーリハビリテーション　51
背外側系　194
肺サーファクタント　200
肺活量　67
肺合併症　153
排尿障害　86
廃用症候群　15, 52
発芽　3, 199
発汗作用　235
発達運動学的アプローチ　217
発達運動学的治療　217
反射性移動運動　217, 220, 224
反射性寝返り　218, 219, 230
反射性腹這い　218, 219, 224
反射性膀胱　148
反射抑制パターン　207
反射抑制肢位　207
反張膝　40
反応　220
反復変換運動障害　95
半随意的な運動　208

ひ

ヒューマンムーブメント　198
ピック病　188
皮膚筋炎　124
皮膚損傷　153
皮膚分節　145
非侵襲的換気　69
非侵襲的陽圧換気　71
非神経原性要素　199
非対称性緊張性頸反射　162
疲労チェック表　140
膝立ち位　31
左半側無視　11
表現型　199
評価過程　6
病識　177
病態生理の分析　223
病的反射　149

ふ

フィードバック　197
フィードフォーワード　197
フットケア　121
フレンケル体操　105
ブリッジ　244, 250
ブルンストロームアプローチ　239
ブルンストロームステージ　239
プレーシング　206
不安とストレス　182
不随意運動型　165
振り出し相　235
腹臥位　26
腹内側系　194
複雑系　4
分節運動　194, 208
分回し　40

へ

ヘンネマンの漸増・サイズの法則　196
ペナンブラ　14, 16
平滑筋　265
平衡反応　163
併存疾患　17
並置　197
閉塞性肺胞低換気　63
米国精神医学会分類　175, 176
変性疾患　63, 78
変容性　194

ほ

ホームプログラム　272
ホムンクルス　281
ホールディング　206
ボイタ法　217
ボバースアプローチ　192
ボバースロール　250
ポジショニング　20, 241, 261
ポテンシャルモビリティー　268
歩行　38
保持　206
補装具　109
包括的ケアシステム　92
訪問リハビリテーション　61
膀胱機能　86
膀胱直腸障害　148

ま

マイクロスリップ　257
巻き戻し反応　162
末梢神経障害　110
慢性炎症性脱髄性多発ニューロパチー　117
慢性硬膜下血腫　13

む

無動　78, 79

も

モヤモヤ病　13
モロー反射　162
目的　259
問題行動　180

ゆ

揺する　269
誘発帯　220, 224
床上動作　272
指先認知　241

よ

四つ這い位　27
良い姿勢　259
要素還元主義　4
要素還元論　4
陽性支持反応　162
欲動, 意志と行動障害　177
横座り　273
横座り位　30

ら

ランヴィエ絞輪　111

り

リーチ（到達）運動　197
リハビリテーション実施計画書　58
リンクモデル　258
立脚相　228
立位　36
立位検査　100
良肢位　20

れ

レボドパ　79
連合反応　199
攣縮　201

ろ

ロンベルグテスト　100
老人性円背　237
老年痴呆　186
肋骨捻転　73

わ

ワーラー変性　111
悪い姿勢　259

欧文索引

A
ALS 63
ALSのための呼吸理学療法ガイドライン 70,71
ALS治療ガイドライン 64
ALSFRS-R 65,66
Alzheimer病 186
ASIA神経学的評価 150

B
Babinski反射 149
Back knee 39
Barthel Index 23,24
Barthel Index修正版 149,151
Berg Balance Scale 101
BI 24
Bobathによる「乳児の運動発達表」 159
Body lateral bending 39
BOS 209
Brown-Séquard症候群 148

C
Chaddock反射 149
Chiari奇形 155
CIDP 117
Circumduction 39
CK 124
CKP 207

D
dermatome 145
DKP 208
DM 123,124
DMD 123,126
DN 119
Double knee swing 39
DSM 176
DSM-IV 175

E
Expanded Disability Status Scale 88

F
facilitation 209

FIM 23,24,149,150
Functional Reach 100
Functional System 88

G
GBS 115
Gross Motor Function Measure 159

H
high guard 198
Hip hyker 39
Hoehn & Yahrの重症度分類 80
Hoffmann反射 149

I
ICD 174,176
ICD-10 175,176

J
Japan Coma Scale 17
JCS 17
Johnsonによる運動年齢検査表 159

K
Knee bending(buckling) 39
KP 207

L
L-DOPA 79
LEMS 138

M
MCI 187
MG 138
MG-ADLスケール 139
MIC 69
Milani-Comparettiによる姿勢運動発達検査表 159,161
MS 85
MyD 123,133
MyDの上肢Stageの判定基準 134

N
NDT 192

Norris Scale 65
NPPV 69

O
onion-bulb 112
Ossermannの病型分類 138,139

P
PCF 67
PD 78
Pelvis backward Rot 39
Pick病 186
PKP 208
PLS 63
PM 123,124

R
Raimiste現象 245
RIND 13
RIP 207
RIPs 207
ROM 65
Romberg徴候 147,149
RP 208

S
Schwann細胞 2
selective stability 208
SIAS 46
Spasticity 165
SPMA 63

T
Timed up and go test 100
TIPs 207
Toe heel pattern 39
Trendelenburg 39

U
U字現象 198
UPDRS 81

W
wearing off現象 8

【編者略歴】
丸山 仁司（まるやま ひとし）
- 1950 年　長野県に生まれる
- 1973 年　行岡リハビリテーション専門学校卒業
- 1973 年　東京都老人医療センター勤務
- 1976 年　板橋ナーシングホーム勤務
- 1981 年　東京理科大学工学部卒業
- 1983 年　東京理科大学大学院工学研究科修了・工学修士
- 1984 年　東京都老人総合研究所勤務
- 1988 年　埼玉医科大学・医学博士
- 1989 年　埼玉医科大学短期大学教授
- 1995 年　国際医療福祉大学理学療法学科科長・教授
- 2008 年　国際医療福祉大学保健医療学部長
- 2017 年　国際医療福祉大学大学院副大学院長

系統理学療法学
神経障害系理学療法学　　ISBN978-4-263-21286-8

2005 年 4 月 25 日　第 1 版第 1 刷発行
2020 年 1 月 10 日　第 1 版第 15 刷発行

編　者　丸　山　仁　司
発行者　白　石　泰　夫
発行所　医歯薬出版株式会社

〒113-8612　東京都文京区本駒込 1-7-10
TEL.（03）5395-7628（編集）・7616（販売）
FAX.（03）5395-7609（編集）・8563（販売）
https://www.ishiyaku.co.jp/
郵便振替番号 00190-5-13816

乱丁・落丁の際はお取り替えいたします　　　印刷・真興社／製本・明光社

© Ishiyaku Publishers, Inc., 2005. Printed in Japan

本書の複製権・翻訳権・翻案権・上映権・譲渡権・貸与権・公衆送信権（送信可能化権を含む）・口述権は，医歯薬出版（株）が保有します．
本書を無断で複製する行為（コピー，スキャン，デジタルデータ化など）は，「私的使用のための複製」などの著作権法上の限られた例外を除き禁じられています．また私的使用に該当する場合であっても，請負業者等の第三者に依頼し上記の行為を行うことは違法となります．

JCOPY ＜出版者著作権管理機構　委託出版物＞
本書をコピーやスキャン等により複製される場合は，そのつど事前に出版者著作権管理機構（電話03-5244-5088, FAX 03-5244-5089, e-mail:info@jcopy.or.jp）の許諾を得てください．

●今日における理学療法学の最新知識と技術を，系統的に集大成した理学療法士必備の好評シリーズ！

系統理学療法学

筋骨格障害系理学療法学

■居村茂幸 編
■B5判　344頁　定価（本体6,000円＋税）　ISBN978-4-263-21295-0

- この1冊で，理学療法士が対象とする今日における筋骨格障害系理学療法分野の最新の知識・技術を系統的に集大成．
- 各項の記述は，理学療法を実施するうえで必要な病態メカニズム，理学療法評価，理学療法治療・技術，リスクなどについてわかりやすく解説．新しい考え方を含めて理学療法を整理することで，系統だった筋骨格障害系理学療法の実際に役立つ．
- 筋骨格障害で困っておられる方々に対する臨床場面での活用や，理学療法士養成にも役立つ懇切で簡潔な解説．

◆本書の主要目次
総論　EBMに基づく筋骨格系障害のリハビリテーション　Ⅰ 局所の障害と理学療法　骨障害の理学療法　靱帯障害の理学療法　筋障害の理学療法　関節機能障害の理学療法　皮膚障害の理学療法　末梢神経損傷の理学療法　Ⅱ 全身障害　脊髄損傷　切断（下肢切断を中心に）　切断（上肢切断を中心に）　関節リウマチ　疼痛に対する理学療法　スポーツ傷害に対する理学療法　Ⅲ 小児期・老年期の障害と理学療法　小児期・成長期の障害　高齢期の障害

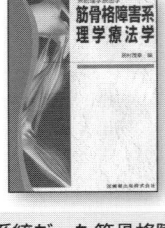

神経障害系理学療法学

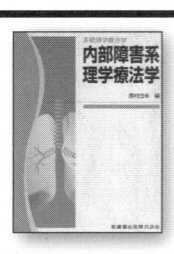

■丸山仁司 編
■B5判　320頁　定価（本体6,000円＋税）　ISBN978-4-263-21286-8

- この1冊で，理学療法士が治療対象とする代表的な神経障害のミニマムエッセンスを網羅．
- 疾患ごとに最新の知識および技術を紹介し，理学療法を実施するうえで必要な，病態メカニズム，理学療法評価，治療，リスクなどについてわかりやすく解説．
- 新しい技術を含めて手技別の理学療法を整理する事で，神経障害系理学療法学を身近に理解できる懇切な説明と読みやすい編集内容．

◆本書の主要目次
総論　神経系の障害と理学療法アプローチ　Ⅰ 疾患別理学療法　脳血管障害―急性期理学療法―　脳血管障害―回復期理学療法―　脳血管障害―維持期理学療法―　変性疾患―筋萎縮性側索硬化症―　変性疾患―パーキンソン病―　脱髄疾患　小脳疾患　末梢神経疾患　神経筋接合部疾患　脊髄疾患　脳性麻痺　精神疾患　Ⅱ 手技別理学療法　ボバースアプローチ―神経発達学的治療―　ボイタ法―発達運動学的アプローチ―　ブルンストロームアプローチ　生態心理学的な概念を応用した運動療法　認知運動療法

内部障害系理学療法学

■居村茂幸 編
■B5判　184頁　定価（本体4,000円＋税）　ISBN978-4-263-21174-8

- この1冊で，理学療法士が対象とする今日における内部障害系理学療法学分野の最新の知識・技術を系統的に集大成．
- 各項の記述は，理学療法を実施するうえで必要な病態メカニズム，理学療法評価，理学療法治療・技術，リスクなどについてわかりやすく解説．新しい考え方を含めて理学療法を整理することで，系統だった内部障害系理学療法の実際に役立つ．
- 内部障害で困っておられる方々に対する臨床場面での活用や，理学療法士養成にも役立つ懇切で簡潔な解説．

◆本書の主要目次
呼吸機能の障害と理学療法　心臓機能の障害と理学療法　末梢循環障害と理学療法　腎臓機能の障害と理学療法　肝機能の障害と理学療法　膀胱・直腸機能の障害と理学療法　小腸機能の障害と理学療法　代謝の障害と理学療法　悪性新生物による障害と理学療法　産前・産後の理学療法　HIV感染症の理学療法

医歯薬出版株式会社　〒113-8612 東京都文京区本駒込1-7-10　TEL03-5395-7610　FAX03-5395-7611　https://www.ishiyaku.co.jp/